"博学而笃志，切问而近思。"

（《论语》）

博晓古今，可立一家之说；
学贯中西，或成经国之才。

主编简介

季建林，教授，现任复旦大学上海医学院精神卫生学系主任和附属中山医院心理医学科主任。中华医学会行为医学与心身医学分会常委，中国心理卫生协会理事暨危机干预专业委员会副主委；上海市医学会行为医学分会主委，上海市心理卫生学会副理事长。主要从事综合医院精神卫生、抑郁与焦虑障碍诊治、自杀预防与危机干预。代表著作：《医学心理学》（第3、4版）、《自杀预防与危机干预》、《精神医学》、《心理治疗与咨询的伦理学问题》等。

吴文源，教授，博士生导师，现任同济大学医学院精神卫生学系主任，上海市医学会精神医学分会主委。曾任中华医学会精神医学分会副主委，上海市甘泉医院（现同济医院）院长，同济大学附属同济医院心身科主任等。主要从事心身医学、综合医院精神卫生、焦虑障碍与躯体形式障碍的诊治等。代表著作：《综合医院精神卫生》、《焦虑障碍防治指南》等。

普通高等教育"十一五"国家级规划教材

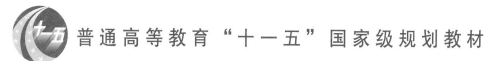

博学·临床医学系列

精神医学（第二版）

主编　季建林　吴文源

副主编　李惠春　胡　建

学术秘书　陈　华

编写者（以编写章节先后为序）

季建林（复旦大学上海医学院）

施慎逊（复旦大学上海医学院）

胡　建（哈尔滨医科大学）

王立伟（复旦大学上海医学院）

陆　峥（同济大学医学院）

潘集阳（暨南大学医学院）

张　宁（南京医科大学）

高鸿云（复旦大学上海医学院）

吴文源（同济大学医学院）

陶　明（浙江中医药大学）

李惠春（浙江大学医学院）

LINCHUANG

YIXUE

XILIE

复旦大学出版社

内容提要

本教材适用于长年制（8年制或7年制）医学生，与医学心理学教材配套使用。主要根据21世纪医学教育发展需要与趋势，以及国内医学教育的实际情况，在2003年初版的基础上进行修订、重新编写的。比较系统和重点介绍了有关精神医学的概念、症状学、诊断与分类学、病因学、常见精神障碍（包括认知相关障碍、精神活性物质滥用、精神分裂症、情感障碍、焦虑障碍、人格障碍、性心理障碍、精神发育迟滞等）、特殊人群的精神卫生服务（包括儿童、老年精神医学、会诊联络精神医学、社区精神卫生、司法精神医学等），以及治疗学等。

本教材的主要特色：① 强调基本概念、临床精神症状的识别与诊治原则；②增加了"PBL"（以问题为基础的学习）精神医学的教学案例示教；③ 选编部分专业英文阅读文献；④ 重视文字叙述的言简意赅、深入浅出和通俗易懂。

全书共18章，附录为从国外专业教材或杂志中选编的10余篇具有代表性的英文文献，提高初学者的兴趣和对精神医学的热爱。可作为医学生、研究生的教学用书，住院医师与主治医师等继续教育用参考书。

再 版 前 言

21世纪,我国高等医学教育逐步向长年制过渡(即8年制、7年制培养),与世界多数国家的医学教育接轨。医学生在其学习培养阶段,重点是提高人文素养与拓宽知识面,强化临床沟通技巧与基本技能。再版教材仍秉承第1版的编写目的(适用于8年制与7年制医学生)和原则,即:简明扼要,概念清晰,方便学习与理解,提高医学生学习的兴趣;侧重临床诊断、鉴别诊断及治疗原则;措辞谨严、通俗易懂,多举例和多用图表归纳;应用循证医学的观念收集资料,重视新进展的介绍。在此基础上,增加两部分内容,即以问题为基础的学习(problem-based learning,PBL)和专业英文文献阅读。

本教材因为与另一门医学生必修课程——《医学心理学》教材配套使用,因此不求"面面俱到"。有关应激相关障碍、心理生理障碍、睡眠障碍、进食障碍、自杀及心理治疗等内容不再纳入本教材,上述内容可参见高等教育"十五"国家级规划教材《医学心理学》(第4版,复旦大学出版社,2005)。

本教材主要适用于8年制和7年制医学生的精神医学教学与培训,也可作为精神科住院医师和相关专业研究生的参考书籍。当然,教师在具体的教学实践中可根据自己的所长和所需对相关资料进行取舍和再加工,特别是增添新进展,以提高精神医学的教学质量。

因为参与编写的作者较多,全书的写作风格和学术观点等难免会有所不一致。再者,研究进展日新月异,新的发现、新的技术、新的药物,乃至新的认识等均会远远超出教材的内容。但作为教材,主要是强调基本概念、基本理论与基本方法,希望医学生在掌握"三基"的基础上,能够博览群书,及时更新知识。医学的本质就是不断认识的过程,需要不断学习、不断提高。

季建林　吴文源
2009年8月

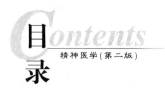

精神医学（第二版）

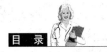

第一章 Chapter 1

绪 论（*introduction*）

世界卫生组织（WHO）近年来提出"没有精神健康，就没有健康"，由此可见在 21 世纪的今天，关注精神健康、积极防治精神障碍是医疗工作的重点之一。事实上，精神医学是临床医学的一个重要分支。在国外，它与内科学、外科学、妇产科学和儿科学并列为临床五大学科，是医学教育中的必修课程之一。主要研究内容包括精神疾患的病因、发病机制、临床表现、病程转归和预后、诊断与鉴别诊断以及治疗和预防。

第一节 精神医学的基本概念

精神医学又称精神病学，英文是 Psychiatry，源自希腊语，有"心灵的治疗"之意。此词在 20 世纪初引入中国，当时的疾病诊治范围主要为精神分裂症、躁狂抑郁症、神经官能症等。

一、精神病与精神障碍

精神病（psychosis）是指在各种因素（包括生物、心理、社会环境）作用下造成大脑功能失调，出现以感知觉、思维等认知活动障碍为主的一类程度严重的精神疾病，如精神分裂症。它是一个令人害怕、担心而又充满神秘色彩的名词，常使人联想起一个个满身泥污、言行古怪、时哭时笑、呆滞冷漠或暴躁凶残的人。实际上有这些表现的严重精神病患者所占比例很少，在非精神科临床工作中更常见到的是外表正常或接近正常而内心痛苦的患者。

历史上，将精神分裂症、躁狂抑郁症等称为重性精神病（major psychosis）；神经症等被称为轻性精神病（minor psychosis）。而目前更多采纳精神病性障碍和非精神病性障碍来区分两者，因为所谓的重性和轻性很容易引起歧义和误解。再者，医学上的疾病（disease）一般需具备肯定的病理基础，即包括症状、体征以及实验室阳性发现，但精神疾患至今绝大多数仍缺乏肯定的病理学与生物学证据，更多地是功能上的改变或异常，因此，倾向于使用障碍（disorder）。简而言之，精神病性障碍与非精神病性障碍（即俗称心理障碍）的区别就是行为表现是否出现性质改变。具体而言，正常人没有的行为如果该患者出现了，如幻觉、妄想等症状，则该患者可能患有精神病。如果该患者出现的症状常人也可能会存在，但持续时间及严重程度超出了正常范围，如焦虑、抑郁等症状，则该患者可能患有心理障碍（非精神病性障碍）。

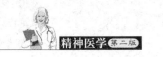

自 20 世纪 80 年代末以来，因为精神疾病日益受到重视，因而大量非精神病性障碍（心理障碍）患者也来寻求治疗，传统的精神病一词因为其本身具有一定的贬义和社会的偏见，因此大众媒体和专业人员更愿意接受精神卫生这一术语，而精神病则被局限用于严重精神障碍患者。根据这一情况，我国许多学者认为应该用"精神医学"一词来代替"精神病学"，这样更符合实际。

正常的精神活动和病态的精神活动之间有时并没有明确的分界线，应该"具体情况具体分析"。轻重之间，有时界线更难划分。因此，目前倾向于把精神医学应当处理的对象统称为精神障碍（mental disorder）或精神疾患（mental illness），其中委婉的叫法是"心理障碍"，而解决问题的方法之一就是"去看心理医生"。

近 40 年来国内较多使用"精神卫生"（mental health），该词最初始于 20 世纪 40 年代的美国，推广于 60 年代，主要是普及精神卫生知识和精神病患者的社区防治。此词又译为心理健康或心理卫生，尚无严格的定义。狭义地说，可以作为"精神医学"的同义词；广义地说，包含有"提高人群心理素质，预防心理障碍"的意思，更多的是需要全社会的参与和把工作侧重点转为预防。

二、精神医学——医学中的特殊科目

医学生在经历了几年的基础医学学习后，体验到人的许多生理和病理现象都是看得见、摸得着的，而且有许多现象都可以找到一个量化的指标（例如血压、血糖）；在临床内、外、妇、儿等科室的实习中，也习惯采用"病史-症状-体征-实验室检查"这样的诊断思路来处理患者。但是，在进入精神科后情况就不一样了，只有"病史-症状"，其中病史更多的是依靠他人提供，症状是需要自己面对患者做详细的精神检查，并验证病史。对于初学者而言，无论是正常或异常的精神活动，都好像是不可捉摸或不易捉摸的，全无简单、直观的阳性体征或实验室发现。这就使精神医学在医学各科中显得特殊，觉得掌握起来不容易，许多医学生毕业后不选择它作为终生专业。事实上，详细精神检查所发现的精神症状就是"体征"（即精神病理学证据），是疾病诊断的主要依据。精神检查则是精神科非常专业的基本技能，如同神经科、眼科、骨科、妇产科等都有各自的专科检查。

人们认识事物，总是从感性认识开始，然后进入理性认识。前者是一个印象，后者则进行了印象的归纳分析，分析的最后成果，就是把事物化成一系列的数字。例如，大千世界的各种物质都是由 100 多种元素构成，而这些元素的主要区别，就在于其原子所带质子和中子的数目的不同。而人的精神现象以及由精神活动所构成的社会现象，目前要用数字来表达其差距还很远，过去还有一种理论（"还原论"）认为这是不可能的。但是，近半个世纪以来科学技术的迅猛发展，已使这些"不可能性"逐渐减少，或许在 21 世纪的今天，人类可用自然科学的方法探索出脑活动的多数"秘密"，而精神障碍的诊断和治疗，就可以有一个"跃进式"的提高。

三、疾病模式和精神疾病

古代的人们无法从生理、解剖等方面解释疾病，直至两三百年前解剖学、生理学、微生物学等现代基础医学的发展，在西方的医学院校用这些学问来培训医生之后，人们才开始用生物学的观点来认识和解释疾病——疾病的病因主要是生物学因素，疾病的病理机制应该是生物学变化，这就是所谓疾病的"生物学模式"，临床实践中表现出来的就是"看病与治病"。

这一模式引起医学很大的进步,特别是传染病防治和急性病处理方面的进步最明显。但是,当这一模式发展到高峰时就出现了忽视精神和社会因素对疾病影响的偏向(古代的医生是很重视这些因素的,包括现代中医),这一偏向使疾病的诊疗达不到应有的水平。因而,在20世纪70年代后期美国学者提出了新的疾病模式,即"生物-心理-社会模式",并得到了广泛的承认,即临床实践更强调"看病人与治病人"。

这一模式使与心理社会因素关系特别明显的精神疾患也得到相应的重视,促进了精神医学的发展。其实,心理与社会因素归根结底也是生物因素,因为心理现象是脑的生理活动的表现,而社会现象是人们相互关系的表现,人的社会性(群居性)其实也是一种生物学本能的表现。不过,这些现象是一种更高层次的生物学现象,是现在以及不远的将来我们还不能以一般的生物学知识来解释的现象。但是,尽管我们还不了解心理社会因素影响人类健康的具体机制,我们还是可以而且应该应用这些因素来改善人们的健康,就像我们对那些病因未明的疾病仍应及时给予对症治疗一样,不能说要等到病因搞清楚(不知要等到何年何月)才给予治疗,因为治疗是不能等的。因此,从预防疾病发展和提高治疗效果方面看,各科医生都应重视心理社会因素对疾病发生发展的影响,尽量用现有的手段来帮助病人。

事实上,在现代精神医学的发展过程中,美国学者梅耶(Mayer)早在20世纪初就提出了心理生物学,强调"精神疾病的研究不能局限在显微镜下或试管里找病因",更应该关注患者周围的社会环境与生活应激,精神科医师"不是面对尸体的病理学家",而是"面对患者的精神病理学家"。正是他的言传身教,使得后来的综合医院会诊联络精神医学与社区精神卫生服务得以发展与推广,从根本上改变了精神病人关押、封闭、长期住精神病医院的专科治疗模式。

第二节 精神医学的发展概况

精神医学史是人类认识精神疾病,并与精神疾病作斗争的历史。在古代,精神医学是作为医学的一部分发展起来的,直到近百年来,它才成为医学中独立的一门分支学科。它的发展历史,像整个医学的发展一样,受到当时的生产力水平、社会政治经济状况、基础科学水平、哲学思潮以及宗教的影响。

一、古代精神医学

(一)西方

在国外,古代精神医学是作为医学的一部分而发展起来的。古希腊最伟大的医学家希波克拉底(Hippocrates,公元前460～前377)将各种病态的精神兴奋归于一类,称为躁狂症,而将相反的情况称为忧郁症,这是精神病理现象最早的概括和分类。这两个词一直沿用至今,虽然其内涵早已改变。希波克拉底不主张过多地干预疾病,而主张等候疾病的自然痊愈,"自然是吾人疾病的医生"。尤为重要的是,他在当时就认为精神现象是人脑的产物,而非鬼神作祟。与希波克拉底同时代的著名哲学家柏拉图(Plato)也主张,精神病患者应当在家里受到亲属很好的照顾,而不应让他们在外游荡,如果家属不这样做,则应处以罚金。这一时期(即公元5世纪前),古希腊与古罗马等国处于繁荣时期,精神医学已积累了相当多的

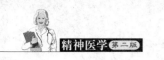

资料,对某些精神病的原因有了初步了解,广泛开展各种措施治疗精神病,尤其是认为应人道地对待精神病患者。当时这些与现代精神医学不谋而合的思想,比起后来中世纪宗教、迷信盛行而把精神病患者看成魔鬼附体或灵魂出窍的观念,显示出欧洲古老文明思想的不朽魅力与光辉。

中世纪(从公元5世纪到17世纪)是指欧洲封建社会从开始到衰亡的这一时期,进入宗教与封建统治时代。公元8世纪,阿拉伯帝国曾有治疗精神病患者的机构。欧洲一些国家的著名医学家如亚历山大(Alexander)、拉齐滋(Rhazes)、韦耶(Weyer)等,不但在精神疾病病因、分类、治疗方面作出了积极的贡献,而且极力反对鬼神与巫术,力图使精神医学摆脱神学与巫术的桎梏。但是,由于中世纪的欧洲,宗教神权是真正的统治者,在整个文化领域中,神学、迷信、巫术和占星术等反科学势力占压倒优势,医学几乎完全由教会及巫师所把持,精神医学陷入一种可悲的境地。特别不幸的是,中世纪后期精神病患者遭到残酷的迫害。当时流行着这样的观点,躯体疾病可能是自然因素引起,而灵魂的疾病必然是罪恶和魔鬼所致。无数精神病患者由于被认为是"魔鬼附身"而受到严刑拷打,甚至被活活烧死。因此,这一时期精神医学的发展特别艰难,几乎没有什么重大的发展。

(二) 中国

在我国,最早的有关精神疾病现象的文字记载见于《尚书·微子》:"我其发出狂",表明在殷末(约公元前11世纪)已有"狂"这一病名。到春秋战国时期,学术昌盛,名医辈出,通过长期大量的医学实践,我国医学逐渐形成了较系统的理论。在我国最古老的医典《内经》中,就把人的精神活动归之于"心神"的功能,还论述在剧烈的情感变化下能引起精神异常,如"怒伤肝,喜伤心,思伤脾,忧伤肺,恐伤肾"等。到了秦汉,历代医学家又先后编纂成了几部辉煌的古典医学著作,流传至今的有《内经》、《伤寒论》和《金匮要略》。在这些著作中,对诸多精神症状作了详细的描述,归类为"狂"、"躁"、"谵妄"、"癫"、"痴"、"痫"等名称,并概括地论述了这类疾病的病因、发病原理与症状。如"邪入于阳则狂",其发病机制是阴阳不平衡所致,"重阳者狂,重阴者癫",两者的鉴别在于临床表现的不一。此后1 500余年,我国精神医学基本上是沿着这条思路缓慢地向前发展。至金元时代,精神医学有所发展,临床观察进一步深入,精神疾病的分类更为细致,治疗方面也作了大量的尝试。但是,由于我国医学的理论是建立在古代阴阳、五行等学说基础上的经验医学,所以在精神医学理论上几千年来并没有更多的发展。不过,从秦汉时代到18世纪末,与同期国外的精神医学相比较,我国的精神医学在世界各国中仍是先进的。

二、现代精神医学

(一) 西方

精神医学的真正发展是从19世纪逐渐开始的。18世纪末,在资产阶级革命浪潮的影响下,欧美精神医学领域内爆发了普遍而深刻的革新运动。精神病患者的锁链解除了,开始进入医院接受照顾与治疗。如法国精神医学家比奈(Pinet,1745～1826)去掉精神病患者身上的铁链,主张人道地对待患者,被认为是精神医学的首次革新运动。到了1814年,希区(Hitch)开始在疗养院使用受过训练的女护士,从此收容精神病患者的疗养院才有了医院的初级形式。这段时期,精神医学的临床与理论研究也逐渐繁荣起来,尤其是19世纪末20世纪初,一大批卓越的精神医学家脱颖而出,如国际著名的神经精神医学家克雷丕林(Kraepelin,1856～1926),充分利用前人积累的经验,通过自己大量的临床实践,分析成千的病例,将内外科疾病的研究方法运用于精神疾病的分类,创立了"描述性精神医学"。他的精神医学教科书最后一版(第9版)对精神医学各方面都有详尽的描述,尤其是明确地区分了两种精神病,即躁狂忧郁性精神病(现称心境障碍)与早发性痴呆(现称精神分裂症)。因此,他被认为是现代精神医学之父。

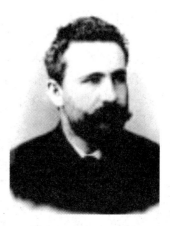

克雷丕林(1856～1926)

在20世纪,进入现代医学领域的精神医学,各种学说得以蓬勃发展。如1913年,诺格契(Noguchi)在脑麻痹患者脑中发现梅毒螺旋体,而提出精神病的"器质性病因论";焦瑞克(Wagrer Jauregg)创造高热疗法,打破了精神病不可治疗的观念;沙克尔(Sakel)的胰岛素昏迷疗法和梅德纳(Von Moduna)的药物痉挛疗法等等。其中最重要的是,犹太裔奥地利人弗洛伊德(Freud,1856～1939)创立的心理分析学派,利用自由联想和梦的解析去了解人类精神世界的心理症结,并奠定了动力精神医学的基础。弗洛伊德的成就突破了器质性病因论研究的"瓶颈",将精神医学带入"心因性病因论"的研究范畴,被认为是精神医学的第二次革新运动。

精神医学的第三次革新是社区精神卫生运动的展开。由于生物化学、心理学、社会学、人类学的进步及流行病学的调查,使得一般大众了解到社区精神卫生的重要性而要求改变对精神病患者的治疗方式。在英国,仲斯(Maxwell Jones)推行了治疗性社区,以缩短患者和社区之间的距离;而西欧及英、美国家也先后订立精神卫生法,维护患者的权益。

20世纪以前,精神疾病基本上没有什么治疗。1930年代先后发明了电休克和胰岛素休克治疗,对部分病人有较好的对症治疗效果。1950年代以后,出现了一批治疗药物,开创了精神疾病化学治疗的新局面,大大改变了精神科治疗的面貌,也促进了精神疾病的实验室研究。精神医学发展史上最重要的事件是1953年氯丙嗪抗精神病作用的发现和应用,它使医院门户开放的政策得以实现,并运用三级预防的观念,使精神疾病的预防、治疗、康复三方面有了突破的发展。自从发现了精神药物,人们研究其药效机制,进而研究神经递质与脑中各种受体之间的关系,以及精神疾病发生的生物机制,使得精神疾病能够以客观的方法诊断和治疗。所以,生物精神医学的发展可以说是精神医学的第四次革新。

(二)中国

19世纪末开始,国外精神医学开始传入我国,国外一些教会在我国相继成立了精神病院与收容所,如广州(1898)、北京(1906)等地。其后,大连(1932)、上海(1935)、长沙(1934)、成都(1944)、南京(1947)等地相继建立了精神病医疗或教学机构。到了1920年,培养出第一批神经精神科医生。但在20世纪上半期,由于战乱频繁,发展不快,在新中国建立(1949)以前,全国精神科住院床位仅1 000余张,精神科医师也屈指可数。中华人民共和国成立以后,我国精神医学进入了一个新的历史时期。

根据2006年卫生部组织的全国精神卫生资源调查,1979年全国在精神科工作的医师为11 500名,2005年则为19 130名;精神科床位也从1979年的8.2万张增至2005年的13.3万张。在北京、南京、上海、成都、长沙等地形成了几个著名的临床及学术中心。成立

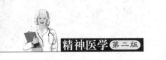

了全国性的学术团体,出版了许多专业书籍和杂志。20世纪60～70年代,全国各地开展了一些城乡的精神病防治工作。21世纪以来,我国社会经济和医药卫生事业有较迅速的发展,精神医学的临床、教学、研究工作开始繁荣起来,目前全国从事精神卫生工作的专业人员近2万余人。同时,与国际精神医学界也有了较多的交流,逐步走向世界。目前精神医学国家级重点学科单位分别是北京大学精神卫生研究所(北京)和中南大学精神卫生研究所(长沙)。

需强调的是,中国精神卫生资源的现状与发展仍远远未达到其基本需求。如中国目前每10万人口的精神科床位数仅为10.2张,明显低于全球平均水平(17.0张/10万)和中高收入国家的精神科床位数(高达70张/10万～75张/10万)。同样,若与中高收入国家比较,精神卫生工作人员的比例亦存在显著差距:中国精神科医师为1.46/10万(中高收入国家为2.70/10万～9.20/10万),精神科护士为2.25/10万(中高收入国家为5.30/10万～31.80/10万),临床心理师与社工师目前缺乏资料或几乎为零,而中高收入国家则为1.80/10万～18.20/10万。

三、21世纪精神医学的特点和任务

(1) 许多精神疾病的病因与发病机制仍未明了,一级预防尚缺乏有效的手段和根治技术,如精神分裂症、精神发育迟滞、老年痴呆等慢性化的问题仍是社会的沉重负担。据世界卫生组织报告,人类致残性疾病消耗医药资源占前10位的疾患中,精神疾患占5种,分别为抑郁症、精神分裂症、双相情感障碍、酒精滥用以及强迫性障碍。其中,患病率为0.6%左右的精神分裂症估计消耗人类医药资源的2.5%。据世界卫生组织预测,到2020年疾病总负担预测值中,精神障碍的问题仍占第一位。

(2) 各种心理社会应激因素、个人行为与生活方式相关的精神卫生问题在增加。如自杀,已成为许多国家的十大死因之一,在某些国家为第3或第4位的死因;烟酒、药物依赖、艾滋病的精神病理现象,青少年的行为与情绪障碍,甚至某些违法犯罪行为,这些与精神或行为因素有关的问题呈上升趋势。

(3) 随着人均寿命的延长,世界进入老龄社会。由于缺少对老年人的照顾和老年疾病诊治的有效手段,缺少为老年人服务的有经验的医护人员,老年期精神疾病,尤其是老年痴呆正成为棘手的问题。老年期自杀、适应不良、孤独、抑郁症这些常见的精神卫生问题的医治需求也会大大增加。

(4) 精神疾病的患病率居高不下,无疑要求政府增加财政投入。根据最新的国内精神障碍流行病学调查结果显示,精神障碍的总患病率为16.2%～17.3%(表1-1),与国外其他国家的资料基本一致,提示精神障碍在我国并不少见。然而,精神病人看病难、住院难,甚至流落街头无人过问的现象在一些国家仍然存在,特别是精神障碍的治疗率目前在许多国家仍非常低。如2004年全球精神障碍的调查结果显示:发达国家过去12个月的精神障碍治疗率为16.9%～39.8%,发展中国家为9.1%～15.7%(中国为13.2%)。为此,WHO在2007年呼吁全球需重视提高对精神障碍的治疗率,并为中低收入国家提出了未来10年的靶疾病治疗目标:精神分裂症和双相情感障碍治疗率要达到80%,抑郁发作的治疗率为33%,有害饮酒的干预需达到25%。因此,掌握精神医学知识不但是今后从事精神科工作的医务人员所必需的,也是临床非精神科医生所必不可少的。

表1-1　浙江省与河北省居民的精神障碍时点患病率(％)

分　类	浙江 (抽样人口：14 369)	河北 (抽样人口：20 716)
心境障碍	8.6	7.3
焦虑障碍	4.3	5.3
物质使用障碍	3.0	2.0
精神病性障碍	0.5	0.6
器质性障碍	0.6	2.3
其他精神障碍	2.3	1.4
任一精神障碍	17.3	16.2

第三节　精神医学的分支及相关学科

一、分支学科

精神医学牵涉范围很广,在理论上和实践上,又分出了许多流派和分支。例如,以生物学疾病模式为指导思想的称为生物精神医学,其内容包括精神药理学(psychopharmacology)、精神遗传学(psychogenetics)、精神生化学(psycho - biochemistry)等;以心理学理论,特别是精神分析理论作为指导思想的称为动力精神医学(dynamic psychiatry),这一学派在20世纪中期,在美国风行一时,也影响其他国家,目前已渐趋衰落。

因服务对象或研究目的不同,精神医学又分出了司法精神医学(forensic psychiatry)、老年精神医学(geriatric psychiatry)、儿童精神医学(pediatric psychiatry)、军事精神医学(military psychiatry)、职业精神医学(occupation psychiatry)、成瘾精神医学(addiction psychiatry)、社会精神医学(social psychiatry)、跨文化精神医学(cross - cultural psychiatry)等。

精神科的服务方式过去都是病人来医院看门诊或住院,处理的大多是较严重的病人,这种服务方式称为医院精神医学。近50年来,又兴起了社区精神医学(community psychiatry)和会诊联络精神医学(consultation - liaison psychiatry)两种方式。前者是医生深入社区和家庭,为病人解决问题;后者则是精神科医生与综合医院其他科医生合作,共同解决患其他内外科疾病时患者所出现的精神科问题。

由于医疗费用上涨,社区医疗服务正日益成为减轻医疗负担的一个重要方式,还有助于早期诊断、及时治疗。例如,WHO近年来提出,精神卫生服务被视为初级和次级医疗中的一个不可或缺的组成部分。初级医疗工作人员需接受精神障碍的识别和循证治疗培训,并给予适当的督导与支持。在所有卫生保健机构都应该保证备有基本精神药物和提供一定的心理治疗。初级和次级医疗服务提供者应克服治疗严重精神障碍患者的勉强性,并学习与这些患者有效交流和互动的技巧。必须终止仅重视对精神障碍患者提供高质量的生理护理这种不平衡现象,需要普及与推广促进整体治疗的方法,将心理社会评估和干预整合到防治严重传染病、非传染病、生殖系统疾病和儿童疾病之中。例如,已有初步研究显示,如果母亲的

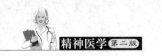

抑郁症得到有效治疗,可避免20%的婴儿发生发育迟缓;如果对严重抑郁症给予积极的干预治疗,可以避免约15%的患者自杀。而精神科医师应定期检查患者,注意鉴别和监控患者的躯体疾病,鼓励患者参加初级医疗的常规检查,并着重突出生活方式的了解和管理。学会使用现今的治疗指南来使用抗精神病药物治疗患者。例如,应该对每次门诊随访的精神分裂症患者进行检查评估,制订和调整治疗方案。然而,要达到这样的目标,将需要更多的精神卫生专家,但事实上可能永远无法满足这种需要,尤其在低收入国家。因此,需要从初级医疗服务的形式开始,将并不充裕的精神卫生资源进行优化整合,综合防治。

二、相关学科

(一)医学心理学

在传统医疗过程中,人们常常只看到所服务对象的生理、病理活动或生物性的一面,而忽视了其心理活动和社会性的一面,以致有"见病不见人"的现象。从目前的医学模式看,这种服务至少是不全面的。因此,医学心理学应运而生。

医学心理学是以心理学的理论和方法来研究心理因素在人体健康和疾病及其转化过程中所起作用的规律,是以医学为对象形成的应用心理学的分支,也是精神医学的基础学科之一。它特别强调整体医学模式,即生物-心理-社会医学模式(biopsychosocial medical model)。其主要任务是研究心理因素在各类疾病的发生、发展和变化过程中的作用,研究心理因素对身体各器官生理、生化功能影响及其在疾病康复中的作用等。在精神障碍的诊断、治疗过程中,应用心理学的知识和手段(如各种心理评估)来分析患者的心理状况和影响患者个体的各种心理因素,了解和关注患者的心理需求,对患者开展各种心理治疗等,这些与精神医学密切相关。

(二)行为医学

行为医学是研究人类与健康、疾病有关的行为,以及应用行为科学和生物医学的技术来诊断、治疗、预防和康复与人类自身行为有关的疾病和健康问题,它是一门边缘学科。所整合的内容包括人类学、社会学、流行病学、心理学、临床医学和预防医学、健康教育学、精神医学、神经生物学等学科的知识。由此可见,虽然行为医学涵盖的范围较大,但它只是将上述学科的部分整合起来而形成的一门新的学科,行为医学与上述学科不可互相替代。狭义来讲,在美国,行为医学往往与精神医学同义,侧重脑科学领域,或是综合医院精神科门诊的代名称(行为医学科/门诊)。

(三)心身疾病与心身医学

1. 心身疾病(心理生理疾病,psychosomatic diseases) 这是一组与精神紧张有关的躯体疾病。它们具有器质性病变(即病理解剖学改变)的表现(如冠状动脉硬化)或确定的病理生理过程(如偏头痛)所致的临床表现,心理社会因素在疾病的发生、发展、治疗和预后中有相对重要的作用。

2. 心身医学 这是研究由精神因素引起或参与引起的、表现为躯体疾病的学科。其主要研究范围为:①研究特殊的社会、心理因素与正常或异常生理功能之间的关系;②研究社会、心理因素与生物因素在疾病的病原学、症状学、病程和预后中的相互作用;③提倡医疗照顾的整体观念,即生物-心理-社会医学模式;④把精神医学与行为医学的方法运用于躯体疾病的预防、治疗和康复之中。

第四节　精神医学与相关学科的研究进展

一、疾病负担

传统的疾病负担研究多采用死亡率和发病率来衡量疾病的重要性,它忽视和低估了非致死性疾病和慢性疾病的影响,同时未考虑到疾病严重程度和持续时间对劳动、生活能力丧失的影响。因此,WHO、世界银行和美国哈佛公共卫生学院在 1993 年开展了一项全球疾病负担(the global burden of disease,GBD)的合作研究,将伤残调整生命年(disability-adjusted life year,DALY)减少作为疾病负担的衡量指标。所谓 DALY 减少是指生命年的丧失或有能力的生命年减少。通过计算 DALY 可以估计疾病的相对重要性、疾病对社会的整体负担,以及评估干预措施的成本-效益和考虑合理分配健康资源;另外,可根据有关数据和人口模型来估计某地区的疾病负担。这一重要评估指标已得到许多国家卫生决策部门的认可(当然也包括中国政府)。

据 WHO 2005 年的估计,全球的疾病负担为全世界健康问题,而精神障碍又加重了疾病的负担。在非传染性疾病中,神经精神疾病所占比重最大,多于心血管疾病或癌症(表 1-2)。而在神经精神疾病中所占比例最多的是精神障碍,尤其是单相和双相情感障碍、物质滥用和酒精滥用、精神分裂症及老年痴呆;而神经系统疾病(如偏头痛、癫痫、帕金森病和多发性硬化)所占比例较小。

表 1-2　全球非传染性疾病所致伤残调整生命年(DALY)的构成比(WHO,2005)

神经精神系统疾病(29%)	心血管疾病(22%)
精神分裂症(2%)	癌症(11%)
单相情感障碍(10%)	感觉器官损害(10%)
双相情感障碍(2%)	呼吸系统疾病(8%)
痴呆(2%)	消化系统疾病(6%)
精神活性物质滥用与酒精滥用(4%)	肌肉运动系统疾病(4%)
其他精神障碍(3%)	内分泌疾病(4%)
癫痫(1%)	其他非传染性疾病(7%)
其他神经系统疾病(2%)	
其他神经精神障碍(3%)	

WHO 所估计的全球疾病负担旨在使人们意识到精神障碍本身或与其他疾病共病(comorbidity)的巨大影响。精神障碍是传染病和非传染性疾病的患病危险因素之一,并可能增加意外伤害和非意外伤害的危险。对某些传染病而言,感染者共病精神障碍会增加疾病传播的危险。同样,许多健康(躯体疾病)问题也会增加精神障碍的患病危险,或延缓精神疾病的康复过程。共病不仅会影响到患者的求助、诊断、护理质量、治疗和依从性,还会影响到躯体疾病的疗效,包括疾病相关死亡率。对许多健康问题而言,精神疾病对患者的残疾和

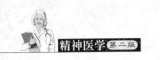

生活质量有重要影响。如费立鹏等(2009)报道,中国精神障碍患病率为17.5%,其中25%因疾病而中重度失能(disability),只有8%寻求过专业帮助,仅5%的患者到精神科就诊。令人遗憾的是,在现今许多改善健康和减少贫困的社会政策中,缺少对精神健康的关注。

2002年颁发的《中国精神卫生工作规划(2002～2010年)》指出,全球约有4.5亿人患有神经精神疾病,占全球疾病负担的近11%。前10位造成功能残缺的疾病中有5个属于精神障碍。我国目前严重精神疾病患者约有1 600万人,抑郁症患者估计约2 600万。神经精神疾病在我国疾病总负担中排名首位,约占疾病总负担的20%。此外,受到情绪障碍和行为问题困扰的17岁以下儿童和青少年约300万,妇女、老年人、受灾群体等人群特有的各类精神和行为问题,也都不容忽视。国内外研究都提示,心理与行为问题增长的趋势还将继续。根据WHO推算,中国神经精神疾病负担到2020年将上升至疾病总负担的四分之一,而恶性肿瘤、心脑血管疾病和呼吸系统疾病分列第3～5位(16.3%～18.7%)。表1-3比较了1990年、1998年和预测2020年的中国精神障碍疾病负担,结果提示单相抑郁、自杀/自伤是精神障碍中导致疾病负担损失最大的问题,应该予以重视。

表1-3 中国精神障碍疾病负担(DALY,%)

项　　目	1990年	1998年	2020年
所有精神障碍	14.2	15.1	15.5
单相抑郁	6.2	5.9	7.3
双相情感障碍	1.8	1.9	1.9
精神分裂症	1.3	1.3	1.2
强迫症	1.1	1.3	1.2
痴呆	0.7	0.8	1.3
酒精依赖	0.7	0.8	0.7
惊恐障碍	0.5	0.6	0.6
自杀/自伤	3.9	4.2	4.7

注:DALY损失<0.5%的未列入。

为此,规划提出了到2010年我国精神卫生工作的总目标:①基本建立政府领导、多部门合作和社会团体参与的精神卫生工作体制和组织管理、协调机制;②加快制定精神卫生相关法律、法规和政策,初步建立与国民经济和社会发展水平相适应的精神卫生工作保障体系;③加强精神卫生知识宣传和健康教育,提高全社会对精神卫生工作重要性的认识,提高人民群众的精神健康水平;④强化重点人群心理行为问题干预力度,改善重点精神疾病的医疗和康复服务,遏止精神疾病负担上升趋势,减少精神疾病致残;⑤建立健全精神卫生服务体系和网络,完善现有精神卫生工作机构功能,提高精神卫生工作队伍人员素质和服务能力,基本满足人民群众的精神卫生服务需要。

2008年,国务院转发了有17个部委办联署的《全国精神卫生工作体系发展指导纲要(2008～2015年)》,进一步确定了精神卫生的重要性,已经成为重大的公共卫生问题和较为突出的社会问题,关系到广大人民群众的身心健康和社会稳定,对保障社会经济发展、构建社会主义和谐社会具有重要意义。明确了我国精神卫生的工作原则是:"预防为主、防治结合、重点干预、广泛覆盖、依法管理"。提出到2015年需要达到的最重要的4项目标:①公众的精神卫生知晓率达到 80%；②少儿心理卫生问题率降到 10%；③重性精神疾病治疗率达到 80%；④社区康复要覆盖到 80%人口，即 10 亿人群。

二、循证医学与循证精神卫生

循证医学(evidence based medicine，EBM)是寻求、应用证据的医学，临床医师自觉、明确、审慎地将现有的最佳证据应用于处理病人的决策之中。证据是循证医学的核心问题。临床研究者和应用者应尽可能提供和使用当前最可靠的、高质量的临床研究证据是循证医学的关键。循证医学中的证据主要指以病人为中心的人体研究证据，包括病因、诊断、预防、治疗、康复和预后等方面的研究。

在治疗方面，国际公认随机对照研究(RCT)和 RCT 的系统评价结果是证明某种疗法有效性和安全性最可靠的依据(金标准)。在没有这些金标准的情况下，可依次使用其他级别的证据作为参考依据，但其可靠性依次降低。当以后出现了更高级别的证据时，就应尽快使用并取代过去的证据。当然，最好是首先检索系统评价的证据，如果没有则查询单个随机对照试验。近年来，许多学者推荐使用比印刷杂志传递信息更快的因特网和光盘等电子信息源，如 PsycInfo、Medline、Cochrane 协作网等，其中在精神科领域专门开设了循证精神卫生在线(Evidence-based mental health online)和出版了相关的杂志。

Cochrane 协作网的主要任务是在全世界范围内收集和整理临床疗效研究的数据(包括发表和未发表的有关疗效研究的试验)，建立资料库，进行高质量的系统评价(systematic reviews，SR)，为临床实践和卫生决策提供依据，使循证医学成为现实。根据大家共同感兴趣且对人类健康影响较大的病种，Cochrane 协作网成立了 50 个系统评价小组(cochrane review groups，CRGs)，主要负责制作最新的有关某个或某组健康问题的预防、治疗和康复的系统评价，并为解决这些问题提供科学依据。其中与精神卫生有关的小组有：精神分裂症组，抑郁、焦虑和神经症组，酒精和药物滥用组，行为问题组，痴呆和认知障碍组，吸烟组等。各个小组制作出的系统评价，通过 Cochrane 图书馆以电子出版物的形式(每年 4 期)，向全世界公开发行。

三、卫生经济学与精神药物经济学

医疗保健领域的经济问题已愈来愈受到人们的重视，虽然医疗的投入在增加，但新药的不断涌现，设备仪器的不断更新，以及病人对医疗保健需求和期望值的提高，出现了医疗总费用(支出)的不断上升，可利用卫生资源的不足与不断发展进步、乃至提高的卫生事业和人们的健康保健需求之间的矛盾。因此，精神科医师应该学习和了解有关卫生经济学的概念和评价方法，提高医疗的效率，用最低的成本取得最佳的医疗质量和满意度。例如，在新药的研制和应用评估中，美国的资料显示，72%的新药都有药物经济学中成本-效果分析的资料。

以精神分裂症为例，病人的治疗与保健成本是相当大的，可能是精神障碍中治疗花费最大的，往往导致长期的、严重的功能损害，需要长期提供医疗服务和支持，尤其是药物治疗。综合 1980 年代后期和 1990 年代早期和中期资料，用于精神分裂症治疗的成本费用占每年总的卫生保健费用支出在各个国家不完全相同，美国为 2.5%，法国和荷兰为 2%，比利时为 1.9%，英国为 1.6%。而精神分裂症病人只占人口的 0.5%～1%，但却占了较大比例的卫生保健支出。根据英国 1992～1993 年的资料，精神分裂症占了国立卫生服务和社会服务费用支出的 2.5%。住院往往占精神分裂症直接成本的比例最大，而药物成本只是其中的 1%～

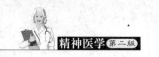

6%。不过在发展中国家,药物成本所占的比例有时较大。

疾病成本的估算一般有2种方法:①根据发病率来估算,即从首次诊断到死亡治疗病人所需的成本;②根据患病率来估算,即计算研究期间的成本(通常以1年计)。目前卫生经济学研究多数采用研究期间患病率成本来估算。如英国的资料表明,根据发病率估算,1例精神分裂症病人终生成本为7 900~536 000英镑(1990/1991年汇率),其中直接成本为1 700~316 000英镑,间接成本为6 200~220 000英镑。澳大利亚平均每例病人的终生成本为104万澳元(1995年汇率),其中直接成本为378 000澳元,间接成本为662 000澳元。根据患病率成本估算,英国1992/1993年度精神分裂症的总成本为26亿英镑(其中直接成本为7亿英镑);美国1991年为650亿美元(其中直接成本为185亿美元)。

虽然目前绝大多数精神病病人是在社区治疗,但因为高复发率,几乎有一半病人在首次发病的3~5年内需再入院治疗,当然,只是一小部分病人需要长期住院。对绝大多数严重的精神分裂症病人来说,很难再保持原先的就业位置,在国外有70%~80%的病人因此而失业。在美国长期残疾的人群中精神分裂症占10%,无家可归的流浪人群中精神分裂症占14%。由于国内在临床疾病方面的卫生经济学研究尚未引起重视,对常用的一些术语和概念并不十分清楚,下面简单介绍几个常用的卫生经济学概念。

(1) 直接成本(direct cost):病人所花费的医疗资源,包括住院和门诊费用、家庭、社区精神卫生服务和药物治疗费用。

(2) 间接和其他成本(indirect costs and other costs):社会资源由疾病而致的损失,如生产力损失或病人早亡,家庭成员因照料病人而导致的生产力丧失等。表1-4简列了与精神分裂症有关的成本。

表1-4 与精神分裂症有关的成本

直接成本	看医生
	社区精神卫生服务
	门诊(包括专家咨询、急诊和日间医院保健)
	收容、康复站、护理院
	住院
	康复
	药物治疗(包括抗精神病药,以及其他镇静安眠药、抗抑郁药与心境稳定剂)
	药物不良反应的处理(包括抗帕金森症药物的使用)
	诊断与实验室检查
	政府对医疗事业的投资
	非医疗成本(如病人的交通费、研究、培训,以及政府对非医疗事业的投资等)
间接成本	因为疾病导致的生产力丧失或病人早亡
	家庭成员因为照料病人而导致的生产力丧失
其他成本	因疼痛或痛苦带来的成本支出
	家庭成员或亲友因照料所花的时间
	家庭成员或亲友提供食品、衣服及日常生活起居的支出
	社会福利服务[a]
	司法鉴定[a]

a 有学者认为这些成本可以归在直接成本,也可以归在间接成本。

四、分子遗传学研究与精神疾病

精神分裂症是由多因素共同作用而产生的一类至今病因不清、治疗棘手、预后较差的复杂精神疾患。流行病学证据表明,遗传因素是该病发生的重要因素之一,可遗传性约达80%。近年来,随着人类基因组信息的不断完善以及实验技术的快速发展,精神分裂症的遗传基因学研究取得了显著进展,多个重要的精神分裂症候选基因初步被定位克隆。而且,这些基因在功能上密切相关,呈现出该疾病相关信号通路的大致轮廓。

早在 1988 年,Sherrington 等就提出精神分裂症易感基因位于第 5 号染色体,但此后的一系列独立研究均未获得与此一致的结果,该观点最终被否定。不过,近年来随着人类基因组计划的顺利进展、新的研究技术的陆续应用和统计分析方法的日趋完善,针对精神分裂症的分子遗传学研究逐渐让人看到了微露的曙光。

（一）研究策略的改变

精神分裂症与其他遗传相关疾病一样,遗传学研究策略主要是基因组扫描和候选基因关联的策略。基因组扫描研究范围广,可遍及全基因组和发现遗传疾病的所有可能相关染色体和基因,目前已发展到可用自动装置进行基因分型。候选基因研究具有较特定范围,只有当已有证据说明某基因可能与疾病相关时,才会被选择为候选基因进行研究。若所研究的疾病基因是未知基因,则寻找时易发生遗漏。

（二）研究方法的变化

遗传学研究的基本方法——连锁分析和关联分析仍是当前精神分裂症分子遗传学研究的主要方法。

1. 连锁分析　经典的参数法连锁分析是较早应用于精神分裂症的遗传学研究方法,属于基因定位研究,条件是家族中必须有几个患者,并假设家族内部遗传同源,遗传模式能被近似推断及患者能被确诊。这些条件和假设对于精神分裂症来说不可能存在,这种分析法最适合于检测单基因或寡基因,不完全适合于研究多基因疾病。目前采用了一种改良方法——受累同胞对分析法（ASP）,若受累同胞在特定标志座位上等位基因频率显著高于或低于随机分布率,则提示该标志附近可能存在致病基因。这是一种非参数分析法,优点在于不需要事先知道疾病的遗传方式、基因频率及外显率,能敏感检测出作用适度基因或微效基因,比较适用于研究复杂、疾病参数未知的精神分裂症。不足之处是统计效能低和需要大样本。

2. 关联分析　关联分析法实际上是一种比较新的、更有活力的连锁分析方法,比经典连锁分析容易,只要疾病的遗传作用存在,不需要其他假设,更适用于研究多基因疾病,包括病例对照研究和家系研究。前者是在群体水平上研究疾病与遗传标志或候选基因的关系;后者主要指传递不平衡试验（TDT）法,在无血缘关系核心家系中比较传递给受累子女的等位基因频率,实验和对照的等位基因均来自同样基因池,较好解决了样本选取和配对问题,检验距离非常短（通常小于 1 cm）。对于遗传效应较小的复杂性状分析,TDT 法比 ASP 法效能更高。

（三）研究方法的选定

由此可见,基因组扫描策略主要利用连锁分析法,候选基因策略主要利用关联分析法。

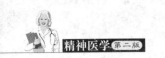

我们在实际工作中往往是两种策略、两种方法结合应用。利用连锁分析法获得多基因疾病的致病基因可能包含着成千上万基因,需要在连锁分析之前获得一个比较精确的基因定位,关联分析法正好解决了这个问题。反过来在连锁分析研究基础上进行关联分析,可以解决寻找特殊遗传标志难题,当然现在也可通过遗传标志改进解决。近来ASP法和TDT法比较受青睐,特别是TDT法既可检验连锁也可检验关联,它最初是用于候选基因关联检验,现在被广泛应用于基因组扫描。虽然尚存一定问题,但是在复杂遗传性状的更加精细空间定位方面是非常简单而有效的方法。

(四) 遗传标志的确定

在研究方法不断改进的同时,遗传标志也在不断更新。在精神分裂症分子遗传学研究中最早应用的经典标志物如ABO血型、HLA系统相关标志,由于定位欠精确,所获得结果多数不一致,已被弃用。20世纪70年代后期建立起来的限制性片段长度多态性(RFLP),因为位点太少也逐渐被淘汰。20世纪80年后期,短串联重复变异(VNTR)开始被用作遗传标志,主要是小卫星DNA和微卫星DNA遗传标志,它们都是由一些短长度的核苷酸串联重复序列组成,在人类基因组中分布较广泛和均匀,等位片段数目多,因而可以为连锁分析提供足够多的遗传信息,又加之利用PCR及电泳检测手段相对容易,在疾病基因定位研究中成为应用最多的遗传标志系统。以后发展起来的标志单核苷酸多态性(SNPs),主要指基因组核苷酸水平上的变异引起的DNA序列多样性,包括单个碱基的转换、颠换、插入或缺失等,几乎遍及整个基因组,是目前受到高度关注的全新一代遗传标志。还有一种解决遗传标志难题的新实验技术——DNA基因池,可进行多个样品一次PCR反应,并对标志的等位片段频率进行定量,使在关联研究中应用更高密度基因扫描和进行全基因组连锁不平衡分析成为可能。

五、社区康复精神医学

2001年第三次全国精神卫生工作会议的召开加速了我国精神卫生工作的进展。2003年3月,卫生部组织考察了英国和德国的社区精神卫生工作。同年10月,在北京召开了中澳老年社区精神卫生会议。同时,开始了公共卫生体系建设,精神卫生开始积极争取进入公共卫生行列。2004年4~5月,中国疾病预防控制中心(CDC)和北京大学组织考察了墨尔本社区精神卫生工作,决定借鉴维多利亚模式开展我国的新型社区精神卫生服务。

2004年9月30日,国家精神卫生项目作为唯一的非传染病项目正式进入国家公共卫生项目。2004年12月,获得中央财政专款项目培训经费686万元(因而被简称为"686")。该项目由中国CDC精神卫生中心具体负责,并成立了国家级工作组和国外顾问组(主要由墨尔本大学的专家组成)。该项目的目的是探讨建立适合各地情况的医院和社区一体化重性精神疾病连续监管治疗模式,建立重性精神疾病社区防治和康复管理工作机制和网络,最终目的是提供以患者为中心的服务。

2005年全国30个省、市、自治区共建重性精神疾病监管治疗示范区60个,覆盖人口4 300多万人,其中城市人口1 950多万,农村人口2 400万。全国举办培训班419个,分级培训精神科医师、社区医师、个案管理人员、街道及派出所人员、患者家属30 574人次,并建立了示范区精神疾病信息管理系统。

到2006年,国家精神卫生项目增加经费至1 000万,2006年5月卫生部办公厅下发《关于做好重性精神疾病监管治疗项目实施工作的通知》,各省、市、地区和示范区分别成立了相应的项目领导小组,设立了项目办公室。各示范区均建立了重性精神疾病监管治疗网络,各地的重性精神疾病综合防治队伍基本建成,总计人数约为 12 300 名,其中治疗组医师总计 579 名。所有示范区均指定专人担任质量管理员,负责数据资料的管理。通过 60 个示范区的信息站初步建立了示范区联网的重性精神患者疾病档案系统。截至 2006 年 12 月 31 日,登记并建档立卡的重性精神疾病患者共有 65 149 例,定期随访及康复指导有肇事肇祸倾向的患者 21 564 例,为肇事肇祸且贫困的患者提供免费药物治疗 9 182 例,免费应急处置有肇事肇祸行为者 2 639 人次,免费收治肇事肇祸且贫困的患者近 1 038 例。该项目的目标基本实现。

2007 年国家精神卫生项目经费增加至 1 500 万元,继续在 60 个示范区深入开展精神卫生防治工作。目前正联合香港中文大学一起对项目区进行系统的个案管理培训。同时,北京、上海和广州的 3 家医院的日间康复站将结合 686 项目,开展院内康复转型探索研究,为患者真正回归社区制订康复标准和工作流程。

在近 3 年中,国家精神卫生项目预计逐步增加预算,深化服务模式改革,同时规范工作程序,细化治疗方案,扩大培训范围,并强化康复和治疗同步进行的观念,更加关注患者的社会功能状态,提高社会对精神疾病知识的知晓率,吸引更多的人关注精神卫生,希望有更多的患者通过此项目真正回归家庭,回归社会。

六、网络精神医学

21 世纪是信息技术飞跃发展的时代,国际互联网独特的信息交流方式已经极大地影响和改变了传统的工作、学习和生活方式。随着互联网在精神卫生领域应用的不断增多,网络精神医学的发展愈来愈引起人们的重视。国内主要的精神卫生网站有:www. 21jk. com(中华医学会精神科分会主办);www. psycard. com(精神在线)等。国外有:www. PsychiatryMatters. MD;www. psychwatch. com 等。另外,许多专业杂志和医疗或研究机构也有相应的网站。网络精神医学的发展应用简单归纳起来有下述 5 个方面。

1. 网络医学教育与学术交流　远程教学和学术交流是一种新型的方式,其特点是受益面广、节省人力物力和时间、形式多样、资料更新迅速等。国内外已开展了网络大学教育和举办各种学术研讨会议,精神医学的继续教育等临床技能培训也已逐步开展。

2. 远程医疗服务　精神科检查和诊断更多地是依赖于"察言观色",对音视频技术传输要求较高,但对操作和其他技术要求相对简单,因此网络远程诊断和会诊更适合于精神科。通过远程医疗,边远地区的病人可在当地医师的帮助下便捷地得到中心城市最好的医学专家诊断和治疗指导。国外在这方面已积累了 10 余年的经验,国内也已经起步。

3. 图书杂志的编辑与出版　编辑出版无纸化的发展使专业图书杂志的编辑更方便、出版周期更缩短,电子刊物正逐步改变人们传统的阅读习惯。目前国内外的许多杂志和书籍均同时有电子版。

4. 精神病院日常医疗的信息化管理　医院日常业务行为网络自动化是一种全新的工作运行模式,建立在局域网基础上的医院信息系统(hospital information system, HIS)在发达国家已逐渐成熟,国内相当多的精神病院也已实现日常医疗的电脑化管理。HIS 是以病人为中心,全面支持医院各部门、各科室的日常业务工作和信息共享,有学者预测它将是 21 世

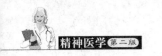

纪10大技术发展趋势之一。

5. 网上医学心理咨询、科普宣教和导医 医学心理咨询在国内已开展了10余年,主要形式为门诊、电话和书信,但网络技术的发展使得心理咨询更上一个台阶,近年来已有专业人员涉及这一领域,但欠规范。而网络的心理健康宣教与普及则愈来愈多地受到人们的广泛欢迎,因其通俗易懂、内容丰富和图文并茂,可满足不同人群的需要,同时也可下载各自感兴趣的内容。专业机构和专家的网上介绍则极大地方便了患者及其家属的医疗查询,更好地选择就诊机构和专家,缩短了患者与医疗机构的距离。

七、精神卫生立法

精神卫生立法,是享有国家立法权的国家机关依法制定有关精神卫生的法律、法规和其他规范性文件的活动。依法管理国家的精神卫生事业是法治社会的客观需要,也是社会文明进步的标志之一。和国外相比,我国的精神卫生立法明显滞后。据有关统计,在WHO调查过的160个成员国中,超过3/4的国家和地区有精神卫生法,其中一半国家和地区是在近10年内制定的。欧洲、美洲各国基本都已立法;精神卫生法在美洲覆盖了87%,在东南亚覆盖了95%的人口;即使在非洲和中东地区也有59%的国家制定了精神卫生法;在西太平洋地区的主要国家和地区中,现在只有我国和老挝、柬埔寨等国尚未颁布精神卫生法。我国也是世界人口大国中迄今唯一没有制订该法的国家。

在中国最先通过精神卫生地方法规的是香港地区。1983年,香港颁布了《1983年精神健康法令》;1999年2月1日正式颁布了经过进一步修订完善的《香港精神健康条例》。1990年12月7日《台湾地区精神卫生法》正式实施。在大陆地区,精神病患者的法律保障问题在地区间发展也不平衡。在大部分地区尚没有独立完整的精神卫生地方法规,精神病患者的合法权益保障、精神卫生服务等方面的要求多分散在相关的法律、法规中。2001年12月28日,上海市正式颁布了大陆地区首部精神卫生服务工作的地方法规——《上海市精神卫生条例》,自2002年4月7日开始施行。该条例体现了"以人为本"的精神,尊重和保护精神疾病患者的合法权益,对精神疾病患者的人格尊严和对疾病及其治疗的知情权、决定权、隐私权以及病愈后的求学权、就业权等公民的基本权益从法律上予以保障;体现了对精神卫生工作以"预防为主、防治结合"的原则,对提高市民心理健康水平、重视心理卫生问题、做好预防和治疗精神疾病以及康复回归社会工作均用法律的形式加以规定;强调了"政府领导,社会参与"的原则,共同做好精神卫生工作。北京市2006年12月8日通过了《北京市精神卫生条例》,于2007年3月1日正式实施。该条例共分7章55条。条例就精神疾病预防与精神健康促进、精神疾病的诊断与治疗、精神疾病患者的康复和权益保障等作了全面详细的规定,同时规定对医疗机构(包括心理咨询服务机构)和从业人员的渎职、失职或其他违法行为要追究相应的法律责任。另外,宁波、杭州等城市也已经有了相关立法。目前,国家正在进一步研讨并起草全国的《精神卫生法》。

总之,21世纪的精神医学发展非常迅速,作为医学生不仅需要掌握传统的临床精神医学知识,而且还要不断学习新理论、新技术、新方法,尤其是信息时代所带来的观念革命和技术革命。

(季建林)

⬤⬤⬤ 主要参考文献 ⬤⬤⬤

1. 张明园. 全球化和中国的精神卫生及其政策. 上海精神医学,2009,21:1-6

2. 季建林主编. 精神医学. 上海:复旦大学出版社,2003

3. 王吉耀主编. 循证医学临床与实践(第2版). 北京:科学出版社,2007

4. 郝伟主编. 精神病学(第5版). 北京:人民卫生出版社,2007

5. Dennyttenaere K, Bruffaerts R, Posada - Villa, et al. Prevalence, severity and unmet need for treatment of mental disorders in the WHO world mental health surveys. JAMA, 2004, 291:2581 - 2590

6. Prince M, Patel V, Saxena S, et al. No health without mental health. www. thelancet. com. Published online september 4, 2007 DOI:10. 1016/S0140 - 6736(07)61238 - 0

7. Gelder M, Lopez - Ibor Jr. , Andreasen N. New Oxford textbook of psychiatry. Oxford: Oxford University Press, 2003

8. Simon GE. Social and economic burden of mood disorders. Biol Psychiatry, 2003, 54:208 - 215

9. Cummings JL & Mega MS, eds. Neuropsychiatry and behavioral neuroscience. Oxford: Oxford University Press, 2003

10. DiForti M, Lappin JM & Murray RM. Risk factors for schizophrenia - all roads lead to dopamine. Eur Neuropsychopharmacol, 2007, 17:S101 - S107

11. Craddock N & Forty L. Genetics of affective (mood) disorders. Euro J Human Genetics, 2006, 14:660 - 668

12. Belmaker RH & Agam G. Mechanisms of major depressive disorder. N Engl J Med, 2008, 358:55 - 68

13. Stahl SM. Stahl's essential psychopharmacology. 3rd ed. Cambridge: Cambridge University Press, 2008

第二章 *Chapter 2*
精神症状学（*psychopathology*）

　　精神疾病的临床表现称为精神症状,研究精神症状的科学称为症状学、现象学或精神病理学。症状学是精神科的基础,好比内外科的体格检查,学好症状学是掌握精神科的前提。医学是一门实践性很强的科学,其秘密不会主动呈现在我们面前,需要我们认真去探索。要想成为一个医学专家,必须学习观察,学习倾听,学习体验,学习闻嗅。精神医学同样如此,只有耐心挖掘患者的精神症状,才能看见抑郁症患者的特殊姿势,听见精神分裂症患者的语词新作,感受到冲动患者的愤怒,闻到酒精中毒者的气味。

　　症状是患者的主观体验,如患者感到内心忧郁。体征是患者的客观表现,如患者表现愤怒。患者的人格也会影响其精神症状的表现。因此,在精神科临床,患者的症状和体征常常表现模糊不清,不像其他医学学科的症状和体征泾渭分明。正因为如此,精神科的临床诊断常常以症状群、综合征的形式出现。本章就常见精神症状的概念、特征和临床意义作一介绍,具体精神疾病中的症状学特点将分别在以后的疾病章节中详细介绍。

第一节　概　　述

　　普通心理学中将精神(心理)活动分成感觉、知觉、情感、思维、意志等心理过程。实际上,人的精神活动是一个协调统一的过程。为了描述的方便,我们将精神活动的各个过程分别叙述。精神科的症状学按照大脑正常的精神(心理)活动过程分为感知觉障碍、思维障碍、情感障碍、意志障碍、动作行为障碍、记忆障碍、注意障碍、意识障碍、智能障碍。

　　由于人的个体差异很大,精神活动的内容又是非常的多样、复杂,精神医学发展至今还没有确切的实验室的生物学指标。因此,对精神活动的正常与异常的判断,不可能像其他学科那样比较严格确切。有些精神活动能够马上被识别正常与否,但有些精神活动需要较长的时间才能被识别。判断某个精神活动是否为精神症状,必须进行对比分析,即与其过去的一贯的精神活动进行纵向比较,是否一致;与同类人群进行横向比较。并且,需要结合当时的处境、文化背景、症状出现的频度、持续时间、严重程度进行具体分析和判断。有些患者的精神症状不是一开始就全部表现出来的,必须花时间去观察、去发现。否则,短暂、片面观察所作出的结论,很容易造成诊断错误。

　　精神科医生必须认识到精神科的临床技术要求与内外科是相同的——仔细的病史采

集、系统的临床检查、正确的临床推理。精神科更强调临床交谈技巧的重要性。一个有良好交谈技巧的医生,可以使患者配合医生进行诊断和治疗,从而达到最佳效果。应该时刻意识到:①疾病对患者的现状和将来生活的影响;②每个患者都是一个独立的个体,不能千篇一律简单处理;③患者的人格在疾病表现中起着推波助澜的作用,使临床表现变得复杂多样。

第二节　感知障碍

感知包括感觉(sensation)和知觉(perception)。感觉是客观事物的个别属性,如光、声、色、形等,通过感觉器官在人脑中的直接反应。知觉是客观事物的各种属性在人脑中经过综合,并借助于过去的经验所形成的一种完整的印象。视觉、听觉、味觉、嗅觉、触觉、平衡觉、运动觉等都是不同类型的感觉,分别反映事物的个别属性,而知觉就是在这些感觉的综合基础上产生的。在精神科,将感觉和知觉统称为感知。感觉障碍(disorders of sensation)多见于神经系统疾病。知觉障碍(disturbance of perception)常见于精神疾病,常见的知觉障碍有知觉的强度改变、知觉的性质改变、错觉和幻觉。

一、感觉障碍

1. 感觉过敏(hyperesthesia)　对外界一般强度的刺激感受性增高,感觉阈值降低。如感到阳光特别刺眼,声音特别刺耳,轻微地触摸皮肤感到疼痛难忍等。多见于神经症、更年期综合征等。

2. 感觉减退(hypoesthesia)　对外界一般刺激的感受性降低,感觉阈值增高。如在抑郁状态、木僵状态和意识障碍时,患者对针刺反应迟钝。正常时可见于紧张或激情状态,如战争中高度注意前方的敌军,由于痛觉迟钝而不知自己已经受伤。

3. 内感性不适(体感异常,senestopathia)　躯体内部产生的性质不明确、部位不具体的不舒适感,和(或)难以忍受的异样感觉,如牵拉、挤压、游走、蚁爬感等。多见于精神分裂症、抑郁状态、神经症和脑外伤后综合征。

二、知觉障碍

1. 知觉的强度和性质的改变

(1)知觉的强度在精神疾病可以发生改变,如在躁狂发作时患者表现出比平时感觉更好;而抑郁发作时正相反,表现比平时感觉更差。

(2)知觉的性质在精神疾病时也可以发生改变,且常常是不愉快的或扭曲的。比如,某些精神分裂症患者描述花的味道特别刺激、辛辣,食物味道特别不愉快。

2. 错觉(illusion)　错觉是对客观事物的一种错误感知。错觉可以在正常人中出现,尤其与环境相关的错觉,但正常人的错觉在条件改善或解释后,能够很快矫正。错觉可以发生在以下 4 种情况。

(1)感觉条件差造成感觉刺激的水平降低时,如光线暗淡时将挂着衣服的衣架错认为是一个人站在那儿。

(2)疲劳、注意力不集中造成感觉的感知的清晰度下降时,如专心读书时听见响声,误以

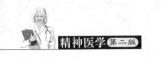

为有人在叫自己。

（3）意识障碍使客体的意识水平下降时，如躯体疾病引起谵妄时将输液管误认为是蛇。

（4）情绪处于某种强烈的状态时，如遇到恐惧、紧张、害怕、期待的情景时，把张三认成李四。

3. 幻觉（hallucination） 幻觉是一种缺乏外界相应的客观刺激作用于感觉器官时所出现的知觉体验。如没有人在当面对自己讲话时且听见对自己讲话的声音。幻觉具有2种特性：①逼真的知觉体验，并非想象；②幻觉多数来自外部世界。一般来讲，意识清晰时出现幻觉是精神疾病的象征。健康人有时也会出现幻觉，主要发生在入睡前和醒来后，但正常的幻觉通常是短暂的、单纯的，如听到铃声或一个人的名字。

幻觉的种类繁多，其划分主要根据感觉器官来分：①听幻觉，又分为特殊类型听幻觉、第二人称听幻觉、第三人称听幻觉、患者声音的回响或思维重复；②视幻觉；③味幻觉/嗅幻觉；④触幻觉；⑤本体幻觉。

（1）听幻觉（auditory hallucination）：这是最常见的一种幻觉。患者可以听见各种声音，如讲话的声音、噪声、音乐等。幻听内容为言语交谈，称为言语性听幻觉。言语性听幻觉可以是几个单词、一句话或者几个句子。如果言语内容是评论患者的言行，称为评论性听幻觉。如果内容为命令患者做某事，称为命令性听幻觉。言语性听幻觉（尤其评论性听幻觉）、命令性听幻觉多见于精神分裂症。听幻觉的内容可以十分清晰，也可以非常模糊。

（2）视幻觉（visual hallucination）：视幻觉比听幻觉少见，常常与其他幻觉一起出现。视幻觉可以是简单的闪光，也可以是复杂的图像如人体画像。视幻觉中图像的大小有时与正常一样，有时比正常大或小。比正常大的为物体显大性幻觉，又称巨形幻视；比正常小的为显小性幻觉，又称小人国幻视。视幻觉多见于器质性障碍如谵妄、中毒、癫痫等，也可见于功能性精神障碍如精神分裂症等。

（3）味幻觉和嗅幻觉（hallucination of smell and taste）：味幻觉和嗅幻觉并不常见，通常是患者闻到或吃到特殊的气味和味道，如花香、臭味、苦味等。多数味幻觉和嗅幻觉是患者以前接触过的、令人不愉快的气味或味道。味幻觉和嗅幻觉常见于颞叶癫痫、精神分裂症等。

（4）触幻觉（tactile hallucination）：触幻觉也不常见，患者常感到皮肤或黏膜表面或底下有接触、针刺、虫爬、通电感等体验。多见于周围神经炎、中毒、精神分裂症等。有的患者有性器官接触感觉，称为性幻触，可见于精神分裂症、癔症。

（5）本体幻觉（hallucination of viscera sensation）：本体幻觉又称体感幻觉，临床上较少见。患者感到内脏被捏、拉、膨胀感、有虫爬、有刀割、舌头在动等体验。常见于疑病妄想、虚无妄想、精神分裂症、抑郁症等。患者感到唇舌在运动，称为言语运动性幻觉。如果患者觉得肢体、躯干在运动，称为精神运动性幻觉，多见于精神分裂症。如果患者觉得失去平衡，处在斜面或旋转的地面上而紧紧抓住扶手不放，称为前庭性幻觉，可见于精神分裂症、脑干器质性疾病。

幻觉可以发生在各种重性精神障碍中如精神分裂症、情感性障碍和器质性疾病。偶见于正常人。视幻觉主要见于器质性精神障碍，但在精神分裂症和情感障碍中也可以见到。幻觉没有特异性疾病的诊断意义，不过，味幻觉、嗅幻觉、本体幻觉多见于精神分裂症。

症状举例 男，27岁，精神分裂症。患者近半年来常自言自语或莫名其妙地发笑，他告诉医生："有仙人和我讲话，讨论地球的管理；表扬我做事认真；还说华亭宾馆是我名下的财产,叫我去看看。"患者对此坚信不疑,要求全家人去住宾馆,并邀请医生一起去。

三、感知综合障碍

感知综合障碍(disturbance of perception)的患者对客观事物的本质属性或整体能正确感知,但对某些个别属性如大小、形状、颜色、距离、空间位置等产生错误的感知。常见的表现如下。

1. **视物变形症(metamorphopsia)** 患者感知客观事物的个别属性如大小、长短、形状时产生变化。看到物体的形象比实际增大称作视物显大症(macropsia),如看到自己的手臂变大像柱子一样粗;视物比实际缩小称为视物显小症(micropsia),如看到某个成人变成了像小人国中的人那样矮小。

2. **非真实感(derealization)** 患者觉得周围事物和环境发生了变化,变得不真实。如"水中月"、"镜中花",人物像是油画中的肖像,没有生机。多见于抑郁症、神经症和精神分裂症。

3. **时间感知综合障碍** 患者对时间的快慢出现不正确的知觉体验。如感到时间在飞逝,转眼又是一度春秋;或者感到时间凝固,岁月不再流逝,一切停滞不前。

4. **空间知觉障碍** 患者感到周围事物的距离发生改变,如汽车离自己已经很近,患者仍然觉得离自己很远。

错觉、幻觉与感知综合障碍的区别见表2-1。

表2-1 错觉、幻觉与感知综合障碍的区别

项 目	客观事物	错误感知	主要特点	举 例
错觉	存在	个别属性	对本质的错误感知	把输液管看成毒蛇
幻觉	不存在	整体属性	虚幻的知觉	凭空听到千里之外的亲人说话
感知综合障碍	存在	整体属性	对部分属性的歪曲感知	把小的水杯看成水桶那样大

第三节 思维障碍

思维(thinking)是人脑对客观事物间接和概括的反映,是人类精神活动的重要特征,是认识过程的高级阶段。思维在感觉和知觉的基础上产生,并借助语言和文字来表达。思维包括分析、综合、抽象、概括、判断、推理等过程。思维通过观念与观念或概念与概念的联系,即通过联想和逻辑的过程来实现。

从发展心理学看,人类的思维是从直觉的形象思维逐步发展到抽象的逻辑思维。这个发展过程通过大脑结构和功能的日益完善,通过不断学习和社会实践来完成。目的性、连贯性、逻辑性是正常人类思维活动的特征。目的性是指思维是围绕着一定目的、有意识进行的;连贯性是指思维过程中的概念之间前后衔接,互相联系;逻辑性是指思维过程有一定道理、合乎逻辑。

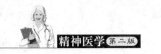

思维障碍是精神疾病重要的常见的症状,主要包括思维形式障碍、思维内容障碍(主要指妄想)以及思维属性障碍等。

一、思维形式障碍

思维形式障碍(disorder of the form of thought)的表现可以分为以下8种形式。

1. 思维奔逸(flight of ideas) 思维奔逸是指联想速度加快和量的增加,表现思维和谈话都非常快,一个概念接着另一个概念大量涌现,以致有时来不及表达。患者讲话时的语量增多,语流变快,滔滔不绝,讲个不停。常常伴有随境转移,音连意连。如问患者姓名,回答:"鄙人姓张,弓长张,名字嘛加上两个X。今年28,结婚刚1年零8个月……"严重时有思维压力感(pressure of thought),表现为思维不寻常地增快,思维不但量大而且丰富多彩。思维奔逸是躁狂症的典型症状,但也见于精神分裂症。

2. 联想散漫(loosening of associations) 亦称思维散漫,表现为思维的目的性、连贯性和逻辑性障碍。患者认真讲了一段话,每句形式可以成立,但是每句话之间没有逻辑联系,以致别人不能理解其要说明什么。这种叙述的混乱即使要求澄清,患者也不能表达清楚。主要见于精神分裂症,也见于严重的焦虑和智能降低者。但焦虑患者在镇静时表达清楚,没有思维散漫。低能患者当问题简单时也能回答正确。而精神分裂症患者即使问题简单、平静时也有思维散漫。严重的思维散漫称为思维破裂,表现为语词的堆积。

症状举例 女,23岁,精神分裂症。患者在查房时主动谈道:"我1997年去澳大利亚留学的。现在我很高兴。你们吃过早饭吗?上海的空气很差。前几年国家形势大好……"医生问:"你最近睡眠好吗?"患者答:"早晨心情好。2+2=4。"

3. 思维迟缓(retardation of thinking) 思维迟缓是联想缓慢,与思维奔逸正相反,表现为言语缓慢,应答迟钝。这是抑郁症的典型症状,也见于精神分裂症。

4. 思维贫乏(poverty of thinking) 思维贫乏是联想数量的减少,概念缺乏。表现为思维不寻常地减慢,回答问题时言语内容简单空洞。多见于精神分裂症,也见于抑郁症和脑器质性障碍。

5. 思维阻隔(thought blocking) 思维阻隔又称思维中断,患者表现为思维突然中断。主要见于精神分裂症,也可见于正常人疲劳、注意力分散时或神经症。精神分裂症表现为突然的、完全的思维空洞,患者常称他们的思维好像被人擦掉了。

症状举例 男,25岁,精神分裂症。在医生查房时,患者正在说:"吃了药后感觉好一些,只是……"话还没说完,患者突然愣住了,约1 min后缓过神来。继续说:"我的工作不大满意,出院后我准备换个工作。"

6. 赘述(circumstantiality) 患者在叙述一件事时加入许多不必要的细节,无法使所要讲的事或问题简明扼要。患者并不觉得自己说话啰嗦,反而认为这些都是其认真交谈和回答问题时必不可少的内容,但最终能讲出谈话的主题和中心思想。主要见于癫痫,也见于其他精神障碍。

症状举例 女,42岁,癫痫性精神障碍。医生问:"你平时几点钟上班?"患者答:"医生,我早上6点钟起床,然后洗脸刷牙,我们家在8楼,到6楼时我要叫同事一起走。在路上,我们经常在一家小店吃早餐,那里的早餐非常好吃,我们还可以顺便买一点东西。到单位的时间一般是7点40分,换上工作服后准备上班,我们8点钟上班。"

7. **病理性象征性思维**(pathological symbolic thinking) 病理性象征性思维是用无关的、不被共同理解的具体概念来代表抽象概念,不经患者解释,别人无法理解,如不穿衣服表示光明磊落。常见于精神分裂症。

8. **持续言语**(perseveration) 持续言语指患者在回答问题时持续重复第一次回答的言语,尽管提问者已经提了另外的问题。主要见于器质性障碍如痴呆,也见于其他精神障碍。

二、妄想

妄想(delusion)是一种病理信念,其内容与事实不符,与患者的文化水平及社会背景也不符。但患者坚信不疑,难于用摆事实、讲道理的方法加以纠正。妄想属于思维内容障碍,是精神病人最常见的症状之一。

注意,妄想是指个体的病理心理现象,并不针对群体。因为集体的信念有时尽管不合理,也不能归于病态,如宗教迷信。妄想的定义中虽然有"坚信不疑",但在妄想的开始形成阶段或消失阶段,患者对妄想并不是坚信不疑的。有些患者尽管对妄想坚信不疑,但其行为常常不受妄想的影响,如患者一面坚信自己是伟大人物的亲戚,一面却安安心心地生活在医院中。有时妄想内容虽然符合事实,但患者的结论并不能通过客观事实逻辑推理,故仍是妄想。妄想不能根据其内容是否"合乎常情"来定,因为现实生活是复杂的,对检查者来讲不可想象的事并不等于不会发生。

必须注意有几种社会生活现象不能与妄想等同,如:①正常人的成见和偏见,是由人们的思想方法不正确或认识水平的局限造成的;②迷信观念,是与当时当地的社会文化背景相联系的;③幻想时的内容可能离奇,但人们能够与现实区分,并不坚信不疑;④超价观念,是一种带有强烈情感色彩的先入之见,并在较长时间内占优势地位,不过当情感稳定或客观环境改变时,超价观念即可消失。

妄想按起源可以分为原发性妄想和继发性妄想。原发性妄想是一种无法以患者当前的环境和以往的心境解释,又非来源于其他异常精神活动的病理信念。如果排除器质性疾病,原发性妄想是精神分裂症的特征性症状。

原发性妄想常在下列妄想体验的基础上形成:①妄想心境,患者突然产生一种情绪,感到周围发生了某些与自己有关的情况,导致原发性妄想形成;②妄想表象,患者突然产生一种记忆表象,接着对之赋予一种妄想意义;③突发性妄想观念,妄想的形成既无前因,又无后果,没有推理,无法理解;④妄想知觉,患者对正常知觉体验,赋以妄想性意义。原发性妄想体验其共同的特征是对某一心理现象(情绪、记忆表象、知觉)赋以难以理解的特殊的妄想性意义。

症状举例 女,33岁,精神分裂症。患者某日早晨起床推开窗子,随即又把窗子关得紧紧的,而且告诫家人出门要当心。问其原因,患者说:"窗外充满了杀机,风吹树叶沙沙的声音在告诉我敌人马上就要来了,我要多防备。"

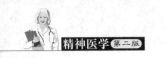

继发性妄想常与下列情况相关：①情感障碍，如抑郁症的情绪低落或躁狂症的情感高涨时所出现的自罪妄想、夸大妄想等；②知觉障碍，如听幻觉基础上产生的被害妄想；③意识障碍，如意识模糊与错觉有关的后移性妄想；④智能障碍，如轻度精神发育迟滞、脑器质性障碍、老年性痴呆因推理、判断、记忆缺损所产生的继发性妄想；⑤人格障碍，如多疑、敏感、主观、固执、高傲的偏执性人格容易发生妄想；⑥强烈的精神刺激，如等待审判、亲人的突然死亡所致的心因性妄想；⑦暗示，易于接受暗示或自我暗示的患者如癔症容易受暗示产生妄想。

妄想的分类目前仍按其内容划分，常见的妄想如下。

1. 被害妄想（persecutory delusion）　患者坚信自身安全受到威胁的妄想，如患者感到正在被人监视、跟踪、窃听、诽谤、诬陷、毒害等。这是最常见的妄想，见于各类精神病。伴有幻觉的妄想多见于精神分裂症。

症状举例　男，32岁，精神分裂症。患者在家里不敢出门，双手持刀守在门口，说："外面有天兵天将在追杀我，要拿我的心肝做实验。"又嘱托家人出门一定要小心，遇到可疑的人马上避开并通知他。

2. 关系妄想（delusion of reference）　患者感到周围的一事一物均与自己有关，或具有某种特殊意义。前者称为牵连观念，后者称为特殊意义观念。关系妄想较常见，多见于精神分裂症，也见于其他各类精神病。

症状举例　女，20岁，精神分裂症。患者在学校的宿舍里，同寝室的同学关门的声音稍大就认为是对她有意见，咳嗽一声是看不起她。上铺的同学睡觉时翻身，她认为是故意干扰她。

3. 夸大妄想（grandiose and expansive delusion）　患者自以为是非常人物、出身名门，有特殊才能，有巨大财富等。夸大妄想常见于躁狂症，也见于精神分裂症、器质性精神病。

症状举例　男，22岁，躁狂症。患者在医生查房时眉飞色舞地说："我不想当市长，因为我当国家主席都没有问题，我已经有很多治理国家的设想。医生，我出院后送给你一辆小轿车，你不必开摩托车上下班了。"

4. 自罪妄想（delusion of guilt and worthlessness）　患者将过去的缺点错误都看成是很大的罪行，认为自己对不起家人，不可饶恕，自己已不配正常地生活下去。自罪妄想又名罪恶妄想，常伴有自杀或自伤行为。自罪妄想多见于抑郁症，也可见于精神分裂症。

症状举例　女，38岁，抑郁症。患者面容愁苦，表现得非常悲伤难过，对医生说："你们就让我去死吧。我应该为自己的过错遭受惩罚。我妈妈就是因为我没有照顾好而去世的，我已经没脸活着了。"

5. 虚无妄想（nihilistic delusion）　患者认为世界或其本人均已不复存在，一切都是虚假的。虚无妄想又名否定妄想。多见于抑郁症，也见于精神分裂症、老年期精神病。

6. 疑病妄想（hypochondriacal delusion） 患者深信自己患了某种严重疾病，如癌症、艾滋病等。疑病妄想常见于抑郁症，尤其中老年抑郁症患者，也见于精神分裂症。

7. 嫉妒妄想（delusion of jealousy） 患者捕风捉影地认为自己的配偶另有新欢，坚信配偶对自己不忠，常跟踪、逼问配偶，以求证实，甚至对配偶或"第三者"采取攻击行为。嫉妒妄想常见于精神分裂症、偏执性精神病等。嫉妒妄想男性多于女性，夫妇双方条件相差大者，更年期妇女容易发生嫉妒妄想。

症状举例 女，36岁，精神分裂症。患者每日跟踪丈夫上班，有女性跟丈夫多说两句便上前大骂。晚上检查丈夫的手机号码，按照已接来电，挨个打过去。如果是男性就马上挂断；如果是女性就大骂一顿，警告对方要与自己的丈夫保持一段距离。

8. 钟情妄想（sexual or amorous delusion） 患者坚信自己被异性看中、所爱，因而眷恋、追逐对方。通常患者钟情的对象常常是名人如影星、歌星大人物等。其实，对方根本不认识他（她）。钟情妄想多见于精神分裂症，女性多见。

9. 影响妄想（delusion of control） 患者坚信自己的一言一行都受到外界某种力量的控制，如电波、仪器、光等，因而不能自主。影响妄想也称为被控制感。影响妄想是诊断精神分裂症的重要症状。

症状举例 男，25岁，精神分裂症。患者为一名在读专升本学生，上课时总是坐在全班同学的正中间，而且总是低着头，且告诫同学也要小心，因为教室的四周都安装了窃听器，他们的一举一动都在别人的监控范围内。有时非常气愤，要求校方拆除窃听器。

其他常见的妄想还有非血统妄想、宗教妄想、着魔妄想等。一般来说，妄想可使患者采取种种行为，如攻击、自伤、反复就诊等。妄想是否付诸行动，取决于患者的人格是否完整。妄想的确定，主要依靠病史和临床检查。有些患者的妄想内容很荒谬，容易识别；但有些患者的妄想较为系统，需要仔细的检查，收集资料，核实病史才能搞清。

症状举例 男，25岁，精神分裂症。患者在美国留学，1个月前突然返家，告诉家人黑社会对其迫害，"飞机上有两个人在看报，实际上他们在跟踪我。现在家里也不安全，被装了窃听器"，坚决要求剪断所有的电线。医生询问："别人为什么要害你？"患者认为："我是国家领导人的儿子，现在的父母是养父母，但他们不知道这件事。黑社会要借害我之事打击整个国家。"

三、思维属性障碍

正常的人从不怀疑自己的思想是属于自己的还是属于别人的；也不会怀疑自己的思想不讲出来别人是否会知道。但有些精神病患者，尤其是精神分裂症患者会出现此类症状。常见的有思维插入、思维被窃和思维播散。

1. 思维插入（thought insertion） 患者认为自己大脑中的某些想法不属于自己，而是外界有人通过某种技术或力量放入自己的大脑，自己在被别人控制和利用。

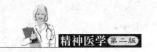

2. 思维被窃(thought withdrawal)/**思维抽去** 患者认为自己的思维没有了,被人用某种技术抽去了,偷走了。临床上患者常常表现为思维中断。

3. 思维播散(thought broadcasting) 患者觉得自己的思维好似广播已经被众人所知,即使不讲出来别人也会知道。

症状**举例** 女,30岁,精神分裂症。患者在查房时不断向医生表示"我有罪,我有罪"。医生询问她有什么罪,她答道:"我一有什么想法,所有的人就都知道了,你们医生都明白的,何必故意来问我。"患者坚信她的思想不说出来别人都已知道了。

四、强迫观念

强迫观念(obsession)是反复、持续出现的想法、冲动或想象等,尽管明知不对、不必要、不合理,但患者很难克服和摆脱。通常,强迫思维的内容是不愉快的、痛苦的。患者认为这些想法是没有意义的、荒唐的,甚至是不可告人的。因此,患者常常有痛苦感。抵抗是强迫观念的特征,也是与妄想鉴别的要点。强迫思维的内容可以各种各样,常见的有以下6种:①怕脏或怕得病;②冲动或攻击行为;③清洁;④怀疑自己得病;⑤性行为的想象或想法;⑥亵渎神灵的想法。强迫观念按其表现形式可分以下5种。

1. 强迫思维(obsessional thoughts) 患者重复、持续的出现一些想法,如怕接触细菌、病毒,怕染上某种疾病或把疾病传给别人,或反复出现某些淫秽(obscenities)或亵渎神灵(blasphemies)的想法。

2. 强迫性穷思竭虑(obsessional ruminations) 患者不停地思考,明知不必要,却一遍又一遍地想着。

3. 强迫怀疑(obsessional doubts) 患者对已做的事不停地怀疑或担忧,如门是否已关、电闸是否已切断。

4. 强迫冲动/强迫意向(obsessional impulses) 患者反复出现某种冲动的欲望,虽然从不付诸具体行动,但使患者感到非常紧张害怕。如攻击别人、采取危险行动或社会不容许的违法行为等。不管冲动欲望如何,患者认识到这是不合理的,并且克制,从不采取行动,这是与妄想鉴别的重要点。

5. 强迫回忆(obsessional reminiscence) 患者对往事、经历反复回忆,明知没有实际意义,但无法摆脱,不断回忆。

症状**举例** 男,30岁,强迫症。患者3个月来看到车辆时,不由自主地注意车牌号,并一定要计算该数字能否被3整除。自觉这样做毫无意义,自己想摆脱,但又控制不住去看去想。

第四节 情 感 障 碍

日常生活中人们常常将情感和情绪互相通用,情感和情绪都是指个体对现实环境和客观事物所产生的内心体验和采取的态度。从广义上讲,情感和情绪两者相互包容。但狭义上讲两者有些不同。在心理学中,将主要与机体生理活动相联系的,伴有明显的自主神经反应的、较初级的内心体验称为情绪(emotion),如由外伤引起的痛苦体验,看精彩表演时产生的愉快享受。而把与社会心理活动相联系的高级内心体验称为情感(affect),如友谊感、审美感、爱感、道德感等。情绪的持续时间较短,其稳定性带有情境性;而情感的持续时间较长,既有情境性,又有稳固性和长期性。心境(mood)指影响个体内心体验和行为的持久的情绪状态。在精神科临床中,患者的情绪障碍和情感障碍常常同时出现,很难细分。因此,临床上情绪和情感经常互相兼用。

情感障碍通常有3种表现形式,即情感性质的障碍、情感波动性障碍和情感协调性障碍。

一、情感性质的障碍

情感性质的障碍是指患者的精神活动中占据明显优势地位的病理性情绪状态,其强度和持续时间与现实环境刺激不相适应。临床上情感性质的改变表现为情感高涨、情绪低落、焦虑、恐惧。正常人在一定的处境下也可以表现这些情感反应,因此只有在情感反应不能依其处境及心境背景来解释时方可作为精神症状。

1. 情绪高涨(elation)　情绪高涨是指患者的情绪异常高涨,心境特别愉快。患者表现为喜悦、语音高亢、动作明显增多、自我感觉良好、洋洋得意、盛气凌人,常常伴有明显的夸大色彩。常见于躁狂症、分裂情感性精神障碍、脑器质性疾病。表现不易理解的、自得其乐的情绪高涨状态称为欣快,多见于脑器质性疾病或酒醉状态。

2. 情绪低落(depression)　情绪低落是指患者的情绪异常低落,心境抑郁。患者表现为忧愁、语音低落、动作明显减少、自我感觉不良,常常自卑、自责、自罪,严重者有明显的罪恶感,甚至可出现自伤、自杀念头或行为。情绪低落时常常伴有某些生理功能的改变,如食欲减退或缺乏、睡眠障碍、闭经等。常见于抑郁症,也见于其他精神障碍或躯体疾病时的抑郁状态。

3. 焦虑(anxiety)　病态焦虑是指缺乏相应的客观因素下,患者出现内心极度不安的期待状态,伴有大祸临头的恐惧感,表现为惶惶不安、坐立不定、精神紧张。焦虑者常常伴有心悸、气急、出汗、四肢发冷、震颤等自主神经功能失调的表现和运动性不安。严重者可出现惊恐发作。焦虑者伴有严重的运动性不安,如挫手蹬脚,称为激越状态(agitation)。常见于各种焦虑障碍,也见于其他精神疾病。焦虑是日常生活中常见的现象,正常人在预期不利的情况、执行无把握的任务时均可出现相应的焦虑表现。

4. 恐惧(phobia)　恐惧是指面临具体不利的或危险的处境时出现的焦虑反应。轻者表现为提心吊胆,重者极度害怕、狂奔呼喊、精神极度紧张。恐惧者同时伴有明显的自主神经系统症状,如心跳加快、气急、呼吸困难、出汗、四肢发抖,甚至大小便失禁。恐惧常常导致抵抗和逃避。常见于各种恐惧症(恐怖症),也见于幻觉、错觉、妄想状态。

二、情感波动性障碍

情感波动性障碍是指情感始动功能失调,表现为易激惹性、情感不稳定、情感淡漠、病理性激情、情感麻木。

1. 易激惹性(irritability)　易激惹性是指患者的易激惹性情绪/情感反应极易诱发,轻微刺激即可引起强烈的情绪/情感反应,或暴怒发作。常见于疲劳状态、人格障碍、神经症、

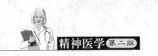

轻躁狂、偏执性精神病、脑器质性精神障碍和躯体疾病伴发的精神障碍。

2. 情感不稳定（emotional instability）　情感不稳定是指患者的情感稳定性差，喜、怒、哀、乐极易变化。常常从一个极端波动到另一个极端，一时兴奋，一时伤感，且不一定有明确的外界诱因。常见于脑器质性精神障碍、癫痫性精神病、酒中毒、人格障碍。与外界环境有关的轻度的情感不稳定可以是一种性格表现。极易伤感多愁，呜咽哭泣，称为情感脆弱（affective fragility），多见于癔症、神经衰弱、抑郁症。

3. 情感淡漠（apathy indifference）　情感淡漠是指患者对客观事物和自身情况漠不关心，缺乏应有的内心体验和情感反应，处于无情感状态。常见于精神分裂症。如果患者对客观刺激的情感反应速度明显迟缓、强度明显减低，称为情感迟钝。常见于精神分裂症、躯体疾病伴发的精神障碍、痴呆。

4. 病理性激情（pathological passion）　病理性激情是指患者骤然发生的、强烈而短暂的情感爆发状态。常常伴有冲动和破坏行为，事后不能完全回忆。见于脑器质性精神障碍、躯体疾病伴发的精神障碍、癫痫、酒中毒、反应性精神病、智能发育不全伴发的精神障碍、精神分裂症等。

5. 情感麻木（emotional stupor）　情感麻木是指患者因十分强烈的精神刺激所引起的短暂而深度的情感抑制状态，亦称木讷。如患者虽然处于极度悲痛或惊恐的境遇中，但缺乏相应的情感体验和表情反应，常见于反应性精神障碍（急性应激障碍）、癔症。

症状举例　男，50岁，慢性精神分裂症。患者精神分裂症病程已26年，一次家人来探视，告知女儿要结婚的消息，患者毫无喜色，只顾自己吃零食。家人又告诉他家中房屋拆迁，可以搬到宽敞的住房了。患者面无表情，仍一言不发地坐于一旁。

三、情感协调性障碍

情感协调性障碍是指患者的内心体验与环境刺激和面部表情互不协调，或者内心体验自相矛盾。常见的情感协调性障碍有情感倒错、情感幼稚、情感矛盾。

1. 情感倒错（parathymia）　情感倒错是指患者的情感反应与环境刺激互相矛盾，或者面部表情与其内心体验不相一致。如遇到愉快的事情表现悲痛，痛哭流涕。多见于精神分裂症。

2. 情感幼稚（emotional infantility）　情感幼稚是指患者的情感反应退化到童年时代的水平，容易受直觉和本能活动的影响，缺乏节制。患者的面部表情幼稚，喜忧易形于色，不能很好地适应环境变化，极易受周围环境的影响而波动。多见于癔症、痴呆。

3. 情感矛盾（affective ambivalence）　情感矛盾是指患者在同一时间内体验到两种完全相反的情感，但患者并不感到这两种情感的互相矛盾和对立，也不为此苦恼或不安；而常将此相互矛盾的情感体验同时显露出来，付诸行动，使别人不可理解。常见于精神分裂症。

第五节　意志障碍与注意障碍

一、意志障碍

意志（will）是人们自觉地确定目的并支配其行动以实现预定目标的心理过程。意志与情绪密切相关,互相渗透。当人们明确前途或未来时,就会向既定目标采取自觉的积极行动。反之,就会采取消极行动。意志障碍的表现形式有意志增强、意志减弱、意志缺乏、矛盾意向和易暗示性。

1. **意志增强**(hyperbulia) 意志增强是指病态的自信和固执的行动。常见于偏执性精神病、精神分裂症等。

2. **意志减弱**(hypobulia) 意志减弱是指病态地缺乏主动性和进取性,缺乏克服困难的决心和力量。常见于精神分裂症、抑郁症、药物成瘾等。

3. **意志缺乏**(abulia) 意志缺乏是指患者的意志要求显著减退或消失。患者的生活处于被动状态,处处需要别人的督促和管理,常常伴有情感淡漠和思维贫乏。常见于精神分裂症和痴呆。

4. **矛盾意向**(ambivalence) 矛盾意向是指对同一事物,同时出现两种完全相反的意向和情感,但患者并不感到不妥。如遇到朋友时,一面想哭,一面又想笑。这是诊断精神分裂症的重要症状。

5. **易暗示性**(suggestibility) 易暗示性是指患者缺乏主观意向,其思想和行为常常受别人的言行影响,受别人的暗示支配,自己不加分析思考,盲目服从。常见于癔症、催眠状态,也见于正常人。

症状举例 女,30岁,精神分裂症偏执型。患者系律师,2年前开始坚信律师事务所的同事都在背后议论自己,故意让其工作出错及暗中加害她。反复地写信上访。2年来写了不下100封信给市长或公安局长,要求为她"平反"。

二、注意障碍

注意(attention)是指精神活动在一段时间内集中指向某一事物的过程。此时,人们对所注意的事物的感知最为清晰,而周围其他事物相对不清晰。注意分为主动注意(随意注意)和被动注意(不随意注意)。主动注意是有意地去注意某一事物,而被动注意是无意地注意到周围的事物。如上课时同学听老师讲课是主动注意,走廊上的声音是被动注意。前者是有目的的,需要作出自觉的努力;后者是无目的的,不需要自觉努力。通常讲的注意是主动注意。常见的注意障碍有注意增强、注意减退、随境转移、注意范围缩小和注意迟钝。

1. **注意增强**(hyperprosexia) 注意增强是指患者特别容易为某种事物所吸引或特别注意某些活动。常见于有妄想的患者、躁狂症、疑病症。

2. **注意减退**(aprosexia) 注意减退又称注意涣散,是指主动注意减退,注意不易集中,或不能持久。多见于神经症、精神分裂症、多动与注意缺陷障碍(儿童多动症)、疲劳过度。

3. **随境转移**(distractability) 随境转移是指被动注意明显增强。患者表现为其注意极易为外界的事物所吸引,且注意的对象经常变换。主要见于躁狂症。

4. **注意范围缩小/狭窄**(narrowing of attention) 注意范围缩小/狭窄是指患者的注意集中于某一事物时,就不能再去注意其他的事物,即主动注意范围缩小,被动注意减弱,患者表现为十分迟钝。常见于有智能障碍、意识障碍的患者。正常人对事物缺乏兴趣或疲劳时也会出现注意范围缩小。

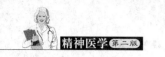

5. 注意迟钝（inattentiveness） 注意迟钝是指患者的主动注意和被动注意均减弱，外界的刺激不易引起患者的注意。常见于衰竭状态和严重脑器质性疾病的患者。

症状举例 女，34岁，躁狂症。患者在病房里召集病友开会，"今天我们要讨论一下卫生的问题……"突然看见电视上播文艺节目，转而说道："我给大家唱一首歌……"这时护士来发药，患者马上中止演唱，要去帮护士倒水。

第六节　动作行为障碍

动作是指简单的随意和不随意的运动，如点头，弯腰。行为是指为达到一定目的而进行的复杂随意运动，它是一系列动作的有机组合。一定的行为反映一定的思想、动机和目的。动作和行为这两个词常常互为通用。精神疾病患者由于认知、情感和意志障碍，常导致动作和行为的异常，称为动作行为障碍，或精神运动性障碍。临床上常见的动作行为障碍有精神运动性兴奋、精神运动性抑制、某些特殊症状及异常的本能行为。

一、精神运动性兴奋

精神运动性兴奋是指患者的动作和行为增加，可分协调性兴奋和不协调性兴奋。

1. 协调性兴奋（coherent excitement） 协调性兴奋是指患者的动作和行为的增加与其思维、情感活动一致，与其思维和情感活动量的增加相协调，是有目的的、可以理解的，身体各部分的动作与整个精神活动是协调的。例如，情绪激动时的兴奋、轻躁狂时的兴奋、焦虑时的坐立不安都是典型的协调性兴奋。

2. 不协调性兴奋（incoherent excitement） 不协调性兴奋是指患者的动作和行为的增加与其思维、情感是不一致的，表现为动作单调杂乱、无动机、无目的，令人难于理解，患者的动作行为与其整个精神活动不相协调，与外界环境也不相协调。例如，精神分裂症紧张型的紧张性兴奋，青春型的愚蠢行为和装怪相、做鬼脸等，意识障碍时也可出现不协调性兴奋如谵妄状态。

二、精神运动性抑制

精神运动性抑制是指患者的整个精神活动受到抑制，表现为动作、行为的明显减少。常见的精神运动性抑制有木僵、蜡样屈曲、缄默症、违拗症。

1. 木僵（stupor） 木僵是指患者的动作和行为明显减少或抑制，并常常保持一种固定的姿势。严重的木僵称为僵住，患者不言、不语、不动、不食，面部表情固定刻板，保持一个固定姿势，僵住不动，大小便潴留，对刺激缺乏反应。轻度木僵称为亚木僵，表现为问之不答、唤之不动、表情呆滞，但在无人时能自动进食，自动解大小便。木僵常见于精神分裂症，也见于抑郁症、反应性精神障碍及脑器质性精神障碍。

严重的木僵常见于精神分裂症紧张型，称为紧张性木僵（catatonic stupor）。严重抑郁症时也可能出现木僵状态，但一般程度较轻，如与患者讲述不愉快的事，可以引起患者表情的变化(如流泪等),称为抑郁性木僵。突然的严重的精神刺激可引起心因性木僵(psychogenic stupor),一般维持时间很短,事后对木僵期的情况不能回忆。脑部疾病,尤其第三脑室及丘脑部位的病变也可产生木僵状态。

2. **蜡样屈曲**(waxy flexibility) 蜡样屈曲是指患者静卧或呆立不动,但身体各部位却可以听人摆布,即使把它摆成一个很不舒服的位置也可以维持很长的时间,才慢慢恢复原状,就像塑料蜡人一样,故称为蜡样屈曲。此时,患者的意识清楚,事后患者能够回忆,只是当时不能抗拒。当患者躺在床上把他(她)的枕头抽去,患者仍可悬空维持,称为空气枕头。蜡样屈曲是一种被动服从,常见于精神分裂症。

3. **缄默症**(mutism) 缄默症是指患者缄默不语,不回答问题,有时以手示意。见于精神分裂症紧张型和癔症。

4. **违拗症**(negativism) 违拗症是指患者对于要求他(她)做的动作不但没有反应,反而表现抗拒。如要求患者躺下,他(她)却站立。患者作出与对方要求完全相反的动作称为主动性违拗;拒绝别人的要求,不去执行称为被动性违拗。有些患者甚至连口水也不咽下去,大小便也不解,称为生理性违拗。违拗常见于精神分裂症紧张型,且常在木僵的基础上出现。

三、某些特殊症状

1. **刻板言动**(stereotyped speech and act) 刻板言动是指患者不断地、无目的地重复某些简单的言语或动作,可以自发产生,也可以因提示而引起。常见于精神分裂症。

2. **持续言动**(perseveration) 持续言动是指患者对一个有目的而且已完成的言语或动作进行无意义的重复。如问患者几岁? 回答:"33岁。"(回答正确)。又问他做什么工作? 还是回答:"33岁。"需要反复多次后,患者才会正确回答具体的工作。持续言动多见于器质性精神障碍。

3. **模仿言动**(echolalia and echopraxia) 模仿言动是指患者对别人的言语和动作进行毫无意义的模仿。常见于器质性精神障碍,也见于精神分裂症。

4. **作态**(mannerism) 作态又称装相,是指患者用一种不常用的表情、姿势或动作来表达某一有目的的行为。如患者做出古怪的、愚蠢的、幼稚的动作、姿势、步态与表情。以某种特殊的姿势来握手、写某种特殊的字,患者用词特殊、表情夸张、行为与所处环境不相称,称为扮鬼脸、做怪相。常见于精神分裂症和器质性精神障碍。

5. **强迫动作**(compulsion) 强迫动作是指患者明知不必要,却难于克制而去重复做某个动作。如果不去重复,患者就会产生严重的焦虑不安。常见的强迫动作有强迫性洗手、强迫性检查门锁、强迫性记数等。强迫动作常常由强迫观念引起,最常见于强迫性神经症(强迫症),也见于精神分裂症。

6. **冲动行为**(impulsive behavior) 冲动行为是指患者突然产生、通常引起不良后果的行为。常见于人格障碍、精神分裂症等。正常人在情绪特别激动时也可以产生冲动行为。

四、异常的本能行为

人类的本能归纳为保存生命的本能和保存种族延续的本能两大类。本能具体表现为安全、饮食、睡眠、性需要等。异常的本能行为有自杀、饮食障碍、睡眠障碍、性功能障碍。

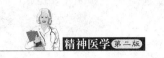

1. **自杀(suicide)**　自杀是指保存生命本能的障碍。常见的自杀原因有:受到外界强大的压力;因为一时的感情冲动;为了达到某种目的,弄假成真;各种精神疾病,以抑郁症最为常见。自杀的形式多种多样,与当时的条件有关,常见的有跳楼、投河、自缢、服毒、自刎、开枪等。自伤也属于本能行为障碍,指没有死亡动机或没有造成死亡后果的自我伤害的行为,多见于精神发育迟滞、癔症、精神分裂症。

2. **饮食障碍(eating disorders)**　饮食障碍是指维持生命所需物质摄入行为的障碍。常见的有4种形式:①食欲减退,在精神疾病中抑郁症引起的食欲减退最常见,其次为神经性厌食。许多躯体疾病也可以产生食欲减退的症状。②食欲亢进,指经常的暴饮暴食而言。多见于精神发育迟滞或精神分裂症,也见于躁狂症、癔症等。③拒食,是指精神疾病患者因猜疑怕中毒、幻觉、妄想、意识模糊及木僵等症状而拒绝进食的行为。④异食症,是指嗜食普通人不吃或不常吃的东西,如泥沙、石灰等。钩虫病患者因体内缺铁也可以出现异食症。痴呆患者因丧失判断力而乱吃东西,不属于异食症。

3. **睡眠障碍(sleep disorders)**　睡眠障碍是指睡眠觉醒周期性变化的障碍。常见的睡眠障碍有:①失眠(insomnia),表现为入睡困难、多梦、易醒、早醒等。失眠是最常见的临床症状之一,可由多种原因引起,多数是神经症的表现。有些患者虽然已经睡着过,但却没有睡过的感觉,并出现严重的焦虑,称为主观性失眠。②嗜睡(somnolence),常由衰弱引起。有些患者表现为不可抗拒的进入睡眠状态,但持续时间短暂、易叫醒,称为发作性睡病。③睡行症(sleepwalking),又称梦游症,指患者在夜间睡过一阵后起床活动,行为呆板,意识恍惚,问之不答或者含糊回答。活动一阵后患者又回床上睡,次日不能回忆。多见于儿童和癔症。

4. **性功能障碍(sexual disfunctions)**　性功能障碍由多种原因引起,可分为器质性性功能障碍和功能性性功能障碍。性器官或脊髓疾病常引起器质性性功能障碍。功能性性功能障碍则由心理因素、人格障碍、神经症、躁狂症、抑郁症、各种精神病等引起。常见的性功能障碍为性欲亢进、性欲减退、性欲倒错等。阳痿、早泄属于性欲减退。恋物、露阴、施虐与受虐属于性欲倒错。偶然的手淫不属于性欲倒错。

第七节　记忆障碍与智能障碍

一、记忆

记忆(memory)是贮藏在脑内的信息或经历再现的过程,包括识记、保存、回忆、再认4个过程。根据记忆时间的长短可分为即刻记忆(又名瞬时记忆)、短期记忆、近事记忆和远事记忆。

1. **记忆的过程**

(1) 识记:记忆过程的开始,是指事物通过感知在大脑中流下痕迹的过程。识记好坏取决于意识水平和注意是否集中,精神疲乏、缺乏兴趣、注意力不集中、意识障碍时可以影响识记。

(2) 保存:把识记了的事物贮存在脑内,使信息储存免于消失。保存发生障碍时患者不能建立新的记忆,遗忘范围与日俱增。常见于器质性疾病。

(3) 回忆:在必需的时候将保存在脑内的痕迹重现出来。如果识记和保存过程都是正常的,那么回忆过程一般很少会发生障碍。

（4）再认：验证复现的映象是否正确的过程，即原刺激物再现时能认识它是过去已感知过的事物。回忆困难的事物可以被再认。部分或完全失去回忆和再认能力，称为遗忘。

2. 记忆的形式

（1）即刻记忆：对发生在几秒钟到 1～2 min 内经历的记忆。

（2）短期记忆：对发生在几分钟到 1 h 内经历的记忆。

（3）近事记忆：对发生在 24～48 h 内经历的记忆。

（4）远事记忆：对 24～48 h 以前经历的记忆。

3. 记忆内容

（1）感知形象的记忆：看到或接触到的物体是怎样的。

（2）语词概念的记忆：记起学习过的语词和概念是什么意思。

（3）情绪的记忆：记起某种事件当时情绪的联系。

（4）一定的记忆：记起某个动作或操作应该怎样执行。

记忆的神经生理基础涉及皮质的感觉联络区、颞叶、丘脑和整个大脑皮质。研究发现边缘系统与记忆密切相关，提出"海马-穹窿-乳头体-乳头视丘束-视丘前核-扣带回-海马"的记忆回路。研究还发现，近事记忆与远事记忆是由两个系统负责的。记忆回路主要与我们的近事记忆有关，而远事记忆与皮质和皮质下支配记忆活动的神经元有关。当各种刺激进入到我们的大脑后会产生两种反应：一是激活已贮藏的记忆，产生与当时情境相应的反应；二是构成新的痕迹联系，建立新的记忆贮存起来。

二、记忆障碍

记忆障碍在临床上表现为遗忘和记忆错误两大类。

1. 遗忘（amnesia） 遗忘是指患者部分或完全不能再现以往的经历。临床上分为心因性遗忘和器质性遗忘两类。

（1）心因性遗忘（psychogenic amnesia）：又名界限性遗忘（circumscribed amnesia），是指同以往经历的某一特定时期（阶段）有关的记忆丧失。通常这一时期发生的事件是不愉快的，或与强烈的恐惧、愤怒、羞辱情景有关，具有高度选择性。多见于癔症。

（2）器质性遗忘（organic amnesia）：由于脑部疾病引起的记忆缺失。通常近事遗忘比远事遗忘重。造成器质性遗忘的原因可以是意识障碍造成识记过程困难，也可以是不能形成持久的痕迹加以保存，或者记忆回路受损，或者 3 个过程都受到损害。临床上常见的器质性遗忘有逆行性遗忘、顺行性遗忘和遗忘综合征。

1）逆行性遗忘（retrograde amnesia）：患者不能回忆脑损伤以前一段时间的经历。多见于脑外伤、脑震荡、急性意识障碍。遗忘持续的时间长短同脑外伤的严重程度呈正比关系。

2）顺行性遗忘（anterograde amnesia）：患者对发病以后一段时间内发生的事情不能回忆。遗忘是因疾病而不能形成持久的痕迹所致。常见于急性器质性脑病，如高热谵妄、癫痫性朦胧、醉酒、脑外伤、脑炎、蛛网膜下腔出血等。

3）近事遗忘和远事遗忘：对新近发生的事情不能回忆再现称为近事遗忘（recent amnesia），对过去发生的事情不能回忆再现称为远事遗忘（remote amnesia）。正常的规律近事较易回忆，远事则不易回忆。脑器质性疾病所引起的记忆遗忘，常常是近事遗忘甚于远事遗忘，成为记忆退行规律。

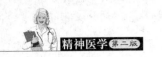

4) 遗忘综合征(amnesia syndrome)：又名柯萨可夫综合征(Kosakoff syndrome)，包括定向障碍、虚构和近事遗忘三大特点。下丘脑尤其是乳头体附近的病变易产生此综合征。常见于慢性弥漫性脑病患者，如老年性痴呆、麻痹性痴呆、慢性酒精中毒性精神障碍、脑外伤、脑肿瘤等。

2. 记忆错误(paramnesia)　记忆错误是指由于再现歪曲而引起的记忆障碍。常见的记忆错误有错构、虚构、似曾相识或旧事如新感、妄想性记忆(妄想性追溯)和记忆增强。

(1) 错构(paramnesia)：对过去曾经历的事件在发生地点、时间、情节上出现错误回忆，但患者仍坚信不疑。多见于脑部器质性疾病、抑郁症等。

(2) 虚构(confabulation)：患者对自己记忆的缺失部分，以虚构一套事情来填补，其内容很生动、多变，并带有荒诞的色彩，常瞬间即忘。这是器质性脑部疾病的特征之一，与病理性谎言不同，后者没有记忆缺陷。

(3) 似曾相识或旧事如新感：似曾相识是指患者感受从未经历过的事物或进入一个陌生的环境时，有一种早先曾经经历过的熟悉感。旧事如新感是指感受早已熟悉的事物或环境时，有一种初次见面的陌生感。这些都是回忆和再认的障碍，常见于癫痫，也见于正常人，但正常人很快会纠正自己的错误。

(4) 妄想性回忆(delusional recall)：是指患者将过去(产生妄想以前)的经历与当前的妄想联系起来，剔除了回忆中与妄想内容相抵触的部分，夸大了回忆中与妄想内容可以联系的部分。常见于有妄想的患者。如被害妄想的患者回忆起自己在孩子时期就受到某人的迫害，其实他的妄想是最近才发生的。自罪妄想的患者认为过去某段经历是错误的、有罪的等。妄想性回忆与错构、虚构不同，在不涉及妄想内容时，患者没有明显的记忆障碍。

(5) 记忆增强(hypermnesia)：是指病态的记忆增强，患者对过去很远的、极为琐小的事情都能回忆出来，常常包括许多细节。多见于躁狂症、强迫症、偏执性精神病等。

症状举例　男，89岁，血管性痴呆。患者早晨吃一个面包，一碗粥。查房时医生问早餐有什么，患者回答："牛奶、鸡蛋和馒头。"医生又问他昨天做了什么，患者称："昨天单位开党员大会，要求抢修龙门炮。我是老同志，去指导指导。"

三、智能障碍

智能(intelligence)又名智力，是指人们认识客观事物并运用知识解决实际问题的能力。这种能力是在实践中发展的，是先天素质、后天实践(社会实践和接受教育)共同作用所产生的。

智能不是一个简单的心理过程，它涉及感知、记忆、思维等一系列的认知过程，并通过上述心理过程表现出来。根据这些表现的能力不同，可将智能分为抽象智能、机械智能和社会智能。抽象智能是指理解和运用概念、符号的能力；机械智能是指理解、创造和运用机械的能力；社会智能是指在人们相互关系和社会时间中采取恰当行为的适应能力。

临床上常常根据个体解决实际问题的能力，运用词汇、数字、符号、图形和非语言性材料构成概念的能力，来测定一个人的智能水平。目前，应用智力测验来评估个体的智能水平。智力测验的前提是认为同一年龄的群体其智能的得分基本上呈正态分布。临床上常用的智力测验是 Wechsler 智力测验,有成人和儿童两个版本。智力测验所得的结果用数字表示,称为智商(IQ)。

正常人群的智商呈正态曲线分布,大多数人的智商值在 90～110,智商高于 130 属于高智能,智商低于 70 属于低智能。在估计智能时应该将被测试者目前的学习成绩、工作记录、职业训练及其以前的情况加以比较,从而判断其有无智能受损。

正常智能的基础是健全的大脑和合适的学习、实践。因此,智能障碍由脑部疾病和缺乏学习、实践引起。学习和实践不但包括环境和老师,也包括学习和实践的时期。比如,在幼儿时期错过了学习语言的机会,长大后就很难学会说话。

引起智能障碍的原因有许多,通常在脑发育完成前产生的智能障碍称为精神发育不全或精神发育迟滞(mental retardation)。脑发育完成以后,因为疾病造成智能障碍称为痴呆(dementia)。具体内容分别参见痴呆综合征和精神发育迟滞章节。

第八节　意识障碍与自我意识障碍

在临床医学中,意识是指患者对周围环境及自身能正确认识和反应的能力。它涉及觉醒水平、注意、感知、思维、情感、记忆、定向、行为等心理活动(精神功能),是人们智慧活动、随意动作和意志行为的基础。

一、意识障碍

意识障碍是指意识清晰度下降和意识范围改变。它是脑功能的抑制所造成的,不同程度的脑功能抑制,造成不同程度的意识障碍。意识障碍时许多精神活动都受到影响,表现为:感觉阈值升高,感知清晰度下降、不完全,甚至完全不能感知;主动注意减退,注意力集中困难,或不能集中注意;思维能力下降,难于形成新的概念,思维联想松散,思维缓慢,内容含糊,抽象思维和有目的思维困难;情感反应迟钝、茫然;记忆减退,常有遗忘;行为和动作迟缓,缺乏目的性和连贯性;定向障碍,表现为时间、地点、人物的定向错误,通常为时间定向最先受累,其次地点定向,最后人物定向受损。定向障碍是临床上判断患者有无意识障碍的重要标志。临床上常见的意识障碍有嗜睡、昏睡、昏迷、意识混浊、谵妄、意识朦胧、梦样意识和意识模糊。

1. **嗜睡(somnolence)**　嗜睡是指患者的意识水平下降,如不予刺激,患者昏昏入睡,但呼叫或推醒后能够简单应答,停止刺激后患者又进入睡眠。此时,患者的吞咽反射、瞳孔对光反射、角膜反射存在。

2. **昏睡(sopor)**　昏睡是指患者的意识水平更低,对周围环境及自我意识均丧失,但强烈刺激下患者可以有简单或轻度反应。此时角膜反射减弱,吞咽反射和对光反射存在。

3. **昏迷(coma)**　昏迷是指患者的意识完全丧失,对外界的刺激没有反应,随意运动消失。此时,吞咽反射、角膜反射、咳嗽反射、括约肌反射、腱反射消失,甚至对光反射也消失。

4. **意识混浊(clouding of consciousness)**　意识混浊是指患者的意识清晰度受损,表现似醒非醒,缺乏主动,强烈刺激能引起反应,但患者的反应迟钝,回答问题简单,语音低而慢,有时间、地点、人物的定向障碍。此时,吞咽反射、对光反射、角膜反应尚存在。

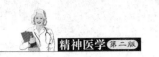

5. 谵妄(delirium)　谵妄是指患者除了意识水平下降外,还有记忆障碍和时间、地点定向障碍,常常伴有幻觉、错觉、情绪和行为的障碍。此时,患者的意识水平有明显的波动,症状呈昼轻夜重,伴有明显的错觉和幻觉,多数为视幻觉和视错觉,偶见触幻觉和听幻觉。幻觉和错觉的内容多为恐怖性的,形象生动逼真,如可怕的昆虫、猛兽、毒蛇等,常常伴随紧张不安、恐惧等情绪反应。思维活动困难,思维不连贯,理解困难,对环境的曲解和错误判断可以形成短暂的妄想,内容常为迫害性的。行为缺乏目的性,可在幻觉和妄想的支配下出现逃避行为、自伤行为和伤人行为。睡眠节律紊乱,白天昏昏欲睡,晚上兴奋不宁,将梦境与现实混淆。自我和周围定向障碍。意识恢复后常常部分或全部遗忘。谵妄常由感染、中毒、躯体疾病引起。

症状举例　男,15 岁,病毒性脑炎。患者急性起病,住院时白天嗜睡,问其大约什么时间,回答"晚上",问所处何地,答"学校"。傍晚时突然大哭大闹,称有妖怪,躲在床底下,或打骂医务人员。治疗好转后询问当时情形,患者已完全遗忘。

6. 梦样状态(dream-like state)　梦样状态是指患者表现像做梦一样,完全沉湎于幻觉幻想之中,对外界环境毫不在意,但外表好像清醒。迷茫状态、困惑状态和梦呓状态都可纳入意识梦样改变的范围。睡眠剥夺或过度疲劳均可以引起梦样状态,精神分裂症、某些药物如致幻剂也可引起梦样状态。

7. 朦胧状态(twilight)　朦胧状态是指患者的意识活动范围缩小,但其意识水平仅有轻度降低。患者对一定范围内的各种刺激能够感知和认识,并能作出相应反应,但对其他事物感知困难。具体表现为患者集中注意于某些内心体验,可有相对正常的感知觉和协调连贯的行为,但对范围外的事物都不能正确感知和判断。仔细检查可以发现定向障碍,片断的幻觉、错觉、妄想及相应的行为。常为突然发生、突然修正,持续时间为数分钟至数天,好转后常不能回忆。朦胧状态可有多种原因,其中器质性原因有癫痫、脑外伤、脑血管疾病、中毒等,心因性朦胧常见于癔症和心因性精神障碍。

二、自我意识障碍

自我意识(self-consciousness)或称自我体验,是指个体对自身精神状况和躯体状况的认识。这一概念与心理学中的"自我"不同。每个人都意识到自己的存在,是一个独立的个体。自己的精神活动完全由自己控制,并为自己所认识。过去的我和现在的我是相互联系的同一个体。常见的自我意识障碍有人格解体、双重人格、自我界限障碍、自知力缺乏。

1. 人格解体(depersonalization)　人格解体是指患者感到自身已有特殊的改变,甚至已不存在了。患者感到世界正在变得不真实或不复存在,称为现实解体或非现实感。有的患者感到自己丧失了与他人的情感共鸣,不能产生正常的情绪或感受。多见于抑郁症,也见于精神分裂症和神经症。

2. 双重人格(double personality)　双重人格是指患者在不同的时间体验到两种完全不同的心理活动,有着两种截然不同的精神生活,是自我单一性的障碍。除了自我以外,患者感到还有另一个"我"存在,或者患者认为自己已经变成了另一个人。常见于癔症、精神分裂症。

3. 自我界限障碍（self boundary disorder） 患者不能将自我与周围世界区别开来,因而感到精神活动不再属于自己所有。自己的思维即使不说出来,他人也会知道,称为思维被洞悉感或思维播散;自己的思维、情感、意志、冲动和行为不是自己的,而是由他人或某种仪器所操纵或强加控制,称为被控制感。这些都是精神分裂症的特征性症状,偶见于癫痫及其他精神障碍。

4. 自知力缺乏（lack of insight） 自知力（insight）又称内省力或领悟力,是指患者对自己精神疾病的认识和判断能力。自知力缺乏又称内省力缺乏,是指患者对自己疾病的判断和认识的能力缺乏。能正确认识自己的精神病理病态称为"有自知力",认为自己的精神病理状态不是病态称为"无自知力",介于两者之间的为"有部分自知力"。

判断有无自知力有4条标准:①患者意识到出现别人认为异常的现象;②患者自己认识到这些现象是异常的;③患者认识到这些异常是自己的精神疾病所致;④患者意识到治疗是必须的。通常,患者对自己的精神病理状态不能作出正确的估计,不能意识到疾病前后精神活动的改变,不能认识自己病态行为与正常人的区别。因而常常否认有病,抗拒治疗。多数精神病患者的自知力不完全,神经症患者的自知力多数存在。自知力不但是诊断精神疾病的重要指标,也是判断患者能否配合治疗和疗效的标准之一。

第九节　常见综合征

1. 幻觉妄想综合征 以幻觉为主,在幻觉的基础上产生妄想,如被害妄想、物理影响妄想等。本综合征的特点是幻觉和妄想密切结合,互相补充,互相影响。多见于精神分裂症、某些器质性精神障碍。

2. 情感综合征 以情感症状为主的一组综合征,表现为躁狂或者抑郁状态。

（1）躁狂状态:主要表现情绪高涨、思维奔逸和活动增多。严重程度轻重不一,可有轻躁狂状态,也可以有重度躁狂。严重躁狂状态时可有意识模糊,称为梦样躁狂或谵妄性躁狂。多见于双相情感障碍的躁狂发作。

（2）抑郁状态:主要表现情绪低落、思维迟缓和活动减少。严重程度轻重不一,病情严重时可以出现木僵,称为抑郁性木僵。也可以出现焦虑、激越,称为激越性木僵,即患者在抑郁的同时,带有运动性不安,常常坐卧不宁、吼叫、焦虑等。多见于抑郁症和双相情感障碍的抑郁发作。

3. 紧张综合征 以全身肌肉张力增高得名,包括紧张性木僵和紧张性兴奋两种状态。

（1）紧张性木僵:包括木僵、违拗、刻板言语和动作、模仿言语和动作、蜡样屈曲、缄默等症状,可以持续数周至数月。紧张性木僵可以突然转入紧张性兴奋状态。

（2）紧张性兴奋:持续时间短暂,常常是突然暴发的兴奋和暴力行为,然后又突然进入木僵或缓解。典型的紧张综合征见于精神分裂症的紧张型,其他精神病、抑郁症、反应性精神障碍,颅脑损伤时也可见到不典型的表现。

4. 遗忘综合征 又称柯萨可夫综合征,以近事遗忘、虚构和定向障碍3点为特征。多见于酒精中毒性精神障碍、颅脑损伤所致的精神障碍、脑肿瘤及其他脑器质性精神障碍。

5. 急性脑病综合征 以各种阶段的意识障碍为主要临床表现,起病急、症状鲜明、持续

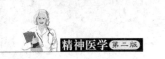

时间较短。可伴有急性精神病表现,如不协调性精神运动性兴奋、紧张综合征、类躁狂表现、抑郁状态等。多继发于急性器质性疾病或急性应激状态。

6. **慢性脑病综合征** 以痴呆为主要表现,伴慢性精神病症状如抑郁状态、类躁狂状态、类精神分裂症状态,以及明显的人格改变和遗忘综合征,通常不伴有意识障碍。常常由慢性器质性疾病引起,也可以是急性脑病综合征迁延而来。

7. **脑衰弱综合征** 主要表现易感疲劳、虚弱、思维迟缓、注意力不集中、情绪不稳定、情感脆弱,常伴有头痛、头晕、感觉过敏、出虚汗、心悸、睡眠障碍等。常见于器质性疾病的初期、恢复期或慢性器质性疾病的过程中。

8. **缩阳综合征** 这是一种急性焦虑反应,患者极度害怕自己的阴茎缩小,甚至缩至腹内,以致死亡。女性患者如出现类似综合征,表现为害怕乳房及阴唇缩小,称为缩阴综合征。这是一种心因性障碍,系文化、社会、心理因素和病前人格综合作用的结果。本综合征偶见于抑郁症和苯丙胺中毒时。

9. **易人综合征** 又名Capgras综合征,由法国精神病学家Capgras于1923年提出。患者认为他(她)周围某个非常熟悉的人是其他人的化身,多为自己的亲人如父母、配偶等。这种情况并非感知障碍,患者认为周围人的外形并无改变,或稍有改变。本综合征的实质是偏执性妄想。见于精神分裂症,偶见癫痫、癔症。

10. **虚无妄想综合征** 又名替身综合征,Cotard综合征。患者感到自己已不复存在,或是一个没有五脏六腑的空虚躯壳。多见于高龄的抑郁症,尤其伴有激越性症状的抑郁症。也可见于精神分裂症、心境障碍、老年痴呆、顶叶病变时。

11. **Ganser综合征** 患者回答问题时表现出能理解问题,但作近似而不正确的回答,常伴有时间、地点和人物的定向障碍。本综合征的实质为癔症性的分离症状。临床上有两种表现:一类为假性痴呆,患者能理解语题,但回答错误,即使极简单的问题也是如此,给人以故意答错的印象,多见于癔症;另一类为童样痴呆,患者的言语与表情均似儿童,也常见于癔症。以上情况也可见于精神分裂症、器质性精神障碍、诈病时,均应结合病史及临床表现加于鉴别。

(施慎逊)

⊛⊛⊛ **主要参考文献** ⊛⊛⊛

1. 沈渔邨主编. 精神病学. 第四版. 北京:人民卫生出版社,2001

2. 郝伟主编. 精神病学. 第四版. 北京:人民卫生出版社,2001

3. Gelder M, Gaith D, Mayou R. Oxford textbook of psychiatry. 4th ed. London:Oxford University Press,2001

4. Sadock SJ and Sadock VA. Comprehensive textbook of psychiatry. seventh edition. New Youk:Lippincott Williams & Wilkins, 2000

5. Gelder M, Lopez - Ibor J, Andreasen N. New Oxford textbook of psychiatry. Oxford:Oxford University Press,2003

第三章 Chapter 3
诊断学与分类学 (*diagnosis and classification*)

诊断精神疾病和其他疾病一样,可以分为两步:第一步是确定有没有病;第二步是确定患什么病。第一步常是由患者自己或家属作出的。因为当患者开始感到异常或出现症状时,才会求医就诊。如果患者或家属对病情不认识或不在意,那就不能及时就诊、及时诊断、及时治疗。第二步常是由医生来完成的。医生要想确定患者患的是什么病,主要是通过了解病史、躯体检查、精神检查、相应的物理检查,然后进行综合分析判断,最后作出诊断。

第一节 交 谈

无论是了解病史或检查患者,在精神科主要都是通过医生与患者或其家属交谈(interview)开始的,这种交谈称为诊断性交谈(diagnostic interview,另外还有治疗性交谈)。"好的开始是成功的一半",交谈如果没有一定的技巧,就达不到获得材料进行诊断的目的。有许多因素可以影响交谈的效果。

一、交谈步骤

(一)交谈的目的

交谈的主要目的是获取诊断所需的资料,并建立良好的医患关系。通过交谈可以发现和挖掘患者存在的精神症状,了解其发生、发展的过程,掌握各种症状相互间以及症状与生物、心理和社会等因素之间的关系。此外,通过交谈还可以了解患者工作、生活和家庭等方面的情况及其人格特征,有利于探讨患者的发病基础和可能的致病因素。

医生与患者和家属的接触多是从第一次诊断性交谈开始的,交谈的成功与否直接影响到患者和家属对医生的信任与合作。成功的交谈可以为双向、互动、健康的医患关系的建立打下良好基础。

(二)交谈的场所

交谈检查需要一个比较安静、独立的房间,避免噪声干扰和无关人员的进出。检查室内光线、温度要求适中,装饰品和张贴的字画等物品应从简,避免附加刺激分散患者的注意力。医生与患者交流时座位最好保持"平起平坐",座位呈斜角相交而非相对,能够使患者感觉比

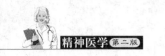

较舒适自如,能较快地对医生以及交流过程产生亲切感。

(三)交谈的程序

交谈一般都有时间限制,不可能无限制地谈下去。掌握时间取决于医生的经验和技巧,也取决于患者的表达水平。原则是争取在最短的时间内收集最多的资料。一次诊断性交谈大致可分为以下3个阶段。

1. **一般性交谈** 见面之初,医生先进行自我介绍,寒暄几句打开交谈局面,稳定患者的情绪。接着应该了解患者的一般情况和求医的主要问题,为选择下一步的检查方式提供参考。通过一般性交谈,医生可对患者的现状获得一个大体印象,如有无意识障碍、文化智力水平、是否合作等。

2. **开放式交谈** 对意识清楚、合作的患者可以提一些开放性的问题,如:"你感到有什么不舒服?""你有什么心理问题吗?""能不能详细谈谈你的病情?"医生应避免机械性询问和套问,而是要启发患者自己谈出内心体验。通过开放式交谈,医生可以了解患者主要的病态体验及其发生发展过程,并可观察患者的情绪、情感变化,异常的姿势、动作和行为意向等,从而获得诊断所需的基本资料。这是交谈的重点和核心。

3. **询问式交谈** 这是对上述交谈内容的补充。医生可针对病史中的疑问、检查中发现的问题和诊断的需要提出一些问题,让患者予以回答,尽量使病史和现状检查趋于客观、完整和全面。

(四)交谈的原则

交谈成功与否取决于医生、患者及家属的相互配合、相互信任,即要建立良好的医患关系。

(1)尊重患者,平等待人。要把患者病前的完整人格和暂时的病态表现区别开,正确对待患者,不能表示出厌恶、疏远,甚至鄙视的态度。可用亲切的语调直呼患者的名字,并加上先生(女士)等称谓。

(2)平易近人,和蔼可亲。主动接近患者,使患者在交谈中能毫无顾虑,愿意说真心话。切忌居高临下、用"贬低"的语句或行为来表达自己的能力和优越感。

(3)既设身处地为患者着想,又要防止感情过度卷入。要站在患者的角度来看待问题,体验患者的情绪反应,同时应避免移情现象的发生。

二、交谈技巧

(一)倾听

倾听是医生,特别是精神科医生应掌握的最基本的交谈技巧。交谈时必须注意倾听,不仅用两只耳朵听,更重要的是用第三只"耳朵"——心去听。让患者谈自己认为最重要的病情、最痛苦的心理问题和一些难以解决的矛盾,不要随便打断他的谈话(至少在谈话初期不要插话)。倾听有利于患者解除过分的警戒心理,增加对医生的信任感。倾听并不表示医生一句话都不说,医生可使用简洁的话语对交谈的内容进行导向,并通过思考、分析和综合,筛选出患者谈话的中心内容和"弦外之音",掌握他的真实思想。

(二)提问

提问分为开放式和闭合式两种。开放式提问没有现成固定的答案,如问"你感觉心情怎么样"，患者可以自己发挥，特别适用于心理咨询场合，此时患者处于主动地位。开放式提问可由医生灵活掌握，及时发现患者的主要问题，并围绕该问题进一步深入了解。闭合式提问只有一个现成固定的答案，如问"你多大年纪了"，患者没有其他的话可说，答完即止，此时患者处于被动地位，适用于痴呆、抑郁症和儿童精神疾病患者。

（三）引导

交谈的方式要灵活，对不同对象应采用不同的交谈方式，即个体化的原则。有的患者在表述自己的感受或经历时，会偏离主题或出现思路停顿，医生应给予适当的启发、引导，使其完整地谈出想说的内容。在接触敏感多疑的患者时，不要因其荒谬的思维而随便打断谈话，也不要与之争辩，强行指正其病态观念，否则会阻碍患者的表述或引起猜疑，甚至成为患者妄想的对象。对抑郁、悲观消极的患者，医生应以热情、鼓励的话语，引导其回忆以前的成绩和愉快体验。

（四）非言语性交流

医生的仪表姿态，如表情、姿势、眼神、动作等，在情感交流中起着重要作用。有时在交谈中，适当的沉默可给医患双方以思考、调整思路的时间。针对不同症状的患者，恰当的选择和运用倾听、转换话题、回避主题、重复主题、认同、沉默、追加询问等方式，才能达到与患者有效地接触和交谈。

即使是很有经验的医生，面谈检查也不一定都能成功。很多不合作的患者，由于其敌视、冲动行为、严重抑郁的精神状态，无法和医生进行有效交谈。医生在进行了简单的闭合式提问无结果之后，可安慰患者好好养病，视情况改日再谈，同时可以从其仪态、行为、日常生活表现和情绪反应等方面收集非言语性的信息，还可以向家属间接了解和补充一些情况。

三、交谈记录

交谈应该要有记录。有些医生在当场记，有些医生在事后记。有的患者看见医生做谈话记录就会感到拘束，不能畅所欲言；但有些患者看见医生没有做记录又会觉得不重视他反映的情况。因此，记录问题也是交谈技巧的一部分。比较容易被接受的做法是当场做一些要点性的记录，当患者谈及某些敏感性的问题（性生活、人事关系等）时搁笔不记。如果病史能保证保密，则有些细节可以补记；如不能保证保密，则某些细节也只能概括地记录。当场切忌逐字逐句地记录。

前面提及，交谈应尽量采用随便谈的形式，但记录时却应该按格式记录，层次分明，以便参考。患者反映的某些情况有时应该核实一下，核实的时候应该注意方式，不要把患者对家属保密的某些事告诉家属，否则会造成患者对医生的不信任。因为患者告诉医生某些秘密是由于他信任医生，医生如果辜负了这种信任就破坏了医患关系。

四、交谈的注意事项

1. **恪守职业道德、尊重患者的隐私权**　不随便议论患者羞于启齿的言行或遭遇，不任意谈论患者的病情表现或议论患者缺陷、家事等。

2. **总结交谈话题**　当交谈完一个主题或整个交谈结束前，应与患者一起分析总结交谈的主题，复述重点、解答问题，让患者明白医生已理解他所表达的意思，如有误解必须及时进

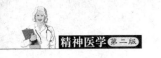

行澄清和纠正。

3. 家属或知情人陪同提供病史 由于精神疾病的特殊性,常需家属或知情人陪同以保证安全,同时也需要他们提供病史。这样可以扩大知情群体的调查,提高通过交谈获得资料的可靠性,防止片面性。

4. 交谈中注意安全 有少数患者因为妄想、幻觉等原因,在交谈中会产生突然冲动,影响医护人员的安全,必须注意、以防万一。注意:①要与患者保持适当距离(例如1 m),不要太靠近;②在患者随手可及的地方,不要放置可以投掷伤人的物件(例如玻璃杯等);③当患者较医生强壮时,医生应该坐在有退路的位置;④注意患者的表情,当患者坚持某些观点(例如认为有人迫害他)时,不要跟他辩论,更不要发生争论,要时刻记住"他是患者"。

第二节 病 史

病史(history)应从患者及其家属(或其他关系密切者)多方面采集,以便相互印证。过去认为对于精神分裂症这一类严重精神疾病的病史,应该只从亲属采集(称为"客观"病史)。其实这种看法是片面的,因为有许多情况,只有患者自己最了解,所以也应注意采集"主观"病史。采集病史时亦需使用上节所述的交谈技巧,要注意供史者在提供病史时的态度及情感反应。

前已述及,病史和检查是医生进行诊断和治疗的基础。医学各科的病史大致都以内科病史为骨干,然后加入本科的重点内容。精神科病史则着重加入患者的生活和性格特点,这是因为精神疾病的病因有一部分须从性格和环境的相互作用中去寻找,精神疾病的症状解释、心理治疗的线索也都要从这种作用中去寻找。因此,了解患者的生活环境及生活表现非常重要。但是,要得到这样一个完整的"图像"是要花很多时间的,临床上只能要求有一个相对全面的概括。

要防止病史采集中的片面性,通常应注意:①听取病史前应阅读有关医疗档案,如门诊病历、转诊记录、既往住院病历和其他的书面资料;②在听取知情人提供病史时,患者不宜在场;③采集老年患者病史时,应注意询问脑器质性病变的可能性,如是否有意识障碍、智能损害和人格改变等症状;④采集儿童病史,应注意家长的心理状况,必要时请幼儿园或学校老师补充或进行家庭访问;⑤对儿童患者进行精神检查时,也应注意儿童时期的特点,掌握接触患儿的技巧。

精神科病史采集的主要目的是:①了解患者的主要异常表现,本次病情与既往病情的异同之处,既往的治疗情况;②了解患者的既往生活经历、人格特征、家庭和社会关系;③确定病史资料的可靠性;④消除患者及家属的疑问和顾虑,建立相互信任、良好的医患关系。

一、一般资料

一般资料主要包括姓名、性别、年龄或出生年月(儿童最好是记录出生年月)、籍贯(有人反对填籍贯,但这有助于了解患者使用的方言及其生活习惯)、职业(最好填具体工种,例如"教师"应填"中学语文教师"较好)、婚姻、家庭地址、工作单位及地址、电话。如果是少数民族,须注明。如果病史是由别人提供,还应包括供史者姓名、与患者的关系、对患者的了解程度,最后写明供史日期。

二、主诉

主诉即来诊或转诊原因。虽然称为主诉,实际上是医生用简明扼要的词句描述患者的主要症状和病期,也是医生对现病史所作的最简明的概括。应尽量使用供史者的语言,或在不改变原意的前提下稍做文字加工,而不要用精神科专业术语。

三、现病史

现病史必须按时间顺序描述记录,这是病史的主要部分。其内容主要包括以下6个方面。

(一)发病因素

询问患者发病的环境背景及与患者有关的生物、心理、社会因素,以了解患者在什么情况下发病。如有明确的原因和(或)诱因,则应详细、客观地进行描述。有些因素,例如在开始发病的同时发生一件不大不小的事情,但不能肯定是否与发病有关,则应放在现病史的后面叙述。所谓原因,例如脑外伤性精神病中的外伤,或中毒性精神病中的中毒。所谓诱因,是指例如失恋、受批评等生活事件,一般人大多不会因此发生精神失常。当供史者提到这些原因或诱因时,必须问明细节,以搞清与疾病的因果关系。例如,脑外伤可以引起精神病,但精神疾病患者也容易出现外伤事故;中毒也是这样,有时是原因,有时是后果。至于受批评或失恋等因素与精神病的关系,就更加复杂,供史者提供的诱因经常与疾病无关,因为一般人都认为精神病一定是由精神刺激引起,因此在发病后都要千方百计地找出一些因素来。

当由心理因素引发躯体症状时,供史者又常常不能意识到心理因素的存在,需要医生去帮他"发掘"出来。方法就是:不管患者认为是否与发病有关,把发病前一阶段的生活事件排一排,让医生来分析。对于神经症患者、隐匿性抑郁症患者以及某些心身疾病患者,在问病史时要注意这一点。医生在做分析时应深思熟虑,实事求是,不要牵强附会,不要因为相信某一学说(例如心理分析学说)就硬是"对号入座"。如果供史者提出了一些事件,认为与发病有关,那么除了要弄清这些事件的具体情况和发生背景以外,还要问清过去有否发生过同类的事件,如果发生过,过去患者是怎样应付的。有时精神障碍的原因和诱因难以确定,医患双方甚至不同医生之间的意见可能并不一致,此时可以用"据称"开题来描述病因。

(二)发病形式和病期

发病有许多形式,如急性、亚急性、缓慢发病以及在缓慢发病的基础上的急性恶化。所谓急性或缓慢,在精神疾病中的时间标准与内、外科疾病相比要宽松一些。一般而言,急性是指有明显的起病界限、1个月内起病;亚急性是指3个月内起病;缓慢发病是指无明显的起病界限、多为半年起病。精神疾病中最常见的神经症和精神分裂症,都是以缓慢发病的为多。以突然冲动为首发症状的患者,如果仔细询问,也常可发现在冲动前几天或在一段时间内,已有心身不宁、坐立不安、失眠的表现,不过周围人未加重视而已。有些疾病,最早的症状可以是性格改变(例如阿尔茨海默病、精神分裂症等),因此发病应该从性格改变的时间算起。但是,有些疾病是在性格缺陷的基础上产生的,这就不能从形成缺陷性性格的时间算起。性格都是从儿童期就开始形成的,具有相当的稳定性,如果没有明显的客观原因而发生

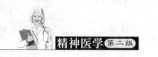

显著的改变,就应考虑疾病的可能。

病期是从发病的时间算起,指实际发病时间,应注意与主诉一致。如果是多次发病,而期间未完全恢复正常者,病期应从第一次发病算起。有些病期很长的病,即使有过完全恢复正常的时间,如果这段时间太短(例如只有几天),也不能认为恢复正常。有时供史者或患者提供的发病时间并不准确,他们往往只提及最严重的一段时间,而忽略早期的症状。医生应注意询问,再结合专业知识和经验,综合判定实际发病时间。

(三)病情演变

病情演变主要包括发病症状的变化和轻重程度的变化。例如前述的性格改变,就要说明过去怎样,现在怎样,改变程度如何。精神症状的特征之一就是精神活动在原有的基础上发生重大的改变,如果原来的基础是"常态",那么发生重大改变就是"异常"或"失常"。除了说明症状的具体表现外,还要说明产生症状的背景及与症状变化有关的因素。例如,精神疾病患者有时可有冲动打人行为,也要搞清在什么情况下打人,是否不分青红皂白地打?再如,抑郁症的抑郁情绪有早重晚轻的倾向,青年妇女的精神状态有时与月经周期有关,癫痫常在夜间发作。这些例子都说明症状与其他因素(这里是时间因素)的关系。搞清这些关系,对明确诊断、预测病情、制订治疗方案都有很大的作用。对病情的描述自始至终要有时间顺序,先后逐年、逐月甚或逐日地分段做纵向描述。病程长者,可重点对其近1年的情况进行详细了解。

(四)既往诊疗情况

了解患者的既往诊疗情况对制订治疗方案具有十分重要的参考价值。因此,对每位就诊的患者均应详细询问过去的诊疗情况,包括曾在何处就诊、诊断结果、用药情况(药物名称、剂型和剂量)、疗效及不良反应等。患者既往治疗的病历、检查报告单、药瓶等也具有一定价值,应注意全面收集资料。

(五)鉴别诊断

患者及供史者往往重点叙述近期精神方面的阳性症状,对既往症状、阴性症状、躯体症状以及其他疾病常予以忽略。医生在询问病史时不可疏漏,有时正是这些资料能为鉴别诊断提供依据。

(六)一般情况

主要包括患者在患病期间的工作、学习和社会适应情况,与周围环境接触的情况,对疾病的认识程度,饮食、睡眠、大小便情况及生活自理能力等。还应重点询问有无威胁自身或他人安全的特殊行为,如自杀、自伤、冲动、伤人、毁物、外走等,做到心中有数,予以重点防范。这些资料不仅能反映疾病的严重程度,还可为疾病的诊断、治疗和护理计划的制订提供参考。

四、家族史

家族史是指家族情况与病情的关系,包括以下两个方面的情况。

(一)家族遗传史

家族遗传史是指父母两系三代(祖代、父代、本人及兄弟姊妹,如果本人已中老年,则子代也有参考意义)的精神疾病史,还包括特殊性格、酗酒、癫痫等情况。最好画一个谱系图,要说明是否近亲结婚。如有阳性病例,还要说明病情、诊断、治疗情况、目前情况等。家族成员中如有性格怪僻、长期不结婚、与别人关系都搞不好等情况,也应记录。有时供史者会有隐瞒家族遗传史的倾向,因此要仔细询问。

(二)家庭情况

家庭情况包括家庭和谐情况、经济情况、居住条件、邻里关系、家庭特殊习惯或传统等。还有各个家庭成员(包括不住在一起,但往来密切,对患者家庭或本人影响较大者)的年龄、职业、性格爱好、与患者的关系好坏等。家庭情况对儿童患者的病情常有很大的影响,对成人患者也有间接的影响。了解这一点,有利于分析病因及症状,有利于安排出院后的照顾,预防复发。

五、个人史

个人史是指患者从小到现在的生活经历、性格特点和健康状况,其中健康状况因为与医生关系比较密切,所以习惯上另立一项。理想的精神科的个人史,是希望像小说一样描绘出患者过去的形象来。虽然实际上做不到这一点,但希望在重点的地方能有一些具体的例子,反映出个别的侧面。对一个首次住院的患者,个人史要求项目齐全,但重点项目要详细些、具体些。所谓重点,是指与现病史关系比较密切的部分。对儿童患者来说,婴幼儿期的成长发育、家庭环境等就是重点;对中老年发病者来说,这些情况在临床上就不一定是重点,但在科研上或许有意义。

(一)母亲怀孕及本人出生情况

母亲怀孕及本人出生情况对儿童患者及精神发育迟滞患者很重要,包括:是否意外怀孕,孕期有否严重疾病,有否受放射线照射,有否因流产倾向而保胎,有无严重妊娠反应。关于分娩情况,特别要说明分娩是否顺利,如果是难产或有其他合并症,应说明。如系早产儿或低体重儿,也应说明。这些因素对新生儿的脑发育都可能有影响。

(二)早期发育及健康状况

早期发育及健康状况主要是指从出生到入小学这一阶段的情况,包括:母乳喂养还是人工喂养,母亲抚养还是别人带养,幼年时成长是否顺利及成长环境,言语运动发育情况,大小便控制情况,饮食习惯,睡眠习惯,有无特殊脾气,生过什么大病(特别是中枢神经系统疾病),幼儿园经历等。

怀孕、分娩及早期情况对儿童患者特别重要。这些病史往往需要家长提供。家长中母亲和祖母提供的情况不一定一致,例如一个说"她根本不管小孩",一个说"小孩都给她宠坏啦"。碰到这种情况,往往双方都有一些事实,医生可以根据病情来判断,而不必强求她们的意见统一。对中老年发病的患者,如果病情与儿童期情况无关者,上述病史不需仔细询问,只要简单地了解一下幼时有无特殊情况就可以了。

(三)教育情况

对成年患者,主要是了解学历及学习成绩。对儿童及青少年患者,则要了解师生关系、同学关系,有没有几个感情特别好的同学,这些"好朋友"的品行表现如何,患者本人的学习成绩,所爱好的学科,参加课外或校外活动情况,课余爱好,在校期间有无违纪逃学等。如果

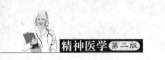

是中小学生,最好能了解老师的评语。还要了解学龄期在家里的表现。如果在学龄期没有上学,要搞清原因。

(四) 工作情况

工作情况包括工作表现、同事关系、升迁情况及目前工种,对工作岗位是否满意,是否经常存在违反劳动纪律或违法情况。如果经常调换工作岗位或单位,是何原因? 调换工作的原因不外两方面:一是客观需要,另一是主观不能适应。主观不能适应有时与性格有关,特别是如果工作越调越差,更说明有问题。如果参加部队而提前退役,也要说明原因。

(五) 婚恋经历和家庭状况

未婚者经历主要包括有无恋爱史、恋爱的基本态度、恋爱中遭受挫折的原因和处理的态度。已婚者经历包括结婚年龄、小孩出生年月、夫妻感情、家庭经济支配、家务分工、性生活协调情况等。配偶的简单情况已在家族史中介绍,此外要补充是自由恋爱结婚的还是其他,夫妻关系有无大冲突,如有需说明原因。如果本次是再婚,还要说明以前婚姻情况、离婚原因、前婚子女的情况等。女性患者的月经史也包括在这个项目里,包括初潮年龄、月经规律、经量、月经期症状或不适感、末次月经日期、绝经期等。如果有周期性发作的症状,要搞清楚是否与月经周期有关。

(六) 病前性格

对成年患者来说,是个人史中最重要的部分,因为当前症状的性质和严重程度,都要与病前性格对比方能确定。例如,原来是沉默寡言的,现在话多了是异常;原来话多活跃的,现在沉默了是异常。又如,躁狂症患者经过治疗后,其兴奋多言症状已控制到一般水平,但如果其病前性格是话很少的(比一般人少),那么这个患者还不能算已经完全缓解。

性格可从3个方面了解:一是从其亲戚朋友,二是根据患者自诉,三是检查者自己观察。有些人的性格表现比较一致,有些人则在不同场合有不同的表现。周围人所反映的有时只是性格的一方面表现,患者对自己的估价也常不能恰如其分(抑郁患者可以把自己贬得太低,病态人格者常常掩饰自己的缺点)。实际上,大多数正常人也常不能恰当地认识自己,常常是对别人比对自己看得清楚。因此,了解一个人的性格,只能综合多方面的观察方能比较全面。

性格可表现在许多方面,在个人史的其他项目中也可以反映出一部分,但人际关系、生活习惯、基本心境、价值标准等方面最突出地表现出一个人的性格。大多数人的性格都有积极的一面和消极的一面,问病史时不能只着重消极的一面。

六、过去史

过去史的重点包括有无神经精神疾病病史、有无重大躯体疾病史、有无药物过敏史,必要时应对既往患病情况进行系统回顾。应注意这些疾病与精神障碍之间在时间上有无相关性,是否存在因果关系。对于已经完全缓解而且缓解期较长的既往精神病发作,应列入既往史,记录历次发作的时间、病期、主要症状、治疗经过及疗效等;如果既往发作还没有完全缓解或近期症状恶化,则不算两次发作或复发,全部病情应列入现病史之中。过去史资料对于治疗药物种类、剂量的选择和一些特殊治疗的应用具有重要意义,应全面记录。

第三节　精神检查

精神检查是指医生通过与患者交谈和对患者观察来查明患者精神活动是否异常及存在哪些精神症状。精神检查的方式有定式检查、半定式检查和不定式检查 3 种方式。填写量表一般属于定式检查;传统的检查方式属半定式检查;心理分析中的自由联想属于不定式检查。精神检查的方法主要是观察和交谈,具有很强的技巧性,只有经常观察有经验的高年资医生现场操作,细心领会并反复实践,不断地总结经验教训,才能真正掌握这一技术。精神检查为医生提供的是一个横断面的临床相,是精神疾病诊断的重要依据,与病史具有同等重要的意义。

一、合作患者的精神检查

(一)一般表现

1. **外表**　衣着仪表是否整洁,有无怪异的服饰装束,是否有躯体疾病的病容。面部表情常反映一个人的情绪状态,而某些常引起精神症状的躯体疾病,如突眼性甲状腺肿、黏液水肿等也可以有特殊面容。

2. **意识状态**　意识是否清楚,如有意识障碍应注意观察其性质、程度及内容。

3. **定向力**　包括时间、地点、人物和周围环境的定向能力。自我定向能力,如姓名、年龄、职业等;有无双重定向。

4. **与周围的接触**　包括主动接触及被动接触能力、对检查的合作情况、对周围事物的态度等。

5. **日常生活**　包括饮食、睡眠状况,大小便是否正常,女性患者的月经情况,以及生活自理能力等。

(二)认识活动

1. **感知障碍**

(1)错觉:种类、内容、出现的背景、出现的时间、持续时间及患者对错觉的态度等。病态的错觉常在意识障碍的基础上出现,此时患者常不能正常对答,所以要根据观察其行为来估计。

(2)幻觉:种类、具体内容,真性还是假性幻觉,出现的时间及频度,是否伴有意识障碍,与其他精神症状的关系及影响。这是感知障碍中最常见的表现,询问幻觉时要特别注意方式方法。

(3)其他知觉障碍:种类、内容、出现的时间和持续时间等。

2. **言语和思维障碍**

(1)言语障碍:言语是思维的表达形式,但不是思维的全部。要注意言语的速度和表达方式,是否速度过快或过慢,是否以某种特殊的腔调说话,或用一些别人不懂的"新名词"。言语的连贯性也很重要,要注意是否有言语中断(提示思维中断)。还要注意是否有"答非所问"的现象。"答非所问"常由精神分裂症引起,但也需注意排除失语症。

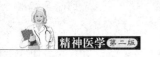

(2) 思维障碍：主要从言语内容里反映出来。

1）思维联想障碍：语量、语速和结构是否正常，有无思维奔逸、思维迟缓、思维中断及思维贫乏等症状。

2）思维逻辑障碍：思维逻辑结构如何，有无思维松弛、思维破裂、病理象征性思维、逻辑倒错、语词新作等。

3）思维内容障碍：种类、内容及出现的时间，有无强迫观念、超价观念和妄想。如有妄想，还应注意妄想是原发还是继发；妄想的具体内容，内容荒谬还是接近现实，涉及范围是否固定、是否系统；妄想出现时患者的情感状态及意识状态，与其他症状的关系，对社会功能的影响和对妄想的自知力等。还要特别注意根据患者的信念与文化背景的关系来确定是否是妄想。需指出的是，幻觉、妄想等精神症状从一般意义上讲都存在着逻辑障碍问题，这种情形不应列为思维逻辑障碍。

3. 注意力　精神活动有选择的指向某一事物的能力。医生在与患者初步接触或问病史时可观察到患者的注意和集中有无异常；而在精神检查所要做的是对其注意和集中的情况作进一步的程度上的估计，以便判断注意力障碍。

4. 记忆力　通过询问和客观观察两种方式了解患者有无记忆增强、记忆减退，有无遗忘，有无错构、虚构等现象。如有记忆减退，应进一步详查属于哪一类记忆损害及其严重程度、发展状态，是否存在器质性病变等。记忆量表检查可以提供一些半定量的数据，作为评估疾病发展的参考，或作为衡量病情严重程度的依据。

5. 智能　可按患者的文化水平适当地进行提问，检查患者对一般常识的了解，以及计算力、理解力、分析综合抽象概括能力及专业知识等。如怀疑有智能减退，可进一步进行智能测验。但注意不能把患者不合作或讲反话、讲气话判断为智能问题。

6. 自知力　需要判断自知力的完整性以及对诊断和精神科治疗的态度。通常检查以下内容：①患者是否意识到自己目前的变化；②是否承认自己的表现是异常的、病态的；③是否愿意接受医生、家人等对他目前的处理方式；④是否愿意接受并积极配合治疗。在记录自知力时也要具体，不要只记"自知力不全"或"存在"或"消失"等。

（三）情感活动

情感活动主要由客观表现和主观体验两方面来进行检查。客观表现包括患者的面部表情、姿势和动作，以及面色、呼吸、脉搏、出汗等。主观体验可通过患者的自述加以了解，也可直接询问其内心体验如何。要确定患者占优势的情感活动及其强度，是情感适度，还是情感高涨、情感低落、焦虑、恐惧等。情绪是否稳定，有无情感失禁、病理性激情、强制性哭笑或哭笑无常。情感反应与周围环境、精神刺激及其他精神活动是否相适应，有无表情倒错、情感倒错、矛盾情感及被强加的情感体验等。

（四）意志行为

意志行为包括意志减退或增强，本能活动（食欲、性欲）的减退或增强，有无兴奋、冲动损物、伤人、自伤、自杀、木僵以及怪异的动作行为，与其他精神活动配合程度如何等。应该注意行为障碍的种类、性质、强度、持续时间、出现频率、对社会功能的影响等。还要注意意志活动的指向性、自觉性、坚定性等方面的障碍。意志行为活动的检查主要靠观察，但适当的询问也是有益的。例如同是自杀行为，有必要问清是在命令性幻听的支配下自杀，还是因悲观绝望而自杀。

二、特殊情况的精神检查

在精神科常会碰到不肯合作或不能合作的患者,妨碍交谈的进行。对这类患者首先要从其亲友了解病史,了解不合作的原因;其次要仔细观察,尽可能开导他讲话;第三是注意躯体情况的检查。要注意,患者不能交谈或不肯交谈本身也是一种精神活动或症状,他当时的表情、姿势及其行为也反映他的精神活动,这些都要及时观察并记录下来。不要认为交谈是精神检查的唯一手段,当患者合作之后,还要进行检查。

(一)对兴奋、木僵、不合作患者的精神检查

对此类患者的检查虽然较为困难,但通过对患者言行表情的细致观察,依然能够获得有价值的临床资料。检查时应注意以下5个方面。

1. **一般表现** 患者的意识状态,进入病室情况(步入、抬入或捆绑),衣着是否整洁,接触情况,合作程度,睡眠、饮食情况及生活自理能力等。

2. **言语** 言语是增多、减少还是默然不语,言语的连贯性和内容如何,对问话是否回答,有无低声耳语或自言自语,有无大喊大叫或对空大骂,有无模仿、持续和刻板言语等。有些患者对问题反应较慢,或不愿意回答某些问题,但不一定缄默,检查时要给患者一些时间等待他回答,或者换几个问题试试。

3. **表情** 有无呆板、欣快、愉快、忧愁、焦虑、痛苦等表情,有无装相作态,这些表情与周围环境有无联系,协调性如何,对医护人员及家属亲友的态度反应如何。

4. **姿势** 检查患者姿势是否自然,有无怪异姿势,姿势是否很久不变或摆动不停。肢体被动活动时的肌张力与反应。

5. **动作行为** 有无动作增多或减少,有无持续、刻板、模仿及强迫动作,有无四处窥视、摸鼻塞耳、磕头作揖、扮鬼脸等异常行为,有无冲动、伤人、毁物、自伤或自杀行为,有无违拗、抗拒、逃避或被动服从等。对有攻击性行为的患者,应避免与之发生正面冲突,必要时应对其适当约束,可以帮助患者平静下来。

(二)对意识障碍患者的精神检查

如果患者有意识障碍,同时又因错觉、幻觉而有紧张恐惧表现,医生应该设法使他安静下来,然后用简单的问题进行检查交谈。应重点检查以下内容。

1. **意识状态** 根据患者的定向力、注意力、思维连贯性、感觉阈、与环境的接触及事后有无遗忘等来综合判断其有无意识障碍,明确意识障碍的程度、内容和范围如何。

2. **记忆力** 常以顺背数字、倒背数字、回忆近期生活事件及往事等方法来了解患者的记忆力情况,查明有无记忆的缺失,是顺行性遗忘、逆行性遗忘,还是阶段性遗忘,是全部遗忘,还是部分遗忘,有无错构或虚构。

第四节　量表评估

目前在精神科的临床与研究领域当中评定量表是广泛应用的工具,评定量表是用以评

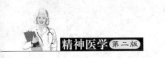
定正常心理功能和各种病理心理的一种特殊辅助检查工具。它将人的心理活动进行量化，并在此基础上评估心理活动的发生、发展过程与精神(心理)障碍的严重程度。

一、量表的作用

日常工作中，临床医生一般根据自己的经验来判断或比较某一患者和同类患者的病情严重程度，这种判断主观倾向比较明显，结论受很多因素的影响。量表将临床医生的判断比较过程从经验转向标准化或规范化，对内涵做出明确的规定，按规定的方式进行测量。

一个量表的基本构成包括名称、具体项目、项目定义、分级和分级标准等内容，某些量表还有评定指导等附加内容。症状评估量表常用的统计指标有单项分、因子分和总分，而诊断量表则要看它所得出的具体诊断名称。一个量表的质量需经效度、信度、可接受性和可行性等多项检验，目前精神科临床和科研工作中常用的量表都是通过在不同文化背景与社会环境中对上述各项指标反复检验后而逐渐成熟，并被广泛应用。

量表在精神病与精神卫生学领域应用广泛，是现代精神病学临床与研究工作必不可少的工具。它的功能主要有：①作为精神科临床诊断、症状、疗效和不良反应评定的工具；②在科研工作中，量表资料能作为疾病分类、患者分组和其他研究资料相联系的统计量，也可以作为流行病学调查工具或某类疾病的初筛工具；③作为一种针对经验不足的年轻医生的教学方式，以帮助其全面、有序、系统地检查患者和考虑诊断；④心理咨询时，帮助当事人了解自己的人格特点、情感、行为模式，可作为自我决策和行为矫正的参考；⑤评价个人或群体的人格特征，为聘用人才等服务。

量表因具有客观、细致、数量化和规范化等优点而在精神科得到长期的广泛使用，但它比较机械，缺乏灵活性，只考虑横断面而忽视纵向评估等缺点。因而，要求精神科临床医生不能机械性的使用量表，不能完全依据其评估结果作出诊断，而应以量表评估结果作为参考，根据患者的具体病情进行综合分析，而最终作出诊断。

二、量表评定的注意事项

(1) 编制量表评定工具和确定条目取样时，必须考虑对所测量的心理活动要具有代表性和针对性。要考虑测量内容、测量所根据的原理、测量时采用的步骤、规则与方法，以及评分规则和对结果的解释。

(2) 首次应用某一测试工具前，注意以往应用情况和常模。

(3) 群体检查的测试条件应一致，包括测试工具、环境、指导语、测试时间限制等。

(4) 不宜暴露测试意图，特别涉及招工、招聘、征兵等工作更应注意。

(5) 注意受检者的智力、文化程度、合作性和对待测试的态度。

(6) 测试前检查者和受检者应熟悉测试工具。

(7) 测试时不可漏项，要正确分析和解释评定结果。

三、常用评定量表

目前精神科常用的量表包括症状量表、诊断量表、智力测验、人格测验和其他量表。

(一)症状量表

评估精神症状的症状量表很多，其中许多已被充分接受并在精神科临床广泛应用。

1. **评定精神病性症状的量表**　主要包括简明精神病量表(the brief psychiatric rating scale，BPRS)、阳性与阴性症状量表(the positive and negative syndrome scale，PANSS)等。此类量表适用于精神分裂症以及具有精神病性症状的其他精神病患者，由经过训练的专业人员根据患者的口述和观察的情况进行评定，其结果评估包括总分、单项分以及针对各类精神症状的因子评分。

2. **评定抑郁症状的量表**　流行病学调查用抑郁自评量表(center for epidemiological survey depression scale，CES-D)、汉密尔顿抑郁量表(Hamilton depression scale，HAMD)和抑郁自评量表(self-rating depression scale，SDS)等。前者主要用于流行病学调查，以筛查出存在抑郁症状的研究对象；后两者是目前临床上使用最普遍的量表，适用于心境障碍和存在抑郁症状的成年人，其结果评估包括总分、单项分以及针对各类抑郁相关症状的因子评分。

3. **评估心境障碍及分裂-情感性障碍患者躁狂症状的量表**　通常使用 Bech-Rafaelsen躁狂量表(Bech-Rafaelsen mania rating scale，BRMS)。其结果评估主要指标为总分，总分越高则表示病情越严重。

4. **评定焦虑症状的量表**　通常采用汉密尔顿焦虑量表(Hamilton anxiety scale，HAMA)和焦虑自评量表(self-rating anxiety scale，SDS)等。根据被评定者的主观体验进行评估，结果除总分外，HAMA 还包括躯体性焦虑、精神性焦虑两大因子，总分或因子分的分值越高表明焦虑症状越严重。

5. **检测精神疾病相关问题与筛查认知缺陷的量表**　一般健康问卷(general health questionnaire，GHQ)、90 项症状自评清单(symptom check list 90，SCL-90)和简易智力状态检查(mini-mental state examination，MMSE)等量表。GHQ 是用于检测目前有无精神病性问题的自评筛查问卷，便于识别可疑病例并进行深入的检查。该量表有许多版本，结果评估主要采用总分及因子分等指标。SCL-90 的适用范围较广泛，主要用于神经症性障碍、适应障碍等轻性精神障碍患者，但不适合于精神分裂症等重性精神疾病的评估。结果评估有单项分、总分、总均分、阳性项目数、阴性项目数、阳性症状均分、因子分等多个指标，分别反映不同的精神健康问题。MMSE 是最具影响的认知缺损筛选工具之一，总分根据被评定者的文化程度设置了不同的阳性分界值。

6. **针对其他各类精神症状的评定量表**　包括 Yale-Brown 强迫症状量表(Y-BOCS)、Hachiski 缺血指数量表(HIS)、老年临床评定量表(SCAG)、多动指数(CIH)、Achenbach 儿童行为量表(CBCL)以及酒精依赖筛查量表(MAST)等。

(二)诊断量表

多数精神疾病的诊断由于缺乏有效的生物学指标，主要靠临床症状进行诊断，导致诊断的一致性较低。采用诊断量表与精神障碍分类系统和诊断标准配套使用，可作出较为客观的精神障碍诊断。应用统一的诊断量表工具，可以提高诊断的一致性，减少医生之间诊断的个体和地域差异，有利于国际多中心的科研合作。而且，诊断量表包括的症状全面，定义明确，具有确定症状的标准和有关问题，有利于全面掌握精神症状，更好地了解病情，准确作出主要和次要诊断。

神经精神病学临床评定表(schedules for clinical assessment in neuropsychiatry，SCAN)是由 WHO 编制的，主要用于精神科临床研究。SCAN 包含的信息量全面，适用于临

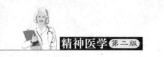

床各种情况,接近临床检查,而且它的内容虽然庞大,但很多部分和条目可以任选,能够节省检查时间。评分者需要具有一定的专业知识和临床工作经验,并经过专门培训才能应用。精神障碍诊断量表(DSMD)是由我国编制的 CCMD-3 的配套诊断量表,适用性比较广泛。其编排顺序类似于精神科住院病历,包括科研和临床两种版式,使用者也应是精神科专业人员。

(三)智力测验

最常用的智力测验量表为韦氏成人智力量表(Wechsler adult intelligence scale,WAIS),该量表用于评估智力水平的高低。项目包括常识、领悟、计算、词汇、相似性、背数的言语功能以及数字符号、填图、木块图、图片排列和图形拼凑等操作功能测验。经过评估所得出的智力商数(智商,intelligence quotient,IQ)可以作为临床诊断的重要参考指标。常用的智力量表除韦氏成人智力量表外,还有韦氏儿童智力量表。被测者的临场发挥、知识结构、语言表达等许多因素均可以影响智力测定的结果,因此必须结合临床情况评价。

(四)人格测验

最常用的人格测验是明尼苏达多相人格调查表(Minnesota multiple personality inventory,MMPI),是用来确定人格特点或类型的心理测验。MMPI 有 566 条项目,前 399 条含 14 个分量表。其中 4 个量表是用来检验结果可靠性的疑问、掩饰、装坏和防卫项目效度量表;另外 10 个是临床量表,包括疑病、抑郁、偏执、癔症、病态人格、精神衰弱、性别色彩、精神分裂症、轻躁狂和社会内向;后面的条目是依赖性、支配性、自我力量和偏见项目附加量表。结果的评定通常是根据 10 个临床量表结果构成的特殊剖析图来分析人格方面的主要问题。

(五)其他常用量表

较常用于精神科临床的其他量表还有护士用住院患者观察量表(nurses' observation scale for inpatient evaluation,NOSIE);用于评价临床疗效的临床疗效总评量表(clinical global impression,CGI);锥体外系不良反应量表(rating scale for extrapyramidal side effects,RSESE),评价不良反应治疗时出现的症状量表(treatment emergent symptom scale,TESS),不自主运动量表(abnormal involuntary movement scale,AIMS)与迟发性运动障碍评定量表(tardive dyskinesia rating scale,TDRS);评价患者在某一特定时期内总体功能水平的大体功能评定量表(global assessment function,GAF);评价社会和生活功能的社会功能筛选量表(social disability screening schedule,SDSS)、日常生活能力量表(activity of daily living scale,ADL);评估生活事件的生活事件量表(life events scale,LES)等。

第五节 特殊检查

有些患者,除了进行常规的体格检查(包括常规化验检查)及精神检查之外,尚须作一些特殊检查方能进一步确定诊断或决定治疗。有些检查的具体做法精神科医生不一定需要掌握,但应该知道此检查的适应证、禁忌证以及怎样解释检查结果。

1.**脑脊液** 这是很常用的检查,对诊断中枢神经系统炎症很有价值。

2. **头颅X线平片** 头颅平片主要反映颅内病理性钙化及颅骨骨质变化,对某些精神发育迟滞的诊断价值较大。

3. **气脑造影** 气脑造影目前已逐渐被CT取代。

4. **电子计算机断层扫描** 简称CT。这是20世纪70年代发展起来的检查方法,被认为是影像学检查方法的一个突破,应用范围较广。在精神科,可应用于各种脑器质性精神病的检查,如脑萎缩、脑肿瘤、脑血管疾病等。

5. **正电子发射断层扫描术**(positron emission tomography,PET) 目前在精神科PET主要还是应用于科研。

6. **磁共振成像**(MRI) 这种造影对灰质和白质的区分较CT好,目前在精神科已得到较多应用,适应证与CT相似。

7. **脑电图** 脑电图检查除对癫痫有很大诊断价值外,在精神科对鉴别器质性精神病及监测药物的不良反应也有重要价值。

8. **脑诱发电位检查** 对神经细胞施以刺激,细胞就会产生电位变化的反应。对人施以声、光等刺激,同时描记其脑电位变化,并用计算机对数据加以叠加处理,这就是脑诱发电位(brain evoked potential,BEP)检查。此检查目前在精神科主要用于研究,尚未广泛应用于临床诊断。

第六节 诊断原则

诊断是把一个患者的病情纳入疾病分类的某一项目之中。不同的分类体系有不同的诊断名称,例如同一病情,中医和西医就有不同的诊断,因此在诊断前就应掌握疾病的分类。在精神科,掌握分类特别重要。

诊断的基本目的是为了选择合适的治疗和预测疾病的结果,当然也有利于统计分析和交流。疾病的治疗可分为两大类,即病因治疗和对症治疗。前者是治本,后者是治标。治本当然比治标彻底,因此病因诊断就比症状诊断更有利于治疗,而疾病的病因分类当然比症状分类更理想。

理想的诊断虽然希望能说明病因,但病因并不是一开始就能揭露的,诊断的步骤还是要从症状分析开始。越早认识症状就能越早进行诊断,越早进行治疗。有经验的医生就像有经验的侦探一样,能在蛛丝马迹或不典型的表现中找出诊断的依据。这种本领常常不易从书本中学到,而要靠总结经验获得。通常我们的在诊断错误或治疗失败时会进行讨论,总结经验;而在诊断正确或治疗成功时就很少总结,这使我们丧失了很多获得经验的机会。

精神疾病中大量的是病因未明(或多因性的),因此常须依赖症状诊断。轻度的精神症状与正常精神活动之间常有相互重叠的地方,因此对某些疾病的诊断就有松有紧,大大影响了经验总结和交流。美国在1980年首先制订了各个精神疾病的诊断标准,我国也已订立诊断标准。统一的诊断标准在理论上有很大的好处,但其具体条文尚需在不断的验证中进行修正。这些诊断标准是根据临床经验总结出来的,所以有些疾病(如精神分裂症)即使将来发现肯定的病因,也不会因此而丧失其临床价值。尽管如此,我们在使用诊断标准时还是应该有一定的灵活性,不能死扣条文。但也不能太灵活,太灵活就等于没有标准。

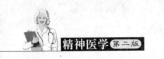

前已述及,诊断是从症状分析开始,就精神科来说,一个患者来就诊时,首先要分析其精神活动的某些现象是不是症状,即是否可以用正常范围的变异来解释;在确定症状后,再通过症状特点和躯体检查,分析这是器质性还是非器质性症状;在排除器质性之后,再分析其主导症状是什么,是人格障碍、神经症症状,还是精神病性症状? 然后再按最可能出现这一症状的疾病逐一鉴别,得出诊断。在诊断中不断使用"肯定"和"排除"两种方法。例如有器质性精神疾病的症状或体征,就肯定器质性的诊断;如果没有这些症状或体征,就排除器质性的诊断。在确诊某一疾病时,一般都应该有肯定诊断和排除其他诊断这两方面的依据。

第七节 分 类 学

对于精神障碍的分类,一般遵循病因病理学分类和症状学分类兼顾的原则。国际上常用的精神障碍分类与诊断标准是由 WHO 组织编写的《疾病和有关健康问题的国际统计分类》第 10 版(ICD-10)和美国的《精神障碍统计与诊断手册》第 4 版(DSM-Ⅳ)。在我国,由中华精神科学会统一组织,结合我国的实际情况,编写了《中国精神障碍的分类与诊断标准》,现行为第 3 版。

一、国际分类

国际分类是指 WHO 编写的《疾病和有关健康问题的国际统计分类》(*International Statistical Classification of Disease and Health Problem*,ICD),现行的是 1992 年的第 10 版,简称"ICD-10"。其中第 5 章为"精神及行为障碍"。每一疾病都有英文字母和阿拉伯数字的混合编码,便于电脑使用。第 5 章的编码字母为 F,后跟一位数为亚类,两位数为个别疾病,各个疾病的分型编码则以小数点后数字表示。

现将 ICD-10 关于精神与行为障碍分类的主要项目摘录如下:

F00-F09 器质性(包括症状性)精神障碍。

F10-F19 使用精神活性物质所致的精神及行为障碍。

F20-F29 精神分裂症、分裂型及妄想性障碍。

F30-F39 心境(情感性)障碍。

F40-F49 神经症性、应激相关的及躯体形式障碍。

F50-F59 伴有生理障碍及躯体因素的行为综合征。

F60-F69 成人的人格与行为障碍。

F70-F79 精神发育迟滞。

F80-F89 心理发育障碍。

F90-F98 通常发生于儿童及少年期的行为及精神障碍。

F99 未标明的精神障碍。

ICD-10 的主要特点是:①在 F0 中,主要以综合征(例如痴呆)为分类依据,不再使用"老年性痴呆"的名称,而代之以"阿茨海默痴呆"的晚发型及早发型。另外,还使用了包括范围更广的"血管性痴呆"的名称。在 F1 中,还列出通常未予重视的"使用烟草所致的精神及行为障碍"。②在 F2 中,仍保留精神分裂症的传统分型(包括单纯型精神分裂症),把"感应性精神病"局限为"感应性妄想障碍"。③在 F3 中,仍保留单纯的"躁狂发作",而没有把它全部包括在"双相情感障碍"内。④F4 大致相当于过去的"心因性"精神障碍。ICD - 10 取消了 ICD - 9 中的"神经症"的名称,仅采用"神经症性"这一形容词,还暂时保留"神经衰弱"的诊断。对惊恐发作,ICD - 10 倾向于认为是广场恐怖的继发反应。认为癔症(hysteria)一词有贬义,故不再使用,而将这一类障碍归入 F44 和 F45 中。不再区分"分离障碍"和"转换障碍",以使用"分离障碍"一词为主。多重人格亦被纳入分离障碍之中。ICD - 10 并未把"与文化有关的综合征"作为独立病种列出来,认为他们大多可纳入"其他神经症性障碍"(F48.8)之中。⑤F5 主要包括饮食、睡眠和性障碍(主要是性生理障碍),平时不大重视的"非依赖物质滥用"也归入此类中。⑥F6 为人格障碍,这里特别加上了"成人"一词。儿童一般仅称为行为障碍,而不称为人格障碍。性心理障碍归入此类。⑦F7 和 F8 都是发育障碍,其实可归为一类。F84 的"广泛发育障碍"一词是吸收 DSM - Ⅲ的。其实精神发育迟滞也是广泛性的,因此把孤独症改为这个名称并不理想。⑧F9 是儿童期精神障碍,但 F99 又包括了从 F00~F98 中未包括的项目。这说明 ICD - 10 在起草中起先未考虑到这一点,到最后定稿时才想到,只好从 F9 中抽出 F99 作为此用。

二、美国分类

美国精神医学会出版的《精神障碍统计与诊断手册》(*Diagnostic and Statistical Manual of Mental Disorders*, DSM)具有的国际影响仅次于上述国际分类,现行的是 1994 年的第 4 版,简称"DSM - Ⅳ"。

《精神障碍统计与诊断手册》包括 19 项内容,现将其主要项目摘录如下。

1. 通常在儿童少年期首次诊断的障碍。

2. 谵妄、痴呆、遗忘及其他认知障碍。

3. 由躯体情况引起,未在他处提及的精神障碍(F06,F07,F09)。

4. 与物质有关的障碍。

5. 精神分裂症及其他精神病性障碍(F20~F29)。

6. 心境障碍。

7. 焦虑障碍(F40~F43,应激障碍也归在本类)。

8. 躯体形式障碍(F44,F45)。

9. 人为障碍(factitous disorder)(F68.1)。

10. 分离障碍(dissociative disorder)(F44,F48)。

11. 性及性身份障碍。

12. 进食障碍(F50)。

13. 睡眠障碍。

14. 未在他处分类的冲动控制障碍(F63)。

15. 适应障碍(F43)。

16. 人格障碍(F60)。

17. 可能成为临床注意焦点的其他情况。

18. 补充编码。

19. 多轴系统。

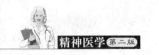

1980年美国精神医学会正式将"多轴诊断"概念引入DSM-Ⅲ,并列出了针对不同层次的5个轴,但使用者很少。研究发现主要是由于多轴系统太复杂,临床医生不易掌握,缺乏具体的操作手段与评估格式,对促进全面评估用处不大等原因。因此,DSM-Ⅳ作出了适当的改进,列出如下5个轴。

轴1:临床障碍(包括上述分类中的1~15类,但精神发育迟滞除外)。

可能成为临床注意焦点的其他情况(即上述分类中的第17类)。

轴2:人格障碍(上述分类中的第16类)。

精神发育迟滞(上述分类第1类中的一项)。

轴3:一般医学情况(指精神科以外的各科疾病)。

轴4:心理社会问题及环境问题(这些问题可归纳为9点:①基本支持系统问题;②与社会环境有关的问题;③教育问题;④职业问题;⑤住房问题;⑥经济问题;⑦求医问题;⑧与司法单位有关的问题;⑨其他问题)。

轴5:功能的全面评定(GAF),按GAF量表进行,以百分制评分,最好的功能状况评为100分。

三、中国分类

中国自1986年以来,制订了自己的诊断分类系统即诊断标准,《中国精神障碍的分类与诊断标准》(*Chinese Classification and Diagnostic Criteria of Mental Disorders*,CCMD),现行的是2001年第3版,简称CCMD-3。CCMD-3采用0~9位编码进行分类,将常见的精神疾病分为10大类,详见本章后面的"附录:《中国精神疾病分类与诊断标准》第3版(CCMD-3)主要分类类别简介"。

下面介绍CCMD-3的特点及与其他分类系统相比较的关系。

(1)CCMD-3反映了主流学派的观点,以病因病理学兼顾症状学作为分类和诊断标准依据,满足了多发病、常见病的需要。

(2)CCMD-3进一步向ICD-10靠拢。增加了一些类别编码,以满足学科发展需要,CCMD-3的编码与ICD-10基本相同。但是,编码9为其他或待分类不同于ICD-10的编码8一般用作"其他"精神障碍归类外,有时还作他用。CCMD-3尽量引用ICD-10的名词解释,仅在必要时予以修改和补充,如修改了抗精神病药、康复等名词解释。

(3)CCMD-3的精神分裂症病程采用缓解期、残留期及衰退期概念,而未用ICD-10的缓解型、残留型等的分类。CCMD-3的心境障碍基本与ICD-10相同,只有个别存在差异,如根据我国实际情况保留"复发性躁狂症",而不采用"中度抑郁"的分类概念。

(4)根据我国国情,继续保留或增添一些精神疾病类别或亚型,如神经症、反复发作躁狂症、同性恋等。CCMD-3将癔症从原来的神经症中分出来单列,仍保留癔症的名称。将癔症分为癔症性精神障碍和癔症性躯体障碍后再作进一步的亚型分类。通过将癔症从神经症体系中剥离出来,使神经症的概念与涵盖内容更加完善。有学者认为,在疾病分类学中,神经症这一概念模糊的名词已经没有重要意义,DSM-Ⅳ已剔除了这一名称,而ICD-10也尽量避免使用。但是,CCMD-3基于现场测试结果和这一名词便于叙述与归纳,仍予以保留。

(5)CCMD-3根据我国的社会文化特点和精神障碍的传统分类,在尽量与国际分类接轨的同时,并未完全照搬ICD-10分类和编号,而是舍弃了一些暂不适合于中国却在国际分类方案中已经明确的精神疾病。

（6）由于我国现阶段缺乏完整、统一的全部疾病分类，而只有精神科等少数学科有本专业的疾病分类和诊断标准，CCMD－3在保持本专业分类系统相对完整性的同时，也注意到与其他医学分科的衔接。使得该分类与诊断标准既为精神医学专业人士所接受，也为医学总体和其他临床医学分支的人士所接受。

（7）鼓励在实践中应用多轴诊断以及同轴中列出多个诊断，ICD－10和DSM－Ⅳ已推出多轴诊断的概念。在《CCMD－3相关精神障碍的治疗和护理》的附录中对7轴诊断作了介绍，供临床与研究参考。

（8）CCMD－3具有较强的可理解性、可接受性和可操作性。

［附录］《中国精神疾病分类与诊断标准》第3版（CCMD－3）主要分类类别简介

0 器质性精神疾病（organic mental disorders）

00 阿尔茨海默病（mental disorders due to Alzheimer's disease）

00.1 阿尔茨海默病，老年前期型（mental disorders due to Alzheimer's disease with early onset）

00.2 阿尔茨海默病，老年型（mental disorders due to Alzheimer's disease with late onset）

00.3 阿尔茨海默病，非典型或混合型（mental disorders due to Alzheimer's disease, atypical or mixed type）

00.9 其他或待分类的阿尔茨海默病（mental disorders due to other type of Alzheimer's disease, or unspecified）

01 脑血管病所致精神疾病（mental disorders due to vascular disease）

01.1 急性脑血管病所致精神疾病（mental disorders due to vascular disease of acute onset）

01.2 皮质性血管病所致精神疾病（mental disorders due to cortical vascular disease）

01.3 皮质下血管病所致精神疾病（mental disorders due to sub－cortical vascular disease）

01.4 皮质和皮质下血管病所致精神疾病（mental disorders due to mixed cortical and sub－cortical vascular disease）

01.9 其他或待分类血管病所致精神疾病（mental disorders due to other vascular disease, or unspecified）

02 其他脑部疾病所致精神疾病（mental disorders due to other brain diseases）

02.1 脑变性病所致精神疾病（mental disorders due to brain degeneration）

02.2 颅内感染所致精神疾病（mental disorders due to intracranial infection）

02.3 脱髓鞘脑病所致精神疾病（mental disorders due to demyelinating encephalopathy）

02.4 脑外伤所致精神疾病（mental disorders due to brain trauma）

02.5 脑瘤所致精神疾病（mental disorders due to brain tumor）

02.6 癫痫所致精神疾病（mental disorders due to epilepsy）

02.9 以上未分类的其他脑部疾病所致精神疾病（mental disorders due to other specified diseases classified elsewhere）

03 躯体疾病所致精神疾病（mental disorders due to physical disease）

03.1 躯体感染所致精神疾病（mental disorders due to physical infection）

03.2 内脏器官疾病所致精神疾病（mental disorders due to visceral organ disease）

03.3 内分泌疾病所致精神疾病（mental disorders due to endocrine disease）

03.4 营养代谢病所致精神疾病（mental disorders due to nutritional and metabolic disease）

03.5 结缔组织疾病所致精神疾病（mental disorders due to disease of connective tissue）

03.6 染色体异常所致精神疾病（mental disorders due to chromosomal abnormal）

03.7 物理因素所致精神疾病（mental disorders due to physical factors）

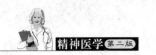

03.9 以上未分类的其他躯体疾病所致精神疾病(mental disorders due to other diseases, or unspecified)

09 其他或待分类器质性精神疾病(organic mental disorders due to other diseases, or unspecified)

1 精神活性物质所致精神疾病或非成瘾物质所致精神疾病(mental disorders due to psychoactive substances or non-addictive substances)

10 精神活性物质所致精神疾病(mental disorders due to use of psychoactive substances)

10.1 酒精所致精神疾病(mental disorders due to use of alcohol)

10.2 阿片类物质所致精神疾病(mental disorders due to use of opioids)

10.3 大麻类物质所致精神疾病(mental disorders due to use of cannabinoids)

10.4 镇静催眠药或抗焦虑药所致精神疾病(mental disorders due to use of sedatives on hypnotics)

10.5 兴奋剂所致精神疾病(mental disorders due to use of stimulants)

10.6 致幻剂所致精神疾病(mental disorders due to use of hallucinogens)

10.7 烟草所致精神疾病(mental disorders due to use of tobacco)

10.8 挥发性溶剂所致精神疾病(mental disorders due to use of volative solvents)

10.9 其他或待分类的精神活性物质所致精神疾病(mental disorders due to other or unspecified psychoactive substances)

11 非成瘾物质所致精神疾病(mental disorders due to non-addictive substances)

11.1 非成瘾药物所致精神疾病(mental disorders due to non-addictive drugs)

11.2 一氧化碳所致精神疾病(mental disorders due to carbon monoxide)

11.3 有机化合物所致精神疾病(mental disorders due to organic compound)

11.4 重金属所致精神疾病(mental disorders due to heavy metals or other chemical substances)

11.5 食物所致精神疾病(mental disorders due to foods)

11.9 其他或待分类的非成瘾物质所致精神疾病(mental disorders due to other or unspecified non-addictive substances)

2 精神分裂症(分裂症)和其他精神病性障碍(schizophrenia, and other psychotic disorders)

20 精神分裂症(分裂症)(schizophrenia)

20.1 偏执型分裂症(paranoid schizophrenia)

20.2 青春型分裂症(hebephrenic schizophrenia)

20.3 紧张型分裂症(catatonic schizophrenia)

20.4 单纯型分裂症(simple schizophrenia)

20.5 未定型分裂症(undifferentiated schizophrenia)

20.9 其他型或待分类的精神分裂症(other type or unspecified schizophrenia)

21 偏执性精神疾病(paranoid mental disorders)

22 急性短暂性精神病(acute and transient psychosis)

22.0 分裂样精神病(schizophrenia-like psychosis)

22.1 旅途性精神病(travelling psychosis)

22.2 妄想阵发(急性妄想发作)(delusional episode)

22.9 其他或待分类的急性短暂性精神病(other or unspecified acute and transient psychosis)

23 感应性精神病(induced psychosis)

24 分裂情感性精神病(schizo-affective disorders)

24.1 分裂情感性精神病,躁狂型(schizo-affective psychosis, manic type)

24.2 分裂情感性精神病,抑郁型(schizo-affective psychosis, depressive type)

24.3 分裂情感性精神病,混合型(schizo-affective psychosis, mixed type)

29 其他或待分类的精神病性障碍(other or unspecified psychotic disorders)

29.1 周期性精神病(periodic psychosis)

3 心境障碍(情感性精神疾病)[mood (affective) disorders]

30 躁狂发作(manic episode)

30.1　轻躁狂(hypomania)

30.2　无精神病性症状的躁狂(mania without psychotic symptoms)

30.3　有精神病性症状的躁狂(mania with psychotic symptoms)

30.4　复发性躁狂(recurrent mania)

30.9　其他或待分类的躁狂(other or unspecified manic episode)

31　双相障碍(bipolar disorder)

31.1　双相障碍,目前为轻躁狂(bipolar disorder, current episode hypomanic)

31.2　双相障碍,目前为无精神病性症状的躁狂(bipolar disorder, current episode manic without psychotic symptoms)

31.3　双相障碍,目前为有精神病性症状的躁狂(bipolar disorder, current episode manic with psychotic symptoms)

31.4　双相障碍,目前为轻抑郁(bipolar disorder, current episode mild depression)

31.5　双相障碍,目前为无精神病性症状的抑郁(bipolar disorder, current episode depression without psychotic symptoms)

31.6　双相障碍,目前为有精神病性症状的抑郁(bipolar disorder, current episode depression with psychotic symptoms)

31.7　双相障碍,目前为混合性发作(bipolar disorder, current episode mixed)

31.9　其他或待分类的双相障碍(other or unspecified bipolar disorders)

32　抑郁发作(depressive episode)

32.1　轻抑郁(mild depression)

32.2　无精神病性症状的抑郁(depression without psychotic symptoms)

32.3　有精神病性症状的抑郁(depression with psychotic symptoms)

32.4　复发性抑郁(recurrent depression)

32.9　其他或待分类的抑郁(other or unspecified depression)

33　持续性情感障碍(persistent mood disorder)

33.1　环性情感障碍(cyclothymia)

33.2　恶劣心境(dysthymia)

33.9　其他或待分类的持续性心境障碍(other or unspecified persistent mood disorders)

39　其他或待分类的心境障碍(other or unspecified mood disorders)

4　癔症、严重应激障碍和适应障碍、神经症(hysteria, stress-related disorders, neurosis, or other related mental disorders)

40　癔症(hysteria)

40.1　癔症性精神病(hysterical psychological disorders)

40.2　癔症性躯体障碍(hysterical somatic disorders)

40.3　混合性癔症躯体-精神病(mixed hysterical somatic disorders)

40.9　其他或待分类癔症(other or unspecified hysteria)

41　应激相关障碍(stress-related disorders)

41.1　急性应激障碍(acute stress disorders)

41.2　创伤后应激障碍(post-traumatic stress disorders)

41.3　适应障碍(adjustment disorders)

41.4　与文化相关的精神病(mental disorders related to culture)

42　神经症(neurosis)

42.1　恐惧症(phobia)

42.2　焦虑症(anxiety disorder)

42.3　强迫症(obsession)

42.4　躯体形式障碍(somato-form disorders)

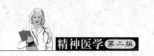

42.5 神经衰弱(neurasthenia)

42.9 其他或待分类的神经症(other or unspecified neurosis)

5 心理因素相关生理障碍(physiological disorders related to psychological factors)

50 进食障碍(eating disorders)

50.1 神经性厌食(anorexia nervosa)

50.2 神经性贪食(bulimia nervosa)

50.3 神经性呕吐(psychogenic vomiting)

50.9 其他或待分类非器质性进食障碍(other or unspecified non-organic eating disorder)

51 非器质性睡眠障碍(non-organic sleep disorders)

51.1 失眠症(insomnia)

51.2 嗜睡症(hypersomnia)

51.3 睡眠-觉醒节律障碍(disorder of the sleep-wake schedule)

51.4 睡行症(sleepwalking, somnambulism)

51.5 夜惊(night terrors)

51.6 梦魇(nightmare)

51.9 其他或待分类非器质性睡眠障碍(other or unspecified non-organic sleep disorders)

52 非器质性性功能障碍(non-organic sexual dysfunction)

52.1 性欲减退(lack or loss of sexual desire)

52.2 阳痿(impotence)

52.3 冷阴(female failure of genital response)

52.4 性乐高潮障碍(orgasmic dysfunction)

52.5 早泄(premature ejaculation)

52.6 阴道痉挛(vaginismus)

52.7 性交疼痛(dyspareumia)

52.9 其他或待分类性功能障碍(other or unspecified sexual dysfunction)

6 人格障碍、习惯与冲动控制障碍和性心理障碍(disorders of adult personality，habit and impulsion and psychosexuality)

60 人格障碍(personality disorders)

60.1 偏执性人格障碍(paranoid personality disorder)

60.2 分裂样人格障碍(schizoid personality disorder)

60.3 反社会性人格障碍(dissocial personality disorder)

60.4 冲动性人格障碍(攻击性人格障碍)(emotionally unstable personality disorder)

60.5 表演性(癔症性)人格障碍(histrionic personality disorder)

60.6 强迫性人格障碍(anancastic personality disorder)

60.7 焦虑性人格障碍(anxious personality disorder)

60.8 依赖性人格障碍(dependent personality disorder)

60.9 其他或待分类的人格障碍(other or unspecified personality disorders)

61 习惯与冲动控制障碍(habit and impulse disorders)

61.1 病理性赌博(pathological gambling)

61.2 病理性纵火(pathological fire-setting, pyromania)

61.3 病理性偷窃(pathological stealing, kleptomania)

61.4 拔毛症(病理性拔毛发)(trichotillomania)

61.9 其他或未特定的习惯和冲动障碍(other or unspecified habit and impulse disorders)

62 性心理障碍(性变态)(psychosexual disorders)

62.1 性身份障碍(gender identity disorders)

62.2 性偏好障碍(disorders of sexual preference)

62.3 性指向障碍(sexual orientation disorders)

7 精神发育迟滞与童年和少年期心理发育障碍(mental retardation，and disorders of psychological development with onset usually occurring in childhood and adolescence)

70 精神发育迟滞(mental retardation)

70.1 轻度精神发育迟滞(mild mental retardation)

70.2 中度精神发育迟滞(moderate mental retardation)

70.3 重度精神发育迟滞(severe mental retardation)

70.4 极重度精神发育迟滞(profound mental retardation)

70.9 其他或待分类的精神发育迟滞(other or unspecified mental retardation)

71 言语和语言发育障碍(developmental disorders of speech and language)

71.1 特定言语构音障碍(specific speech articulation disorder)

71.2 表达性语言障碍(expressive language disorder)

71.3 感受性语言障碍(receptive language disorder)

71.4 伴发癫痫的获得性失语(Landau-Kleffner 综合征)(acquired aphasia with epilepsy, Landau - Kleffner syndrome)

71.9 其他或待分类的言语和语言发育障碍(other or unspecified developmental disorders of speech and language)

72 特定学校技能发育障碍(developmental disorders of scholastic skills)

72.1 特定阅读障碍(specific reading disorder)

72.2 特定拼写障碍(specific spelling disorder)

72.3 特定计算技能障碍(specific disorder of arithmetical skills)

72.4 混合性学习技能障碍(mixed disorder of scholastic skills)

72.9 其他或待分类的学习技能发育障碍(other or unspecified developmental disorders of scholastic skills)

73 特定运动技能发育障碍(specific developmental disorder of motor function)

74 混合性特定发育障碍(mixed specified developmental disorders)

75 广泛性发育障碍(pervasive developmental disorders)

75.1 儿童孤独症(childhood autism)

75.2 不典型孤独症(atypical autism)

75.3 Rett 综合征(Rett's syndrome)

75.4 童年瓦解性精神病(Heller 综合征，Heller's syndrome)

75.5 Asperger 综合征(Asperger's syndrome)

75.9 其他或待分类的广泛性发育障碍(other or unspecified pervasive developmental disorders)

8 童年和少年期多动障碍、品行障碍、情绪障碍(hyperkinetic，conduct，and emotional disorders with onset usually occurring in childhood and adolescence)

80 多动障碍(hyperkinetic disorders)

80.1 多动与注意缺陷障碍(儿童多动症)(attention dificit and hyperactivity disorder)

80.2 多动症合并品行障碍(hyperkinetic conduct disorder)

80.9 其他或待分类的多动障碍(other or unspecified hyperkinetic disorders)

81 品行障碍(conduct disorders)

81.1 反社会性品行障碍(dissocial conduct disorder)

81.2 对立违抗性障碍(oppositional defiant disorder)

81.9 其他或待分类的品行障碍(other or unspecified conduct disorders)

82 品行与情绪混合障碍(mixed disorders of conduct and emotions)

83 特发于童年的情绪障碍(emotional disorders with onset specific to childhood)

83.1 儿童分离性焦虑症(separation anxiety disorder of childhood)

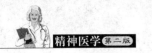

83.2 儿童恐惧症(phobic anxiety disorder of childhood)

83.3 儿童社交恐惧症(social anxiety disorder of childhood)

83.9 其他或待分类的童年情绪障碍(other or unspecified childhood emotional disorders)

84 儿童社会功能障碍(disorders of social functioning with onset specific to childhood and adolescence)

84.1 选择性缄默症(elective autism)

84.2 儿童反应性依恋障碍(reactive attachment disorder of childhood)

84.9 其他或待分类的儿童社会功能障碍(other or unspecified childhood disorders of social functioning)

85 抽动障碍(tic disorders)

85.1 短暂性抽动障碍(抽动症)(transient tic disorder)

85.2 慢性运动或发声抽动障碍(chronic motor or vocal tic disorder)

85.3 Tourette 综合征(发声与多种运动联合抽动障碍)(Tourette's syndrome)

85.9 其他或待分类的抽动障碍(other or unspecified tic disorders)

86 其他或待分类的童年和少年期的行为障碍(other behavioral and emotional disorders with onset usually occurring in childhood and adolescence)

86.1 非器质性遗尿症(non-organic enuresis)

86.2 非器质性遗粪症(non-organic encopresis)

86.3 婴幼儿和童年喂食障碍(feeding disorder of infancy and childhood)

86.4 婴幼儿和童年异食癖(pica of infancy and childhood)

86.5 刻板性运动障碍(stereotyped movement disorders)

86.6 口吃(stuttering)

89 其他或待分类的童年和少年期精神疾病(other or unspecified behavioral and emotional disorders with onset usually occurring in childhood)

9 其他精神疾病和心理卫生情况(other mental disorders and psychological health conditions)

90 待分类的精神病(unspecified psychotic disorder)

90.1 待分类的精神病性障碍(unspecified psychotic disorder)

90.2 待分类的非精神病性精神病(unspecified non-psychotic disorder)

92 其他心理卫生情况(other psychological health conditions)

92.1 无精神病(without psychotic disorder)

92.2 诈病(malingering)

92.3 自杀(suicide)

92.4 自伤(deliberate self-harm)

92.5 病理性激情(emotional outbursts)

92.6 病理性半醒状态(pathological semi-awakening state)

92.9 其他或待分类的心理卫生情况(other mental disorders and psychological health conditions, unspecified)

99 待分类的其他精神疾病(other mental disorders, unspecified)

（胡 建 夏 炎）

◆◆◆ 主要参考文献 ◆◆◆

1. 张亚林主编.精神病学.北京:人民教育出版社,2005

2. 江开达主编.精神病学.北京:人民卫生出版社,2005

3. 蔡焯基主编.精神病学.北京:北京大学医学出版社,2003

4. 中华医学会精神科分会主编.中国精神障碍分类与诊断标准.第三版.济南:山东科学技术出版社,2001

5. American Psychiatric Association. Diagnostic and statistical manual of mental disorders. 4th ed (DSM－Ⅳ). Washington DC：American Psychiatric Association，1994

6. WHO. The ICD－10 classification of mental and behavioral disorders：clinical descriptions and diagnostic guidelines. Geneva：WHO，1992

7. Gelder M，Gaith D，Mayou R. Oxford textbook of psychiatry，4th ed. London：Oxford University Press，2001

8. Gary Groth－Marnat. Handbook of psychological assessment，4th ed. Wiley：Wiley Press，2003

9. Howard H. Review of general psychiatry，5th ed. New Youk：McGraw－Hill Companies，2000

第四章 *Chapter 4*
病 因 学 *(etiology)*

　　尽管从远古时代人类对于精神疾病就有一定的认识,并随着现代医学的发展而不断深入,但对于精神疾病的发病原因至今仍所知不详。事实上,在现代医学崛起之前,精神疾病不论在国内还是国外,多以"中邪"或"着魔"来解释,或者以因果报应来解释。在大家所熟悉的《范进中举》中,作者就借邻居之口把范进的精神症状归结为"痰迷心窍"。在过去几十年的临床实践和研究发展中,人类对于精神疾病的认识有了很大的进步和提高,在各个方面对于精神疾病的发病原因都作了深入的研究,提出了许多假说。这些假说对于我们了解精神疾病、治疗精神疾病有很重要的指导作用。在此,本章将从生物、心理和社会等多个方面介绍精神疾病的病因学研究进展。需要指出的是,任何研究和对事物的认识都是与当前的科学技术紧密结合的。尽管现在对于精神疾病的病因并无一个统一的结论,相信随着科学技术的不断进步,人们对于精神疾病的认识会有一个崭新的飞跃。

第一节　概　　述

一、病因学的历史发展

　　病因是指引起疾病的原因及起因,能科学说明疾病的由来。人类从事精神活动的器官为大脑,凡是损害大脑的结构和功能或影响其正常发育的有害因素都有可能引起精神障碍。精神疾病的解释和归因不仅对于精神疾病的治疗有很重要的作用,对于整个精神医学的发展和整体人群的态度都起到决定性的作用。不同的历史时期,对于精神疾病有不同的认识。

　　在 19 世纪前,亚里士多德的观念统治了整个欧洲,他将精神疾病的病因分为 4 种:实质上的(material)、形式上的(formal)、有效的(efficient)和决定性的(final)。后来,Hobbes 和Bacon 对此作了进一步阐述,他们提出导致精神疾病的内部机制比外部机制更重要。随着神经科学和化学的发展,对于精神疾病的认识更多的是从器质性的因素来讨论。文艺复兴时期,Bayle(1799～1858)首先把慢性蛛网膜炎和谵妄症状联系起来,认为所有的精神疾病都是器质性的,并提出脑部的充血是精神疾病发病的最后通路。尽管现在看来将一个病理生理的状态认为是最终病因显得很可笑,但从历史发展来看,当时能把病理生理作为解剖和外在行为表现的中介是很了不起的。Morel(1809～1873)提出了"退化学说"(degeneration theory),该学说认为,精神疾病在外部环境的作用下产生于任何时刻,疾病会代代相传,并越来越严重,直到最后失去繁殖能力、种族消亡。后来,他认为当时的科技肤浅的从躯体和心理来讨论精神疾病是不恰当的,提出精神疾病的病因可以归为 3 个要素:易感因素(predisposition)、有效因素(efficient cause)和损伤或功能改变,即内部机制。他还将具体原因归为 6 类:遗传、中毒、特定神经症的转变、原发性、神经性及痴呆。到了 19 世纪下叶,随着科学技术的发展,内因越来越受到重视。Meynert(1833～1892)提出所有的心理过程都有其物质基础;大脑是先天的和获得性的反射组成的网络系统;协调及储存信息和连接皮质和皮质下的通路在精神活动中起到关键作用;大脑血流是大脑功能调节中的重要因子。Meynert被认为是提出现代神经科学观念的先驱者之一,他的理论影响了许多人,包括他的两个学生Freud 和 Wernick。后来,Wernick 发展了大脑和行为的病理生理模型,并首次提出了"神经心理"的概念,他的理论研究覆盖了大脑相关的所有疾病。

相比之下,外因似乎逐渐被忽视,但事实上它并没有就此消失,而是逐渐转化为其他的理论,如 Freud 创立的精神分析、生活事件的影响等。随着历史的发展,科学技术的进步以及世界观的改变,对于疾病会有不同的认识,不能说哪种理论更正确或者更可靠。因此,目前在所有的精神医学的教材上,在讨论病因时会把这些都包括在内。在具体分析病例时,应综合考虑各个因素。

二、发病机制

发病机制是指致病因素作用于个体,引起个体一系列生理和病理心理反应,最终表现为临床精神症状的过程。例如,精神分裂症的阳性症状被认为是中脑边缘系统多巴胺功能亢进所致,而阴性症状与额叶多巴胺功能不足有关。中枢神经递质功能异常可能只是发病机制的中间环节,导致中枢神经递质功能异常可能与遗传因素或其他致病因素有关。

三、病因分类

1. 根据对精神疾病病因研究角度分类

(1)生物学因素:遗传、生化、神经病理、神经发育、神经内分泌。

(2)心理学因素:心理发育、病前性格/人格。

(3)社会因素:生活事件、家庭因素。

2. 根据各因素在引起精神障碍中所起的作用分类

(1)素质因素、诱发因素及附加因素

1)素质因素(predisposing factors):决定疾病易感性的个体因素。通常形成于生命早期,是遗传、母体子宫内环境、围生期损伤及婴幼儿时期心理和社会因素共同作用的结果。素质因素又分为生理因素(例如身高、体重、自主神经系统反应性等)及心理因素(例如情绪稳定性、气质特征等)。

2)诱发因素(precipitating factors):紧接起病前作用于个体、促使疾病发生的事件,可以是躯体的,也可以是心理的或社会的。躯体因素有颅脑损伤、感染、化学药品作用或中毒等。心理因素有亲人亡故、婚恋挫折、学业及就业受挫等。社会因素有战争、宗教迷信及迁徙等。

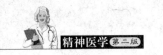

这几种因素可同时作用,也可由其中1项或2项起主要作用。

3) 附加因素(perpetuating factors):疾病发生之后附加于个体、使疾病加剧或使病程持续下去的事件。疾病本身产生的后果也可使病情加重,形成恶性循环。另外,社会因素对患者的附加影响往往较为突出,不可忽视。精神病患者常缺乏社会支持及关怀,或受到过度保护,均可使病程持续。

(2) 致病因素和条件因素:致病因素是指导致发病所必需的因素。例如,21-三体是先天愚型的致病因素。条件因素则是指为致病因素发挥作用提供必要条件的因素,其本身并无致病作用。例如,老龄并非致病因素,但为老年痴呆的发病提供了必要的条件。

(3) 生物因素、心理因素和社会因素:"生物-心理-社会"的医学模式已广泛被接受。精神疾病为这3种因素共同作用所致,反映了患者从3个不同层面接受各种有害因素。采用医学实验的方法以研究生物因素对疾病的影响,心理因素可通过心理学分析的方法,而社会因素依赖于客观的社会调查。

四、关于精神医学的研究

在科学的研究方法出现之前,精神医学的研究多是个体研究,靠医生的经验总结归纳,提出理论假设和学说猜想。现在,随着循证医学的普及,精神医学的研究越来越规范、科学,其研究结果也更可靠、更有意义。但是,由于精神疾病的特殊性,与其他临床医学的学科相比较,精神医学的研究有许多客观上的困难。例如,很多精神疾病的诊断没有实验室依据,主要靠精神科医生的精神检查和相关量表的评分,医生之间的差异、量表的选择对研究有着至关重要的影响;很多精神疾病的定义不统一,不同国家有不同的诊断标准,同一个疾病有不同的临床表现,导致研究时患者之间差异较大,各个研究之间的可比性较差;很多精神疾病自然病程较长,导致研究的周期较长,影响因素较多;社会上对精神病患者有歧视现象,患者及其家属不愿意就医或随访,导致研究难以进行或脱落率较高;另外,对于一些关于社会心理因素方面的理论,个体特异性太强,难于统一,很难设计出良好的大型研究。

鉴于以上原因,在评价或设计精神疾病的研究时,不论是关于病因研究还是其他方面,都应充分注意以下几点。

(1) 根据研究目的设计研究方案,是前瞻性研究还是回顾性研究,是描述性研究还是试验性研究,是双盲、单盲还是开放性的,不同的设计方案回答不同的问题。

(2) 样本量是否符合要求。

(3) 入组标准和排除标准是否明确,是否有国际公认的诊断标准,是否能代表需要研究的人群。

(4) 需要评估的内容是什么,这些内容是否能体现研究目的。

(5) 选择何种评价方式,评价标准是否明确,量表是否是国际常用的量表,量表的信度和效度如何,评估人员是否进行了一致性评估。

(6) 选择的统计方法是否合理。

(7) 分析时是否考虑了各种混杂因素。

在判断研究的可靠性时应充分考虑上述各项,但也不能因为某些社会心理因素方面的研究难以做到上述的各项标准而一概排除其在精神疾病发病中的作用,在分析具体病例时还应综合考虑各种混杂因素。

第二节　遗传因素

一、基本概念

遗传因素是精神障碍生物学病因研究最早开始涉及的,并且已有较肯定的证据表明,部分精神障碍(如精神分裂症)具有家族遗传危险性。所谓遗传是指遗传物质基础发生病理性改变,从而起到致病的作用,如染色体数目和结构异常、基因突变等。遗传学家认为任何精神障碍都是个体的遗传因素和环境因素共同作用的结果,但这两种因素在不同个体的精神障碍病因中的作用是不等同的。例如,染色体畸变和先天性代谢障碍所致的一类精神发育迟滞的病因中,遗传因素起了决定作用;创伤后应激障碍(PTSD)主要由社会环境的重大生活事件引起,因而环境因素起了决定作用。然而,并非所有经历同类事件的人均会发病,那些遗传素质为易感性的个体才会发病,而且其严重程度、持续时间及预后也因人而异。在不同的精神障碍病因中,遗传因素和环境因素各自所起的影响及其相互作用是遗传学的重要研究目标。

(一) 染色体畸变

染色体是遗传信息的载体。染色体数目和形态结构的改变常导致遗传信息的变化,在临床上表现为躯体和精神障碍,这类疾病称之为染色体病。

(1) 常染色体数目异常:比较明确的染色体病有 21-三体引起的先天愚型。

(2) 性染色体数目异常:较常见的有 XXY(Kline-Felter 综合征)、Turner 综合征、XXX 超雌综合征等。

(3) 染色体结构异常:脆性 X 染色体不仅可导致精神发育迟滞,而且与儿童学习困难、儿童行为障碍和儿童孤独症等有关。

(二) 单基因病

由于单个基因突变导致酶的质或量的改变引起的疾病为先天性代谢缺陷或遗传性代谢病。在已知的 200 多种酶缺陷病中,可引起精神发育障碍或行为异常者约 70 余种。大多数为常染色体隐性遗传。

(三) 多基因病

多数病因不明的精神疾病,例如精神分裂症、情感障碍、阿尔茨海默病等都属于这一类,常由于多个基因共同作用所致。可能由少部分主基因(寡基因模式)或由多个基因累积效应(多基因模式)所决定。为确定这些多基因病的遗传方式,遗传学家提出了不少假说,这些假说均包含易患-阈值结构,当易患性超过关键阈值的那部分个体才会发病。

二、主要研究证据

(一) 精神分裂症

精神分裂症是由遗传与环境共同作用的,对于这一点,基本已达共识。根据流行病学

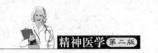
统计,精神分裂症的终身患病率约为1%,其亲属罹患精神分裂症或相关精神障碍的风险明显增加,风险的大小取决于他们共享基因的程度及共享环境的多少。表4-1显示精神分裂症亲属罹患该疾病的风险大小,表4-2及表4-3为有关双生子及寄养子等的研究结果,上述结果均证明遗传与环境因素在精神分裂症的病因中所起的作用同样重要。我国的调查也显示相似的结果(表4-4)。遗传因素及环境因素在精神分裂症病因通路中的作用见图4-1。

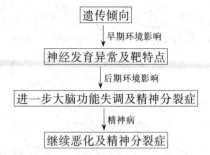

图4-1　精神分裂症病因通路示意图

表4-1　精神分裂症家属罹患疾病的风险大小

亲　属	共享基因(%)	风险率(%)
总人群	NA	1
配偶	NA	2
第三级亲属(表兄妹)	12.5	2
第二级亲属	25	
叔叔/阿姨		2
侄女/侄子		4
孙子/孙女		5
同父/母异母/父兄妹		6
第一级亲属	50	
父母		6
兄妹		9
子女		13
兄妹(父母中其一为精神分裂症)		17
双卵双生		17
单卵双生	100	48
子女(父母均为精神分裂症)	100	46

(摘自 Tsuang M,2000)

表4-2　双生子精神分裂症发病率(其中1人为精神分裂症,另1人的发病率)

研　究	单卵双生		双卵双生	
	对	发生率(%)	对	发生率(%)
芬兰(1963,1971)	17	35	20	13
挪威(1967)	55	45	90	15
丹麦(1973)	21	56	41	27
英国(1968,1987)	22	58	33	15
挪威(1991)	31	48	28	4
美国(1969,1983)	164	31	268	6

(摘自 Tsuang M,2000)

表 4－3　罹患精神分裂症风险率：家庭及寄养的研究

关　　系	人数	风险率(%)
家庭资料(familial data)		
单卵双生，1人患病	210	46
性别相同，双卵双生，1人患病	309	14
兄妹，1人患病	9 921	10
子女，父母中1人患病	1 577	13
子女，父母均患病	134	46
寄养资料(adoption data)		
寄养子女，亲生母亲患病	47	17
寄养子女，亲生母亲未患病	50	0
寄养子女亲生父母，寄养子患病	66	12
寄养子父母，寄养子患病	63	2
对照组寄养子的亲生父母	65	6
对照组寄养子的养父母	68	4

(摘自 Tsuang M, 2000)

表 4－4　我国精神分裂症和情感性障碍患者的亲属患病风险(%)

患者先证者的亲属	精神分裂症							情感性障碍		
	纪明 (1964)	邝培桂 (1981)	张玉河 (1985)	查富树 (1988)	钱得胜 (1989)	朱锡照 (1990)	赵贵芳 (1992)	张玉河 (1986)	孙延强 (1992)	钱得胜 (1993)
父母	3.32	5.8	6.6	6.78	4.25	5.36	3.45	6.8	8.6	5.37
子女	—	—	2.2～2.8	3.24	—	2.01	4.44	5.7	15.1	—
同胞	3.01	4.2	4.3～5.1	4.75	3.01	4.49	4.98	5.7	8.8	2.8
堂(表)兄弟姐妹	0.62	1.0	—	—	—	—	—	—	3.7	
侄子(女)外甥(女)	—	—	0.6	0.16	0.39	1.03	—	1.2	5.5	0.17
叔伯姑舅姨	1.35	0.7	1.2～2.4	1.08	1.33	2.05	—	1.4	5.1	0.56
(外)祖父母	1.27	2.0～4.0	1.1～1.8	0.43	0.13	1.17	—	1.3	—	0.066
一般群体	—	0.21	0.238	—	0.42	0.255	—	—	—	0.066

(摘自《精神医学进修讲座》，第三版，1999)

采用 DNA 片段长度多态性分析(RFLP)方法进行连锁分析，结果提示 5 号染色体的 5q11.2－13.1 区域可能有精神分裂症的易患主基因。

（二）情感障碍

大量遗传学研究已证实遗传因素在情感障碍的病因中起相当重要的作用，最强有力的证据来自双相情感障碍的研究。方法包括行为遗传学(双生子、家系、寄养子和半同胞对研究)及重组 DNA 技术等。

早期关于遗传因素对情感障碍作用的研究来源于家系研究。疾病发病风险取决于与正常人群不同级别亲属的患病率。综合多项研究结果，提示：①抑郁症发病年龄早，并伴有焦虑或继发酒精中毒的重性抑郁症患者的亲属中发生重性抑郁症的风险增加；②单相情感障碍且 40 岁以下发病者的家系中发病风险更高；③双相情感障碍先证者亲属的患病风险较

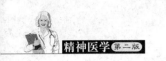

高；④分裂情感障碍的遗传负荷最大。我国的有关调查也显示类似的结果。寄养子研究能区分生物因素和环境因素。大多数有关情感障碍的寄养子研究显示该病的遗传倾向，几乎没有发现与环境因素有关的家庭因素的影响，也提示双相情感障碍的遗传因素的证据最强。与寄养家庭的父母相比，患病寄养子亲生父母谱系情感障碍的患病率显著增高。McGuffin等总结数项研究后认为，双相情感障碍主要由遗传决定，单相情感障碍处于中间位置，神经症性抑郁的家族聚集性主要源于环境和非遗传因素。

用基因连锁分析方法研究情感障碍家系，结果提示该疾病为 11 号染色体相关的细胞遗传异常，但这些异常是否与家系有关尚无定论。曾有人发现双相情感障碍与 11 号染色体顶端的两个标记存在连锁。但是，也有家系研究未发现相似连锁，这也提示了双相情感障碍存在遗传异质性。双相情感障碍与 X 染色体连锁研究的结果也证明了上述观点。目前的证据表明约 1/3 双相情感障碍、少数单相情感障碍为 X 连锁，双相情感障碍、单相情感障碍及其亚型都有遗传异质性。遗传/环境作用的多因素模型可更好地解释遗传与环境间的相互影响，即使具有明显的遗传因素作用，但环境对于是否（何时）发病，以及疾病的形式也具有重要影响。

（三）阿尔茨海默病

阿尔茨海默病（AD）为一种与遗传关系比较密切的疾病。应用新的分子生物学技术，例如，微小卫星 DNA 技术，发现 AD 基因位于 21 号、19 号、14 号及 1 号染色体，相应的基因为 β 淀粉样蛋白前体蛋白（APP）、载脂蛋白 E（ApoE）、早老素 1（PS1）和早老素 2（PS2）基因。APP 基因位于人类 21 号染色体 21q11.2－21q22 区域，APP 基因突变最早在显性常染色体遗传 AD 家系中发现。ApoE 基因有 3 个等位基因：ε2、ε3 及 ε4，定位于 19 号染色体的 19q13.2 区域。AD 与 ApoE 基因的关系，最初在迟发性 AD 家族中发现，AD 患者 ε4 基因频率与正常对照相比显著升高，因此，认为 ApoEε4 是 AD 发生的一种危险因子。PS1 基因的 1/1 基因型被认为是另一危险因子。对 PS2 基因的研究发现，AD 患者中 PS2 基因的 141 号密码子有突变，而正常对照和迟发性 AD 患者未发现有同样的突变。

第三节　神经递质学说

神经系统通过化学物质作为媒介进行信息传递，化学传递物质为神经递质，主要在神经元中合成，而后储存于突触前囊泡内，在信息传递过程中由突触前膜释放至突触间隙，作用于下一级神经元的突触后膜，从而产生生理效应。中枢神经递质主要有 5 类：①胆碱类，如乙酰胆碱；②单胺类，如儿茶酚胺（去甲肾上腺素、多巴胺、肾上腺素）、吲哚类（5－羟色胺）；③氨基酸类，如 γ－氨基丁酸、甘氨酸、谷氨酸、天冬氨酸等；④多肽类，如脑啡肽等。⑤其他，如前列腺素、组胺等。

一、乙酰胆碱

乙酰胆碱（ACh）与学习和记忆有关。较多研究显示 ACh 功能低下导致记忆障碍。中枢神经系统（CNS）胆碱能功能下降引起 AD 患者痴呆及认知障碍的假说已被广泛接受。CNS通过胆碱乙酰化酶和胆碱的再摄取之间动态平衡，达到调节体内乙酰胆碱水平的目的。患

AD 时,这种动态平衡发生变化。AD 另一病理特点是大脑皮质较早发生胆碱能神经元变性及 Meynert 基底核胆碱能神经元缺失。动物研究发现,当 CNS 胆碱能功能下降时,动物表现出记忆及学习障碍。AD 病人额叶及顶叶皮质胆碱水平下降 40%~50%。

AD 胆碱能功能下降假说的证据还来源于药理学方面的资料。目前用于治疗 AD 的药物主要作用机制是增强 CNS 胆碱能功能。目前用于治疗 AD 的药物多为胆碱酯酶抑制剂(ChEI),例如多奈哌齐和石杉碱甲等。该类药物通过减少 CNS 神经末梢 Ach 水解,提高 CNS 细胞外 Ach 浓度,恢复胆碱能功能,达到改善记忆和认知功能的目的。

除了与学习及记忆有关外,Ach 与镇痛、觉醒和睡眠、摄食和饮水、感觉和运动功能等都有关。

二、去甲肾上腺素

去甲肾上腺素(NE)受体主要有突触前 α2 自身受体,突触后 α1、2 受体,β1 受体。突触前 α2 自身受体是非常重要的受体,当突触间隙中 NE 达一定量时,NE 神经就停止释放 NE,起到了制动作用,即发挥负反馈调节作用。拮抗该受体可增加 NE 的释放。蓝斑是 NE 神经元集中的部位。

现发现 NE 与镇痛、情感障碍、摄食、觉醒等有关。所有影响 NE 合成、消除、受体作用的药物均会影响 NE 的功能。抑郁症患者脑脊液(CSF)中 NE 含量及尿液中 3 -甲基- 4 羟基-苯基乙二醇(MHPG)含量降低,而增加 NE 功能的药物(例如 NE 再摄取抑制剂、单胺氧化酶抑制剂)等能治疗抑郁症。在此基础上,提出了"NE 假说"。情感性精神病与 NE 功能有关的假说是从利血平得到启发的,50 年代人们发现服用利血平后,因耗竭突触间隙单胺类递质,引起抑郁症状。而后,应用单胺氧化酶抑制剂(如苯乙肼),通过抑制单胺氧化酶活性,减慢单胺类递质分解而呈现抗抑制作用。人们推测 NE 功能异常可能与抑郁症的某些症状,如食欲下降、性欲减退、认知障碍、睡眠障碍等有关。NE 假说的证据还来源于药理学方面的资料。抗抑郁药瑞波西汀及麦普替林的主要作用是抑制突触前膜对 NE 的再摄取。已有较多的临床资料验证,瑞波西汀及麦普替林均具有良好的抗抑郁作用。新抗抑郁药,如 5 - HT、NE 再摄取抑制剂及特异性 5 - HT 能抗抑郁剂(NaSSA)的作用机制之一就是增强 NE 功能而发挥抗抑郁作用。

三、多巴胺

多巴胺(DA)与 NE 同属儿茶酚胺,两者在体内活动过程中有许多共性。DA 能神经元可摄取血液中的酪氨酸,后者在胞质内被酪氨酸羟化酶催化成多巴,再经多巴脱羧酶作用而生成 DA。DA 的失活途径包括:①1/3 被突触前膜再摄取;②被突触后膜摄取;③在突触间隙内被破坏;④逸漏入血液。

精神分裂症与 DA 功能系统关系密切,早在 20 世纪 60 年代就提出了"多巴胺亢进假说",即认为精神分裂症系多巴胺活动过度所致。该假说建立在下列现象的基础上:①药物潜在的神经松弛效应与其抗精神病作用明显相关,具有多巴胺拮抗作用的异构体才有抗精神病效应;②促进多巴胺释放的药物(如苯丙胺)、多巴胺激动剂(如溴隐停)、多巴胺前体(如左旋多巴)等可致精神病性症状或使精神分裂症症状恶化;③经典抗精神病药的临床疗效与拮抗 D_2 受体的效价成正比。采用正电子发射断层扫描(PET)的方法研究 DA 受体,发现未经抗精神病药治疗

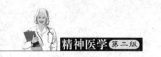

的精神分裂症患者大脑纹状体 D_2 受体密度增加。有趣的是,有研究发现急性发病的精神分裂症患者,其大脑纹状体 D_2 受体密度显著高于慢性起病的患者及对照组,提示 D_2 受体密度可能是一种状态标志。对精神分裂症尸脑的研究结果并不一致。多数研究发现,精神分裂症尸脑中 DA 或高香草酸(HVA)浓度高于对照组,生前经抗精神病药治疗的尸脑中 DA 或 HVA 浓度高于未经治疗者。在大脑的不同部位,DA 及 HVA 的变化情况亦不同。DA 不同受体亚型在大脑中的分布不同,对精神分裂症的病因及治疗具有重要意义。

尽管有许多研究资料的结果支持精神分裂症患者 DA 亢进假说,但也有不少研究结果并不一致。在以阴性症状及认知损害为主的精神分裂症病人中,发现中脑皮质 DA 功能低下。有一项研究,采用 DA 再摄取抑制剂马吲哚(mazindole,2 mg/d)治疗精神分裂症患者,且与安慰剂比较,结果发现该药可改变阴性症状。推测提高 D_1、D_4 受体功能有利于改善阴性症状及认知损害。然而,增加 D_2 受体功能则可恶化阳性症状。理论上,最理想的治疗方法可能是分别增加和降低大脑不同 DA 受体亚型的功能。

由于 DA 假说不能解释全部精神分裂症的发病机制,故又提出了精神分裂症 DA 修正学说。即:①精神分裂症的早期(急性期)主要是 DA 功能亢进;②以阴性缺损症状为主的精神分裂症,很可能是 DA 功能减退;③具有精神分裂症基因型的患者,其精神病理现象的产生与 DA 功能无密切关系;④病毒感染、自体免疫功能障碍、细胞中毒、神经细胞生长发展障碍、中枢神经调节功能障碍均能导致继发性 DA 功能改变,引起精神分裂症样症状。

非经典抗精神病药(氯氮平、利培酮、奥氮平、喹硫平等)的研制及广泛应用于临床,是对 DA 假说的又一次挑战。Farde 等用 PET 方法测定 DA 受体时发现,用经典抗精神病药治疗精神分裂症患者后,D_2 受体的结合率为 $70\% \sim 89\%$;而用氯氮平者,D_2 受体结合率为 $20\% \sim 67\%$。两者相比有显著性差异。这说明氯氮平和 D_2 受体的亲和力较弱,而与 D_4 受体亲和力较强,推测 D_4 受体可能是氯氮平发挥抗精神病作用的主要部位之一。氯氮平对精神分裂症阴性症状亦有较好的作用,这是与氯氮平阻滞 $5-HT_{2A}$ 受体是密切相关的。利培酮是一种 $5-HT_{2A}$ 和 D_2 受体平衡拮抗剂,临床研究显示,利培酮对精神分裂症的阳性及阴性症状均有较好的疗效,推测这是由于利培酮能同时拮抗 $5-HT_{2A}$ 及 D_2 受体,且比例均衡。由此可见,精神分裂症的发病机制可能是:CNS 不同部位 DA 受体与 $5-HT$ 受体之间的一种失平衡。

DA 功能系统除了与精神分裂症有关外,与情感障碍也有一定的关系。有研究显示抑郁症患者 DA 代谢产物高香草酸(HVA)异常。抗抑郁药安非他酮为 NE 及 DA 再摄取抑制剂,临床研究表明该药具有明确的抗抑郁作用。由此可见,抑郁症患者可能同时存在 DA 功能异常,但尚需进一步研究以明确 DA 功能系统中哪些环节失调。

四、5-羟色胺

5-羟色胺(5-HT)是近 20 年研究最为广泛和深入的神经递质,它的受体有多种亚型,分为突触前受体($5-HT_{1A}$ 及 $5-HT_{1D}$)及突触后受体($5-HT_{2A}$,$5-HT_{2C}$,$5-HT_3$,$5-HT_4$,$5-HT_5$,$5-HT_6$,$5-HT_7$ 等)。突触前受体为自身受体,发挥负反馈作用。$5-HT_{1A}$ 位于神经元的树突及细胞体,故也称为树突体自身受体。$5-HT_{1D}$ 位于轴突终端,故称为终末自身受体。5-HT 神经元不但有 5-HT 能自身受体,还存在调节 5-HT 释放的 NE 能自身受体 α2 异质受体。邻近 NE 能神经元释放的 NE 作用于 5-HT 能神经元上的 α2 异质受体,可抑制 5-HT 的释放。在 5-HT 能神经元上还存在 NE 能突触前受体 α1 受体,位于

5-HT 神经元的细胞体上,NE 作用于该受体时,可加强 5-HT 的释放。突触后受体调节 5-HT 的传递。基底节的 5-HT$_{2A}$ 受体可能有助于控制运动及强迫症状,从中缝背核投射至边缘系统区域的 5-HT$_{2A}$ 及 5-HT$_{2C}$ 受体,可能与焦虑及惊恐有关。投射至下丘脑 5-HT 能神经元上的 5-HT$_3$ 受体可能调节食欲及进食行为。脑干部位的 5-HT$_{2A}$ 可能与调节睡眠有关,5-HT$_3$ 受体可调节呕吐。外周 5-HT$_3$ 及 5-HT$_4$ 可调节食欲及胃肠道功能。

5-HT 生理功能复杂,与镇痛、焦虑、睡眠、性活动、内分泌功能、感知觉、情感等有关。多种精神障碍存在 5-HT 功能异常,例如精神分裂症、情感障碍、焦虑症、强迫症等。

(一)精神分裂症

5-HT 在精神分裂症的病因及治疗中的作用越来越被重视。Widey 和 Shaw 首次提出精神分裂症可能与 CNS 的 5-HT 功能异常有关。较早的研究发现,精神分裂症患者 CSF 中 5-羟吲哚乙酸(5-HIAA)减少,血浆中色氨酸减少。5-HT 假说早在 20 世纪 50 年代就被提出,因那时经典抗精神病药占主导地位,故未被引起足够的重视。非典型抗精神病药氯氮平具有拮抗 5-HT$_{2A}$ 受体的作用,由此该假说又引起人们的关注。致幻剂麦角酰二乙胺(LSD)等是 5-HT$_2$ 受体激动剂,能诱发精神病性症状(主要为幻觉)支持该假说。后又对该假说作了修正,提出 5-HT 功能亢进与精神分裂症阴性症状有关。有关的实验室检查结果并未一致,例如多数研究报告未发现精神分裂症患者脑脊液中 5-HT 代谢产物 5-HIAA 与正常对照间存在差异;应用血小板进行研究时,同样未发现血小板 5-HT 浓度或摄取 5-HT 的能力与正常对照间存在差异。尽管有些研究提示慢性精神分裂症患者血小板 5-HT 浓度下降,但其原因及意义尚不清楚。

5-HT 系统中 5-HT$_{2A}$ 受体的作用明显,该受体是非典型抗精神病药的作用位点,具有以下作用:5-HT$_{2A}$ 功能亢进可能与精神分裂症阴性症状有关;阻滞 5-HT$_{2A}$ 可以增高 5-HT$_{1A}$ 兴奋性,可改善抑郁及焦虑;5-HT$_{2A}$ 拮抗剂能使 DA 神经元的电紧张兴奋性恢复,从而改善阴性症状;5-HT$_{2A}$ 拮抗剂能使苯环己哌啶(PCP)诱发的 DA 功能紊乱恢复;5-HT$_{2A}$ 拮抗剂能使 DA 释放轻度增加;阻断纹状体 5-HT$_{2A}$ 可减少椎体外系反应(EPS)。

(二)情感障碍

情感障碍的"5-HT 假说"被广泛接受,该假说认为情感障碍的发生与 5-HT 在重要脑区的绝对或相对缺乏有关。研究发现情感性精神病病人的脑脊液中 5-HT 代谢产物 5-HIAA 浓度较低,且 5-HIAA 浓度的减少与临床疗效有关。通过对双相情感障碍病人尸脑的研究,发现大脑皮质 5-HIAA 浓度减少。另有研究发现在未曾治疗过患者的尸脑中 5-HT$_2$ 受体结合力增加,而经过治疗患者的尸脑中 5-HT$_2$ 受体结合力正常。双相情感性精神病患者血小板 5-HT$_2$ 结合增加,如治疗有效,可恢复至正常。上述研究结果均支持情感性精神病 5-HT 功能低下的假说。其中很重要的依据来源于药理学资料。当给单相抑郁症病人投予色氨酸和 5-羟色氨酸等 5-HT 前体物质时,可改善抑郁症状。选择性 5-羟色胺再摄取抑制剂(SSRIs),如氟西汀、帕罗西汀、西酞普兰、舍曲林和氟伏沙明等(是重要的新型抗抑郁剂),它们主要通过选择性抑制 5-HT 再摄取,使神经元突触间隙 5-HT 浓度增高,从而增强 5-HT 能功能,发挥抗抑郁作用。其他抗抑郁药例如三环类抗抑郁药(TCAs)、单胺氧化酶抑制剂(MAOIs)、5-羟色胺-去甲肾上腺素再摄取抑制剂(SNRIs)、NaSSA 等的抗抑郁作用被认为与其增强大脑中 5-HT 浓度有关。而后,有人认为该学说只是简单地对情

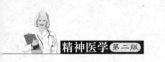
感障碍的发生机制作了概括。因此又对该假说作了补充，即认为 5-HT 系统功能的低下为 NE 功能改变所致的情感障碍提供了基础。研究发现抑郁症患者的血浆色氨酸（5-HT 的前体）水平低下，而且 5-HT 的代谢产物 5-羟吲哚乙酸（5-HIAA）的水平也低下。血小板通常作为研究神经元 5-HT 摄取和神经递质受体活动的模型。在抑郁症患者中可发现血小板 5-HT 机制异常，例如 5-HT 摄取位点减少、5-HT$_2$ 受体增加和 5-HT 摄取减少等。神经内分泌研究提示，抑郁症患者催乳素对酚氟拉明的反应迟钝，说明突触前 5-HT 功能异常是抑郁症特征性现象。在 5-HT 功能低下的基础上，如果同时有 NE 功能低下则出现抑郁，如果伴 NE 功能亢进则表现为躁狂。早期的一些研究发现，抑郁症患者尿中 NA 代谢产物 3-甲基-4 羟基-苯基乙二醇（MHPG）的量减少。有人认为 NE 缺乏时可表现为注意缺损，难以集中精力，工作记忆缺损，信息处理减慢，情绪抑郁，精神运动性迟滞，疲劳。5-HT 缺乏的症状可出现抑郁情绪、焦虑、惊恐、恐惧、强迫、厌食、贪食等。

在情感障碍"单胺假说"（NE、5-HT 假说）的基础上发展了"神经递质受体假说"（neurotransmitter receptor hypothesis），认为单胺受体的异常导致了抑郁症，这种异常可能是由神经递质的过度消耗引起突触后代偿性神经递质受体的上调。目前尚缺乏直接的依据来证明，但脑尸解的研究结果显示自杀患者额叶皮质 5-HT$_2$ 受体数量增加；还有来自外周组织及神经内分泌探针的间接证据也支持该假说；用分子生物学技术分析时也发现抑郁症家庭中神经递质受体及酶的基因表达异常。该假说能解释抗抑郁药临床作用的延迟反应。抗抑郁药不管最初是作用于受体还是酶，最终均会引起神经递质受体的失敏或下调，此受体变化与抗抑郁药起效时间是一致的。抑郁发作时，突触间隙神经递质下降或耗竭引起突触前、后膜神经递质受体的上调，抗抑郁药通过抑制单胺氧化酶或抑制再摄取泵增加神经递质，神经递质的增加最终导致神经递质受体的下调，使受体恢复正常，该时间过程与临床起效时间一致。

另有研究者提出了更新的假说，即抗抑郁药作用于基因表达的单胺假说（monoamine hypothesis of antidepressant action on gene expression）。迄今为止，尚缺乏令人信服的证据说明抑郁症是由单胺缺乏所致。同样地，没有明确证据表明单胺受体上调或下调是引起抑郁症的直接原因。相反，越来越多研究显示尽管单胺浓度及受体数量正常，但这些系统的反应不正常。由此，提出抑郁症患者体内可能是伪单胺缺乏。伪单胺缺乏是因单胺神经递质传递至突触后神经元信号的缺乏所致，而其神经递质及其受体水平是正常的，这些信号通过第二信使传导，形成细胞内控制基因调节的因子，这可能就是导致单胺系统功能缺陷的部位。在正常状态下，脑神经营养因子（brain-derived neurotrophic factor，BDNF）维持大脑神经元的生存，但在长期应激状态下，BDNF 受到抑制，导致海马部位易感神经元的萎缩和凋亡，继而引起抑郁及反复抑郁发作，导致治疗疗效越来越差。脑影像学研究显示抑郁症患者海马及相关部分的体积缩小，支持海马神经元减少、体积减小及受损的假设。在此基础上，推测抗抑郁药可能通过激活 BDNF 而发挥临床作用。

（三）神经症

越来越多的资料表明 5-HT 与焦虑症有关。减弱 CNS 中 5-HT 能系统的功能能缓解焦虑症；反之，若提高 CNS 中 5-HT 能系统的功能可导致焦虑。5-HT$_{1A}$ 激动剂具有缓解焦虑症的作用，当 5-HT$_{1A}$ 激动时，CNS 中 5-HT 功能往往减弱。5-HT 与强迫症关系密切，测定脑脊液中 5-HT 代谢产物 5-HIAA 浓度，有的研究发现强迫症患者的浓度是降低的,血中 5-HT 前体物质色氨酸减低,使用 5-HT 合成的前体物质能改善强迫症状。目前尚不能用 5-HT 功能障碍完全解释强迫症发病的生化机制,强迫症也可能存在其他神经递质系统功能的改变,例如 NE 及 DA 递质系统功能。目前用于治疗强迫症的药物(例如氯丙米嗪)与 CNS 的 5-HT 功能系统有关。

五、氨基酸类神经递质

氨基酸类神经递质分为兴奋性和抑制性氨基酸递质。这类递质的作用日益被人们关注。现认为兴奋性氨基酸与精神分裂症及老年性痴呆有关。已有多项研究报道,非竞争性 N-甲基-D-门冬氨酸(NMDA)受体拮抗剂 PCP 会导致精神分裂症样症状;精神分裂症患者大脑中谷氨酸释放减少,脑脊液中浓度亦下降。从上述资料来看,CNS 谷氨酸功能不足可能是精神分裂症病因之一。抗精神病作用机制之一即增加 CNS 谷氨酸功能。给动物投予谷氨酸受体拮抗剂 MK-801 后,可产生运动增加,投予氯氮平或氟哌啶醇,或 D_2 受体拮抗剂均可减少 MK-801 引起的运动增加。对精神分裂症患者尸脑的研究发现,大脑额叶皮质 $[^3H]$MK-801 结合增加,提示了额叶皮质突触后结合增加可能是由于谷氨酸缺乏引起受体超敏所致。另有研究提示,当大脑纹状体皮质谷氨酸能神经元传入功能减退,且同时伴有中脑纹状体 DA 功能增加时,可能改变丘脑与皮质之间的信息传递过程,继而导致精神分裂症症状。因为正常的丘脑信息滤过作用(thalamic filterprocess)依赖于两条平行的通路(即兴奋性谷氨酸神经元的传入及纹状体 DA 抑制性作用)之间的平衡。当兴奋性谷氨酸传入缺乏或抑制性 DA 功能增加,使纹状体与丘脑间抑制通路的调节功能下降,丘脑信息滤过作用减少,可能表现为精神分裂症的阳性症状。相反地,当兴奋性谷氨酸作用减少,伴纹状体 DA 功能增加时,激活纹状体与丘脑兴奋性通路,继而增强丘脑到皮质的信息滤过作用,这种皮质的感觉传入缺乏就会导致精神分裂症的阴性症状。

在急性 CNS 损害综合征,例脑卒中、脑外伤中 NMDA 受体被内源性谷氨酸过度激活可导致兴奋性神经元中毒性变性,有人就提出 NMDA 受体的过度激活在 AD 的发病机制中可能发挥一定的作用。过度激活 NMDA 受体会损害 NMDA 受体,使 NMDA 受体系统功能低下,达一定程度时,可启动一种复杂的中毒过程(乙酰胆碱和谷氨酸可促发),这可能是引起 AD 神经元广泛变性的一个重要原因。

抑制性神经递质被认为与抗焦虑作用及情绪稳定作用有关。γ-氨基丁酸(GABA)具有抗焦虑作用,该种作用与苯二氮䓬类受体有关,GABA 受体-氯离子-苯二氮䓬受体组成一复合体。GABA 受体激动剂激活 GABA 受体,打开氯离子通道,又迅速回复至关闭状态,产生抗焦虑作用。

GABA 在双相情感障碍中的作用日渐被重视。抗癫痫药如卡马西平、丙戊酸钠等可作为心境稳定剂而用于治疗双相情感障碍,由此推测双相情感障碍与 GABA 有关。

第四节 其他生物学因素

一、神经内分泌

与精神障碍有关的神经内分泌激素中的大部分与下丘脑-垂体-终末器官轴有关。目前

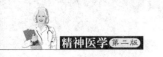

围绕神经内分泌方面的研究主要有以下 4 个方面：①外周、靶器官激素分泌、垂体释放激素分泌及下丘脑-调节垂体功能激素的神经调节。②神经递质系统在上述激素中的作用。③每一内分泌轴对 CNS 的激素作用,在精神障碍中,各内分泌轴的变化及其对行为的影响。④靶腺激素对 CNS 的作用,例如糖皮质激素对记忆过程的作用。

（一）下丘脑-垂体-甲状腺素轴（HPT）

一直以来,人们认为中枢神经系统疾病,例如认知障碍及抑郁与甲状腺功能低下有一定的关系。近 10 年来,更注重 HPT 轴中一些微小的变化。现认为甲状腺功能低下分为以下 4 级。

第 1 级:原发的甲状腺功能低下,包括 TSH 升高、外周甲状腺素浓度升高、TSH 对 TRH 的反应增加。

第 2 级:甲状腺素水平正常,但 TSH 浓度升高、TSH 对 TRH 的反应增加。

第 3 级:只有通过 TRH 刺激实验可检测到,表现为基础甲状腺素及 TSH 水平正常,但 TSH 对 TRH 的反应增加。

第 4 级:甲状腺素及 TSH 水平正常,TSH 对 TRH 的反应亦正常,但患者体内有抗甲状腺素抗体。

已有数项研究显示患有抑郁及焦虑的患者中,甲状腺功能异常者比例不低,以第 4 级甲状腺功能低下为多。对那些因甲状腺切除而需要甲状腺替代治疗的患者来说,同时用 T3 和 T4 的患者其疗效优于单用 T4 者。约有 25% 的重性抑郁患者其 TSH 对 TRH 的反应迟钝。这可能与慢性 TRH 分泌增加及垂体相应 TRH 受体下调有关。有研究提示,未服用药物的抑郁症患者 CSF 中 TRH 水平升高。对于第 2~4 级甲状腺功能低下的患者加用外源性甲状腺素治疗,可使疗效增加。故在临床上,将甲状腺素称之为抗抑郁药的增效剂。

（二）下丘脑-垂体-肾上腺轴（HPA）

多数研究者认为 HPA 轴功能亢进与重性抑郁及应激有关。主要通过测定尿液中游离皮质醇、脑脊液中皮质醇水平及地塞米松抑制试验等反应 HPA 轴的功能状态。采用 CT 及 MRI 技术发现抑郁症患者肾上腺腺皮质部分及垂体腺体增大。皮质醇的过度分泌与 ACTH 有关。直接证据（例如脑脊液中 CRF 水平）及间接证据（例如尸脑中 CRF 基因表达 CRF mRNA）都支持抑郁症 CRF 高分泌的假说。现有的临床研究显示,抗抑郁药选择性 5 - HT 再摄取抑制剂帕罗西汀及氟西汀等,NA 再摄取抑制剂瑞波西汀。SNRI 文拉法辛及电休克治疗等均能缓解 CRF 神经元功能亢进。与正常人比较,抑郁症患者 ACTH 反应迟钝,这被认为继发于 CRF 受体下调或对垂体前角皮质醇高分泌完整的负反馈作用。那些地塞米松抑制试验阳性或 CRF 高分泌是抑郁症治疗疗效差的预兆之一。另外,药理学研究显示新型抗抑郁药 CRF 受体拮抗剂可能是非常有潜力的治疗抑郁症的药物。

（三）下丘脑-垂体-生长激素轴（HPGH）

近来研究发现,抑郁症患者的生长激素（GH）系统对可乐定刺激反应异常,通过测定突触后 α 受体敏感性发现,抑郁症患者的 GH 反应低于正常对照组,这种异常在治疗后仍持续存在,认为这是抑郁症的特征性标志。还有学者发现,抑郁症患者对去甲丙咪嗪的反应降低,有些抑郁症患者 GH 对胰岛素的反应降低,在双相抑郁和精神病性抑郁的患者中更为明显。尽管有证据显示抑郁症患者的 GH 异常,但其具体机制尚不明确。

（四）褪黑激素

褪黑激素（melatonin）是由松果体分泌的，其合成及分泌呈周期性变化，白天受到抑制，黑夜时大量合成并分泌。褪黑激素与镇静、催眠、镇痛、抗惊厥及抗抑郁等作用有关。许多研究结果提示褪黑激素对动物和人均有催眠作用，是一种生理性睡眠诱导剂。另外，有研究发现疼痛与褪黑激素有关，慢性疼痛者褪黑激素水平明显降低。

对褪黑激素与抑郁及焦虑关系的研究相对较多，有报道提示抑郁及焦虑患者外周血褪黑激素水平降低，给予褪黑激素时可缓解症状。季节性情感性抑郁症（冬季抑郁症）是一类较特殊的情感障碍，主要特征为周期性冬秋季抑郁和春季躁狂或情绪欣快。这一组有时相变化的疾病与褪黑激素分泌的生物节律有关。季节变化时，光照强度及时间亦发生变化，使夜间褪黑激素的分泌随之改变。光照能改善冬季抑郁症，但光线必须通过眼睛。当给用光疗治疗有效的患者服用褪黑激素可逆转光疗的作用。服用 β-肾上腺素受体拮抗剂，可抑制夜间褪黑激素的分泌，从而改善冬季抑郁症症状。有证据表明光疗的抗抑郁作用与投予的光量有关，因为光线刺激的大小会改变褪黑激素 24 h 节律变化。

二、精神神经免疫学

精神神经免疫学（psychoneuroimmunology）是由 Robert 在 20 世纪 70 年代提出的，是一门跨学科的医学分支，主要研究大脑（思维/行为）与免疫系统之间的相互关系及其临床表现，涉及精神医学、心理学、神经病学、内分泌学、免疫学、神经科学、内科学等学科。曾也应用"神经免疫调节"、"神经内分泌免疫"及"行为免疫"等术语描述。在临床方面表现为心理社会因素对免疫系统产生免疫抵抗的启动及过程的影响，以了解因免疫而引起的精神症状，涉及神经内分泌及免疫网络的相互作用。中枢神经系统与免疫系统之间具有相互作用的依据有：①中枢存在控制免疫及免疫器官的神经分布；②心理因素在免疫抵抗及调节疾病的启动及过程的作用；③应激反应对免疫系统的作用；④神经递质及神经肽对免疫系统的作用；⑤在动物实验中实验性应激对免疫系统的作用；⑥在人类，实验性及生活应激对免疫系统的作用；⑦在动物及人类，应激行为对免疫系统的作用；⑧精神活性物质对免疫系统的作用；⑨动物及人类的个体心理差异与免疫有关；⑩免疫异常与精神疾病（如精神分裂症及抑郁症）有关；⑪免疫系统产物可对中枢神经系统产生影响。

三、其他

其他生物学因素包括感染及化学物质等。感染包括全身感染、中枢神经系统感染和其他系统感染均可引起精神障碍。最常引起精神障碍的感染有败血症、伤寒、肺炎、脑膜炎、神经梅毒以及获得性免疫缺陷病等。引起精神障碍常见的化学物质包括成瘾性物质（海洛因、吗啡、苯丙胺、大麻等）、乙醇、医用药物、工业毒物、农药、食物及一氧化碳等。

病毒感染可能和精神分裂症有关，有文献提及精神分裂症患者冬季或早春出生者多见。有解释认为这种冬季出生效应可能是由于一些季节性环境因子作用于发育中的胎儿所致，这可能是部分个体起病的关键因素。这种环境因子主要集中在病毒感染。在芬兰，Mednick 等（1988）发现 1957 年流感大流行期间处于妊娠中期的胎儿成年时精神分裂症的患病率较高。Barr 等（1990）在丹麦、Sham 等（1992）在英国分别对流感及精神分裂症之间的关系进行了研究。两宗研究均发现，母亲处于妊娠中期的流感患病率与出生胎儿成年后精神分裂症

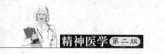

发病率之间存在相关关系。尽管这些结论得到有力支持,但只适用于一小部分患者,而且多数妊娠期间感染病毒的母亲所生子女并未患精神分裂症。

第五节 发育因素

一、神经发育

在过去的 20 余年中,有关大脑神经发育与精神疾病的研究受人关注。在以前,科学家们认为一些精神疾病(例如精神分裂症)的病理改变是在成年前不久出现的,而现在则认为精神疾病的病理改变可能在神经发育过程中就开始形成。"神经发育假说"即认为:遗传的或非遗传的异常导致大脑早期发育的中断或破坏。这些神经病理与以后大脑发育病理过程相互作用,引起各种精神症状。

有关精神分裂症神经发育的研究较多。精神分裂症患者与健康人相比,在胎儿期营养不良、早产、围生期缺氧的比例增加。胎儿营养不良会导致氧气、碘、葡萄糖、铁等的缺乏,这些成分的下降可能会引起 CNS 神经发育中断或破坏。孕妇躯体状况例如糖尿病、慢性肺部疾病、贫血等均会引起胎儿营养不良。早产儿易出现颅内出血、感染、呼吸窘迫综合征等,这些因素可能会引起神经发育的中断或破坏。如在胎儿分娩时出现缺氧或缺血,会损伤海马及大脑皮质,这些因素均会增加罹患精神分裂症的危险。

一般来说,精神分裂症的典型症状出现在成年早期,而在这之前并非无任何疾病迹象,可以观察到因大脑神经发育异常而出现的一些结果。对于胎儿,可测定子宫内头颅大小或测定出身时头颅与身体长度的比例,头颅小或头颅与身体长度比例小的话,以后发展为精神分裂症的可能性大。回顾比较精神分裂症患者与正常对照组儿童时期的情况,结果显示两组间有差异,男性患者表现为兴奋性高、不愉快及对抗权威,女性患者则表现为不安全、抑制及害羞,男性的异常较女性更明显。另外,有研究发现精神分裂症患者其早期生活与对照组也不同。Jones 等(1994)在 1946 年某 1 周内出生于英格兰、苏格兰和威尔斯的婴儿中随机抽取样本,通过多种途径收集了这些样本中年龄 16~43 岁的精神分裂症患者,分析患者从 6 周至 16 岁的测量指标,并与非精神分裂症群体对照,发现精神分裂症患者在患病前有更多异常,包括走路晚、语言表达差、学习成绩差、4 岁及 6 岁时少与同伴玩耍、13 岁时缺乏社会信心、15 岁时易出现社会性焦虑。由此可见,精神分裂症患者与对照组相比,整个发育过程中都有所差异。

二、病前性格

分析精神分裂症患者病前性格,发现约 1/4 患者有分裂样人格,1/6 患者有其他人格障碍。男性精神分裂症患者更明显病前具有内向性格和分裂样人格。童年后期损害比童年早期的损害对精神分裂症的预示作用更强,病前适应能力越差,首次住院年龄越小。精神分裂症患者病前就业情况差明显,这也提示社会适应困难在疾病发生以前已经存在。病前人格异常可以是精神分裂症的易感性,青少年晚期的人格异常,如分裂型人格障碍可能代表了疾病的亚临床表现。有观点认为后期发育异常也可能是精神分裂症疾病本身的早期征象。

第六节 社会心理因素

一、应激源

应激(stress)有多种多样,不良应激大致可分为 3 类:①急性应激源,如突发自然灾害、突患重病、突发事故或外伤等;②生活事件应激源,如居丧、退休、下岗、离婚、监禁、人际关系紧张、移民、经济状况恶化等;③长期慢性或一过性应激源,如工作超负荷、家庭关系不和睦、社会隔离等。社会心理应激源一般包括以下 6 类:①全球性事件,如世界大战、人质劫持等;②国家级事件,如总统被刺、全民公决等;③地区性事件,如地震、洪水、饥荒等;④大团体事件,如罢工、种族矛盾等;⑤小团体事件;⑥个人事件,如失恋、离婚、居丧、失业等。

二、生活事件

生活事件也称精神刺激或精神创伤,通常来源于生活中的各种重大事件。引起心理应激的生活事件必须具备如下两个条件:①对接受者有重要的利害关系,关系越密切,应激越强烈;②达到足以激发喜、怒、忧、惊、恐等剧烈情绪反应的强度或频度。心理应激对于健康人并非都是有害的,适当的心理应激具有激发机体潜能以应付各种困难及鼓舞旺盛斗志。但对于心理素质不健全的人,过度强烈的应激常导致急性应激反应或创伤后应激障碍。

生活事件在精神分裂症的发病因素中起的作用尚不肯定。研究生活事件最常用的方法由 Brown 与 Birley 首创(1968),他们研究了精神分裂症发病或复发前的一系列生活事件的发生频率,结果显示 46％的患者在发病前 3 周有明显独立的生活事件。但是,要确立生活事件在精神分裂症致病因素中的作用还存在一些问题:①缺乏有效评估方法,每一个体所经历的生活事件可能不同,类似的事件对不同的个体也可能有不同的意义。而且,患者或其家属往往夸大生活事件的严重程度及应激强度。②回忆问题,当对患者与正常对照进行比较时,往往需要回忆生活事件,在此过程中可能会产生偏差。③因果关系,精神分裂症可导致诸如失业、失恋、无家可归等生活事件,有可能会将这些后果认为是原因。④生活事件发生时间与发病时间的关系。⑤生活事件的应激与疾病严重程度的关系。

人们较多关注生活事件在诱发抑郁发作中的作用。有调查研究显示,患有抑郁症者与正常对照相比,抑郁症患者在病前 6 个月经历了更多的生活事件。具有自杀倾向的患者与抑郁症患者相比有更多的病前生活事件。抑郁症患者的生活事件多趋向于具有分离或失去的性质,患者经历丧亲事件与抑郁症有很高的相关性。有一项研究显示,42％经历丧偶事件的个体在配偶死亡了 1 月后达到抑郁的诊断标准。另外,生活事件与抑郁症的预后有关,治疗过程中的恶性生活事件可使抑郁症状恶化,在预防性治疗阶段的恶性生活事件与抑郁的复燃有关。

三、家庭因素

家庭因素对精神疾病的影响作用不容忽视。例如,有研究显示精神分裂症患者的父母与正常儿童的父母相比,有更多精神异常的倾向。精神分裂症患者的父母较正常父母表现

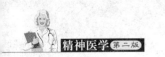

更多的关心和保护。但是,缺乏结论非常令人信服的研究,也没有研究能提供父母异常对疾病的发生具有明确影响的证据。目前,人们关注家庭中"交流偏差"及"情感表达"的作用。交流偏差是指家庭成员之间片段、散漫的交流方式,包括在交谈中不能保持中心主题,这种交流偏差可能导致有易感性的子女信息处理及思维障碍。有关情感表达的研究不少,多集中于情感表达对预测复发的作用。有研究提示,亲属高情感表达的患者其复发率为50%,而低情感表达的为21%。情感表达的预测作用无男女之别,通过心理生理机制促使疾病复发。

四、社会环境因素

社会环境因素是指对个体心理健康产生良好的或不良的社会影响。良好的社会环境因素对心理健康产生保护作用,不良的社会环境因素则对心理健康产生致病作用或为致病因素发挥作用提供有利条件。社会环境和文化传统对心理健康均可产生重要影响,例如,恐缩症(Koro)流行于中国、印度和东南亚地区。阿尔茨海默病在文化程度低的人群中患病率高于文化程度高的人群。社会的发展,例如城市化、工业化、生活习惯的改变、寿命的延长等都会对精神障碍的疾病谱产生影响。社会压力,例如就业、竞争、升学、贫困等对心理健康的影响比较大。

五、应激的生理及情绪反应

研究显示当人体处于应激状态时,神经系统、神经生化、神经内分泌及免疫系统等均会发生变化,影响机体的内环境平衡,引起功能障碍,进而产生结构上的改变。紧张的情绪可导致神经功能失调,交感神经系统功能亢进。在神经内分泌方面,会影响下丘脑-垂体-肾上腺轴、下丘脑-垂体-甲状腺轴、下丘脑-垂体-性腺轴的功能。对CNS神经递质系统的影响也较广泛,应激会引起神经递质的改变。在中等程度应激状态下,可见大脑中NE水平升高;在严重应激时,则可能会出现NE的耗竭。应激对免疫系统的影响也不容忽视,当处于应激状态时,对病毒的敏感性增加,对急性过敏性反应的易感性增高,提示免疫功能下降。中枢神经系统、内分泌系统、神经递质及免疫系统之间存在着错综复杂的反馈调节关系,有待进一步研究。

常见的应激情绪反应有恐惧、焦虑、过度依赖和无助感、抑郁、愤怒、敌意、自怜等。情绪反应的强度与应激强弱和持续时间有关。

第七节　神经病理学

神经病理在脑部器质性病变的疾病中有充分的研究,具体包括肿瘤、感染、血管病变、创伤、中毒以及大脑的退行性病变(阿尔茨海默病、帕金森病等)。这些疾病通常有其特异的形态学和组织学的改变。如帕金森病患者的黑质纹状体通常会存在Lewy小体。相比之下,其他大多数的精神疾病患者(如精神分裂症、情感性障碍、神经症、人格障碍等)的脑部并没有明显的大体解剖学或组织学的改变,所以将他们归为"功能性"精神病,以显示与具有明显人体解剖学或组织学改变的器质性有所不同。

1898年,当Alzheimer首先描述了精神分裂症患者大脑皮质的异常后,以后随着研究的深入,越来越多的研究逐渐发现这些功能性的疾病,其实也存在解剖学和组织学的改变。许多研究支持精神分裂症脑发育异常的病因说,发现存在细胞丧失、体积减小及细胞排列紊乱,未发现颞叶内侧、扣带回与丘脑有胶质增生(缺乏胶质增生被认为存在异常脑发育)。脑重量减低、皮质丧失及基底节与颞叶-边缘系统异常与活体 MRI 发现是一致的(图4-2)。结合神经病理资料及活体成像资料有利于深入了解精神分裂症的病因。表4-5详列了精神分裂症人体解剖与正常人的差异。随着技术手段的不断进步,相信会不断发现所谓"功能性疾病"的病理变化。

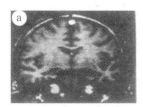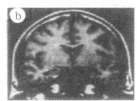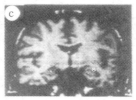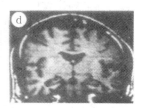

图4-2 两组同卵双生子的 MRI 头颅冠状图

注:与正常对照相比(a,c),精神分裂症患者组的侧脑室明显扩大(b,d)。

表4-5 精神分裂症脑区的人体解剖学发现

脑 区	发现	脑 区	发现
总体		胼胝体厚度	(↑)
脑长度	(↓)	内囊体积	—
脑重量	↓	基底结	
脑室容积	↑	苍白球体积	(↓)
皮质厚度	(↓)	伏隔核	↓
颞叶		尾状核	↑
颞叶体积	—	丘脑	
海马体积	(↓)	背核	↓
海马旁回体积	(↓)	各个核的总体积	—
海马旁回皮质厚度	↓	小脑	
杏仁核体积	—	小脑蚓	↓
大脑外侧裂体积	↓	脑干	
Sulcogyral pattern	(异常)	黑质	↓
额叶、顶叶和枕叶		蓝斑	—
扣带回皮质厚度	—	室周灰质体积	↓
岛叶回体积	—		

注:与正常对照相比,↓下降,↑上升,—无变化,( )无法发现或只有部分重复。
(摘自 Amold 和 Trojanowski,1996)

对情感障碍患者的器质性改变的研究日益重视。有研究提示晚发性抑郁症患者 CT 扫描显示脑室扩大的趋势,随访脑室显著扩大的患者发现其死亡率较高。用 MRI 方法的有关研究发现抑郁症患者额叶和颞叶亚皮质区散在分布的白色高密度影像出现率高。用 SPECT方法则能显示抑郁症患者颞叶及前额叶区脑血流量减少。用 PET 研究时,有人发现抑郁症患者在左扣带回前部和额叶背外侧区血流量减少,有认知功能障碍的抑郁症患者的左侧中

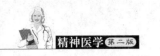

央前回的变化更大。这些发现均提示抑郁症患者前额叶和边缘区可能存在功能异常。

老年性痴呆患者用CT检查往往发现弥漫性脑萎缩、脑室扩大及脑沟变宽、脑室系统对称性扩大、中线结构无异常，有些患者还存在海马及胼胝体体积明显缩小。近几年来应用SPECT或测定局部脑血流，发现不同类型的痴呆可出现不同的脑灌注缺损。如老年性痴呆可出现双侧颞顶区灌注缺损，血管性痴呆为皮质散在性、多发性灌注缺损，呈斑片状，两侧不对称，无特定区域。多数研究表明脑血流降低程度与痴呆严重度相关，脑血流降低越明显痴呆程度越重。值得注意的是老年性痴呆 SPECT 出现的颞顶区灌注缺损或血管性痴呆、皮质下白质脑病出现的低灌注区，在 CT 或 MRI 相应部位有时均未见异常改变。说明 SPECT 对痴呆早期诊断具有重要意义，也有助于老年性痴呆和血管性痴呆的鉴别，为老年性痴呆的临床诊断提供客观依据。但是，脑血流正常仍不能排除痴呆，尤其在老年性痴呆早期。

（叶尘宇　王立伟）

主要参考文献

1. 顾牛范，王祖承主编.精神医学进修讲座.第3版.上海:上海医科大学出版社,1999

2. 谢启文主编.现代神经内分泌学.上海:上海医科大学出版社,1999

3. 沈渔邨主编.精神病学.第4版.北京:人民卫生出版社,2001

4. 季建林主编.医学心理学.第4版.上海:复旦大学出版社,2005

5. Becker R，Giacobini E. Alzheimer Disease. In:Molecular biology to therapy. Boston:Birkhäuser, 1996

6. Breier A，Tran PV，Herrea JM，et al. Current issues in the psychopharmacology of schizophrenia. Philadelphia:Williams and Wilkins，2001

7. Gelder MG，Lopez - Ibor Jr JJ，Henderson NC. New Oxford textbook of psychiatry. Oxford:Oxford University Press，2003

8. Stahl SM. Essential Psychopharmacology. 2nd edition. Cambridge:Cambridge University Press，2000

9. Tsuang M. Schizophrenia:genes and environment. Biol Psychiatry，2000，47:210 - 220

10. Wasco W，Tanzi RE. Molecular mechanisms of dementia. New York:Humana Press，1997

11. Watson SJ. Biology of schizophrenia and affective disease. Washington DC:American Psychiatric Press Inc，1996

第五章 Chapter 5
谵妄、痴呆和其他认知障碍
(delirium, dementia and other cognitive disorders)

本章内容涉及器质性精神障碍,即由脑内外器质性病理改变引起脑功能失调而产生的精神障碍,以及躯体疾病伴发的精神障碍,部分内容参见老年精神医学章节(如谵妄、痴呆等)。

本章主要描述4种类型的临床问题:①谵妄、急性广泛性损害,其最重要的特征是意识障碍,脑功能广泛性紊乱。其原发病因常来自脑外,例如,呼吸衰竭所致的缺氧。②痴呆、慢性广泛性损害,主要临床特征是广泛性智力受损,同时,其情感和行为也随之发生改变,即脑功能呈现广泛性失调。其原发病因与脑的实质变性改变有关,如阿尔茨海默病。③特异性综合征,包括以记忆损害为主的(遗忘综合征),伴随或不伴随思维、情感或人格改变的障碍。④神经系统、其他躯体疾病伴发的精神障碍。

CCMD-3诊断标准中器质性疾病相关的精神障碍分类为阿尔茨海默病、脑血管病所致精神障碍、其他脑部疾病所致精神障碍、躯体疾病所致精神障碍、其他或待分类器质性精神。器质性精神障碍的症状群包括器质性智能损害(痴呆)、器质性遗忘、器质性人格改变、习惯与冲动改变、性心理改变、器质性意识障碍(如谵妄)、器质性精神病性症状、器质性情感障碍、器质性癔症样综合征、器质性神经症样综合征。本章将描述这些综合征和神经科疾病的精神病学表现,部分内容需参阅会诊联络精神医学章节。后者描述了对内科病人的心理问题进行评估和处理的一般原则。

第一节 谵 妄

谵妄(delirium)是一组由多种因素导致的临床综合征,其实质是意识障碍,它常常伴随躯体疾病发生,普通内科或外科病房有10%～30%的病人,外科监护病房有20%～50%的病人会发生谵妄。谵妄可以发生在任何年龄,但最常见于老年人(参见本书第十三章)。多数病人恢复很快,只有少数需要特殊治疗。过去常用精神错乱和急性脑病综合征(acute brain syndrome)等术语,现今最好避免使用。

一、病因学

谵妄的原因有很多,任何疾病甚至治疗剂量下的药物不良反应也可以作为病因。最重

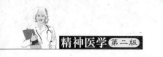

要的临床原因包括药物中毒、酒精戒断、代谢紊乱、营养不良、外伤、手术、循环障碍、呼吸障碍、肾脏疾病、肝脏疾病、内分泌功能失调、低血糖、发热、全身感染、神经系统原因、脑炎、脑占位性损伤、颅内压升高、癫痫发作、惊厥,但仍有10%～20%的谵妄患者病因不明。大多数患者是在易患因素的基础上由一种或多种因素诱发所致。常见的易患因素包括大脑老化、脑器质性疾病、视听觉损害、机体调节内稳态能力下降、失眠、情感反应引起心身紧张等。因此,它在儿童、老年人和先前曾有某种脑损伤的人群,以及感觉传入减退的情况下(如独处、环境昏暗)更为常见。

导致谵妄的情况多种多样,主要分为4类:①症状性疾病继发影响大脑;②原发性颅内疾病;③外源性有毒因素;④物质滥用或戒断。DSM-Ⅳ按假设的发病机制将谵妄分类,如果谵妄是由全身内科疾病或原发性颅内疾病所致,那么内科病因应列入轴Ⅰ的诊断。物质所致谵妄和物质戒断所致谵妄则分别列出,物质所致谵妄包括有毒物质或物质滥用所致谵妄。如果病因未明,则诊断谵妄而未特别注明。

(一)躯体疾病

谵妄可由任何类型的躯体疾病所致。当内科疾病引起谵妄时,原发病会导致脑血流或脑代谢减少。心脏疾病所致谵妄,是由脑灌注减少而引起。曾有过心脏停搏、心源性休克、高血压及心力衰竭的病人存在引起谵妄的高度危险。内分泌和代谢紊乱会影响新陈代谢。低钠血症和低血糖是这一分类中的常见病因。

营养状况也会导致谵妄,最明显的例证是酒精中毒患者的维生素B的缺乏。感染也会直接影响神经系统,但是更常见的是通过毒素间接引起谵妄。患全身脓毒症的老年病人,其精神状态的改变可能先于发热和白细胞增多。精神状态的改变也可能是感染的唯一表现。至少一半的病例中,谵妄的原因是多因素的。尿道感染、低血浆白蛋白、白细胞计数增高及蛋白尿是最主要的高危因素,其他危险因素包括低钠血症、高钠血症、疾病的严重程度、痴呆、发热、低体温、精神活性药物的使用及氮质血症。

无论是由何种躯体疾病所致的谵妄,其临床结局大体相似。导致谵妄的多种损害似乎是由相同的代谢和细胞最后通路作用所致。中枢神经传递系统的一连串紊乱,导致脑功能障碍。最后,第二信使系统的功能失调,则解释了代谢所致谵妄的细胞机制。

(二)原发性颅内疾病

中枢神经系统的谵妄原因包括血管炎、脑卒中和癫痫发作。在脑肿瘤患者中,大脑的癌旁现象(如周边性脑炎)会引起精神状况的改变。源于所谓脑衰竭的谵妄症候群,可由大脑关键部位的病灶所引起。如果血管疾患发生在基底核和丘脑,则更易引起谵妄。右颞顶部、前额部及腹正中核的脑卒中也容易诱发谵妄,右顶叶下回的疾患也可导致谵妄。在创伤性的脑损害,大脑深部的病变与长期的谵妄有关。丘脑前正中部病变也会引起上述紊乱状态。

(三)外源性有毒因素及物质滥用

物质所致谵妄可能是物质滥用的结果,或药物治疗中出现不良反应所致。兴奋剂通过多巴胺及其他儿茶酚胺通路起作用。过量使用兴奋剂会引起精神错乱、癫痫发作、运动障碍和精神运动性兴奋,大多数表现为激越状态。由兴奋剂所致的谵妄状态的患者非常危险,有人称为"快速杀人"者。滥用兴奋剂的人较滥用其他物质的人更易出现暴力行为。酗酒者中震颤谵妄的发生率约为8.1%,表现为意识模糊,有大量的知觉异常,如常见形象歪曲而恐怖的毒蛇猛兽、妖魔鬼怪。酒精性谵妄最常见的类型是醉酒及酒戒断性谵妄。

二乙麦角酰胺通过与5－羟色胺受体发生作用引起另一种不同类型的谵妄。这些致幻剂引起知觉增强、人格解体、现实解体、错觉、幻觉及共济失调。内科情况所致谵妄的患者也会产生错觉及幻觉，这些患者的5－羟色胺系统也受到影响。在某些情况下，服用选择性5－羟色胺再吸收抑制剂(SSRI)抗抑郁药的患者会出现5－羟色胺综合征，其中谵妄是该综合征的典型表现。

具有抗胆碱能效应的药物很易引起谵妄，在住院患者中，当血清抗胆碱能活性升高时，会出现谵妄症状。检测血清中总抗胆碱能活性，有助于预期谵妄。抗胆碱能效应所致谵妄包括激越、瞳孔散大、皮肤干涩、尿潴留及记忆削弱。这些症状常使病人当前的情况加重，甚至使病房难于管理。

谵妄最常见的原因之一是医源性因素所致。所谓医源性因素是指医疗过程中采取的诊疗措施。手术后谵妄的发生率为5%～50%。一些常用药如地高辛会使老年人产生认知功能障碍，甚至有时地高辛的血清浓度在治疗范围内也会发生。在重症监护病房，使用抗心律失常药如利多卡因或美西律也会引起谵妄。在麻醉药品中，哌替啶极易引起谵妄和幻觉。苯二氮䓬类、其他麻醉药及抗组胺药也经常导致谵妄的发生。在精神疾病患者中，三环类抗抑郁药(TCA)、低效价的神经阻滞剂也经常引起谵妄。错误使用精神活性药物使得多达20%的老年精神病患者住院。药物不良反应是老年患者死亡率增加的重要原因。因此，内科医生给老年患者开精神类药物时一定要谨慎。

二、发病机制

谵妄是一种意识障碍，正常意识的维持需要完整的上行网状激活系统和大脑皮质相应的神经递质作用和平衡，正常的血液供应，以及来自外周感受器的传入神经电脉冲刺激。目前关于谵妄发病机制的假说主要有神经递质变化假说、脑代谢降低和细胞代谢假说、应激假说、感觉刺激信息不足假说。

神经递质变化假说认为多种神经递质相对缺乏可能是谵妄发生的基础。胆碱能系统受累可出现认知功能受损的表现。如前脑基底部受损出现记忆障碍，额叶和脑干的胆碱能受累可出现意识障碍。中枢神经系统多巴胺能神经递质系统亢进也与谵妄有关。谵妄患者还存在大分子中性氨基酸利用功能的下降。

谵妄患者脑电图呈弥漫性慢波，大脑葡萄糖代谢率降低，耗氧和血流减少，这些都反映了大脑代谢水平显著降低。脑氧化代谢降低可以导致维持正常意识和功能的神经递质合成减少。体内各种代谢障碍，如水、电解质、酸碱平衡紊乱等可直接损害脑细胞，导致细胞肿胀、代谢障碍，从而导致信息传导和处理能力受损。

在应激时血液中肾上腺素、去甲肾上腺素、皮质类固醇激素升高，这些激素作用于脑和周围器官可导致耗氧量增加、高度兴奋而出现谵妄状态。

维持意识清晰需要一定量的外界感觉刺激，如果外界感觉刺激信息量不足将导致意识清晰度障碍。由于夜间感觉信息刺激更少，因此谵妄在夜间往往更为严重。

三、流行病学

在综合医院的患者中，谵妄的发生率为10%～30%，术后的外科患者中则有50%会出现

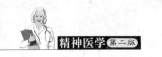

谵妄。许多疾病的晚期会伴发谵妄,癌症患者中有 25%～40% 会出现谵妄,晚期癌症患者则上升至 85%,大约有 80% 的晚期患者在临终前会出现谵妄。

对谵妄来说,年龄是最肯定的危险因素。痴呆患者有谵妄的高发危险。在住院痴呆患者中,41% 有谵妄发生。伴有谵妄的住院患者中,有 25% 最后被诊断为痴呆。由于老年人谵妄的发生比年轻人更为隐匿,因此极可能被忽视。一些疾病如隐匿性尿道感染会引起谵妄。很多威胁生命的疾病也会表现出谵妄。因此,应当培训医务工作者识别早期谵妄,以便他们能识别并迅速处理这一疾病状况。在老年人中,发生谵妄的常见原因包括低氧血症、大脑血流低灌注、低血糖、高血压脑病、颅内出血、CNS 感染及中毒所致精神错乱。

四、临床表现

谵妄的最明显临床特征是波动性病程。症状一直在变化,患者的精神状态也随时在改变。认知缺陷发生得快,消失得也快。认知障碍可从轻度感知迟钝、理解困难直至昏迷。患者可能在一段时间情感淡漠,短时间后又变得不安宁、焦虑或易激惹。

1. **意识受损**　谵妄的最重要症状。当患者存在定向障碍(对时间、地点和他人身份不确定)和注意力不集中时,可以识别。意识受损的程度有波动,常在夜间加重,即昼轻夜重。

2. **行为**　可能表现为过度活跃,伴随吵闹和易激惹,也可能表现为行动受到抑制。睡眠常受到影响,睡眠觉醒周期紊乱也是谵妄的基本特征。患者白天昏昏欲睡,晚上则睡眠减少。

3. **思维**　思维缓慢而混乱,但常涉及复杂的内容。病人表现出一过性的牵连观念和妄想,叙述欠条理性。

4. **情感**　可表现出焦虑、茫然、易激惹或者抑郁,容易变化。

5. **知觉**　可能会由于错误判断、错觉而受到歪曲,主要表现在视错觉,同时也会产生视幻觉,内容多呈恐怖性。触幻觉和听幻觉虽然也会发生,但较少见。

6. **记忆**　记忆受损影响识记、保持和回忆,以及学习新事物的能力,主要以瞬时记忆障碍为主。

7. **自知力**　自知力受损,恢复时通常会有遗忘。

各种病人的谵妄表现不同,其中一部分会影响人格。谵妄有两种主要的表现形式:第一,病人对刺激过度敏感,表现烦躁不安、激动、活动增多,可伴有交感神经亢进表现,还可能有幻觉和妄想,这一类型被称为活跃型;第二,病人警觉性降低,表现为行动受到抑制、嗜睡,被称为安静型。这两种表现形式并不是一成不变的,可相互转换,交替出现,此时称为混合型。

五、诊断和鉴别诊断

(一)诊断

1. **DSM‐IV 诊断标准**

(1)全身疾病所致谵妄　患者需符合下列 4 项:①意识障碍(即对环境认识的清晰度降低,伴注意力的集中、保持及变换目标的能力减低);②认知改变(如记忆缺陷、定向不全、言语障碍)或出现知觉障碍,而不能用已有的痴呆来解释;③上述障碍在短期内发生(通常数小时至数天),并且在 1 天内有波动;④从病史、体格检查或实验室检查中有证据表明存在病理改变。

(2)药物中毒所致谵妄 有证据表明药物使用后患者出现上述前 3 项的症状。

(3)戒断物质所致谵妄 从病史、体格检查及实验室检查中找到证据患者是精神活性物质戒断的过程中出现上述前 3 项的症状。

2. CCMD‐3 诊断标准

(1)症状标准

1)程度不同的意识障碍和注意受损。

2)全面的认知损害,至少有下列 3 项:①错觉或幻觉(多为幻视);②思维不连贯或抽象思维和理解力受损,可有妄想;③即刻记忆和近记忆受损,远记忆相对完整;④时间定向障碍,严重时也有人物和地点定向障碍。

3)至少有下列 1 项精神运动性障碍:①不可预测地从活动减少迅速转到活动过多;②反应时间延长;③语速增快或减慢;④惊跳反应增强。

4)情感障碍,如抑郁、焦虑、易激惹、恐惧、欣快、淡漠或困惑。

5)睡眠‐觉醒周期紊乱。

6)躯体疾病或脑部疾病史,大脑功能紊乱的依据(如脑电图异常)有助于诊断。

(2)严重标准:日常生活和社会功能受损。

(3)病程标准:往往迅速起病,病情每日波动,总病程不超过 6 个月。

(4)排除标准:排除其他可导致意识障碍的器质性综合征,尤其是智能损害、急性短暂的精神病性障碍、精神分裂症,或情感性精神障碍的急性状态。

(二)鉴别诊断

鉴别谵妄与痴呆比较困难,因为两者精神状态检查的临床表现很相似。按 CCMD‐3 的诊断标准,最常见的鉴别诊断如下:患者是否患有痴呆而不是谵妄;患者是否仅有谵妄;患者的谵妄是否继发于原有的痴呆。无论如何,病史是诊断中最重要的途径。谵妄是一个急性疾病,而痴呆是长期过程。体格检查与精神检查也很重要。震颤、共济失调、不安宁及其他运动异常更常见于谵妄,而不是痴呆。皮质功能障碍如言语困难(语言功能削弱)或运动不能(运动功能削弱)较少见于谵妄,而在痴呆中较常见。但是,临床医生应当记住这两种状态常共同存在。

谵妄患者其知觉常发生改变。因此,谵妄有时会被误认为精神病。鉴别谵妄与精神病不太困难,因为认知功能损害的迹象更常见于谵妄,而不是精神病性障碍。精神病患者的脑电图(EEG)一般正常,当实验室结果不支持有器质性改变时,临床医生应当考虑精神疾病因素的可能性。当精神疾病引起谵妄的症状时,称为假性谵妄。既往的精神病史有助于明确患者是真正的谵妄还是伴假性谵妄的精神疾病(例如,精神分裂症的神游或创伤状态)。

六、临床评估

尽管对谵妄的评估涵盖了许多直接数据的分析,但内科医生常忽略这一诊断。内科医生必须仔细询问病史,进行相关的体格检查和精神检查,并结合患者既往治疗情况及实验室检查结果。未进行仔细体格检查的内科医生会忽略扑翼样震颤、震颤、精神运动性迟滞及谵

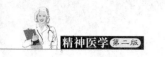

妄的其他运动方面的表现。对患者认知状态只进行临床估计,而未进行系统的精神检查的临床医生,常会漏诊或误诊。

临床常用简明精神状态检查(MMSE)来定量认知的削弱情况。但是,MMSE 中仅有某些项目对评价谵妄有用。谵妄患者最常出现计算、定向及记忆困难。他们的高级皮质功能及语言功能常保持。临床表现为谵妄的患者中有 1/3 的 MMSE 是正常的,有关谵妄的更特异的量表可能才所帮助。"谵妄评价方法"是为训练非精神科医生设计的一种快速测验方法。"谵妄分级量表"是为评价谵妄严重程度的一种 10 项量表。有研究发现在心理咨询时,谵妄发生在 1 周内改善的患者,其"谵妄分级量表"评分较那些谵妄持续 1 周以上的患者为低。划痕测验(A 和 B 部分)和时钟绘图测验是对受试者敏感而容易完成的精神运动作业。遗憾的是,这些测验仅检测特殊的认知功能,而在谵妄患者中,这些特殊功能未被削弱。对于工作繁忙的临床医生来说,MMSE 是实用的工具,时钟绘图测验在短期内也提供了大量的信息。

七、实验室检查

谵妄患者的生命体征常为异常。揭示谵妄发病学的一般实验检查包括全血计数、血细胞沉降率、血电解质、血尿素氮、血糖、肝功能、心电图、胸部 X 线片、尿液分析等。对更复杂的病例,血气分析或适当的细胞或脑脊液培养可能更有用。有时 CT 检查对于结构损害的诊断是必需的。紧急腰椎穿刺有助于怀疑鞘内感染的确诊。

若神经系统检查提示有局灶损害,或初步检查未证实引起谵妄的原因,那么影像学检查是必需的。即便没有神经系统损害的谵妄患者,CT 扫描也常提示有脑室扩张和皮质萎缩。谵妄患者的 CT 扫描可见低信号区域。未发生偏瘫的患者出现谵妄时,其右半球的皮质常受累,这提示老年谵妄患者更易发生脑部结构性改变。蛛网膜下腔出血、硬膜下血肿或右半球的脑卒中常导致早期精神状态改变。神经系统的结构受损有时是发生谵妄的唯一原因。

脑电图(EEG)对谵妄的检查与鉴别诊断也是重要的。广泛慢波是典型的模式。若 EEG 正常,支持非器质性的原因,但并不除外谵妄。意识模糊与 EEG 变慢有一定关系。轻度谵妄的患者,主要是节律减慢。在严重病例中,其头部区域存在 θ 和 δ 节律。对于疑难病例,EEG 的定量能补充单纯读图分析。脑电波的严重减慢与谵妄的严重程度及持续存在相关,与住院时间也有一定关系。在严重的代谢性或中毒性谵妄患者中,三相波代替了广泛对称的慢波,周期性的单侧癫痫样发作提示有结构的损害。EEG 很少提示非抽搐状态的癫痫能引起谵妄。在戒断药物或酒精后,EEG 可能会显示低电压的快相活动。

八、治疗

确定引起谵妄的原因是治疗成败的关键。一旦明确诊断,要及时予以恰当的支持治疗,保证提供充足的热量、营养和维生素供应,维持水、电解质、酸碱平衡。同时也要适当治疗病人的焦虑、痛苦和行为问题(图 5-1)。具体要点包括:①病人需要得到重复保证来减轻焦虑障碍。②家属应该得到有关疾病性质的清楚解释,以减轻他们自己的焦虑,并帮助他们对病人进行重复保证。③在住院病房应该有常规制度。在安静的房间护理病人是有益的。夜间

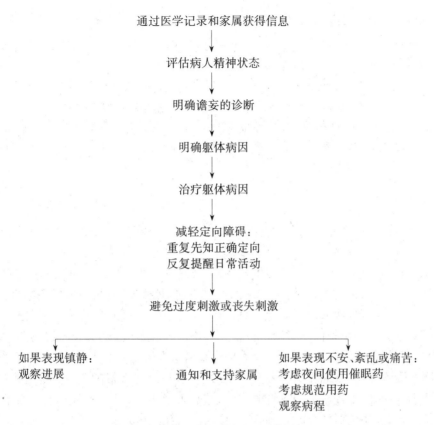

图 5-1 谵妄的诊治步骤

应有充足的灯光以使病人容易知道他身处何处,但灯光不能过亮而影响睡眠。应该鼓励家属和朋友陪伴病人或经常探访。④应尽可能少地使用药物,以免加重谵妄。若使用药物,应当短期小剂量(一般为治疗剂量的 1/2~1/3)使用。⑤小剂量苯二氮䓬类或其他催眠药物可促进夜间睡眠。苯二氮䓬类药物应避免在白天使用,因为其镇静作用可能会增加病人的定向障碍。⑥当病人特别痛苦并且行为紊乱时,在仔细观察的情况下可使用抗精神病药。在达到足以控制急性状况的起始剂量后,可以在不引起过度嗜睡的前提下给予常规的口服药量以使病人镇静。如氟哌啶醇是有效的,每日有效剂量通常在 10~60 mg。如果有必要,首次可以肌内注射 5~10 mg。⑦谵妄患者可使用脑细胞代谢促进剂来改善脑功能,如氢化麦角碱、茴拉西坦等。神经营养剂也可使用。

典型病例 李某,男,69 岁,退休工人,在综合性医院外科行胃大部切除术,过程顺利。术后 3 天凌晨 1 点起床,患者忽然出现行为紊乱,企图拉下补液管,面露恐惧,并不时叫喊,称护士是监狱的看守,补液管是镣铐。

既往史:除有消化性溃疡病史外,无其他明显躯体和精神疾病史。

家族史:否认家系中有精神疾患和遗传疾病史。

病史记录:护理记录记载患者近两天曾有间歇性嗜睡和注意力涣散。

体格检查:体温 38℃,腹部伤口发红并有少量渗出。神经系统检查正常。

精神检查:意识混浊,神志恍惚,注意力不集中,无法进行深入交谈;表情恐惧,不能保持

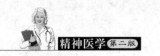

安静;存在视错觉;时间、地点、人物定向力差。

实验室检查:血白细胞计数 $12 \times 10^9/L$,血钾 5.8 mmol/L。血糖、心电图检查正常。

诊断:谵妄。

处理:①支持治疗,控制感染,维持水电解质平衡;②将患者安排到安静、灯光柔和的房间,安排专门护士负责看护;③抗精神病药物:氟哌啶醇 5 mg 肌内注射。

随访:2 h后,患者安静入睡,清晨患者醒来,对夜晚病情无记忆。精神检查合作,无时间、地点定向障碍。内科支持治疗配合氟哌啶醇肌内注射两天后,患者病情稳定,无复发。

第二节 痴 呆

痴呆(dementia)是一种智力、记忆和人格的广泛受损,但并没有意识障碍。它是一种后天获得性的障碍,而精神发育迟滞始于出生时(参见本书第十二章)。虽然多数痴呆病程是不可逆的,但仍有少部分病人是可以治疗的。65 岁之前发生痴呆称之为早老性痴呆。有关老年人的痴呆参见老年精神医学章节。根据大脑病理变化的性质和所涉及的范围大小的不同,可分为全面性痴呆及部分性痴呆。全面性痴呆者大脑存在弥散性器质性损害,智能活动的各个方面均受到损害,从而影响患者全部精神活动,常出现人格的改变。部分痴呆者大脑病变只侵犯脑的局部,如侵犯大脑血管的周围组织,患者出现记忆力减退、理解力下降、分析能力下降等,但其人格仍保持良好,定向力完整,有一定的自知力。

一、病因学

痴呆有很多原因,表 5-1 列出了其中最重要的部分。老年人脑变性疾病(尤其是阿尔茨海默病,Alzheimer's disease 或 AD)和血管性病变是主要原因。虽然这些及其他的病因都是不可逆的,但在评估病人的情况时,临床医生需要牢记所有的病因,不要错失任何可能部分或完全治愈的机会。例如,可手术切除的颅内肿瘤、慢性硬膜下出血或正常颅压脑积水。表 5-2 总结了原发性痴呆的情况(例如,可引起痴呆的弥漫性脑病)。

表 5-1 痴呆的部分病因

变性	中毒
神经系统变性引起的痴呆(表 5-2)	酒精、重金属、药物
正常颅压脑积水	缺氧
颅内肿瘤	心脏停搏、一氧化碳中毒
空间占位性损伤	维生素缺乏
慢性硬膜下出血、慢性脑脓肿	维生素 B_{12}、叶酸、烟酸、维生素 B_1 缺乏
创伤	代谢
严重头部损伤	糖尿病、库欣综合征、高胰岛素血症、慢性电解质紊乱
感染	内分泌
脑炎后、HIV、神经梅毒、艾滋病痴呆	甲状腺功能减退、甲状旁腺功能减退

表 5-2　神经系统变性引起的痴呆

阿尔茨海默病	详见老年精神医学章
血管性痴呆	详见老年精神医学章
路易小体痴呆	详见老年精神医学章
额-颞叶痴呆	详见老年精神医学章
帕金森病性痴呆	详见老年精神医学章
匹克病	少见的变性脑病,常染色体显性遗传。与阿尔茨海默病相比,额叶萎缩更明显,颞叶萎缩较隐匿,临床上鉴别困难
亨廷顿舞蹈病	少见的变性脑病,常染色体显性遗传。主要是额叶和尾状核发生病理改变,腿、手和肩部有舞蹈样动作,有构语障碍和异常步态。痴呆通常比神经系统体征晚出现,但也有特殊情况。有时存在被害妄想。可以用多项 DNA 标记来预测家族中受到遗传的成员
克罗伊茨费尔特-雅各布综合征	少见、快速进展的障碍,会引起痴呆和多种神经系统体征

二、临床表现

痴呆通常表现为记忆受损。其中,近事遗忘比远事遗忘更加明显。随着病情的发展,远事记忆也受损。病人经常借故掩饰这些记忆缺陷,严重的患者常以虚构(confabulation)的形式来弥补记忆方面的缺损。其他的表现包括行为改变、心境障碍、妄想和幻觉。虽然一般情况下痴呆逐渐进展,但是必须注意由社会环境改变或其他疾病所引起的急性恶化情况。病人也可能表现出非特征性的攻击行为或性行为失控。中年或老年人如有非特异性的社会功能降低都提示发生痴呆的可能性。病人临床表现的特征,部分取决于病人的病前性格,例如,神经质和偏执的特点会变得更加夸大。社会孤立的人或聋哑人很难掩饰其智力受损的表现。另外,尽管有严重的智力下降,但社会功能良好的人仍能保持体面的生活。

1. **认知**　认知功能障碍是核心的表现。遗忘通常很早发生,且表现得很突出;学习新知识感到困难常是一个值得怀疑的征象。一些病人存在失语、失认、失用等特定缺陷。一旦形成痴呆,往往是先发生时间定向障碍,后发生地点和人物定向障碍(但与谵妄对比,早期阶段通常并不明显)。

2. **行为**　可以表现得散漫、烦躁或不合理。典型的表现是丧失主动性和兴趣减退。一些病人白天变得不安,四处徘徊,有时夜间也发生类似情况。当病人有限的能力受到挑战时,病人可能会突然号啕大哭或大发雷霆(一种"灾难反应")。当痴呆逐渐加重,病人的生活自理能力欠佳,且可能变得失控,忽视社会习俗。行为变得漫无目的,最终病人会发生小便或大便失禁,生活不能自理,运动功能逐渐丧失。

3. **心境**　早期的心境改变包括焦虑、易激惹和抑郁。虽然也可能在无明显诱因的情况下,表现为情感突然发生改变或者发生前诉的灾难反应,但随着痴呆进展,情绪和对生活事件的反应都会变得平淡。

4. **思维**　表现为思维迟缓、思维内容贫乏。病人存在抽象思维困难,灵活性减退,持续言语。判断受到损害,病人容易产生错误观念,内容往往与被害相关,并有可能会形成妄想。痴呆晚期,思维整体上变得支离破碎,不连贯。病人的言谈反映出其思维内容紊乱,常见的

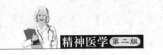

是句法错误,命名性失语。最终,病人只会发出无意义的吵闹声,甚至只能保持缄默。

5. **知觉** 知觉紊乱(错觉和幻觉)会随着病情加重而出现,幻觉经常表现在视觉方面。

6. **自知力** 病人对于其障碍的严重程度和性质通常缺乏自知力。

三、实验室检查

大多数痴呆与脑的大片区域受损有关。尸检显示,这种损害可能是变性疾病、血管性疾病、感染、炎症、肿瘤、脑积水或创伤性脑损害的结果。

实验室检查如全血计数及分类、电解质、肝功能、血尿素氮、肌酐、血糖、尿液分析和甲状腺功能试验、血细胞沉降率、血气分析、叶酸、HIV 筛查、重金属筛查、PET、SPECT、MRI、遗传学试验(检测载脂蛋白 E)、脑脊液的 tau 蛋白和神经纤维蛋白等。

在早期评估痴呆时,结构性脑影像学检查有时有帮助。但是,脑影像学并非痴呆患者常规的临床检查。CT 和 MRI 检查可以排除痴呆的局灶损害,但体格检查和精神状态检查也会有同样效果,只有当患者的临床表现提示影像学检查对明确诊断是必需的时候,才应该进行影像学检查。CT 扫描可以帮助增加临床信息,但 MRI 在鉴别血管性痴呆和正常颅压脑积水时更有用。

以前,在评估痴呆时常常使用 EEG。间断性慢波与 MRI 的改变和神经心理功能的下降并不相关。间断性慢波出现的频率随年龄增加而增多,但这种发作很短暂且较少。在颞叶和顶叶区域有时出现局灶慢波,并无重要意义。当上述任一种改变明显时,通常已存在病理改变。健康老年人可能有均一的枕部频率,整体上较年轻成人减慢。但是,并未显示 EEG 有 8 Hz 以下的主要频率出现。

四、鉴别诊断

临床上真性痴呆应与假性痴呆鉴别。强烈的精神创伤后可产生一种类似痴呆的表现,而大脑组织结构无任何器质性损害,称之为假性痴呆。假性痴呆(pseudodementia)是一类表现为大脑功能暂时性全面抑制而无真正的智能障碍的临床综合征。主要见于癔症和反应性精神病,其发生往往是由精神因素引起。临床表现有记忆、计算、理解判断能力和操作功能的障碍,但它的异常不符合一般智能缺损的规律,程度表现得很严重,对简单的问题均不能正确回答,而对于复杂的问题反而能正确回答。一般持续时间较短,常突然发生,也可突然恢复正常。临床上常见到下列 3 种特殊表现形式。

1. **刚塞综合征(Ganser syndrome)** 又称心因性假性痴呆,以近似回答为核心症状,对提问给予近似而错误的回答,给人以故意做作或开玩笑的感觉。如当问到患者一只手有几个手指时,答"4 个";问 1+1 等于几,答"3"。行为方面也可出现异常,如将钥匙倒过来开门。可伴有幻觉、意识朦胧与定向障碍。

2. **童样痴呆(childlike dementia)** 以行为幼稚、模拟幼儿的言行为特征。表现为说话嗲声嗲气,含糊不清,犹如刚学说话的幼儿,行为动作稚气十足。

3. **抑郁性假性痴呆(depressive dementia)** 患者在精神运动性抑制的情况下,出现认知能力的降低。在有情绪抑郁、行为动作迟缓的同时,表现有注意力不集中,计算能力、记忆力、理解判断能力下降。患者回答问题时言语缓慢,问题回答不出时一般不假思索就回答"不知道",主动暴露自己的认知缺陷,而不像痴呆患者那样否认自己的能力缺陷。此症状见于老年性抑郁患者,其发生与精神运动抑制,有时与服用安眠镇静药导致过度镇静有关。

　　抑郁症的假性痴呆与器质性痴呆的区别在于前者起病急,病情发展较快,病程较短,痴呆出现前已有抑郁症状存在,抗抑郁剂治疗有效果,没有失语、失用等皮质定位损害的表现,脑电图检查多为正常。

五、治疗

　　小部分病人可以进行病因治疗。在院外,只要有可能,家属或者居处的收容所都要提供看护。对病人的残疾程度和社会环境进行评估后开始进行处理。治疗的目的为:①尽可能长久地维持剩余的功能;②减轻痛苦的症状;③为病人提供实践机会;④支持病人的家庭;⑤关于老年痴呆病人的处理详见老年精神医学章节。

六、痴呆综合征的诊治步骤

　　痴呆综合征的诊治步骤见图5-2。

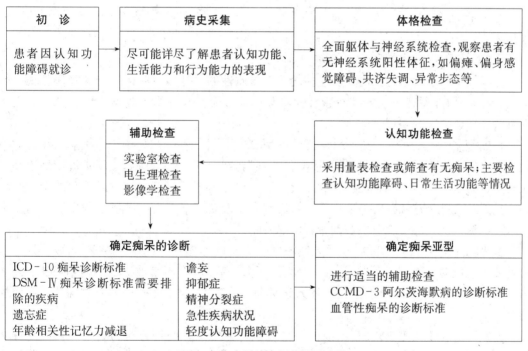

图5-2　痴呆综合征的诊治步骤

第三节　可疑谵妄和痴呆的评估与诊断

一、检查

　　在任何情况下怀疑病人存在痴呆,都应进行智力水平和神经系统症状的详细询问。

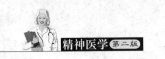

询问其他知情者也很重要,因为病人往往不清楚自身变化的严重程度。要求知情者能更准确地详细提供症状起始与进展的模式。对于可疑病例,用标准方案评估认知情况可能会有价值。但是在解释评估结果时,必须把病人先前的受教育程度和获得的业绩考虑在内。简明精神状况量表在评估时得到广泛应用,这可以与空间能力测试的标准化提问相结合进行。

无论是急性或慢性疾病,我们的目标是用最少的检查来发现疾病的病因。对于谵妄来说,一般的基本常规是:全血细胞计数和血细胞沉降率、血生化监测、尿糖和尿蛋白;选择性地进行颅部 X 线摄片或者 CT。

对痴呆而言,把 CT 用于脑内局灶性和弥漫性病变的诊断都是有价值的。如果怀疑中老年病人有器质性脑病,或者有任何有关老年人脑部局灶损害的提示都应采用 CT 检查。

专家有时对记忆、学习和其他认知功能进行特殊的心理测验来明确局部脑损伤的性质和数量。常用的基本测验是韦氏成人智力量表(WAIS),它通过标准化的问题对语言和非语言能力进行测定,操作智商(当前能力的估计)和言语智商(先前能力的估计)的差异提示脑器质性损害。

二、鉴别诊断

(一)器质性还是功能性

有时候难以区别精神障碍是功能性的还是器质性的。特别有时候器质性障碍表现出行为和思维紊乱,却没有明显的神经系统症状和体征。而情感性精神障碍和精神分裂症也可以有认知功能损害的表现。

1. 假性痴呆　一个常见的诊断问题是所谓的抑郁性假性痴呆。由于这类病人注意力不集中而导致识记不充分,同时抑郁心境使得表现迟缓和自我忽视,所以往往主诉记忆力差并表现出智力水平受损。其特征性的表现是:①其他知情者提供记忆问题发生前的抑郁心境病史;②记忆测定提示当兴趣提升时操作表现有所改善;③病人在面谈中表现迟钝与不合作;相反,痴呆病人通常愿意回答问题,却往往回答错误。

2. 器质性心境或行为障碍　器质性障碍会表现出心境障碍或行为改变,而被误认为功能性障碍。倾向认为是器质性病因的关键是:①认知障碍在心境或其他障碍前发生;②智力功能特定方面的认知缺陷;③神经系统体征;④非器质性障碍的不典型症状,例如视幻觉。

尤其当存在不典型表现时,重要的是考虑到每一个急性心理或行为紊乱是否可能存在器质性原因。功能性障碍的诊断不但要排除部分器质性原因,而且要有心理病理的阳性证据发现,因为器质性原因在疾病的早期可能难以发现。

(二)谵妄还是痴呆

谵妄是一种急性可逆性的状态,痴呆是一种慢性障碍。如表 5-3 所示,谵妄的特征是急性起病、波动性的病程、意识受损和思维散漫。谵妄的知觉紊乱也表现得更加频繁,警觉性受损也更加常见。尤其对老年人来说,这两种综合征可能同时发生,此时潜在的痴呆可能被忽略或者也可能没有发现。有时只有在最近的谵妄治疗成功后,长期存在的痴呆才会变得明显。

表 5 - 3　谵妄与痴呆鉴别要点

谵　妄	痴　呆
急性起病	隐性起病
波动性病程	稳定或进展*
病期数小时到数周	病期数月到数年
意识受损	意识清晰
注意力分散	注意力一般不受影响
即刻记忆受损	近、远记忆受损
思维散漫	思维贫乏
常见知觉紊乱	知觉紊乱不常见
警觉性通常受损	警觉性正常

*除外多发性硬化所致的痴呆。

（三）木僵

木僵是一种少见的情况，病人保持静止，对外界无反应，但意识水平正常。严重的情感性精神障碍和精神分裂症会发生木僵。中脑或脑干损伤会引起相似的临床表现，尽管这些病例的意识有部分受损。神经系统检查和 CT 扫描有助于对这些神经系统病因作出诊断。更少见的原因是肾功能或肝功能衰竭以及低血糖。

第四节　特异性器质性精神科综合征

除了造成广泛性障碍，器质性脑病也会导致几种特异性精神科综合征。有时候这些综合征与局灶的神经系统体征相关，但精神科综合征也可以是这些疾病的唯一表现。

一、遗忘综合征

遗忘综合征（amnesic syndrome）是由脑器质性病理改变所导致的一种选择性或局灶性认知功能障碍，其特征是突出的近事记忆障碍，没有痴呆中所见的广泛性智力受损，也没有谵妄中所见的意识受损。通常以最初描述这一临床表现的俄国神经病学家的名字命名，称之为柯萨科夫综合征（Korsakoff's syndrome）。一种以韦尼克命名的神经科综合征以意识受损、记忆缺陷、定向障碍、共济失调和眼肌麻痹为特征，它常与遗忘综合征共同发生，所以将此情况称之为韦尼克-柯萨科夫综合征。

1. **病因学**　通常是由于靠近中线结构的下丘脑后部的大脑损伤所致，记忆削弱的严重程度取决于脑结构受损的部位和程度。酒精滥用导致维生素 B_1 缺乏是最常见的发病原因，其他原因包括一氧化碳中毒、血管损伤、脑炎和第三脑室肿瘤。

2. **临床表现**　该综合征的核心表现是极度的近事记忆受损。事件刚发生过后，病人可以立即回忆，但几分钟后就不能完成同样的操作。因此，对其进行标准化的记忆测验，结果发现即刻记忆完好，但 10 min 后的记忆状况整体受损。记忆极度受损的结果是时间定向障碍。记忆的间隙常用虚构的内容来填补。病人对最近的活动能作出鲜明而详细的描述，但

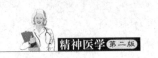

通过核对证明描述的内容并不准确。就好像是他不能区分是真实的记忆,还是想象的产物,或者他尽力回忆的事件似乎不同于当时所发生的情况。这样的病人经常易受暗示的影响;作为对面谈者所提供的线索的反应,他会叙述他参与了一项实际从未发生过的事件。

其他认知功能可以相对保持完好,这包括远事记忆。与痴呆病人不同,遗忘综合征的病人看上去具有警觉性,有能力进行思考或进行普通的会谈,所以面谈者初次与其会面时可能无法了解其记忆受损的程度。

3. **鉴别诊断**　遗忘综合征须与心因性遗忘相鉴别,后者多为逆行性或界限性遗忘,而且常与严重的创伤性事件有关。遗忘综合征还须与一过性全面性遗忘相鉴别,后者是突然发作的全面遗忘,特别是近事遗忘。多见于中老年人,发作持续数分钟至数小时,该综合征系大脑半球后部或下颞叶一过性缺血所致。

4. **治疗**　对于维生素 B_1 缺乏的病人可以用维生素来阻止其发生更严重的损害。由于没有特异性治疗措施,一般的治疗原则与前述的痴呆一样。

5. **病程和预后**　病程是慢性的。维生素 B_1 缺乏的病人预后较好,须及时给予维生素 B_1 治疗。如果病因持续作用(例如持久过量饮酒),那么遗忘会加重。

二、器质性人格障碍

脑损害会导致人格改变,其严重程度足以诊断为人格障碍。一个例子是某种额叶损害的特殊综合征,病人表现为行为失控、过度亲密和愚笨。病人可能会过分多嘴,不恰当地开玩笑,并且沉迷于恶作剧。可能会判断失误,并且性行为不检点,以及忽视他人的感受。心境一般表现为愚笨的欣快感。注意和注意力减退。正式的智力测验通常未见受损,但是特定的测试可能会表现出抽象思维的缺陷。一般来说,这类患者自知力缺乏。

三、器质性心境障碍

某些神经系统疾病(例如多发性硬化)是心境紊乱的直接原因,它们会引起抑郁、躁狂或焦虑。某些内分泌障碍如库欣综合征,会造成同样的结果。难以区分是这些障碍导致情绪上的心理反应,还是心境障碍与躯体疾病碰巧同时发生。表5-4、表5-5分别列出了可以引起抑郁、躁狂的器质性原因。

表5-4　可以引起抑郁的器质性原因

药物	物质滥用
止痛药(如硝酸异山梨酯、阿片制剂)	乙醇
抗生素(如氨苄青霉素)	可卡因
抗高血压药(如普萘洛尔、利舍平、α-甲基多巴、可乐定)	神经系统疾病
抗肿瘤药(如环丝氨酸、长春新碱、长春碱)	慢性硬膜下血肿
西咪替丁	痴呆
左旋多巴	亨廷顿舞蹈病
杀虫剂	偏头痛
口服避孕药	多发性硬化
镇静催眠药(巴比妥类、苯二氮䓬类、水合氯醛、酚噻嗪类等)	正常颅压脑积水
	帕金森病

续 表

脑卒中	低钾
颞叶癫痫	低钠
威尔逊病	甲状旁腺功能减退
感染性疾病	垂体功能减退
布鲁杆菌感染	甲状腺功能减退
HIV 感染	糙皮病
流行性感冒	恶性贫血
单核细胞增多症	卟啉症
亚急性细菌性心内膜炎	维生素 B_1、维生素 B_{12} 和叶酸缺
梅毒	乏症
结核	胶原-血管病
病毒性肺炎	巨细胞动脉炎
脑炎	类风湿关节炎
肿瘤	系统性红斑狼疮
支气管肿瘤	心血管疾病
播散性癌病	慢性心功能衰竭
淋巴瘤	缺氧
胰腺癌	二尖瓣脱垂
代谢与内分泌障碍	其他
Addison 病	慢性肾盂肾炎
贫血	胰腺炎
Cushing 病	消化性溃疡
糖尿病	产后抑郁症
肝脏疾病	

表 5-5 可以引起躁狂和轻躁狂的器质性原因

药物	代谢障碍
抗痉挛药	Addison 病
巴比妥类	血液透析
苯二氮䓬类	甲状腺功能亢进
溴化物	Cushing 病
支气管扩张剂	感染后状态
钙置换剂	手术后状态
西咪替丁	维生素 B_{12} 缺乏
可卡因	神经系统障碍
皮质类固醇和促肾上腺皮质激素	亨廷顿舞蹈病
戒酒硫	多发性硬化
左旋多巴	脑卒中后遗症
致幻剂	右侧大脑半球损伤
异烟肼	右侧颞叶癫痫
甲氧氯普胺	抽搐障碍
苯环利定	感染性疾病
丙卡巴肼	单纯疱疹性脑炎
开马君	HIV 感染
拟交感胺	流感
三环类抗抑郁药	神经梅毒

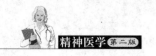

续　表

Q 热	其他
肿瘤	谵妄
间脑神经胶质瘤	ECT 治疗后
矢状窦周脑膜瘤	分离后综合征
右脑室脑膜瘤	创伤后意识障碍
右侧颞顶枕部转移瘤	右侧颞叶切除术
蝶鞍上颅咽管瘤	5-羟色胺综合征
第四脑室底肿瘤	

四、器质性精神病性症状

器质性精神病性症状包括器质性幻觉症、器质性紧张性障碍和器质性妄想性障碍。有时脑部疾病，尤其是与颞叶癫痫相关的疾病，会引起与精神分裂症表现相似的幻觉、妄想障碍（参见本章第五节有关内容）。器质性紧张障碍包括紧张性精神运动抑制（木僵）或兴奋。一般认为脑炎和一氧化碳中毒与本症的关系比其他器质性因素密切。

五、器质性神经症样综合征

由器质性障碍引起的神经症样症状包括焦虑和情绪不稳定（脆弱）。器质性情绪（脆弱）障碍以情绪不稳如不能控制、不稳定等为主要临床表现，可有较多躯体不适，如眩晕、疼痛、疲乏、虚弱等。

第五节　神经系统综合征

一、正常颅压脑积水

这种脑积水在脑室系统内没有阻塞，然而却阻塞在蛛网膜下隙，所以脑脊液无法流向半侧脑的表面，但能从脑室流出。虽然有时会发生压力升高，但在一般情况下，虽然脑积水明显，但脑室内压力仍保持正常或略偏低。

慢性或亚急性起病。特征性的表现是进行性的记忆受损、迟缓、明显的步态不稳，晚期则出现尿失禁。这种情况可以发生于中年，但在老年人中更为常见。虽然可能是由于蛛网膜下隙出血、头部损伤或脑膜炎病史，但阻塞的原因往往不明。分流手术治疗可以改善脑脊液的循环。治疗使病情好转，有时痴呆也会有所改善。重要的是这种能治疗的情况需要与原发性痴呆鉴别，正如抑郁障碍与精神运动迟缓需要鉴别是一样的。

二、头部外伤

严重的头部外伤有明显的神经精神病学后果，例如痴呆或人格改变。一些较小的头部外伤引起的认知损害较轻微，在外伤后几个月内会影响脑功能与行为。对外伤后想要恢复工作或参与活动的病人以及主诉适应生活困难的病人需要进行神经系统检查。

诸如拳击之类反复对头部的轻微撞击会导致智力水平的进行性恶化。由于临床上的变化是隐匿性的,所以向知情者了解病人当前智力水平与先前的水平及所获得业绩之间的差异是相当重要的。进行专业心理评估会有帮助。

1. **急性精神症状** 除了轻微闭合性头部外伤,意识受损的情况都有可能发生。严重的头部外伤后常有持续数天到数周的延迟谵妄。

2. **持久的认知损害** 头部外伤后持续 24 h 以上的创伤后遗忘有可能会造成持久的认知损害,通常恢复较缓慢,需要几个月甚至几年的时间。局部外伤后的损害通常波及全脑,但可能只会出现局灶性认知缺陷,影响智力水平的特定方面。

3. **人格改变** 常常是头部严重外伤后最厉害的远期并发症,尤其是在额叶损伤后。病人可能会存在易激惹、自发性和动力缺乏、行为粗鲁,有时控制攻击冲动的能力较差。这些改变会对患者及其家庭造成很大的不便。

4. **情绪症状** 会出现于各种外伤之后。严重躯体残疾的病人常会发生抑郁。无论外伤的严重程度如何,病人都可能会出现焦虑、抑郁和易激惹,并伴随头痛、眩晕、虚弱、注意力差和失眠。这种脑震荡后综合征可能是由于轻微脑损伤与焦虑及抑郁的相互作用造成的。

5. **评估和治疗** 在头部外伤后应尽早制订长期的治疗计划。应该评估以下 3 个方面的问题:①躯体残疾的程度和神经系统体征;②任何神经精神病学问题及其可能的转归;③社会环境、社会支持、恢复工作的可能性、外伤对病人家庭责任的影响。

专业的康复不仅包括物理治疗和逐渐增加躯体活动,还应包括与病人及其家庭合作,尝试减轻日常生活中的功能不良,并且寻求解决特定认知缺陷,如记忆受损的途径。

三、脑血管疾病

脑血管意外幸存者中约有半数可以恢复,能够完全独立生活。其他病人可能会存在躯体和心理问题。当躯体残疾不再成为恢复正常生活的严重阻碍时,心理变化常变得很重要。

1. **认知缺陷** 脑卒中可造成较高级皮质功能的特定缺陷,例如失语和失用,也可引起痴呆。后者由于医生当时没有发现,常可能阻碍病人的康复。如果脑卒中反复发生,痴呆可以进行性发展。

2. **人格改变** 脑血管意外后会发生易激惹、淡漠或心境不稳定,病人在处理日常问题时常产生困难,失败后可能会造成"灾难反应"。相对于单纯的脑卒中来说,这种改善的程度可能与广泛性动脉粥样硬化性血管病变更具有相关性。即使脑卒中的局灶体征有所改善,存在上述情况的话,仍可能加重后果。

3. **抑郁心境** 在脑卒中后较常见。对脑卒中造成的生活不便产生心理反应可能是一部分原因,另一部分则可能是某种局部脑损伤的直接后果。它可能会造成明显的智力损害,并常成为影响康复的重要阻碍。

4. **心境不稳定** 这种心境不稳定的发生较为常见,并且有可能成为主要的临床问题。即使是生物学方面的原因造成的,也应该用抗抑郁药物治疗抑郁心境。抗抑郁药物治疗常能够改善心境不稳定。病人及其看护者常常需要切实有效的帮助。

四、颅内肿瘤

很多颅内肿瘤在特定阶段会引起精神症状,这些症状中相当重要的一部分是首次出现。迅速增长的肿瘤更有可能引起谵妄,特别是如果存在颅内压增高的情况;缓慢生长的肿瘤更

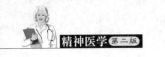

有可能造成痴呆或者有时伴随抑郁症状。

五、暂时性全部遗忘

这种综合征偶然发生却是行为紊乱发作的主要原因,它对住院医生和抢救人员来说是一种紧急情况。不熟悉这种综合征的医生可能将其误诊为分裂样精神障碍。

它发生于中老年,突然发作,持续几小时,造成近事记忆全部遗忘。病人能够保持警觉性和反应性,但通常由于无法理解自己的体验而感到茫然。除了发作时产生遗忘,平时可以完全缓解。对此目前原因不明,也没有特异性的治疗。

六、多发性硬化

精神症状出现于这种疾病的早期,但很少有病人会出现精神症状。明确患有此病的病人会产生抑郁和欣快,有时候其严重程度需要精神科的治疗。有时此病的早期会出现快速进展的痴呆。然而,多数情况下智力减退较晚出现,程度较轻,且进展缓慢。疾病的晚期,常常发生痴呆。

七、癫痫

癫痫病人除了受到疾病本身的困扰外,还可能要忍受他人的误解与偏见。在学校、工作单位,甚至在家庭中都会存在这种情况。诊治癫痫病人时,医生应适当解释病情,减少误解,对病人及其家庭提供支持。社会对癫痫病人限制驾驶机动车辆的同时,也可能造成他们的社会活动受到严重限制。癫痫诱发精神异常有以下3种途径。

1. **与癫痫病因相关的精神障碍** 当癫痫是由脑损伤造成时,这种损伤可能引起患者智力受损或人格改变。

2. **与发作相关的行为紊乱** 发作前会有一段时期出现紧张性增高、易激惹和抑郁,持续几小时或有时候持续几天。精神运动性发作时会出现一种复杂的自动性行为。有时这样的发作持续几天,称之为"精神运动性状态"。这种情况下可以出现精神异常、行为异常或者社会功能退缩。发作后有时会持续一段时期的异常行为和意识水平受损,称为"自动症"。

3. **发作间歇期精神障碍**

(1)认知功能缺陷:抗癫痫药物会损害注意力。一些病人在发作间歇期出现脑部持续的异常电活动,这种活动与注意和记忆力差有关(出于同样原因,癫痫患儿比正常儿童更易出现学习问题)。

(2)人格:多数癫痫患者的人格是正常的。但当产生人格障碍时,其表现往往不是某一单纯的类型。这种情况的原因有很多,如在儿童和青少年时期强加于癫痫病人的社会限制、自我意识,以及对他人的反应。对脑损害引起癫痫的病人来说,上述原因会导致人格障碍。

(3)精神病:癫痫病人比普通人群更常发生情感方面的精神障碍。

(4)性功能障碍:癫痫病人比一般人更易出现这一问题。原因包括难以维持伴侣关系和抗癫痫药物的不良反应。相对来说,性问题更常见于颞叶癫痫,这可能是因为存在神经生理方面的缺陷。

(5) 自杀、故意自伤:癫痫病人的自杀率是普通人群的 4 倍,故意自伤率是普通人群的 6 倍。

第六节 常见躯体疾病伴发精神障碍

躯体疾病伴发精神障碍是指由于除脑以外的躯体疾病直接导致脑功能紊乱而产生的一类精神障碍。发病机制主要是由于毒素作用、能量供应不足、神经递质改变、酸碱平衡紊乱等影响了脑功能,产生一系列精神症状,主要包括意识障碍、认知障碍、人格改变、精神病性症状、情感症状、神经症症状或以上症状的混合状态。

一、心脑综合征

心脏疾病伴发的精神障碍,又称心脑综合征(heart-cerebral syndrome)或心源性脑病,临床上不多见,易被忽视。发病机制主要是由于心脏疾病时心输出量减少、血压下降、脑血流量减少,导致脑部缺血、缺氧及水肿等病理改变,引起精神症状。

临床常见于心绞痛或心肌梗死时,患者伴发明显的类似惊恐发作的症状,可出现烦躁、惊恐、濒死感等症状,部分患者可伴有不同程度的意识障碍和片段的幻觉妄想。还可见于风湿性心脏病伴发的神经衰弱综合征,患者可出现情绪低落、疲乏无力、言语动作减少、思维迟缓,少数还会出现片段的幻觉、妄想等精神病性症状。在风湿性心脏病持续较长时间后,患者可以出现个性改变。

二、肺脑综合征

肺脑综合征(pulmono-cerebral syndrome)又称肺性脑病,是由严重的肺部疾患导致的精神障碍的总称。肺部疾患引发的呼吸困难,可导致低氧血症和高碳酸血症。低氧血症可影响判断能力、记忆,甚至出现智能障碍与意识障碍。中度高碳酸血症可引起头痛、头晕、冷漠、健忘,重度高碳酸血症可导致木僵或昏迷。其临床表现包括以下 4 个方面:①意识障碍,可表现为嗜睡、昏睡、谵妄状态等,这是肺脑综合征最主要的表现。②脑衰弱综合征,表现为易疲劳、注意力不集中、情绪不稳、记忆力下降、睡眠不好等,也可出现躁狂、焦虑、抑郁状态。③精神病性症状,如短暂片段的幻觉、妄想等。④在高龄或动脉硬化患者,当意识障碍消除后可能出现欣快、多言、近事遗忘、虚构、错构等症状。

三、肝脑综合征

由严重肝脏疾病引起的,以中枢神经系统功能障碍为主要表现的综合征,在临床上统称为肝脑综合征(hepato-cerebra syndrome)或肝性脑病。产生的原因是肝功能不全,不能有效执行解毒功能,以致体内代谢产生的有害物质或由消化道吸收的有害物质直接作用于中枢神经系统,造成中枢神经系统功能紊乱所致。由于原有肝脏疾病的性质、肝细胞损害的程度和急缓,以及诱因不同,临床表现很不一致,但精神症状是最主要的表现,在疾病的各个时期都可见到。

1. **前驱期** 以情绪障碍和行为障碍为主,如易激惹、情绪低落或情感淡漠等情绪问题以

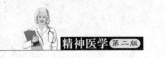

及意志减退、生活懒散等行为问题。此外,还可出现脑衰弱综合征的表现,如反应慢、乏力、记忆力减退、嗜睡等。

2. 昏迷前期 以意识障碍为主。表现为定向障碍和理解能力减退,如对时间、地点和人物的概念混乱,记忆力明显减退,言语不清,行为反常;可有烦躁不安或兴奋吵闹以及睡眠障碍;可出现谵妄状态,有幻觉和错觉。神经系统体征可有腱反射亢进、肌张力增高、踝痉挛及巴氏征阳性等。此时存在扑翼样震颤和脑电图异常。

3. 昏睡期 以昏睡和精神症状为主。患者处于嗜睡状态,唤之能醒,能做极简单的对答,但很快又进入昏睡。可出现幻觉或摸索动作,肌张力增高、扑翼样震颤和锥体束征阳性。

4. 昏迷期 意识丧失,不能唤醒。浅昏迷时瞳孔对光反应迟钝,痛觉迟钝,肌张力和腱反射亢进。深昏迷时,各种反射消失,肌张力降低,瞳孔散大。

以上分期其界线不很清楚,临床表现可相互重叠。随着病情的变化,意识障碍可加深或变浅,症状时而加重或减轻。一些慢性肝脑综合征患者其智能障碍明显,也可出现明显的人格改变,以及类精神分裂症和类情感性精神障碍的表现。

四、肾脑综合征

肾脏疾病或某些肾外疾病时均可导致肾功能严重下降,由于急、慢性肾功能衰竭,产生尿毒症而伴发精神障碍的称为肾脑综合征(renal-cerebral syndrome)或尿毒症性脑病。急性尿毒症最常见的精神症状是情感淡漠、精神运动迟滞。慢性尿毒症早期,精神症状常为主要临床表现,症状无特异性,可表现为情感淡漠、失眠、易激惹等。当病情进一步恶化时,可出现嗜睡、昏睡和昏迷。长期尿毒症患者常有明显的认知功能障碍,最终发展为痴呆。另外,透析治疗也可引起精神障碍,称为透析性脑病或平衡失调综合征,主要是透析时血中尿素排出较快,脑脊液的尿素排出较慢,引起血和脑脊液尿素比例失调,脑脊液渗透压升高,以致脑细胞肿胀,电解质紊乱,特别是低镁、低磷血症。

五、治疗原则

首先必须处理导致精神障碍的原发躯体疾病,停用可能引起精神障碍的药物。支持疗法包括维持水电解质平衡、充足的营养供应等。护理包括安静、安全的环境和防止意外(如自杀、冲动伤人和毁物等)发生,并要注意预防压疮和其他并发症。

鉴于年龄、肾脏疾病、肝脏疾病和药物间的相互作用等因素,临床上要慎用精神药物,起始剂量要低,逐渐增加剂量,当症状稳定时,应逐渐减少剂量。

对于因谵妄或急性精神障碍伴发的攻击行为或其他行为紊乱的患者,可考虑短期使用抗精神病药物,如使用奥氮平、利培酮、奎硫平、奋乃静控制幻觉、妄想症状;对于严重兴奋躁动者,可采用镇静作用较强的抗精神病药物如氟哌啶醇等;对有严重焦虑和失眠的患者,可短期使用镇静催眠药或抗焦虑药。对于伴发抑郁症状的患者,可使用三环类抗抑郁剂或选择性5-羟色胺再摄取抑制剂,如阿米替林、氟西汀、帕罗西汀等治疗抑郁症状。但是,须注意三环类抗抑郁剂的不良反应,特别禁用于心脏传导阻滞、前列腺肥大或青光眼患者。

(陆　峥　陈　静)

◈ **主要参考文献** ◈

1. Gelder M，Mayou R，Cowen P，eds. Oxford textbook of psychiatry. 3rd ed. Oxford：Oxford University Press，2001

2. Elbert MH，Loosen PT，Nurcombe B. eds. Current diagnosis & treatment in psychiatry. Washington DC：McGraw‐Hill Companies Inc，2000

3. Rundell JR，Wise MG. eds. Essentials of consultation-liason psychiatry. Washington DC：American Psychiatric Press，1999

第六章 *Chapter 6*

精神分裂症和其他精神病性障碍
(*schizophrenia and other psychotic disorders*)

第一节 概　　述

　　精神分裂症(schizophrenia)是最常见和最严重的精神疾病之一,大约100个人中就有1人患此病,主要表现为特征性的感知、思维、情感和行为的障碍以及精神活动与环境的不协调。通常意识清晰,智能完好。多起病于青壮年,起病往往较为缓慢,病情严重时患者常因认识不到自己的疾病而不会主动就医,而且该疾病一般病程迁延,反复发作或逐渐加重、恶化,部分患者有发展为衰退和精神残疾的可能。

　　法国医生 Morel(1856)最早将在青年时发病,表现为退缩、怪异,最后衰退的疾病称为早发痴呆(demence precoce)。德国 Kahlbaum(1874)描述了伴有全身肌肉紧张的精神病,称之为紧张症(catatonia)。Hecker(1871)则将发病于青春期而具有荒谬、愚蠢行为的患者称之为青春痴呆(hebephrenia)。德国 Kraepelin(1896)在大量的、各种不同的症状中归纳出这些疾病的共同特征,认为这些并非独立的疾病,而是同一疾病的不同类型,统称为早发痴呆(dementia praecox)。瑞士精神病学家 Bleuler(1911)认为痴呆和早期发病不是这种疾病必不可少的特征,它的基本障碍是缺乏一致性,在思维、感受、意志及人格的主观感觉上表现出不一致性、不完整性,是一种分离破裂的障碍,因而提出了精神分裂症这个新名称,并一直沿用至今。

　　精神分裂症的病因至今未明。但有证据表明,与遗传因素密切相关。社会心理应激因素可能参与具有易患素质人的发病及复发过程。精神分裂症的发病可能与大脑中的生物性因素紊乱有关。

　　精神分裂症的防治工作是精神卫生专业人员的主要任务之一。精神分裂症不仅给患者本人及其家属带来极大的痛苦,而且给家庭、医疗系统以及整个社会带来沉重的负担。

　　虽然全科医生和其他专科医生接触精神分裂症患者的机会并不多,但是,由于精神分裂症的严重性和特殊性,加上医疗时往往需要家属甚至社会的共同参与,因此这些患者对于任何医生都是非常重要的。医学生有必要掌握该病的诊断和处理原则。

其他精神病性障碍包括偏执性精神障碍、急性短暂性精神病、感应性精神病、分裂情感性精神病、周期性精神病等。

本章将着重介绍精神分裂症复杂的临床表现以及处理原则，以及其他精神病性障碍。

第二节　流　行　病　学

精神分裂症是最主要的公共卫生问题之一。根据不同国家和地区的报道，精神分裂症的患病率和发病率差异较大。这可能与调查所采用的诊断标准不同、人口迁移影响及调查人员的业务水平有关。据 WHO 估计，全球精神分裂症的终身患病率为 3.8‰～8.4‰。美国的研究，终身患病率高达 13‰。每年新发病例，即年发病率为 0.1‰～0.5‰，其中 35～39 岁年龄段最高。精神分裂症的终身患病风险为 1% 左右。国外资料显示，精神分裂症男、女间发病没有显著差异，男性的平均发病年龄约比女性早 5 年左右。

1982 年国内开展的 12 个地区精神疾病流行病学调查显示，精神分裂症的终身患病率为 5.69‰。1994 年进行的 12 年随访，上升为 6.55‰；而且，15 岁以上人口中，城市的精神分裂症患病率显著高于农村，前者为 7.11‰，后者为 4.26‰。平均时点患病率城市为 6.06‰，农村为 3.42‰。国内费立鹏等近期流行病学的调查显示，精神病性障碍（主要是精神分裂症）患病率为 1%。国外资料则显示农村与城市之间的发病率几乎相同。精神分裂症的男女比例为 1∶1.6，女性高于男性，且以 35 岁以上年龄组较明显。城乡精神分裂症的患病率均与家庭经济水平呈负相关，即经济水平低的居民平均患病率高，经济水平高的居民平均患病率低，这与英美国家报道的资料相似。

精神分裂症造成的各种费用非常巨大，甚至超过了所有癌症费用的总和。其主要原因是这些患者多起病于青壮年，常造成显著而持久的功能损害，需要住院治疗，需要维持治疗、康复及支持性服务等。

第三节　临　床　表　现

精神分裂症的临床表现十分复杂和多样，不同患者、不同类型、不同阶段的临床表现可有很大的差别。本节主要介绍精神分裂症感知、思维、情感、意志行为、认知等方面的异常表现。为使初学者容易理解和记忆精神分裂症的核心症状及症状的多样性，还将介绍精神分裂症急性综合征和慢性综合征两类常见的临床类型。

一、感知觉障碍

幻觉，尤其是听幻觉，是精神分裂症的常见症状之一。听到的"声音"可以是简单的噪声、哨声、雷声、拍击声、脚步声等（功能性幻听），也可以是讲话声、耳语、喊叫、责骂或威胁声（言语性幻听）。言语性幻听较有诊断价值，讲话的声音可以是单个词、短语或整句话。声音可轻可重。内容往往是令患者不快的，如威胁患者，或命令患者做这做那（命令性幻听），将患者的想法大声地说出来（思维鸣响），有时两种以上的声音以第三人称的语气来议论患者

（议论性幻听），或对患者的行为进行评论（评论性幻听）。这4种幻听具有特异性的诊断意义。患者的行为常常受到幻听的影响，或与幻听对话、争辩，或做侧耳倾听状，或沉溺其中，自语、自笑，有时伴有焦虑和恐惧，在命令性幻听支配下可能发生伤害他人或自伤、自杀的行为。

视幻觉较为少见，它在精神分裂症病人中的表现特点也不同于其他器质性精神病，如谵妄时在幻觉中看到一些小的动物在活动，而精神分裂症几乎看不到这种幻视。精神分裂症的幻视与其幻觉妄想性体验交织在一起，感到被跟踪时可看到"有人站在窗前"。有些精神分裂症的幻视具有梦幻或幻想的特征，可能是假性幻觉的一种过渡形式。

幻嗅和幻味多数与被害妄想有关，患者怕中毒，闻到特殊的气味或尝到饭菜有特殊的味道，认为是别人放了毒气。

幻触或躯体幻觉在精神分裂症中较常见，患者可感到自己受到了电磁场、射线、宇宙外力的影响，感觉有刺、扎、打、内脏受牵拉、烧灼、切割、腐蚀等，心率可被扰乱，大小便可被抑制，但更多的是生殖器官受影响，而且是持续受到外界力量的影响。当患者对这些幻觉赋予妄想性的解释时，就具有特殊的诊断价值。如患者将下腹部的幻觉解释成迫害者的性骚扰。

在精神分裂症的急性期可同时出现不同类型的幻觉。患者可听到跟踪者的脚步声、对话声，可闻到刺激性的毒气味，可感受到身体被侵害等，并将这一切与自己受到的迫害相联系。

患者普遍对幻觉感到痛苦，如果通过治疗减轻或消除了幻觉，则减轻了他们的痛苦与负担。但是，有些患者觉得幻觉是一种舒适的甚至是一种有趣的经历，如果那些能友好交谈的声音未出现或被"夺走"，患者还会抱怨。

健康人对许多感知觉可不予理睬或有意忽略，而精神分裂症病人则不然。他们无法回避幻觉的缠扰，尤其是在疾病的急性期。然而，也有些急性病人尽管幻觉症状很严重，但看上去并不那么紧张不安，这是由于情感和自我意识方面的基础障碍所造成的。

二、思维障碍

思维内容的障碍，即妄想最为常见。妄想并不是精神分裂症的特征性症状，因为也可见于其他许多精神疾病，但精神分裂症的妄想具有内容荒谬、泛化的特点，以关系妄想、被害妄想和影响妄想最为常见，此外，还可见钟情妄想、夸大妄想、罪恶妄想和疑病妄想等。

原发性妄想较为少见，但一旦存在，具有很高的诊断价值。因为原发性妄想罕见于其他精神疾病。这类妄想往往发生突然，完全不能用患者当时的处境和心理背景来解释。例如，某患者早晨来到单位上班，一走进办公室突然感到气氛不对，周围人的态度也变了，以特殊的目光注视他，都在窃窃私语，议论与他有关的事情。原发性妄想在早期比较容易辨明，但随着病情进展，继发性妄想相继而来，两者混杂交叉即难以辨别。

多数妄想是继发的，也就是说，在其他精神症状如感知觉障碍的基础上产生的。如"听见"邻居都在骂他，从而认定他们想迫害他。结构可系统而严密，也可片断、零乱。妄想的内容因时代的不同而不同，可从地主、国民党、批斗、无线电、电视机、射线到电脑和不明原因飞行物（UFO）。在各种妄想中，以被害妄想最为常见，但被害妄想并非只见于精神分裂症。

较为少见但较具诊断价值的妄想包括被控制妄想、思维插入、思维被抽取和思维被播散。被控制妄想是患者感到有外力控制、干扰和支配自己的思想、行为及情感,甚至认为有特殊的仪器、电波或电脑在操纵自己(物理影响妄想)。坚信自己的内心想法不用说出来,别人都已知道(思维被播散);有时感到自己的思维一下子被外力夺走了,有时是被某一确定的人夺走了(思维被抽取);有时感到自己的脑子里出现了不属于自己的思维(思维插入)。

主观肯定、不可辩驳及不可纠正的特点是评定妄想的重要标准。妄想体验的内容并不是绝对要同正常的体验相区别,有妄想症状的病人想象和感知的内容绝大部分也可出现在健康人的体验中。即使是对想象和感知做特殊解释、赋予不寻常意义的这一特性在健康人的体验中也并不完全陌生,如一个美貌的女子在街上觉得别人在注意她,新兵第一次穿军装很容易感到别人都在看他。然而,健康人在任何时候都可转变自己的看法,会问自己:为什么所有的人都要看我,这大概不会是针对我的。当一个人不再有这种转换能力时,妄想就开始了。

健康人听到某人在街上呐喊或吹口哨时会回头看一看,当确定这事与他无关后,事情就过去了。有妄想症状的病人则是另一种情况,当他把某些事情同自己联系起来后就不会再摆脱。这种不可纠正的特性并不是表现在疾病的各个病期,在患病初期或疾病缓解阶段,有些病人至少有时会对妄想的正确性、解释的有效性产生疑问,但急性期对妄想内容的肯定是绝对的。

妄想的不可理解性或不可推导性是它的另一特点,但并不具有特异性,一些非妄想性体验也并不都是很容易理解的。另外,如果从病人的角度出发,有些妄想性检验也是可以理解的。然而妄想的本质并不是它的不可理解性,而是病人不去追究妄想体验的根源,很有把握地、常常也有一定逻辑性地在他(她)的妄想系统内部坚持自己的妄想信念。

思维形式障碍也很常见。联想过程缺乏连贯性和逻辑性是本病所具有的特征性症状。患者可表现为所要表达的观念之间失去内在联系,甚至缺乏逻辑性或偏离主题(联想散漫)。严重时患者的讲话失去理解性,人们只能听到一些无关联的词或词的片断,可表现为思维和言语毫无联系、支离破碎(语词杂拌)。有时患者会对事物作一些不必要的、过度具体化的描述,或是不恰当地运用词句。有时患者使用普通的词句、符号甚至动作来表达某些特殊的、只有患者本人才能理解的意义(病理性象征性思维)。有时患者创造新词或符号,赋予特殊的意义(词语新作)。有些患者表现为对抽象观念处理困难(思维具体化)。也可表现为思流的障碍,如思维阻滞,即最初流畅的思路突然停止,有时发生在一句话的中间,病人不能说完自己的想法,出现沉默。有时病人可意识到这种思维障碍,并为此感到很痛苦。有时患者逻辑推理荒谬离奇(逻辑倒错性思维),或者中心思想无法捉摸,缺乏实效的空洞议论(诡辩症),有时患者可涌现大量思维并伴有明显的不自主、强制感(思维云集或强制性思维)。

部分精神分裂症患者表现为思维内容的贫乏,患者感觉脑子里空空的,没有什么东西可想。交谈时言语减少,内容空洞单调,在回答提问时通常只用是或否,很少加以发挥,或者虽然言语不少,但谈话内容空洞,应答反应时间延长。

三、认知功能障碍

神经心理测验显示精神分裂症患者往往有认知功能缺损。认知功能的损害主要涉及注意、记忆、抽象思维、信息整合、执行功能等方面。精神分裂症患者的定向是正常的,但主动

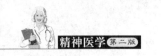

注意和被动注意功能均有不同程度的受损,并因此可能导致明显的回忆困难。也有学者认为精神分裂症的记忆损害是疾病的原发症状。少数患者可存在妄想性回忆,即对过去事件的妄想性解释。

关于精神分裂症的认知功能障碍目前主要有两种观点:一种认为认知功能是在病因的作用下进行性减退的;另一种观点认为,由于精神分裂症是由于先天遗传的缺陷和环境因素作用下神经异常发育的结果,因此认知功能损害在出现临床症状之前就已经存在。

四、心境障碍

心境障碍十分常见,可表现为以下 3 种类型。

1. **心境改变**　如抑郁、焦虑、易激惹或欣快,其中又以抑郁较为常见。约有 1/4 精神分裂症患者有抑郁症状,抑郁症状可以出现在精神分裂症早期,或和其他精神症状同时出现,或出现在疾病后期或缓解期。精神分裂症的抑郁症状可能以 3 种方式表现:①精神分裂症的症状之一,即与妄想或幻觉一样,有相同的病理机制。病人往往表现不知所措、无助感、需要依靠。这种抑郁情绪常依赖于环境的变化,环境也可使病人变得愉快起来。情感活动具有不稳定性。②患者在认识到该病的性质后,面对困难所作出的一种反应。③抗精神病药物的不良反应之一。焦虑恐惧在精神分裂症中特别常见,可体现在不同的妄想中,首先是被害妄想。由于恐惧,患者不愿与其他人有任何接近,以致无法进行正常的人与人之间的交往。恐惧的背后也可为患者的激动兴奋或攻击性。在疾病的急性期中无例外地会出现这种焦虑恐惧性情绪。上述情感障碍被认为是精神分裂症的附属症状。

2. **心境与处境不相协调**　患者的情感反应与目前的境遇不相称,表情、手势及讲话方式所表现出的情感活动同病人的经历或所讲的内容形成对照。如患者在讲述其母去世这一令人伤心之事时哈哈大笑。情感不协调也常出现在精神分裂症的妄想体验中(与抑郁症时的妄想不同),这也是精神分裂症的特征性症状,表明体验的统一性、内心活动与表达的相关性出现了障碍。

3. **缺乏正常的心境变化**　如情感反应平淡或淡漠,患者可表现为表情的变化减少或面部表情完全没有变化,如对外界各种情感变化的刺激反应减少或完全没有反应;患者可以对周围的人和自己漠不关心,麻木不仁。此为精神分裂症的特征性症状之一。

五、意志行为障碍

有些急性患者的行为可以是完全正常的,也有很多患者有明显的意志和行为的反常。常见的行为障碍包括社交行为不得体、无故发笑,退缩或古怪,对环境茫然无措。有的患者吃一些不能吃的东西,如喝尿,吃粪便、昆虫、草木,或伤害自己的身体(意向倒错)。有时患者可出现愚蠢、幼稚的作态行为,或突然、无目的的冲动行为,甚至感到行为不受自己意愿支配。

有些患者可表现为紧张症状群。如处于木僵状态的患者几乎既不能运动,也不能讲话,但意识清晰,甚至感觉很敏锐。患者可以非常敏感地察觉到周围所发生的事件,但自己却无法投入其中。可出现蜡样屈曲(waxy flexibility),其身体部分可处于任何一种姿势,包括很不舒服的姿势,并能超出健康人的耐受能力而维持较长的时间。患者的肢体被动运动时感到一种韧性较强的阻力,检查患者将其手臂抬高,当检查者松手后患者的手臂仍能保持在原来的位置上。如使躯干或头部处于某种很怪的、很难受的姿势,患者仍可维持很长时间而无明显的疲劳。另外,紧张性症状还可表现为精神运动性不安与激动状态。患者不停地活动,跑来跑去,屈膝下蹲或做体操,也可富有攻击性,毁物伤人,或伤害自己。在紧张性激动状态中可出现轻度、一过性意识混浊,这在精神分裂症的其他状态下是没有的,这时患者的心率可加快,体温可升高。此外,精神分裂症患者的自杀行为也应予以高度的重视。据报道,约有 50% 的精神分裂症患者有自杀观念,有 10%～15% 的患者有自杀行为。精神分裂症患者的自杀观念和行为主要是由于抑郁情绪,幻觉妄想等精神症状的影响也是重要的原因之一,例如患者可能在命令性幻听的支配下实施自杀行为。

意志减退或缺乏即缺乏动机和主动性是精神分裂症患者最常见的意志障碍。患者可表现为长期的自闭、懒散,或做一些无目的的活动。还表现为日常生活能力的受损,如社交行为退缩,不注意个人卫生和仪表,无故旷课或不上班,不参加社交活动,交往行为违反社交习惯(如对陌生人过分亲密,在公共场合大声地说脏话)。有些患者收集一些物品,环境杂乱无章、肮脏不堪。慢性精神分裂症患者有时可表现为重复的怪异动作。

有的患者同时体验到完全对立的意向。一个病人可同时表现出哭和笑,可同时有恐惧与幸运的体验,也可对一个人同时流露出爱和恨,在妄想中可同时存在相互对立的内容。这种相互对立的意念或感受在正常的体验中是不可能并列存在的,患者根本没有意识到这种矛盾性。这种矛盾意向属于精神分裂症的基础症状。

内向性同矛盾意向一样,也属于精神分裂症的基础症状。内向性是指自我沉思,失去了与现实的联系。患者以一种特有的很难描述的形式沉浸在他的体验和内心世界中,与世隔绝,自我中心。他一方面表现被动,几乎不关注周围的事件;另一方面则表现为全心全意投入到自己的妄想体验中。

六、自知力障碍

多数精神分裂症患者缺乏自知力,他们通常认识不到异常的体验是由疾病引起,相反,归咎于别人的恶意行为。自知力缺乏常导致拒绝治疗。但在患病初期,有些患者可有部分的过渡性自知力。

精神分裂症患者可以表现为上述症状的各种形式组合,每个患者的临床表现也有所不同。从 WHO 1973 年的调查可以看出各类症状的出现频率(表 6-1)。表 6-2 反映了 1988 年中国精神疾病诊断标准现场测试的精神分裂症症状的出现频率。

表 6-1　精神分裂症患者症状出现的频率

症　状	频率(%)
缺乏自知力	97
幻听	74
关系妄想	70
猜疑	66
情感平淡	66
妄想心境	64
被害妄想	64
思维异化	52
思维化声	50

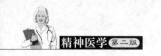
表 6-2　中国精神分裂症症状出现的频率

症　状	频率(%)
情感障碍	77
联想障碍	74
妄想	62
幻听	44
行为障碍	41
被动体验	22
被洞悉感	19
思维插入	7

有些学者根据症状的聚类分析结果,将精神分裂症患者的临床表现分为 5 个症状群:阳性症状、阴性症状、认知症状、攻击敌意、焦虑抑郁。该描述可加深对精神分裂症的认识以及探讨药物治疗的靶症状有一定的价值。

七、急性综合征和慢性综合征

临床上可将精神分裂症分为急性综合征和慢性综合征。急性综合征一般是指精神分裂症急性发作时出现的症状,如幻觉、妄想、行为障碍等。行为紊乱、幻觉和妄想亦被称之为阳性症状(positive symptoms)。阴性症状是指原有功能的减退或丧失,如思维贫乏、情感淡漠、意志行为减退等,有时又称之为缺陷状态(deficit state)。急性综合征是以阳性症状为主,慢性综合征则以阴性症状(negative symptoms)为特征,常见于单纯型和慢性精神分裂症患者。

表 6-3 比较了急性和慢性精神分裂症患者的临床特征。

表 6-3　精神分裂症急性综合征和慢性综合征的区别

临床特征	急性综合征	慢性综合征
感知觉障碍	各种幻觉	可有幻觉,尤其是幻听
思维障碍	原发性妄想	思维贫乏
	继发性妄想(被害多见)	可有孤立的妄想
	首级症状	
认知功能障碍	注意受损	可有年龄定向障碍
情感障碍	心境变化	淡漠
	情感淡漠	抑郁
	情感不协调	情感不协调
意志行为障碍	躁动不宁、吵闹、变化无常	缺乏动力和活力
	紧张症状	社交退缩
	退缩、缺乏活力	动作异常
自知力障碍	受损	可保存

八、临床类型

根据临床症状群的不同,精神分裂症可划分为以下几种不同类型。类型的划分还与起病情况、病程经过、治疗反应以及预后有一定关系。

(一)单纯型

此型一般在青少年时期发病,起病潜隐缓慢,并持续进展。主要表现为日益加重的被动、孤僻、活动减少,不愿参加集体活动,常无故旷工或旷课,生活懒散,不注意料理个人卫生,情感逐渐淡漠,对亲人表现冷淡和疏远,意志减退,对学习、工作的兴趣逐渐丧失、能力显著减退,行为古怪、退缩、毫无目的,不关心周围事物,常闭门不出,自我专注,日益脱离现实生活,无法适应社会的需要。一般无幻觉妄想。此型患者在早期不易识别,易被忽视或误诊,往往经过数年病情发展较严重时才被发现。本型自发缓解者少,治疗效果和预后差。较少见,国内统计本型占精神分裂症的 1%～4%。

典型病例 某男,20岁,高中文化程度,饭店服务员。因3年来工作成绩逐年下降,生活懒散,经常发呆,孤僻少语,逐渐加重而入院。病人出生于教师家庭,自幼生长发育正常,无严重躯体疾病史。为独生子,受父母溺爱,从小胆小好哭,怕与人交往,一向寡言独处,性格内向。病人进入高中后,学习成绩开始下降。在高中临近毕业时不愿再上学而参加工作,在一家饭店当服务员。3年前开始睡眠不佳,诉头晕头痛,常请假外出看病。随后工作吊儿郎当,不认真,工作效率逐渐降低,且常出差错。虽经批评提醒,仍无改进。在家生活也逐渐变得懒散,不讲卫生,不主动换衣、洗澡,经常发呆发愣。对家人漠不关心,母亲摔伤在地,也无动于衷。时时无故不上班。1年前开始无法工作,在家卧床、发呆,与家人也很少说话,常无故发笑或喃喃自语。生活更加懒散,不洗脸、不刷牙、不洗澡。家人劝其看病也置之不理,否认自己有病。住院后,病人经常呆坐或卧床,对周围事物漠不关心,孤独少语,被动接触。自称"脑子变空了",对医生询问不作回答,或只回答"不知道"、"差不多"、"没什么"等。思维内容贫乏,说话语调平淡,表情呆板,对周围环境变化无任何情感反应。对自己病情无自知力,对住院无所谓。

(二)青春型

青春型(hebephrenic type)又称瓦解型(disorganized type)。多发病于青春期,起病较急,病情进展较快。主要症状包括思维破裂,思维零乱,内容荒谬离奇,情感反应不协调,情感肤浅,喜怒无常,变化莫测,表情做作,常伴痴笑和自我满足、自我陶醉或微笑,行为幼稚愚蠢,扮鬼脸,表现恶作剧(如把粪便信手乱涂)。患者的本能意向(食欲、性欲)亢进,在公开场合做猥亵行为。也可有意向倒错,如吃脏东西、吃大小便等,以致完全不能适应社会生活。可有片断的转瞬即逝的幻觉或妄想,但往往片断零乱。此型进展较快,如及时治疗,效果较好,但常复发,数年后易出现精神衰退。本型较易早期发现,早期得到治疗。抗精神病药物系统治疗和维持治疗,可延长缓解期,减少复发。较常见,据上海的资料占精神分裂症的 12.5%。

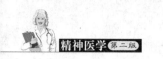

典型病例 女,19岁,高中学生,学习成绩一向优秀。入院前1个月无明显原因出现睡眠浅,老师反映其上课注意力不集中,课堂上答非所问,之后考试成绩不理想,有不及格。入院前1周出现哭笑无常,有时高声唱歌,边唱边跳,手舞足蹈。一会儿才哈哈大笑,转眼间又痛哭流涕。前言不搭后语:"我是妈妈的好女儿"、"你是魔鬼"、"祖国万岁"。看到异性时突然抱紧对方,遭到劝阻时则显无所谓。医生试图与其交流时发现患者思维不连贯,无条理。没有发现幻觉,有片断的被害妄想。经抗精神病药氯丙嗪治疗后上述情况逐渐好转,自知力恢复。

(三) 紧张型

此型多发病于青壮年,起病较急,病程多呈发作性。主要临床表现为紧张性兴奋和紧张性木僵,两者交替出现,或单独发生。临床上以紧张性木僵多见,轻者可为运动缓慢、少语少动(亚木僵状态);重者可为不语、不动、不食,对环境变化毫无反应(木僵状态),并可出现肌张力增高,蜡样屈曲,被动服从,有时则相反,出现主动违拗,此时可出现刻板动作、模仿动作,有时则长时间站立或静坐,但姿势很不自然。患者虽呈精神运动性抑制,但对周围的感知仍存在,病后对所经历事件能回忆,一般持续数周至数月。紧张性兴奋是以突然发生的精神运动性兴奋为特点。此时患者无目的行为增多,伴有突然冲动行为、伤人毁物,动作古怪、刻板、作态,言语零乱散漫,内容荒谬离奇,可有模仿言语、刻板言语,可持续数日或数周。紧张性兴奋或自行缓解或转入木僵状态。此型可自动缓解,治疗效果较其他类型好。据上海的统计资料约占11%,近年来已越来越少见。

典型病例 男,22岁,大学生,家族中无精神病史。病人自幼胆小,爱一个人玩,常受邻居小孩欺侮而哭泣回家。上学后读书专心,成绩较好,但不合群。起病较急,两周前发现病人较前沉闷。下课后即回宿舍卧床,注视屋顶一角,或呆坐床上。有时半夜起床开窗,往外边看,或在窗前站立不动。听课时常发愣,不做笔记,有时低声自言自语,或冷笑。常迟到、早退或旷课。1周前,发现病人动作显著缓慢,吃一顿饭要1 h,拿着碗筷发呆。有时走到厕所旁边就站住不动。5天前开始,病人整天卧床,不起来吃饭,也不上厕所,叫他推他均无反应,表情呆板。由学校送入医院。

病人被抬进病房后,一直卧床不动、不语、不回答问题。表情呆板,对周围刺激无任何反应。检查时以针刺手臂及脸部,病人无任何反应。嘴里唾液存积很多,有时顺口角流出。全身肌张力增高,如将四肢上举或抬高头部,病人保持此姿势很久不变。住院第五天肌张力增高现象消失。检查时有抵抗、违拗。如今病人不愿张嘴,让他张口却闭得更紧。一直靠鼻饲保持营养。

住院20天时,病人突然起床,在屋内不断来回走动,反复高声喊叫:"冲!冲!"表情紧张。出现无目的冲动行为,如撞门,摔东西。整天整夜高声喊叫,内容重复、刻板。3天后突然恢复平静。病人能与工作人员交谈,主动起床进食,能谈住院前后经过,但不承认自己有精神病。约两周后,又陷入不动不语状态。经治疗后逐渐恢复正常,自知力恢复。

(四) 偏执型

偏执型(delusional type)又称妄想型,多发病于青壮年或中年,起病呈亚急性或慢性。主要表现为猜疑和各种妄想,并伴有幻觉,尤其是幻听,有些患者还可有感知综合障碍。妄想内容以被害、关系妄想最多见,其次是出身名门、嫉妒妄想、影响妄想等。绝大多数患者有数种妄想同时存在,妄想的范围可逐渐扩大,结构往往零乱,并有泛化趋势。幻觉是以言语性幻听最常见,内容多为威胁或命令患者,亦可有批评、评议、议论等。非言语性幻听如哨声、嗡嗡声、笑声。也可有幻视、幻嗅、幻味及内脏幻觉,但很少见。患者的妄想和幻觉内容多较荒谬离奇、脱离现实。情感和行为常受幻觉或妄想的支配。在幻觉和妄想影响下,患者可突然发怒、易激惹、恐惧不安,或谩骂、自伤或伤人,或闭门不出,不与周围接触,行为孤僻离群。情感迟钝较其他类型轻,轻度的情感不协调较常见。部分患者在相当长的时间内人格变化轻微,尚能保持部分工作能力,往往不易早期发现。偏执型的病程可为发作性,伴部分或完全缓解,或为慢性,自发缓解少见,病程进展常较缓慢。如经适当治疗效果较好。此型最为常见,约占一半以上。

典型病例 某男,大学三年级学生。因 1 年来无明显诱因而怀疑同学都在议论他、责怪他、迫害他,并感到有仪器控制他,曾出逃躲藏并试图自杀而被送入医院。

病人出生于工人家庭,有两个姐姐和一个弟弟,家庭成员关系良好,经济条件中等。自幼性格孤僻少语,敏感多疑,不爱与人交往,很少朋友,对交女朋友不感兴趣。其弟于 4 年前因患精神分裂症被送进精神病院。病人高中毕业后进入某大学读书。开始一切正常,1 年前无明显诱因而开始渐渐变得散漫,经常无故上课迟到,甚至旷课。经常向父母诉说一起学习的同学都在议论他、责怪他,对他不怀好意,把差错都推到他身上。还常听见班长的说话声,"他太差劲了,咱们教训教训他"等等。因此,使他经常心情紧张。在班级看见别人吐痰、听到别人咳嗽声音都认为是针对他的。病人还诉说有人用电波发射器把电波发射到他身上,影响他、控制他,对他进行迫害,搞得他睡不好、吃不好,头疼脑涨,浑身不舒服,注意力集中不了。自己心里想的事情通过电波他们都知道了……有一天夜里两点,突然起来,把全宿舍同学吵醒,大声喊:"敌人把我们的住宅都包围了。"自己从屋里跑出去躲藏到学校传达室里。有一次曾对家人说自己活不成了,并说自己要自杀。有时则又说自己是孔夫子,负有挽救世界的使命。由于病人不承认自己有病而拒绝看病,被家人强行送进医院,住院治疗。

(五)其他类型

除上述的 4 种类型以外,还有未分型、精神分裂症后抑郁和残留型等。如果患者的精神症状符合精神分裂症疾病的诊断标准,有明显的精神病性症状,但又不宜归入偏执型、青春型、紧张型或单纯型,或表现出一种以上亚型的特点,精神症状相互交叉,很难判断以哪个为主要临床相,称为未分化型(undifferentiated schizophrenia)。

当精神分裂症的症状基本缓解后,部分患者出现明显的抑郁症状,而且持续较久,此类情况称之为精神分裂症后抑郁(post schizophrenia depression)。这种抑郁状态可能是精神分裂症症状的组成部分,是过去即存在的,当时为其他症状所掩盖,而在原有的精神症状缓解后才暴露出来;也可能是患者对疾病的一种心理反应,包含着对病情的心理反应成分;也可能是服用抗精神病药物所致。临床上未达到重症抑郁的严重程度。这些患者存在自杀的危险性,临床上应予以重视。此型病程迁延,复发率和再住院率高,对药物治疗反应差。目

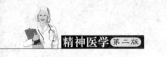

前认为抑郁症状是精神分裂症预后不良的危险因素。

当精神分裂症的阳性症状已基本得到控制，但残留部分症状，称为残留型（residual schizophrenia）。患者经过一次或多次发作后转入以阴性症状为主的人格缺损阶段，没有明显的阳性症状，主要表现为情感淡漠，面部表情呆板，目光接触、声音的顿挫及姿势等非语言交流贫乏，活动过少，被动，缺乏始动性，生活自理能力差，言语减少，思维内容贫乏。病程迁延趋于慢性化，治疗反应差，预后差。

九、精神分裂症的阳性症状和阴性症状

所谓精神病理学中的阳性症状与阴性症状最早是由 Jackson（1884）提出，用于描述脑功能障碍综合征。他认为高级皮质功能的缺损为阴性症状，是原发性的，而阳性症状是继发性的脑脱抑制而产生的释放现象。临床上阳性症状是指精神功能的异常或亢进，包括幻觉、妄想、明显的思维形式障碍、反复的行为紊乱和失控。阴性症状是指精神功能的减退或缺失，包括情感平淡、言语贫乏、意志缺乏、无快感体验、注意障碍。

近年来，有学者提出根据阳性和阴性症状将精神分裂症分为Ⅰ型和Ⅱ型。Crow（1980）根据 Johnstone（1976，1978）对一组精神分裂症患者的头颅 CT 研究，发现阴性症状为主的患者脑室较相同年龄和职业的对照组明显扩大，且脑室的扩大与认知缺损明显相关，对抗精神病药物治疗反应差；阳性症状明显的精神分裂症患者脑部 CT 检查及神经心理测验未发现脑部结构异常及明显的认知缺损，且对抗精神病药明显有效。因而，根据精神分裂症的病理生化和病理解剖改变，结合临床表现、认知功能、治疗反应以及预后等方面的特征，提出精神分裂症Ⅰ型和Ⅱ型的划分。

1. **Ⅰ型精神分裂症**　临床症状以幻觉妄想为主，起病相对较急，病程进展恶化或缓解，病前和缓解后有相对正常的社会功能。脑部 CT 检查及各种神经心理测验未发现有潜在的脑部结构异常和智能缺损。由于对药物治疗效果好，提出可能存在多巴胺系统的异常。预后较好。

2. **Ⅱ型精神分裂症**　典型症状是情感淡漠、迟钝、思维贫乏、意志缺乏，起病潜隐，病程倾向于慢性或衰退。病前有较长时间的社会功能缺损。脑部 CT 检查有明显的脑室扩大，神经心理测验有认知功能缺损。对药物治疗反应差。病理基础可能是脑结构改变所致，预后差。

当然，急性者也可具有阴性症状，慢性者也可呈现阳性症状。此外，Andreasen（1982）认为阳性和阴性症状是一个单一的连续过程，大多数患者既有阳性症状又有阴性症状，从而提出把精神分裂症分为阳性症状为主型、阴性症状为主型和混合型 3 种。①阳性症状为主型，有明显幻觉，明显妄想，明显的阳性形式思维障碍（如思维破裂、脱轨、离题、逻辑障碍），反复出现的离奇行为。上述症状中至少有一项为疾病突出表现，而阴性症状不明显。②阴性症状为主型，思维言语贫乏，情感淡漠，意志缺乏，愉快感消失，与社会疏隔，注意障碍。上述症状中至少有 2 项为疾病的突出表现，不存在或没有明显的阳性症状。③混合型，不能列入上述阳性或阴性症状为主型精神分裂症患者，或阳性、阴性症状兼有者。阴性、阳性症状分型的优点在于将生物学、现象学结合在一起，且对临床治疗药物的选择有一定的指导意义。两种类型的区别见表 6－4。

表6-4　Ⅰ型(阳性型)和Ⅱ型(阴性型)精神分裂症的区别

特　征	Ⅰ　型	Ⅱ　型
临床表现	幻觉、妄想(阳性症状)	情感平淡、言语贫乏(阴性症状)
抗精神病药物疗效	良好	较差
结局	有可逆的可能	多不可逆
智能缺损	无	可有
异常的不自主动作	无	可有
病理改变	D_2 受体增多(生化异常)	颞叶结构(海马、杏仁核和海马旁回)的改变、细胞丧失(器质性损害)

十、病程

约半数患者在20~30岁发病,少数在儿童青少年时期或中年以后起病,极个别在老年期起病。多数以慢性或亚急性的形式起病,起病形式与临床类型和预后有一定关系。精神分裂症的病程大致可分成3个主要阶段:前驱期、活动期和残留期。

(一)前驱期

在前驱期,常见一些非特异性症状,这些症状包括:兴趣普遍丧失,回避社交,逃避工作或学习(如辍学),易激惹、过度敏感,奇特想法(如迷信),古怪行为(如在公众场合自语)。这些变化往往影响病人的能力,给家属带来痛苦。朋友或亲戚会形容病人"换了一个人"。一些患者的前驱症状发展比较缓慢,可能持续几个月,甚至数年;或者这些变化不太引人注目,一般并没有马上被看作是病态的变化;有时是在回溯病史时才能发现。前驱期的有无或长短极不一致,前驱期长者预示着预后不良。据 Yung 和 McGorry 总结,前驱症状的发展形式主要归纳为两种。Huber 等补充第3种为"前哨综合征"的类型:①非特异性变化→特异性的精神病前症状→精神病;②特异性变化→对此变化的神经症性反应(症状)→精神病;③前哨综合征的这些前驱症状可自动缓解,并不直接发展至精神病。主要的前驱症状按出现频度递减:注意减退、动力和动机下降、精力缺乏、抑郁、睡眠障碍、焦虑、社交退缩、猜疑、角色功能受损和易激惹。

(二)活动期

在活动期,妄想、怪异行为和幻觉等精神病性症状突出,并往往伴有强烈的情感反应,如痛苦、焦虑、抑郁和恐惧。如果不治疗,活动期可以自动消退,或一直持续下去。经过有效的治疗以后,活动期通常能够得到控制。正是在活动期,不管是首次发作还是症状的加重时,大部分病人得以求治。

(三)残留期

活动期过后通常有一个残留期。残留期与前驱期相似,但在残留期,情感平淡和角色功能受损更为常见。虽然精神病性症状可能延续到残留期,但很少伴有在活动期体验到的那样强烈的情感反应。残留期的严重程度在人与人之间有很大差异。有些人的功能保持相当完好,而有些人则可能严重受损。

精神分裂症有间断发作和持续病程2种形式,最常见的病程一般包括多次发作(活动期)间

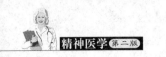

以残留期的功能损害。残留期功能损害的程度在发病后的头几年里往往会随着发作而增加,但在疾病的晚期,其进展可能不那么严重。持续病程者迁延不愈呈慢性,出现精神活动衰退。

第四节 诊断与鉴别诊断

精神分裂症主要根据临床表现,即病史和精神检查而作出诊断。只有当诊断有疑问时,才有必要进行一些诊断性试验来排除其他疾病。为了提高诊断的准确性,临床上常参照诊断标准,通过确定必须存在的症状类型来作出诊断。目前最常用的诊断标准有 ICD - 10、DSM - IV 和 CCMD - 3 系统。

一、诊断标准的内容

1. **症状标准** 如具有高度特异性并具有强烈阳性预测价值的各种症状,这些症状常被称之为首级症状(first rank symptoms,FRS),即思维鸣响、"第三人称"幻觉、评论性幻听、躯体幻觉、思维被抽走或思维插入、思维播散、妄想知觉、被控制体验或行为受到外部因素的影响。70%符合精神分裂症诊断标准的患者存在这些症状。另外,有些症状虽不如 FRS 那样具有特异性,但更为常见,如突出的幻觉、联想散漫、情感淡漠或不协调等。

2. **严重程度标准** 社会功能和职业功能明显受损。

3. **病程标准** CCMD - 3 和 ICD - 10 规定为至少 1 个月。

4. **排除标准** 须先排除器质性精神障碍、抑郁症、躁狂症和儿童孤独症的延续等疾病。

二、《中国精神障碍分类与诊断标准》第三版(CCMD - 3)中精神分裂症的诊断标准

为了使精神分裂症的诊断规范化和标准化,尽量避免因诊断标准的宽严掌握不一而影响临床诊断的准确性以及科研资料的可比性,目前国际上普遍制订了可操作性的临床工作诊断标准。现将 2000 年中华医学会制订的关于精神分裂症的临床工作诊断标准(CCMD - 3)介绍如下。

1. **症状标准** 至少有下列 2 项,并非继发于意识障碍、智能障碍、情感高涨或低落。单纯型分裂症另有规定。

(1) 反复出现的言语性幻听。

(2) 明显的思维松弛、思维破裂、言语不连贯,或思维贫乏。

(3) 思维被插入、被撤走、被播散,思维中断,或强制性思维。

(4) 被动、被控制,或被洞悉体验。

(5) 原发性妄想(包括妄想知觉、妄想心境)或其他荒谬的妄想。

(6) 思维逻辑倒错、病理性象征性思维,或语词新作。

(7) 情感倒错,或明显的情感淡漠。

(8) 紧张综合征、怪异行为,或愚蠢行为。

(9) 明显的意志减退或缺乏。

2. **严重标准** 自知力障碍,并有社会功能严重受损或无法进行有效交谈。

3. **病程标准**

（1）符合症状标准和严重标准至少已持续1个月，单纯型另有规定。

（2）若同时符合分裂症和情感性精神障碍的症状标准。当情感症状减轻到不能满足情感性精神障碍症状标准时，分裂症状需继续满足分裂症的症状标准至少2周以上，方可诊断为分裂症。

4. **排除标准** 排除器质性精神障碍，以及精神活性物质和非成瘾物质所致精神障碍。尚未缓解的分裂症病人，若又患本项中前述两类疾病，应并列诊断。

三、与精神分裂症相关的精神障碍

临床表现类似精神分裂症，但不符合精神分裂症诊断标准的有下列3种情况。

（1）病程不足：病程不足1个月者诊断为分裂样精神病。

（2）突出的情感症状：有些患者既有典型的精神分裂症症状，又有丰富的情感症状，此时应诊断为分裂情感性精神病。

（3）只有妄想：这些病例应诊断为偏执性精神障碍。

四、鉴别诊断

幻觉、妄想、行为异常等症状并不是精神分裂症所特有的，也可出现在器质性精神障碍、精神活性物质所致精神障碍及其他一些精神障碍中。精神分裂症病人有时表现出兴奋话多或情绪低沉，与情感障碍的一些症状相似。有些精神分裂症早期的症状不典型，表现与神经衰弱等相似。故需要与下列几类精神障碍相鉴别。

1. **脑器质性精神障碍** 认知功能障碍（定向、记忆）不是精神分裂症的常见症状，而是脑器质性疾病的特征性症状，此外，还可有意识障碍、神经系统的阳性体征及脑影像学异常。因此为了排除器质性疾病，在采集病史和精神检查时要重点加以检查。此外，详细的体格检查（包括神经系统检查）及必要的影像学检查也有助于发现脑器质性疾病的证据。在老年患者需要与谵妄、痴呆和麻痹性痴呆鉴别，详见有关章节。对年轻患者，需要排除以下疾病。

（1）颞叶癫痫：如症状持续时间不长，并有意识障碍，应考虑癫痫，鉴别不难。极少数慢性颞叶癫痫可表现为酷似精神分裂症的症状，如思维不连贯、幻觉、妄想、紧张症等，往往容易混淆，尤其需要加以鉴别。但根据病史，绝大多数癫痫患者具有不同程度的意识障碍，特有的思维黏滞、赘述，脑电图相应的棘慢波改变，对鉴别诊断有一定的意义。

（2）散发性病毒性脑炎：据文献报道，有1/3散发性病毒性脑炎患者以精神症状为首发症状，且早期阶段无神经系统阳性症状，容易造成误诊。但病史中常有病毒感染的前驱症状，仔细检查发现有定向、记忆障碍，反应迟钝及小便失禁等脑器质性损害症状，脑电图呈弥漫性异常，脑脊液中细胞数及蛋白增加，均有助于鉴别。

2. **躯体疾病所致精神障碍** 躯体疾病所致精神障碍的精神症状多发生于躯体疾病恶化期，精神症状多与躯体疾病的严重程度相平行，即躯体疾病严重时精神症状明显，躯体疾病好转后精神症状减轻。精神症状多，且有昼轻夜重的波动性，常有意识障碍，多伴有躯体、神经系统的病理体征及实验室的阳性发现。

3. **精神活性物质所致精神障碍** 苯丙胺类兴奋剂的滥用在我国有增加的趋势，长期使用后可能出现类似分裂样的精神障碍，如幻听、幻视及被害妄想等。鉴别的主要依据是详细

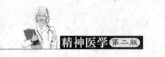

了解患者的精神活性物质使用史。

4. 分裂情感性障碍 分裂症状和情感症状(抑郁或躁狂)同时存在,且同样突出,一般恢复良好。而精神分裂症的患者在病程中也可出现短暂的情感症状(如抑郁),但不占主导地位。

5. 偏执性精神障碍 精神分裂症偏执型有时要与偏执性精神障碍相鉴别。后者是以系统的妄想为主要临床症状,妄想内容固定,与现实有联系,有一定的现实性,且情感和行为与妄想内容相一致,无精神衰退。而精神分裂症的妄想结构较松散,内容荒谬,情感、行为与思维不协调。

6. 情感性障碍 精神分裂症与情感性障碍的鉴别要点是:心境障碍的程度与持续时间;幻觉、妄想等精神病性症状与优势心境的协调性;既往发作时症状的性质,如果既往发作时的症状主要是情感性的,那么本次发作为情感性障碍的可能性为大。如果情感症状和分裂症的症状同样突出,难以区分哪个是原发性的,那么就诊断分裂情感性障碍。

(1)躁狂症:急性起病并表现为兴奋话多的精神分裂症要与躁狂症鉴别。躁狂症患者情感高涨、生动,有感染力,与周围环境接触好,情感与思维、行为相协调,病程呈间歇发作性,发作间期完全缓解。而精神分裂症患者虽有言语动作增多,但接触差,对周围事情不关注,无情感高涨,往往是情感不协调,情感、思维与动作不协调,动作较刻板、单调。

(2)抑郁症:紧张型木僵患者应与重度抑郁症相鉴别。抑郁症患者精神运动迟缓症状严重时,可以达到亚木僵或木僵状态。但抑郁症患者是情感低落而不是淡漠,耐心深入接触时,仍可有些应答反应,回答虽缓慢简单但切题,会流露出忧伤的情感。紧张型木僵患者接触困难,表情呆板,情感淡漠,可伴有违拗。

7. 神经症 部分精神分裂症患者早期可以出现类似神经症的症状,如失眠、易疲劳、工作学习能力下降等。但神经衰弱的患者没有精神症状,自知力完整,对自己的疾病很重视,情感反应强烈,迫切要求治疗。早期精神分裂症患者虽然可以有不适主诉、失眠等,但没有相应的情感反应和迫切治疗的要求,且自知力缺失或不完整,仔细检查可发现患者存在对亲人冷淡、孤僻、思维障碍等症状。

8. 急性应激障碍 急性应激障碍以急剧、严重的精神打击作为直接原因,在受刺激后立刻发病。表现有强烈恐惧体验的精神运动性兴奋,行为有一定的盲目性,或者为精神运动性抑制,甚至木僵。如果应激源被消除,症状往往历时短暂,预后良好,缓解完全。部分精神分裂症患者可以在应激的情况下起病,但病程持续、迁延是其特点。

9. 人格障碍 某些青少年缓慢起病的精神分裂症患者早期可表现为人格的行为改变,需要与人格障碍相鉴别。人格障碍是以人格显著偏离正常为主要特点,表现为长期的行为改变,而无幻觉和妄想,是自幼形成的,一贯如此。而精神分裂症患者患病前后比较判若两人,有明显转折,且有特征性思维障碍和情感障碍。如果一时难以区分,就有必要进行跟踪随访。

第五节 病因与发病机制

精神分裂症的确切病因及病理机制至今未明,但有证据表明与一些因素密切相关(参见本书病因学章节)。例如,遗传因素在精神分裂症的发病中起着作用,但不清楚到底是与哪个或哪些基因真正有关;也有证据表明紧张性生活事件可能诱发该病;精神分裂症患者的大脑中存在结构的改变,尤其是在颞叶,但仍不清楚是怎么引起的。另外,也有很多证据提示精神分裂症患者存在神经发育障碍，或者提示病毒与免疫机制参与其中。总之，目前精神分裂症病因研究中的核心问题是，精神分裂症到底是神经发育障碍还是神经退行性障碍。

一、遗传因素

传统的家系调查、双生子和寄养子研究均提示，遗传因素在精神分裂症的发生中起着重要的作用。精神分裂症患者亲属中精神病的患病率比普通人群高 6.2 倍，一级亲属中同患本病的危险率为 4%～14%，约是一般人群的 10 倍。若双亲均患精神分裂症，其患病危险率可高达 40%。在患者的二级亲属中，患病危险率约高于一般人口的 3 倍。可见血缘关系越近，患病率越高。单卵双生的同病率比双卵双生的同病率高 3～6 倍。有研究表明，精神分裂症症状愈典型且严重者的孪生子间同病率越高。寄养子研究也支持遗传因素在发病中起作用的观点。但同时这些资料也提示不应忽视非遗传因素的作用。

当前研究认为精神分裂症的发生是在环境因素影响下，由多个基因协同作用的结果。通过连锁分析，现已至少发现 17 个染色体区域上的遗传标记与精神分裂症的传递有关，如 6p22 - 24、1q21 - 22、13q32 - 34、8p12 - 21、6q21 - 25、22q11 - 12、5q21 - 33、10p11 - 15、1q42 等都有较充分的支持证据。在候选基因研究方面，发现 $D2$、$D3$、$D4$、$5 - HT1A5 - HT2$、$DTNBP1$、$NRG1$、$PPP3CC$、$G72$、$COMT$、$PRODH2$、$ZDHHC8$、$RGS4$ 等基因与精神分裂症存在关联，但尚无定论。目前认为精神分裂症主要的遗传机制包括神经生化异常和大脑发育异常。

二、神经生化

近 30 年来的神经生化研究发现，中枢神经系统的单胺类递质在精神分裂症的发生中起着重要的作用。其主要依据是，首先很多遗传疾病是由这一机制引起的；其次，抗精神病药物治疗精神分裂症状有效，提示该病有生化基础；第三，某些精神药物或抗精神病药物的治疗作用与神经递质或其受体的功能有密切的关系，因此提出了各种假说，主要有多巴胺（DA）活动过度假说、5 - 羟色胺（5 - HT）和去甲肾上腺素（NE）神经通路障碍假说、兴奋性氨基酸假说、神经肽假说及 δ 受体假说。其中以 DA 假说最受关注，近来 5 - HT 的异常也越来越受到重视。

DA 活动过度假说，主要有两方面的依据：第一，苯丙胺等 DA 激动剂的长期使用，可出现与精神分裂症十分相似的症状；第二，氯丙嗪等药物能有效地控制精神分裂症的症状，其药理机制是阻断了 DA 受体功能。用同位素与受体结合的方法，发现精神分裂症病人脑尾状核和壳核与上述同位素标记的神经阻滞剂的结合力明显高于对照组病人，说明精神分裂症病人突触后 DA 受体有增敏现象。最近报道，通过 PET 对脑生化代谢和受体功能进行检查，发现未服抗精神病药物的精神分裂症患者前额叶葡萄糖代谢明显下降，纹状体 D_2 多巴胺受体增加 3 倍之多，支持 D_2 受体功能过度的假说。

中枢 DA 系统的功能与 NE、5 - HT 系统存在着复杂的相互作用，与神经肽类物质关系也密切。单纯用 DA 功能改变解释精神分裂症的机制尚欠不足。因此，对其他神经递质与精神分裂症的相关性研究亦受到重视。

致幻剂麦角酸二乙酰胺（LSD）和仙人掌毒碱是吲哚类物质，对 $5 - HT_2$ 起激动作用，能引起精神病性症状，5 - HT 耗竭剂利血平可缓解精神分裂症的孤僻、行为退缩和情感不协调等症状。从而提出了分裂症的 5 - HT 假说。$5 - HT_2$ 拮抗剂利坦色林（ritanserin）能改善分

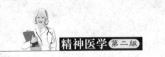

裂症的阴性症状和情感症状,但不能改善阳性症状。将利坦色林与传统抗精神病药合用,既可改善阳性症状,又可改善阴性症状,还能减少传统抗精神病药引起的锥体外系不良反应(EPS)。这些说明 5-HT 对 DA 功能可能具有调节作用。有人已开始注意到 DA 与 5-HT 两种假说之间存在某些联系和互补关系。目前的假说认为:①阴性症状与额叶 DA 功能降低有关,5-HT$_2$ 受体拮抗剂对阴性症状有效。②抗精神病药 EPS 的发生与 DA 拮抗有关,5-HT$_2$ 受体拮抗剂能减轻 EPS。

研究发现,在精神分裂症患者脑的特定区域,尤其是富含 NE 的前脑边缘系统,NE 含量升高。在妄想型精神分裂症病人的伏隔核和乳头体内 NE 含量较对照组约高 3 倍。NE 假说指出:NE 功能不足,可导致快感和意向活动减低,这可能与精神分裂的阴性症状有关;NE 活动亢进则与偏执性症状有关。

多巴胺能系统和谷氨酸系统功能不平衡假说认为,精神分裂症是由于皮质下 DA 功能系统和谷氨酸功能系统不平衡所致。苯环己哌啶(phencyclidine,PCP)是一种拟精神病制剂,也是谷氨酸的非竞争性拮抗剂,可产生类似精神分裂症的症状。PCP 可引起儿茶酚胺(CA)的释放,而皮质纹状体谷氨酸通道则使 CA 的释放受抑制。谷氨酸能系统的功能缺陷或 PCP 等谷氨酸拮抗剂促使 CA 释放而引起类似精神分裂症的症状,可看作是一种多巴胺-谷氨酸反馈调节系统失平衡所致的综合征。

三、脑结构异常

对精神分裂症患者的病理解剖研究发现,精神分裂症患者的海马、杏仁核及旁海马回变小,而左颞叶角却有所扩大。海马及旁海马回的白质部分也有缩小。另外,精神分裂症患者胼胝体的平均弯曲度较正常人要明显得多,且女性精神分裂症患者胼胝体比男性要厚。对基底节的研究发现,精神分裂症患者尾状核增大,脑中缝背核的细胞数量及整体容量均有减少,同时整个丘脑也有萎缩。

CT 和 MRI 研究发现,30%~40%精神分裂症患者有脑室扩大或其他脑结构异常,而且脑结构异常的部位、程度与阴性症状、认知功能障碍有关。新近的 PET 研究还发现,精神分裂症患者脑组织的细胞结构异常,如慢性患者的 D$_2$ 受体增多。

四、神经发育异常

大量研究表明,精神分裂症患者的大脑存在轻微的多局灶或弥漫性的解剖变异,而且这种变异发生在发病以前。此外,还存在神经通路的遗传性缺陷及皮质的神经细胞排列异常。这些发现均强烈提示精神分裂症与神经发育异常有关。引起神经发育异常的主要原因包括产科并发症、胚胎期的病毒感染等。

五、神经生理改变

精神分裂症患者听觉和视觉事件相关电位(P300)的潜伏期延长,从一定程度上反映了患者的认知功能障碍。精神分裂症患者还存在平稳眼追踪运动(smooth pursuit eye movement,SPEM)的异常,说明存在大脑皮质,尤其是额叶功能的改变。

六、社会心理因素

环境因素可以构成精神分裂症的易患素质,可以触发该病或引起复发,也可以使之处于慢性状态。流行病学调查显示,精神分裂症多发生在经济水平低或社会阶层低的人群,当然这种联系也可以互为因果。寄养子研究也表明,幼年的家庭环境,尤其是长期与精神分裂症家属的接触,与该病的发生有关。此外,不良的病前个性、生活事件及心理应激均与精神分裂症有关。

第六节 预后与转归

精神分裂症的转归差别很大,大概仅 1/5 的患者在一次发作后完全恢复(表 6 - 5),而多数恢复不良。反复发作的患者在每次发作缓解后往往难以恢复到原先的水平。反复发作或不断恶化者可出现人格改变、社会功能下降,临床上呈现为不同程度的残疾状态。病情的不断加重,最终可导致患者丧失社会功能,需要长期住院或反复入院治疗。精神分裂症患者的自杀率很高,以年轻患者的自杀风险最高,尤其是在疾病的早期,自知力尚存的时候。据统计,精神分裂症患者中,有近 50% 的患者曾试图自杀,至少 10% 的患者最终死于自杀。此外,精神分裂症患者遭受意外伤害的概率也高于常人,平均寿命缩短。

表 6 - 5 精神分裂症的预后情况

病程形式	比例
一次急性发作后完全缓解	20%
反复急性发作,恢复良好	20%
急性起病后变慢性,可以间有急性发作	20%
缓慢起病,慢性病程	20%
自杀身亡	10%～15%

由于现代治疗学的不断进步,大约 60% 的患者可以达到社会性缓解,即具备一定的社会功能。对于某一具体患者,在患病初期确定预后比较困难。一般而言,由生活事件诱发而急性起病的患者预后最好。与不良预后有关的因素:①疾病因素,如缓慢起病、病程长、既往有精神病史、阴性症状、发病年龄轻。②患者因素,包括男性、单身、分居、丧偶、离婚,性心理调节能力差,病前人格不健全,工作能力差,社交隔离,依从性差。此外,是否进行系统抗精神病药治疗是影响预后的关键因素之一,精神病治疗前期(duration of untreated psychosis, DUP)的长短也对预后有显著的影响。不少学者把发病后的 2～3 年视为治疗的关键时间窗口,在此期间内如果得不到正规的治疗,那么预后不良将难以避免。

第七节 治疗及预防

一、治疗目标

1. 急性期治疗目标

(1) 缓解精神分裂症的主要症状,包括阳性症状、阴性症状、激越、抑郁焦虑和认知功能

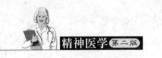

减退,争取最佳预后。

(2) 为恢复社会功能、回归社会做准备。

(3) 预防自杀及防止危害社会的冲动行为的发生。

(4) 将药物治疗带来的不良反应降到最低程度,防止严重药物不良反应的发生,如粒细胞缺乏症、恶性综合征、抗胆碱能性意识障碍等。

2. 恢复期治疗(巩固期治疗)目标

(1) 防止已缓解的症状复燃,或进一步提高控制症状的疗效。

(2) 促进恢复社会功能,回归社会。

(3) 控制和预防精神分裂症后抑郁、强迫症状。

(4) 预防自杀。

(5) 控制和预防长期用药带来的常见药物不良反应,如迟发性运动障碍、闭经、溢乳、体重增加、糖脂代谢异常、心肝肾功能损害等。

3. 维持期治疗目标

(1) 预防再一次疾病的发作或已比较稳定的病情恶化,进一步缓解症状。

(2) 提高药物维持治疗的依从性。

(3) 恢复社会功能,回归社会。

(4) 帮助患者及家属应对社会或躯体应激。

二、治疗策略

(一) 对首发病例、复发病例的治疗策略

对于首发患者应做到:①早发现、早治疗;②积极进行全病程治疗;③根据经济情况,尽可能选用疗效确切、作用较为广泛、不良反应轻、便于长期治疗的抗精神病药物;④积极进行家庭教育,争取家属重视、配合对患者的全程治疗;⑤定期对患者进行心理治疗、康复和职业训练。

1. 急性期治疗

(1) 急性期患者临床症状鲜明,以阳性症状、激越冲动、认知功能受损为主要表现,宜采取积极的强化性药物治疗,争取缓解症状,预防病情的不稳定性。

(2) 进行家庭教育,对患者进行心理治疗。

(3) 争取扩大基本痊愈患者的比例。

(4) 根据病情、家庭照料情况和医疗条件选择治疗场所,包括住院、门诊、社区和家庭病床治疗。当患者具有明显的危害社会安全和严重自杀、自伤行为时,经监护人同意需紧急收住院积极治疗。

(5) 药物治疗建议按有关的治疗程序进行,疗程至少4~6周。

2. 恢复期治疗

(1) 以原有效药物、原有效剂量坚持治疗。

(2) 同时配合对患者的心理社会康复治疗,促进患者对疾病的认识,增强患者对治疗的依从性,促进其社会功能的恢复。

(3) 此期仍以药物治疗为主,疗程3~6个月。

3. 维持期治疗

(1) 根据个体及所用药物情况,确定是否减少剂量,把握预防复发所需剂量。

（2）有效不换方，如疗效稳定，无特殊不良反应，尽可能不换用药物。

（3）加强对患者及家属的心理社会康复治疗，帮助患者认识疾病复发的先兆症状，以便及时处理；帮助患者认识药物的治疗作用和常见的不良反应，提高长期用药依从性；在恢复社会功能及回归社会的过程中，帮助患者应对社会应激性事件。

（4）督促患者积极锻炼、增强体质，预防躯体疾病的发生所带来的应激反应。

（5）疗程视患者个体情况而定，一般不少于2～5年。

（二）对慢性病人的治疗策略

慢性患者病程多迁延、症状未能完全控制，常残留阳性症状及情感症状，包括抑郁及自杀。阴性症状和认知功能受损可能是主要临床表现。治疗中应达到：①进一步控制症状，提高疗效。可采用换药、加量、合并治疗方法。②加强随访，以便随时掌握病情变化，调整治疗。③治疗场所可以在门诊、社区或医院的康复病房，或精神病康复基地。促进患者回归社会，在社会生活中有望进一步改善症状，提高疗效。④进行家庭教育，强化患者家属对治疗的信心。

（三）对难治性精神分裂症患者的治疗策略

难治性精神分裂症患者是指按通用方法进行治疗而不能获得理想疗效的一群病人，包括：过去5年对3种药物剂量和疗程均适当的抗精神病药物（3种中至少有两种化学结构是不同的）治疗反应不良；患者不能耐受抗精神病药物的不良反应；即使有充分的维持治疗或预防治疗，仍然复发或恶化的患者。也就是说，经不同类型的抗精神病药物、足量足程治疗而无明显效果的、病情严重的精神分裂症患者。根据症状可分为难治性阳性症状者、难治性阴性症状者、不能耐受抗精神病药最低剂量者、足量抗精神病药维持治疗失败者。形成难治性的原因通常有4个方面，即病人因素、家庭因素、社会环境因素和医生因素。

对于难治性精神分裂症，治疗目标主要是改善患者的社会和职业残疾，提高生活质量，降低社会功能的损害，促进回归社会。治疗策略：①治疗前需要重新审定诊断，了解患者既往用药史及使患者形成难治性的影响因素，着重考虑用药个体化，必要时监测药物血浆浓度；②重新制订治疗方案，更换合适的药物，足量足疗程治疗，疗程一般不少于2～5年。

三、主要治疗手段

目前用于治疗精神分裂症的手段其实不少，各有利弊，通过合理地制订治疗计划，多数精神分裂症患者是可以获得良好疗效的。主要治疗手段：①躯体治疗，包括抗精神病药物、电抽搐治疗、其他药物。②心理社会治疗，包括住院、出院后延伸治疗——如日间治疗。③社交、职业康复，即对患者及其家属的宣传教育（疾病知识）。精神分裂症的治疗应以抗精神病药物治疗为主，可结合支持性心理社会治疗及社会心理康复治疗等。一般来说，在急性期以药物治疗为主，在慢性阶段则应结合社会心理康复措施，以减少和预防复发及功能残疾，提高患者的社会适应能力。

四、抗精神病药物治疗原则

（1）一旦确定精神分裂症的诊断，即开始药物治疗。根据临床症状群的表现，可选择一种第二代抗精神病药物如利培酮、奥氮平或喹硫平，也可选择第一代抗精神病药物如氯丙

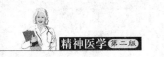

嗪、奋乃静、氟哌啶醇或舒必利。如经6~8周治疗疗效不佳,可考虑换用另一种结构的非典型药物或典型药物,也可选用第二代抗精神病药物氯氮平,以单一用药为原则。急性发作病例,包括复发和病情恶化的患者,根据既往用药情况继续使用原有效药物,剂量低于有效治疗剂量者,可增加至治疗剂量继续观察(各种抗精神病药物的机制、用法、不良反应等详见治疗学)。

(2)单一用药及换药后疗效如不满意,考虑两药合用,以化学结构不同、药理作用不尽相同的药物联用比较合适;达到预期治疗目标后仍以单一用药为宜。

(3)小剂量开始,逐渐加到有效推荐量,加量速度视药物特性及患者特质而定。维持用量可根据情况减低,并要足疗程治疗。

(4)积极认真定期评价疗效以调整治疗。

(5)认真观察评定药物不良反应,并作积极处理。

五、心理社会康复治疗

(一)精神分裂症心理社会康复治疗的意义

心理社会康复治疗主要用于治疗神经症等心理疾病,而广泛和系统地用于精神分裂症患者的治疗较少。为何如此,有以下原因:一是有认识上的不足,认为心理社会康复治疗不能改变精神分裂症患者的症状,不能帮助患者恢复自知力,使用意义不大;二是医生的心理社会康复治疗的经验不足,或者缺乏持久的耐心和毅力;三是从患者的经济考虑,精神分裂症患者的心理社会康复治疗是一个持久的过程,患者相应要支付较高的治疗费,而多数患者的治疗经费并不宽裕。另外,心理社会康复治疗收费的低廉和精神科医生脑力、体力及时间的付出不协调,也降低了医生开展心理社会康复治疗的积极性。因此,不少精神分裂症患者从住院到出院,处于一个药物加封闭的治疗环境,突出了药物治疗,减少了心理社会康复治疗,得到的医疗服务是"治病"而不是"治人"。

初发精神分裂症患者住院治疗需要经过急性期和恢复期两个阶段。急性期精神症状丰富,心理因素不是精神分裂症的主要病因。患者受到精神症状的影响,缺乏自知力,不能领悟治疗性语言的要求。要想通过心理社会康复治疗来改善精神患者的症状,即要借助心理社会康复治疗来提高患者对幻觉、妄想等内容非真实性的认识领悟,控制好自己的行为,恢复自知力,那是很困难的,因此会造成"心理社会康复治疗对精神分裂症患者治疗意义不大"的认识。其实,不同时期的精神分裂症患者都可以进行心理社会康复治疗,最佳期是恢复期和残留期。但是,不能因为急性期和慢性期患者的疗效不满意就不予重视。对精神分裂症患者进行心理社会康复治疗,主要目的不是去改变幻觉妄想和其他精神症状,而是重在提高患者对疾病的认识水平,提高自我保健能力,在有效预防复发的基础上,力争社会功能全面康复。

临床治愈是精神分裂症患者的最终目的,也是患者家属和社会的共同需要。药物治疗是临床治愈的基础,占有极其重要的地位。系统及彻底的药物治疗能使75%的初发精神分裂症患者得到康复。以往精神分裂症患者经过药物治疗,精神症状消失,自知力恢复,院内治疗就结束了。但是,恢复期患者还有许多对巩固疗效有帮助的心理需要和心理问题没有解决,多数患者因为疾病、药物及封闭环境等因素出现社会功能受损。患者需要巩固药物治疗取得的疗效,全面提高社会功能,取得临床治愈。要解决好这些问题,让患者真正能回归社会,仅仅靠药物治疗显然是难以完成的,只有配合心理社会康复治疗才能达到最终目的。

（二）不同时期精神分裂症患者心理社会康复治疗方式的选择

虽然精神分裂症只是一种疾病,但临床分期多,症状复杂,患者同时可以伴有认知、情绪及神经症性症状。没有一种心理社会康复治疗方法能全部解决这些问题。所以,要根据不同时期、不同症状来选择合适的心理社会康复治疗方法。

1. **急性期** 急性期患者的精神症状多样,受精神症状的影响,部分患者有恐惧、紧张、焦虑及没有安全感,对住院环境有陌生感与不适应现象,需要在精神上予以一定的尊重、同情、理解、帮助和安慰,可采用支持性心理社会康复治疗。

2. **恢复期** 患者精神症状基本消失,自知力逐步恢复,接触较好,能进行交流和学习。此期患者自身的心理需要和接受心理社会康复治疗的需求较多。他们需要对自己的疾病进行全面的了解;需要对疾病的病因或诱因进行探讨分析;需要提高对精神症状的识别能力和抵制能力;需要掌握一些精神分裂症的治疗知识和预防知识,提高依从性,不断巩固疗效;需要得到回归社会的指导、训练和鼓励,以便提高生活质量;需要学会应对社会应激(偏见、工作变化、工作能力下降、家庭结构改变等)的知识技巧,确保心理平衡;需要培养乐观、自信、自强的精神;需要改善病前不良的家庭关系,适应发生变化的家庭结构;需要对病前不健康的心理进行改造,如性格缺陷、不良认知等;需要得到婚育方面的指导;需要对伴发的情绪和行为障碍等进行治疗等。针对这些需要,治疗上可以采用集体心理社会康复治疗、心理咨询与技能训练、认知治疗、家庭治疗、精神分析疗法和行为治疗等。

3. **慢性期** 慢性期精神分裂症患者残留有精神症状,自知力不完整,多数患者长期住院治疗,社会接触少,生活安排单调,基本生活内容是"吃-坐-睡"。长期如此,社会功能必然下降。为避免精神衰退较早出现,需要持之以恒地进行一些心理社会康复治疗,如行为治疗、集体心理社会康复治疗、工娱治疗、音乐治疗等。

六、精神分裂症的预防

精神分裂症的预防重点为早期发现、早期治疗和预防复发。应在社区精神障碍防治机构,在群众中普及精神障碍防治知识,消除对精神障碍患者的歧视,使患者能及早被发现,早期得到治疗。

1. **一级预防** 主要工作是加强遗传的咨询和宣传,避免近亲婚姻,对病人和家属进行有关知识的生育指导。对高危人群加强心理卫生宣传。加强孕妇保健、青春期的心理指导、心理干预,培养强壮的体魄和心理素质。

2. **二级预防** 如果已经患了精神分裂症,就要采取二级预防,即积极治疗,预防残疾。

3. **三级预防** 具体措施是:①坚持合理的药物治疗;②加强心理咨询,帮助病人处理应激性事件;③进行家庭教育,帮助家属增强精神卫生知识;④加强门诊咨询,帮助家属纠正病人的一些不良行为和生活习惯;⑤建立家庭和社会的支持系统,希望今后的家属联谊会在这方面发挥更大的作用;⑥设立专门机构,对病人进行具体的康复训练,促进其恢复社会功能和学习技能。

七、精神分裂症的诊疗程序

精神分裂症的具体诊疗程序见图6-1。

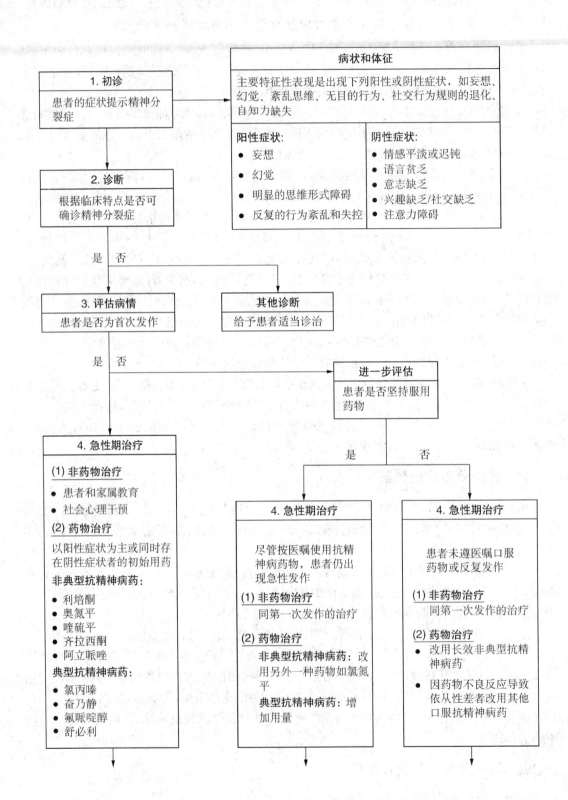

1. 初诊

患者的症状提示精神分裂症

病状和体征

主要特征性表现是出现下列阳性或阴性症状，如妄想、幻觉、紊乱思维、无目的行为、社交行为规则的退化、自知力缺失

阳性症状：	阴性症状：
• 妄想	• 情感平淡或迟钝
• 幻觉	• 语言贫乏
• 明显的思维形式障碍	• 意志缺乏
• 反复的行为紊乱和失控	• 兴趣缺乏/社交缺乏
	• 注意力障碍

2. 诊断

根据临床特点是否可确诊精神分裂症

是　否

3. 评估病情

患者是否为首次发作

其他诊断

给予患者适当诊治

是　否

进一步评估

患者是否坚持服用药物

是　否

4. 急性期治疗

(1) 非药物治疗

• 患者和家属教育
• 社会心理干预

(2) 药物治疗

以阳性症状为主或同时存在阴性症状者的初始用药

非典型抗精神病药：

• 利培酮
• 奥氮平
• 喹硫平
• 齐拉西酮
• 阿立哌唑

典型抗精神病药：

• 氯丙嗪
• 奋乃静
• 氟哌啶醇
• 舒必利

4. 急性期治疗

尽管按医嘱使用抗精神病药物，患者仍出现急性发作

(1) 非药物治疗

同第一次发作的治疗

(2) 药物治疗

非典型抗精神病药：改用另外一种药物如氯氮平

典型抗精神病药：增加用量

4. 急性期治疗

患者未遵医嘱口服药物或反复发作

(1) 非药物治疗

同第一次发作的治疗

(2) 药物治疗

• 改用长效非典型抗精神病药
• 因药物不良反应导致依从性差者改用其他口服抗精神病药

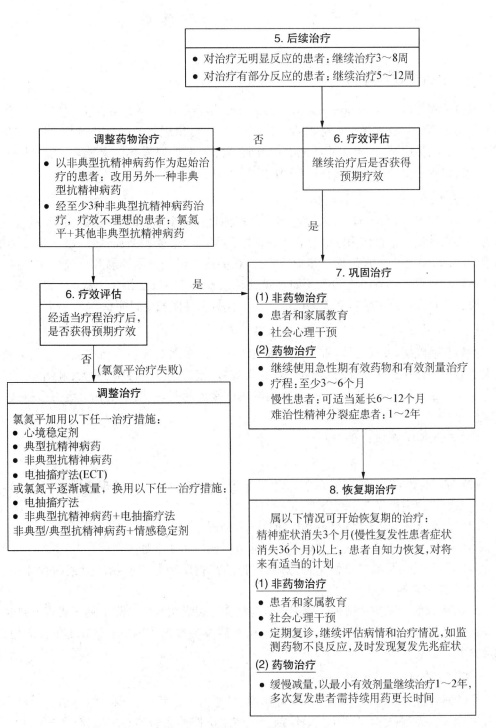

图 6-1　精神分裂症的诊疗程序

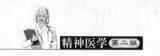

第八节 其他精神病性障碍

一、偏执性精神障碍

偏执性精神障碍(paranoid mental disorders)是指一组以系统妄想为主要症状,而病因未明的精神障碍。妄想具有系统化的特点,个别患者可出现幻觉,但历时短暂且不突出。在不涉及妄想的情况下,无明显的其他心理方面异常。30岁以后起病者较多,病程演进较慢,一般不会出现智能缺损,并维持一定工作和社会适应能力。

(一)病因

本病原因不明,女性偏多,未婚者多见。病前性格多具固执、主观、敏感、多疑、好强、自我为中心等特征。一般认为本病是在人格缺陷的基础上遭受刺激而诱发,由于自负和敏感,对遭受的挫折作歪曲的理解而逐步形成妄想;在妄想的影响下则容易和环境发生冲突,反过来又强化其妄想。生活环境的改变如移民、服役、被监禁及社会隔绝状态,可能会诱发妄想性障碍。老年人出现的感官功能缺陷如失聪、失明,也易伴发妄想症状。

(二)临床表现

本病起病隐匿,发展缓慢,常不为周围人所察觉。多因对现实生活中某一事物的曲解逐渐发展为一种或一整套系统的妄想,内容可为被害、嫉妒、诉讼、钟情、夸大、疑病等。妄想对象多涉及家庭成员、邻居、同事等。妄想内容往往接近现实,一般不泛化。妄想多持久,有时持续终身。

(三)诊断及鉴别诊断

1. CCMD-3诊断标准

(1)症状标准:以系统妄想为主要症状,内容较固定,并有一定的现实性,不经了解,难辨真伪。主要表现为被害、嫉妒、夸大、疑病、钟情等。

(2)严重标准:社会功能严重受损和自知力障碍。

(3)病程标准:符合症状标准和严重标准至少已持续3个月。

(4)排除标准:排除器质性精神障碍、精神活性物质和非成瘾物质所致精神障碍、分裂症、情感性精神障碍。

2. 鉴别诊断 偏执性精神障碍主要应与精神分裂症相鉴别。除了临床表现不具备精神分裂症的典型症状外,情感一般保持完好,在不涉及妄想内容时,行为态度和言语均正常。也很少出现衰退。

(四)治疗

抗精神病药可以起到缓解妄想,消除焦虑、易激惹等症状的作用。但药物治疗最大的障碍是患者不依从,必要时可使用长效针剂。可使用抗精神病药和心理治疗相结合的方法,帮助患者协调人际关系、改变生活环境,有利于妄想的改善。

典型 病例 女,39岁。患者为某重点高校在读博士研究生,学习成绩优秀,但不善与人交往,喜独来独往。毕业前夕因分配工作不顺利,且未能评上优秀毕业生,开始认为学校在评选工作中存在不公正,学校相关领导故意打击她。于是频繁找相关领导理论,要求得到公正的对待。一次与某主管老师发生争执并有推搡,被老师推倒在地。此后患者拿着验伤单到公安机关、民政部门反复上访,并多次前往北京,在信访办门口静坐,要求有关部门对自己的遭遇予以解决。

二、急性短暂性精神病

急性短暂性精神病(acute and transient psychosis)是一组起病急骤,以精神病性症状为主(包括片断妄想、片断幻觉或多种妄想、多种幻觉、言语紊乱、行为紊乱或紧张症)的短暂性精神障碍。病程较短,预后较好,多数病人可缓解或基本缓解。

CCMD-3诊断标准中急性短暂性精神障碍可分为分裂样精神病、旅途精神病、妄想阵发。

1. 诊断标准 符合分裂症和各项诊断标准,但符合症状标准的持续时间不到1个月者,临床诊断为分裂样精神病。

2. 旅途精神病 一种病前存在明显的综合性应激因素(如精神刺激、过度疲劳、过分拥挤、慢性缺氧、睡眠缺乏、营养水分缺乏等),在旅行途中(铁路、公路、水路或空中旅行等)急性起病的精神障碍。主要表现为意识障碍,片断妄想、幻觉,或行为紊乱。病程短暂,停止旅行与充分休息后,数小时至1周内可自行缓解。诊断应排除癔症和旅途中发生的其他精神障碍,如分裂症、情感性精神障碍等。在停止旅行和充分休息后,在数小时或数周内自行缓解。

3. 妄想阵发 一种急性突然起病,症状在1周内达到高峰,以一过性妄想为主要临床表现,可伴有情感和行为异常的精神障碍。该病多见于青壮年,50岁以后罕见。

(1)病因:妄想阵发的病因至今未明。有人认为患者存在气质上的脆弱特点,或存在意识领域的缺损。妄想阵发发病前一般无明显的诱发因素,部分患者可在不良社会心理因素影响下或身心过分疲惫的情况下发生。

(2)临床表现:

1)妄想体验:常骤然发生,并迅速达到高峰,形成特殊的临床相。妄想内容多样性是妄想阵发的一个重要特征,包括被害、夸大、关系、宗教、被控制等均可出现。各种各样多变的发作妄想是妄想阵发的另一个重要特征。妄想内容通常荒谬离奇、结构松散,在一段时间内多种妄想可有一主题,但多数情况下则彼此混杂出现或彼此变动更替。在妄想的基础相也可出现丰富、生动的幻觉。

2)意识障碍:患者的意识障碍表现为独特的妄想性催眠状态,患者呈现不专心、失神、冷漠、沉思或倾听状态。

3)情感障碍:所有的患者均会出现明显的情感障碍。有的患者出现异常兴奋激动或类似于躁狂症状的表现;有的患者情绪低落,甚至有自杀的观念;有的患者烦躁不安,有濒死的感觉。上述情感症状可混合交杂,也可交替出现。情感的起伏波动也是妄想阵发的临床特点。

4)行为障碍:患者可出现与妄想及情感障碍相关的行为障碍,如活动过多、大吵大闹、

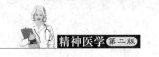

缄默。

（3）CCMD-3 妄想阵发的诊断标准

1）符合急性短暂性精神病的症状标准。以突然产生多种结构松散、变幻不定的妄想为主，如被害、夸大、嫉妒，或宗教妄想。可伴有恍惚、错觉、短暂幻觉、人格解体，或运动增多或减少。

2）病程短暂，但部分病例病程可长达 3 个月。

3）排除反应性精神病、精神活性物质和非成瘾物质所致精神障碍，或有持续性幻觉与特征性思维障碍的分裂样精神病。

（4）治疗原则：对于妄想阵发的患者首先应考虑使用不良反应小的抗精神病药物，剂量不宜过大，时间也不宜过长。对有明显焦虑、抑郁情绪的患者，可考虑短期小剂量使用抗焦虑药和抗抑郁药，控制症状后即可停用。如有明显兴奋、冲动者，可短期肌内注射抗精神病药，症状一旦缓解即改为口服用药。

三、感应性精神病

感应性精神病（induced psychosis）这一诊断名词由 Lehman 于 1883 年提出，此前 Lasegue 和 Falret（1877）以"二联性精神病"命名此病，也有人称之为"三联性精神病"。这是以系统妄想为突出症状的精神障碍，往往发生于同一环境或家庭中 2 个或 3 个关系极为密切接触的亲属或挚友中，如母女、姐妹、夫妻、师生等。

1. **病因** 感应性精神病患者起病前必有一个关系密切，且在长期共处中具有支配地位的亲人已患具有妄想的某种精神病，患者受到感应而接受其妄想出现精神障碍。原发者和被感应者长期生活在一起，互相关怀，甚至相依为命，有深厚的感情基础。原发者在家族中多为威信较高、受人尊重、影响较大、占主导地位的人，被感应者则处于服从、依赖、被支配的位置。被感应者往往长期生活在边远的交通闭塞地区，多为内向性或癔症性格的人，他们情感不稳定，易受暗示，意志薄弱，缺乏主见。

2. **临床表现** 感应性精神病的典型临床表现为系统性妄想，被感应者与原发者表现为同一内容的妄想。妄想内容并不荒谬，并可能存在一定的现实基础，多为被害、关系、物理影响妄想，也可出现鬼神附体妄想。

3. **CCMD-3 感应性精神病的诊断标准**

（1）症状标准

1）起病前已有一位长期相处、关系密切的亲人患有妄想症状的精神病，继而病人出现精神病，且妄想内容相似。

2）病人生活在相对封闭的家庭中，外界交往少。被感应病人与原发病人有思想情感上的共鸣，感应者处权威地位，被感应者具有驯服、依赖等人格特点。

3）以妄想为主要临床相。

（2）严重标准：社会功能严重受损。

（3）病程标准：病程有迁延趋势，但被感应者与原发者隔离后，被感应者可缓解。

（4）排除标准：排除偶然同时或先后发病，但彼此没有明显影响的病例。

4. **鉴别诊断** 感应性精神病需与流行性癔症（epidemic hysteria）相鉴别。流行性癔症为癔症的特殊形式，多在集体场合下如学校中，多数人集体同时或前后发作。一人患癔症后,周围的人目睹了发病情况,由于对疾病不理解,受迷信或不科学解释的影响,产生情绪紧张,再加上自我和相互暗示作用,多数人相继出现与原发者症状相同的癔症发作,如痉挛发作、躯体不适、呃逆、瘫痪、附体观念等。原发者并不处于优势地位,感应的内容也不仅局限于妄想。

5. 治疗原则 感应性精神病的治疗关键及首要原则是将感应者与原发者隔离开来,被感应者与原发者分离后症状会随之减轻或消失。必要时可短期小剂量使用抗精神病药。被感应者病情痊愈后不遗留人格改变或精神缺陷。

四、分裂情感性精神病

分裂情感性精神病(schizoaffective psychosis)是一种发作性的精神障碍,精神分裂症症状和情感性症状在同一次发作中同时存在,又同样突出,且常有反复发作的倾向。一般认为其预后较好,少有精神衰退出现。本病是由 Kasanin(1933)首先提出,认为是精神分裂症的一个特殊类型。1970 年以后,部分学者将此病归属于情感性精神病。ICD-10 仍将此病与精神分裂症列在同一类别。

分裂情感性精神病多在青少年期或成年期发病,终生患病率为 0.5%～0.8%,年发病率为 0.3‰～5.7‰,男女差别不大。

1. 病因 分裂情感性精神病的病因及发病机制至今未明,目前的研究主要集中于遗传学方面。有资料显示,在分裂情感性精神病家族中,精神分裂症和心境障碍的患病率要比普通人群高。通过对一级亲属的对照研究发现,分裂情感性精神病在遗传负荷上介于精神分裂症和情感障碍之间。患者病前个性无明显缺陷,约半数以上的患者发病存在应激诱因。

2. 临床表现 分裂情感性精神病的临床特点有:①急性或亚急性起病;②有典型的抑郁或躁狂病相,同时具有精神分裂症症状,这两种症状同时存在或先后出现;③病程呈间歇发作,症状缓解后不留明显缺陷。

根据每次发作的主要临床相,可将分裂情感性精神病分为躁狂型(在一次发作中躁狂症状和分裂症状同样突出)、抑郁型(在一次发作中抑郁症状和分裂症状同样突出)及混合型(在一次发作中躁狂症状、抑郁症状和分裂症状同样突出)。

3. CCMD-3 分裂情感性精神病的诊断标准

(1) 症状标准:同时符合分裂症和情感性精神障碍躁狂或抑郁发作的症状标准。

(2) 严重标准:社会功能严重受损,自知力不全或缺乏。

(3) 病程标准:符合症状标准的分裂症状与情感症状在整个病程中同时存在至少 2 周以上,并且出现与消失的时间较接近。

(4) 排除标准:排除器质性精神障碍、精神活性物质和非成瘾物质所致精神障碍、分裂症、情感性精神障碍。

4. 鉴别诊断 除需排除分裂症或情感性精神障碍外,分裂情感性精神病还需与分裂症后抑郁相鉴别。部分精神分裂症患者在经抗精神病药治疗后,精神症状得到适当控制时,可出现持续时间较长的抑郁症状。这可能与使用抗精神病药物有关,也可能与患者病情好转后对所患疾病及今后前途的担忧有关,也可能是精神分裂症症状的一部分。患者自精神分裂症症状出现后未痊愈时便出现抑郁症状,无缓解期。

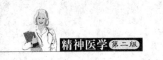

5. **治疗原则**　治疗分裂情感性精神病应同时应用抗精神病药物和抗躁狂或抗抑郁药物。对于躁狂型和混合型患者可应用锂盐合并抗精神病药物,对于抑郁型患者可应用抗抑郁药合并抗精神病药,必要时可采用 ECT 治疗。

五、周期性精神病

周期性精神病(periodic psychosis)是一组急性起病,反复发作,症状相仿,以内分泌失调与自主神经症状,以及思维、情感、行为紊乱为主的精神障碍。病程短暂,抗精神病药物疗效不显著,多见于青少年女性。如果常与月经周期相联系,则称为月经周期性精神病。

1. **病因**　周期性精神病的发生与间脑-垂体-自主神经-卵巢系统的功能失调有关。患者发病前往往有躯体或社会心理诱发因素,导致间脑-垂体-自主神经体统功能紊乱,从而出现精神症状。

2. **临床表现**　周期性精神病以女性患者居多,几乎每月发作一次。发病一般在月经前几天内,持续 3～7 天。症状包括前驱症状、精神症状和躯体症状。

前驱症状一般在发病的前半天至 3 天时间内出现,包括头痛、头昏、失眠、腰痛、口干、食欲改变、情绪不稳定、失眠、嗜睡等。若为同一病人,前驱症状每次发作是一样的。

在前驱症状之后患者骤然出现精神症状。有的患者可出现类似精神分裂症样的症状,表现为不协调性精神运动兴奋、行为紊乱。可有片断幻觉和妄想,幻觉以幻视多见,妄想多不系统,结构不严密,且较短暂。有的患者可出现类似躁狂症样的症状,表现为兴奋多语、思维敏捷、夸夸其谈、行为增多。有的患者可出现类似抑郁症样的症状,表现为郁郁寡欢、思维迟缓、言行减少,甚至可出现木僵状态。有的患者出现焦虑紧张、坐立不安等症状。约半数以上的患者在发作期间存在意识障碍,表现为意识模糊、理解和反应迟钝、记忆力衰退、主动注意减退、自我意识存在、周围意识障碍、定向力错误等。

该病常伴有自主神经症状,如颜面潮红或苍白、四肢末梢发凉或发热、出汗、心动过速、肢体水肿、尿频、乳房肿痛或乳头痛、腹痛、恶心、呕吐等。

患者每次发作症状雷同,固有"复写症状"之称,间歇期无残留症状。在男性患者中,周期性不明显,多呈阶段性。

3. **CCMD－3 周期性精神病的诊断标准**

(1) 症状标准

1) 内分泌失调与自主神经症状,并至少有下列 1 项:①非协调性精神运动性兴奋,少数为精神运动性抑制;②伴有轻度意识障碍的行为紊乱;③片断幻觉、妄想与言语紊乱;④明显的情感高涨或低落。

2) 每次发作的症状几乎相同。

(2) **严重标准**:发作期社会功能严重受损,间歇期完全缓解,恢复病前状态。

(3) **病程标准**:急性起病,每次发作不超过 2 周,在 6 个月内至少发作 3 次。

(4) **排除标准**:排除快速循环性情感性精神障碍、癔症性精神病和分裂样精神病。

4. **治疗原则**　使用抗精神病药不能明显缓解周期性精神病发作时的症状,也不会影响其发作周期。在发作期为控制患者明显的兴奋躁动、幻觉、妄想、木僵等症状,可考虑使用抗精神病药。如存在明显的焦虑、抑郁症状,可考虑使用抗焦虑药和抗抑郁药。一般使用人工月经周期的药物治疗,至少治疗3个周期,可预防下次发作。在间歇期应进行心理治疗,帮助病人认识本病的性质和症状特点及预后,消除其疑虑,使患者积极配合治疗。

(陆　峥　陈　静)

主要参考文献

1. 沈渔邨主编. 精神病学. 第4版. 北京:人民卫生出版社,2001

2. 徐韬园主编. 现代精神医学. 上海:上海医科大学出版社,2000

3. Tölle R. 著,王希林译. 实用精神病学. 第10版. 北京:人民卫生出版社,1996

4. 江开达主编. 精神病学. 北京:人民卫生出版社,2005

5. Gelder M, Gath D, Mayou R. eds. Oxford textbook of psychiatry. 3nd ed. Oxford:Oxford University Press, 1989

第七章 *Chapter 7*
心境障碍 *（mood disorders）*

心境障碍亦称情感障碍（affective disorders）或情感性精神障碍，是以明显而持久的心境高涨或低落为主的一类功能性精神障碍，并有相应的思维和行为改变。可有精神病性症状如幻觉、妄想等，大多数病人有反复发作的倾向，每次发作多可缓解，部分可有残留症状或转为慢性。费立鹏等（2009）报道，心境障碍患病率为 6.1%，包括抑郁障碍（major depressive disorder）、恶劣心境障碍（dysthymia）、双相情感障碍（bipolar disorder）以及持续性心境障碍（persistent mood disorder）等。

第一节　抑　郁　障　碍

抑郁障碍是指由于各种原因引起的以显著而持久的心境低落为主要临床特征的一类心境及情感障碍。临床上主要表现为心境低落，且与其处境不相称，可以从闷闷不乐到悲痛欲绝，甚至发生木僵，部分病例有明显的焦虑和运动性激越，严重者可出现幻觉、妄想等精神病性症状。多数病例有反复发作的倾向，每次发作大多数可以缓解，部分可有残留症状或转为慢性。

抑郁障碍主要包括：抑郁症，恶劣心境障碍，心因性、脑或躯体疾病患者伴发抑郁，精神活性物质或非成瘾物质所致精神障碍伴发抑郁，精神病后抑郁。近来有研究发现，大约 10%～45% 的最初被诊断抑郁障碍的病人可转为躁狂发作，此时应诊断为双相障碍。

一、流行病学

1984 年，美国国立卫生研究所（NIH）在流行病学责任区（epidemiological catchment area，ECA）的调查，发现抑郁症的终生患病率为 4.9%，恶劣心境为 3.3%。世界精神卫生调查委员会（world mental health survey consortium，WMH）2004 年报道已完成的 14 个国家的 15 项调查结果，各国心境障碍的年患病率在 0.8%～9.6%，其中美国最高，尼日利亚最低，我国北京、上海分别为 2.5% 和 1.7%。

1982 年，在全国 12 个地区开展了精神障碍的流行病学调查，发现我国人群心境障碍总患病率为 0.076%（29/38 136），时点患病率为 0.037%（14/38 136）。2003 年北京安定医院以 ICD-10 为诊断依据，对北京市 15 岁以上人群的调查发现，抑郁障碍的终身患病率为 6.87%，其中男性为 5.01%，女性为 8.46%。抑郁障碍的时点患病率为 3.31%，其中男性与女性时点患病率分别为 2.45% 和 4.04%。

抑郁障碍首发年龄多在 21~50 岁,平均发病年龄为 40 岁左右。抑郁症患者男女之比国内外报道均为 1:2,这可能与女性一生中所经历的特殊生理周期及女性应对应激事件的能力较男性差有关。抑郁症在低阶层社会的人群中较多见,认为这是与低阶层社会的人所遭遇到的更多负性生活事件有关。

二、发病机制

尽管在建立心境障碍的病因学或病理生理学基础方面已经作了大量的尝试,但仍无法明确重性情感障碍的确切原因。目前认为,抑郁障碍是遗传、生化及社会心理因素共同作用的结果。因此,对其病因的理解需要综合考虑这些因素之间的相互作用。目前有关抑郁障碍的心理社会危险因素归纳为:①家庭史,有抑郁症(7%)或酒中毒(8%)病史的家族风险较高;②社会阶层,低经济收入家庭的主要成员患病率高;③种族,黑种人较少见;④生活事件,近期负性生活事件可能是疾病发作的前兆;⑤人格特征,缺乏自信、焦虑、内向、对刺激敏感、强迫、犹豫不决、依赖;⑥童年经历,早期丧亲、混乱和敌意的负性环境;⑦产后常有抑郁发作;⑧与更年期无关;⑨缺乏亲密关系,是常见的危险因素。

（一）生活事件

严重的生活事件,特别是与患者有亲密关系的人的死亡,或这种亲密关系的丧失,可以作为导致抑郁障碍的直接因素。

（二）生物学因素

1. **神经递质** 在 20 世纪 50 年代后期,根据抗抑郁药物治疗抑郁症所取得的疗效,学者提出了抑郁症是由于神经递质不足的理论,而抗抑郁治疗就是通过调节这种不平衡状态而达到治疗目的,即通过抑制突触间隙神经递质的重吸收(至突触前神经元)而使突触后膜受体部位的神经递质浓度增加。

2. **神经内分泌因素** 大量文献显示抑郁症与多种内分泌改变有关,相反,一些内分泌疾病如甲状腺功能减退等常出现抑郁症状,并与抑郁症的共病率较高。研究者认为神经内分泌异常是研究抑郁症的一个独特窗口。

（1）下丘脑-垂体-肾上腺轴(HPA):新近研究发现单相精神病性抑郁症和老年抑郁症患者,其地塞米松抑制试验(DST)的阳性率高于非精神病性抑郁及年轻者。抑郁症患者 DST 异常是比较稳定的,往往随临床症状缓解而恢复正常。重症抑郁症患者脑脊液中促皮质激素释放激素(CRH)含量增加,认为抑郁症 HPA 异常的基础是 CRH 分泌过多。

（2）下丘脑-垂体-甲状腺轴(HPT):研究发现抑郁症患者血浆甲状腺释放激素(TSH)显著降低,游离 T4 显著增加,而患者对抗抑郁药反应可能与游离 T4 下降有关。许多研究还发现 25%~70% 抑郁症患者 TSH 对促甲状腺释放激素(TRH)的反应迟钝,TSH 反应随抑郁症状缓解而趋于正常。TSH 反应迟钝的患者预示对抗抑郁药治疗疗效较好。

（3）下丘脑-垂体-生长素轴(HPGH):研究发现抑郁症患者生长素(GH)系统对可乐定刺激反应是异常的,通过测定突触后 α 受体敏感性发现,抑郁症患者 GH 反应低于正常对照组。有人还发现抑郁症患者 GH 对地昔帕明的反应降低,有些抑郁症患者 GH 对胰岛素的反应降低,在双相抑郁及精神病性抑郁患者中更为明显。但抑郁症患者 GH 调节不正常的

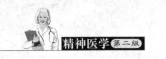

机制尚未阐明。

（三）遗传因素

家系研究发现抑郁障碍亲属同病率高出一般人群 30 倍，血缘越近发病一致率越高。双生子研究发现，双卵双生的发病一致率为 12%～38%，单卵双生为 69%～95%；寄生子研究发现，亲生父母患病率为 31%，养父母仅为 12%，提示遗传因素起着重要作用。

近年分子遗传学技术得到飞速发展，并广泛应用于临床。抑郁症相关基因的关联研究目前主要集中在 5-羟色胺转运体（5-HTT）基因、色氨酸羟化酶（TPH）-1,2 基因及单胺氧化酶（MAOA）基因。Hoefgen 等的大样本研究发现，德国抑郁症患者的 s 等位基因频率明显高于对照组，提示 5-HTT 基因参与抑郁症的发病。MAOA 基因可能与抑郁症的发病有关，并有性别效应，女性患者中启动子区 VNTR 多态性的 1 等位基因频率明显增高。TPH2 基因上 rs1386494 基因多态性与抑郁症显著相关。脑源性神经营养因子（BDNF）Val66Met 是中国老年抑郁症患者的危险因子，在欧美一些国家的研究中发现 BDNF 基因与抑郁症呈显著相关。

（四）脑影像学

与精神分裂症的脑影像研究相比，抑郁症的脑影像研究所得出的结论一致性较差。脑结构性影像研究发现抑郁症患者杏仁核体积增大，海马体积减小，前额叶皮质体积减小，皮质白质比率显著减低，小脑体积缩小，蚓部明显萎缩。采用单光子发射成像（SPECT）或正电子发射成像（PET）及功能性磁共振（fMRI），抑郁症患者左额叶局部脑血流降低，降低程度与抑郁的严重程度呈正相关，并且认知激活后左额叶局部脑血流降低更加明显。

（五）行为学习与认知理论

主要有 3 种理论学说：①Lewinson 提出抑郁症可能是由于正性强化不足或不适当所致；②Seligman 根据抑郁症动物模型发展起来的习得性无助感理论（learned helplessness），实验动物当发现难以躲避痛苦刺激后，会对以后的任何刺激即使可以躲避也均表现出被动忍受；③Beck 根据临床观察，提出抑郁症认知错误或歪曲理论，即抑郁症患者好比戴了一副墨镜，消极悲观地看待自我、消极悲观地解释事件和对前途或未来的悲观绝望（抑郁症认知三联症）。

三、临床表现

抑郁发作的主要特征是抑郁心境和兴趣丧失，或缺乏愉快体验，症状持续时间至少 2 周，影响患者的社会功能。

1. **抑郁心境**　情绪抑郁是最具有特征性的症状，超过 90% 抑郁发作患者存在此症状。患者通常描述自己感到悲伤、沮丧、空虚、无望、郁闷或者"糟透了"。程度重者可痛不欲生、悲观绝望，有度日如年、生不如死感，典型患者可出现昼重夜轻节律特点。

患者在悲观失望的基础上产生孤立无助的感觉，伴有自责自罪，严重时可出现罪恶妄想，也可在躯体不适的基础上产生疑病观念，还可能出现关系、贫穷、被害妄想。部分患者可出现幻觉，以听幻觉较常见。

2. **缺乏愉快体验**　患者不能从平常所喜欢的活动中获得快感，对以前感兴趣的活动如性生活、业余爱好及日常活动丧失了兴趣。

3. 食欲改变 大约 70% 的患者出现食欲减退并伴有体重减轻,不典型抑郁症病人可出现食欲亢进及体重增加。

4. 睡眠障碍 80% 的抑郁症患者有某种形式的睡眠障碍,其中最常见最具特征性的是早醒(通常在凌晨 2～3 点)。不典型抑郁症患者可出现醋睡,多导睡眠图检查显示:①眼快动睡眠(REM)潜伏期缩短,REM 睡眠密度增高;②慢波睡眠减少;③睡眠连续性差。

5. 精力丧失、精神和躯体活动的变化 几乎所有的抑郁症患者均有明显的精力丧失,通常表现为疲乏、倦怠,哪怕是从事很简单的工作,效率也很低。大约有一半的抑郁症患者可表现出活动和反应的缓慢或迟滞,与正常情况相比,他们可能会表现出言语或躯体运动的迟缓或者是讲话内容贫乏,在回答问题之前停顿较长的时间,病人会叙述"好像是一部生了锈的机器,运转得非常缓慢和迟钝"。另外,临床上也有大约 75% 的女性患者和 50% 的男性患者表现出精神运动性激越,行为表现为来回踱步、不能静坐和搓手顿足。

6. 无价值感和过度的罪恶感 严重抑郁症的患者通常表现出明显的(往往是不切实际的)自我评价降低、自责自罪。在西方文化背景中,大约半数的抑郁症患者会产生罪恶感,觉得自己现在的处境是因为自己曾经做过"亏心事"。严重者也可以发展到妄想和幻觉程度,如贫穷妄想或罪恶妄想等。在东方文化背景下,绝大多数抑郁症患者是体验到一种羞耻感、失去面子、累赘和无用感。

7. 犹豫不决或注意力减退 大约半数的抑郁症患者会叙述自己思维迟缓,不能像以前那样正常思考,不能集中注意力。患者经常会怀疑自己是否有作出准确判断的能力,并发现自己哪怕是一个小的决定也无法作出。如进行正式的临床心理学测验,会发现患者的准确性依然保持,但速度和操作明显变慢。症状严重时称之为"假性痴呆",特别在老年抑郁症患者所表现出来的记忆障碍常被误认为是痴呆的早期表现。必须注意,与痴呆不同的是,假性痴呆在经过抗抑郁治疗后通常可以康复。

8. 自杀观念与自杀 有研究发现,60% 左右的自杀死亡者是因为抑郁症,15% 的抑郁症患者最终会自杀死亡。可以这样说,自杀的危险存在于整个抑郁发作的过程之中,但在治疗的初期及症状消失后 6～9 个月内危险性最高。抑郁症病人常见的自杀危险因素:①年龄>45 岁,男性,无获得帮助的能力;②过去曾有自杀未遂,缺乏可得到的社会支持;③有自杀的详细计划,患有严重及慢性躯体疾病或害怕自己的健康状况恶化;④具有长期自我否定,伴有精神病性症状;⑤消极认知的思维方式;⑥最近有严重的"丧失感",伴有酒精或药物滥用。

四、抑郁症临床表现的分型或分类

ICD‐10 和 DSM‐Ⅳ根据抑郁的严重程度及是否伴发精神病性症状、是否伴有躯体症状,对抑郁障碍进行了编码。

(一)诊断标准

1. ICD‐10 抑郁发作的诊断标准

A. 抑郁心境:①丧失兴趣和愉快感;②精力下降;③活动减少。

B. 注意力下降:①自尊心和自信心降低;②罪恶观念和无价值观念;③悲观想法;④自伤感念;⑤睡眠障碍;⑥食欲下降。

轻度抑郁发作:至少具备 A 和 B 中各 2 项。

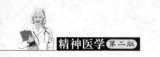

中度抑郁发作:至少具备 A 中的 2 项和 B 中的 3 项。

重度抑郁发作:至少具备 A 中的 3 项和 B 中的至少 4 项。

症状的严重程度和功能受损程度也用于指导分类。

2. DSM-Ⅳ重型抑郁发作的诊断标准 在连续的 2 周内存在下述症状中的 5 项(或 5 项以上),并且较以前的功能有所变化;其中至少 1 项症状是抑郁心境或丧失兴趣或愉快感。

(1)几乎每天大部分时间都心境抑郁,这可来自病人主现述说(如感到悲伤或空虚)或他人的观察(如流泪)。

(2)几乎每天大部分时间对所有或几乎所有的活动兴趣或愉快感明显降低(来自主观描述或他人的观察)。

(3)没有节食而体重却明显下降,或者体重增加(如 1 个月内体重变化招过 5%),或者几乎每天都有食欲减退或增加。

(4)几乎每天都有失眠或睡眠过多。

(5)几乎每天都有精神运动性激越或迟滞(他人可观察到,不仅仅是病人主观感到坐卧不安或迟缓)。

(6)几乎每天都感到疲乏或精力缺乏。

(7)几乎每天都有无用感,或过度或不合理的内疚感(这可能是妄想,不仅仅是由于生病而自责或内疚)。

(8)几乎每天都感到思维能力或集中注意的能力降低,或者犹豫不决(来自主观感受或他人的观察)。

(9)反复想到死亡(不仅仅是恐惧死亡),反复出现自杀观念但无具体的计划,或有自杀企图,或有自杀的具体计划。

(二)抑郁症的分类

1. 抑郁的严重程度 按抑郁的严重程度可以分为轻度、中度和重度。

(1)轻度抑郁:患者有一些抑郁症状,感到做事情很困难。轻度抑郁对工作、社交的影响常常较小。

(2)中度抑郁:患者工作、社交受影响的程度介于轻度抑郁和重度抑郁之间,患者有许多抑郁症状,常常不能做其应该做的事。

(3)重度抑郁:患者工作、社交明显受影响,可伴有精神病性症状,患者有所有的抑郁症状,常常不能进行正常的日常生活,常伴有躯体症状。

2. 伴有精神病性症状 重度抑郁根据是否伴有精神病性症状,又可分为伴有精神病性症状的重度抑郁发作和不伴有精神病性症状的重度抑郁发作。

3. ICD-10 及 DSM-Ⅳ 的抑郁障碍分类 详见表 7-1。

表 7-1 抑郁障碍的分类

ICD-10	DSM-Ⅳ
抑郁发作	重型抑郁发作
轻度	轻度

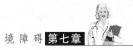

ICD-10	DSM-IV
中度	中度
重度	重度
重度伴精神病性症状	重度伴精神病性症状
其他抑郁发作	
不典型抑郁	
复发性抑郁障碍	复发性重型抑郁障碍
目前为轻度	
目前为中度	
目前为重度	
目前为重度伴精神病性症状	恶劣心境
缓解期	未特殊标明的抑郁障碍
持续性心境障碍	复发性短暂抑郁
环性心境	
恶劣心境	
其他心境障碍	
复发性短暂抑郁	

五、诊断

根据 CCDM-3,抑郁发作的诊断标准为:以心境低落为主,与其处境不相称,可以从闷闷不乐到悲痛欲绝,甚至发生木僵。严重者可出现幻觉、妄想等精神病性症状。某些病例的焦虑与运动性激越很显著。

（1）症状标准:以心境低落为主,并至少有下列9项中的4项:①兴趣丧失,无愉快感;②精力减退或疲乏感;③精神运动性迟滞或激越;④自我评价过低、自责,或有内疚感;⑤联想困难或自觉思考能力下降;⑥反复出现想死的念头或有自杀、自伤行为;⑦睡眠障碍,如失眠、早醒,或睡眠过多;⑧食欲降低或体重明显减轻;⑨性欲减退。

（2）严重标准:社会功能受损,或给本人造成痛苦或不良后果。

（3）病程标准

1）符合症状标准和严重标准至少已持续2周。

2）可存在某些精神病性症状,但不符合精神分裂症的诊断。若同时符合精神分裂症的症状标准,在精神病性症状缓解后,满足抑郁发作标准至少2周。

（4）排除标准:排除器质性精神障碍,或精神活性物质和非成瘾物质等所致抑郁。

六、鉴别诊断

1. **与躯体疾病伴发抑郁心境的鉴别** 抑郁症患者尤其是老年患者常出现较多躯体症状,另外,确实也有许多躯体方面的问题或障碍可以产生抑郁症状。绝大多数抑郁症状的原因通过系统询问病史、全面体格检查和神经系统检查以及标准的实验室检查可以鉴别。

2. **抑郁症与其他精神障碍的鉴别** 几乎所有其他的精神障碍都可以出现抑郁症状。但

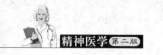

是,如果抑郁发作是双相障碍或分裂情感障碍的一部分,则不可诊断为抑郁症。

3. 单纯型"丧亲"反应与抑郁症的鉴别 丧亲反应通常是指患者在所爱的人死亡后所体验到的一种极度悲伤症状。尽管丧亲反应可表现出重型抑郁发作的特征症状,如悲伤、失眠、食欲丧失、体重减轻、负罪感或无望感等,但不能将丧亲反应当作是一种精神障碍。资料显示,几乎 25% 的经历丧亲事件的患者在事件发生后 2~7 个月内的表现符合抑郁症的标准。他们中有许多人的症状可能会持续到丧亲事件后约 13 个月,年轻患者和有抑郁症病史的患者其症状持续时间可以更长。如患者持续存在行为方面的症状或是症状与持续存在的功能损害有关,则可以适当使用抗抑郁剂来治疗丧亲反应。

七、治疗

（一）抑郁障碍的治疗目标

（1）提高抑郁障碍的显效率和临床治愈率,最大限度减少病残率和自杀率。成功治疗的关键在于彻底消除临床症状,达到临床症状完全缓解(HAMD≤7),减少复发风险。因为长期随访发现,症状完全缓解的患者复发率为 13%,部分缓解(HAMD 减分>50%)患者的复发率为 34%。

（2）提高生存质量,恢复社会功能,达到真正意义的治愈,而不仅仅是症状的消失。

（3）预防复发,因为抑郁症为高复发性疾病(>50%),抑郁复发可影响大脑生化过程,增加对环境应急的敏感性和复发的风险;药物虽非病因治疗,却可通过减少发作和降低基因激活而减少复发,尤其对于既往有发作史、家族史、女性、产后、慢性躯体疾病、生活负担重、精神压力大、缺乏社会支持和物质依赖的高危人群。

（二）抗抑郁药物治疗

抗抑郁药是当前治疗原发和各种类型抑郁障碍的主要药物,能有效解除抑郁心境及伴随的焦虑、紧张和躯体症状,有效率为 60%~80%。

常用抗抑郁药有:①5-羟色胺再摄取抑制剂(SSRIs),如氟西汀、帕罗西汀、舍曲林、西酞普兰、氟伏沙明、艾司西酞普兰;②5-羟色胺和去甲肾上腺素双重再摄取抑制剂(SNRIs),如文拉法辛、度洛西汀;③去甲肾上腺素能与特异性 5-羟色胺能抗抑郁药(NaSSAs),如米氮平;④三环类抗抑郁药(TCAs),如阿米替林等;⑤单胺氧化酶抑制剂(MAOIs)等。国外推荐前 3 类为一线抗抑郁药物,《中国新编抑郁障碍防治指南》推荐的一线抗抑郁药物为前 4 类,主要原因是考虑"价廉物美"。

（三）抗抑郁药的治疗原则

（1）诊断要确切。

（2）全面考虑病人症状特点、年龄、躯体状况、药物的耐受性、有无合并症,个体化合理用药。

（3）剂量逐步递增,尽可能采用最小有效量,使不良反应减至最少,以提高服药依从性。

（4）小剂量疗效不佳时,根据不良反应和耐受情况,增至足量(有效药物上限)和足够长的疗程(大于 4~6 周)。

（5）如仍无效,可考虑换药(同类另一种或作用机制不同的另一类药),应注意氟西汀需停药 5 周才能换用 MAOI,其他 SSRIs 需 2 周,MAOI 停用 2 周后才能换用 SSRIs。

（6）尽可能单一用药并足量足疗程治疗,换药无效时可考虑两种抗抑郁药联合使用,一般不主张联用两种以上抗抑郁药。

（7）治疗前向患者及家人阐明药物性质、作用和可能发生的不良反应及对策,争取他们的主动配合,能遵嘱按时按量服药。

（8）治疗期间密切观察病情变化和不良反应,并及时处理。美国 FDA 近年来提出,18～24 岁成人首次抗抑郁药治疗（一般为起初 1～2 个月）引起自杀（自杀念头和自杀行为）风险的增加。但科学数据未表明超过 24 岁的成年人使用抗抑郁药自杀风险升高,65 岁及以上的老年患者使用抗抑郁药自杀风险降低。同时强调抑郁症和其他严重精神障碍本身可能也会导致自杀。

（9）根据生物-心理-社会医学模式,心理应急因素在本病发生发展中起到重要作用,因此,在药物治疗基础上辅以心理治疗,可望取得最佳效果。

（10）积极治疗与抑郁伴随的其他躯体疾病和物质依赖。图 7-1 简列了抑郁症治疗的临床思维过程。

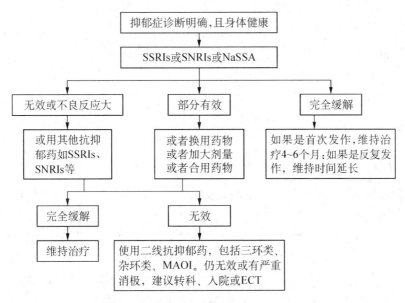

图 7-1　抑郁症临床治疗过程示意图

（四）抗抑郁药物的选择

现有多种抗抑郁药物可供使用,应按照病人的个体需要进行选择,特别是要考虑药物可能产生的副作用。目前国内外治疗抑郁症病人首先选用 SSRIs 或 SNRIs,因为它们疗效肯定,给药方便,无过量毒性,且耐受性好,尤其适合中长期维持治疗。当抑郁障碍发生于强迫症的背景之上时,则使用 SSRIs 或氯米帕明（氯丙咪嗪）。当病人睡眠紊乱严重或使用 SSRIs 引起了睡眠障碍和（或）性功能障碍时,可使用米氮平替代 SSRIs 或合用非苯二氮䓬类催眠药物。当病人抑郁严重或使用 SSRIs 引起了性功能障碍时,可以考虑使用引起性功能障碍少的安非他酮。

不过,Cipriani 等人近期通过系统综述,比较了 12 种新一代抗抑郁药在抑郁症急性期治疗中的疗效,比较客观地分析了这些新型抗抑郁药物之间的特点。通过对 25 928 例样本的

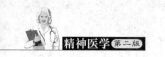

117 项抑郁症急性期治疗随机对照研究的系统分析,结果显示:从疗效上看,米氮平、艾司西酞普兰、文拉法辛和舍曲林优于度洛西汀、氟西汀、氟伏沙明、帕罗西汀和瑞波西汀;从可接受性来看,艾司西酞普兰、舍曲林、西酞普兰和安非他酮的耐受性好于其他新一代抗抑郁药。本研究并未作有关药物不良反应、毒性作用、停药症状和社会功能等方面的分析比较,仅仅是从临床应用的角度,权衡疗效与可接受性。最后,作者提出艾司西酞普兰和舍曲林或许是中度到重度抑郁症患者急性期治疗的首选药物。

尽管三环类抗抑郁剂疗效肯定,但由于其不良反应大,病人耐受性差,目前越来越多的临床医生不将其作为首选药物,而将其使用在其他抗抑郁药物疗效不理想或无法获得 SSRIs 或 SNRIs 的情况下。目前常用的抗抑郁药物的特点见表 7 - 2。

表 7 - 2　常用抗抑郁药的临床特点

药　名	抗胆碱能	嗜睡	体重增加	性功能障碍	中毒和过量
阿米替林	+++	+++	+++	+	+++
氯米帕明	+	+	0	+	0
SSRIs	0	0	0	+++	0
文拉法辛	0	0	0	+++	0
奈法唑酮	0	+	0	0	0
曲唑酮	0	+++	0	0	+
瑞波西汀	+	0	0	++	0
米氮平	0	+++	+++	0	0

(五)抗抑郁药物的治疗策略

抑郁症为高复发性疾病,目前主张全程治疗。抑郁症的全程治疗分为急性期治疗、巩固期治疗及维持期治疗 3 个阶段。

1. **急性期的治疗**　控制症状,尽量达到临床症状完全缓解。根据症状特点及既往治疗情况来选择药物。如患者(或家属)以往对某药有效,应将该药作为首选药物;如患者以失眠或易激惹症状为主,选择镇静作用较强的药物(米氮平);以精神运动性抑制为主的患者,选择镇静作用较小的药物为宜(SSRIs 或 SNRIs);对原有躯体疾患的患者应选择不会引起这方面不良反应的药物;有严重自杀倾向的患者服用危险性较小的药物,以防病人过量服药。治疗严重抑郁症时,一般药物治疗 2~4 周开始起效,治疗的有效率与时间呈线性关系,症状改善的半减期为 10~20 天。如果患者用药治疗 6~8 周无效的话,改用其他作用机制不同的药物可能有效。

2. **巩固期治疗**　至少 4~6 个月,病人病情不稳定,如果停药极易复燃,应继续原剂量使用急性期治疗有效的药物。

3. **维持期的治疗**　抑郁症为高复发性疾病,因此需要维持治疗以防止复发。有关维持治疗的时间意见不一。WHO 推荐仅发作一次(单次发作)、症状轻、间歇期长(≥5 年)者,一般可不维持。多数意见有 2 次以上的复发,特别是近 5 年有 2 次发作者应维持治疗。Goodwin 和 Jamison 建议对于青少年发病,伴有精神病性症状、病情严重、自杀风险大,并有遗传家族史的患者,应考虑维持治疗。维持的时间尚未有充分研究,一般主张至少2~3年。对多次复发者,主张长期维持治疗。有资料表明,以急性期治疗剂量作维持治疗,能更有效防止复发。新一代抗抑郁药不良反应少,耐受性好,服用简便,为维持治疗提供了方便。如需终止维持治疗,应缓慢(数周)减量,以便观察有无复发迹象,可减少撤药综合征。

(六)电休克治疗

电休克治疗(电抽搐治疗,ECT)用于抑郁障碍的治疗已有60年的历史,而且一直沿用至今。大量的临床研究及观察证实,ECT是一种非常有效的治疗方法,能使病情迅速得到缓解,有效率可高达70%~90%。随着ECT技术的改进,目前无抽搐电休克治疗(改良电休克治疗)已广泛应用于临床,其优点在于治疗过程中可减轻心脏负荷,减少意外,没有骨关节方面的禁忌证及并发症,降低了不良反应及危险性。

目前主要适应证是治疗有严重自杀企图和行为的患者。ECT的禁忌证和不良反应:绝对禁忌证有主动脉瘤、脑瘤、毒性弥散性甲状腺肿、新近骨折等,相对禁忌证有冠心病、心肌病、急性和慢性感染、脑血管病、脑血管瘤、帕金森病、多发性硬化等。对于这些相对禁忌证,需权衡ECT可能带来的危险及精神障碍的危害。

(七)心理治疗

目前认为抑郁症的心理治疗可以达到这样几个目的:①减轻和缓解症状;②恢复正常心理社会和工作功能;③协同抗抑郁药物维持治疗,预防复发;④改善对服药的依从性;⑤矫正因抑郁障碍继发的各种心理社会性不良后果(如婚姻不和睦、自卑等)。有研究证据发现,认知行为的方法可以减轻病人的情感症状,改善行为应对能力,矫正不良的认知偏见,以及降低抑郁症的复发率;人际心理治疗可以处理抑郁症病人的人际问题,提高他们的社会适应能力;婚姻或家庭治疗可改善康复的抑郁症病人的家庭夫妻关系,减少家庭环境对疾病复发的影响。心理治疗常作为抑郁症药物治疗的辅助手段。

(八)难治性抑郁症的治疗

难治性抑郁症(treatment - resistant depression,TRD)是指经使用现有的2种或2种以上不同化学结构的抗抑郁药物足量足疗程治疗无效或起效甚微,同时符合ICD - 10或CCMD - 3抑郁发作的诊断标准者。

难治性抑郁症的处理较棘手,在诊断难治性抑郁症时需考虑以下问题:①诊断是否正确,是否把双相抑郁误诊为抑郁症,应仔细查询病史。尤其是对那些起病年龄较早,伴有不典型症状、与物质滥用共病者、有阳性双相障碍家族史者,应从不同侧面了解病史,减少误诊。②病人的依从性如何,是否按医嘱服药。③药物是否达到有效治疗剂量。④是否合并其他躯体疾病及精神疾病或其他干扰因素等。

难治性抑郁症的处理:①增加原有抗抑郁药物剂量至最大治疗剂量。但应注意药物的不良反应,防止药物中毒。②联用2种不同作用机制或类型的抗抑郁药物,如SSRI+SARI、SSRI+SNRI/NaSSA、SNRI+NaSSA。③在使用抗抑郁剂的基础上合并使用增效剂,如心境稳定剂、非典型抗精神病药物、甲状腺素片、苯二氮䓬类药物等。④抗抑郁药物合并ECT治疗。

八、病程和预后

抑郁障碍可在恶劣心境的基础上发作(社区调查中恶劣心境为10%,临床调查中为

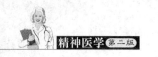

15％～25％）。表7-3总结了非双相障碍和双相障碍的病程和预后。

表7-3　心境障碍的病程和预后

特　征	非双相障碍	双相障碍
发病年龄	38～45 岁	28～33 岁
发作持续时间	1960 年以前 24％的发作时间超过 1 年；1960 年以后 18％的发作持续时间超过 1 年	1960 年以前 7～13 个月；1960 年以后 2～4 个月
康复	初次发作中有 5％～10％不能康复	初次发作中有 5％～10％不能康复
长期预后	超过 1/3 的患者良好,发作周期缩短	多为慢性病程,发作次数增加,发作周期缩短
死亡与自杀	超过 15％有自杀行为	双相Ⅰ型障碍的患者中有 10％～15％可能自杀死亡

有少数抑郁障碍患者仅有一次发作,社会功能恢复正常,但有 50％的患者最终会出现另一次发作,这时他们就符合复发性抑郁症的标准。复发性抑郁症的病程变化多样。某些患者有几次彼此独立的发作,间隔以功能正常的稳定间歇期(数年),另一些患者则为密集性发作。还有一些患者表现为发作逐渐频繁,间歇期逐渐缩短,而疾病的严重程度增加。在第一次抑郁发作的患者中,有 50％的将会出现 3 次以上的发作,而已有 3 次发作的患者则 90％可能会出现第 4 次发作。因此,既往发作的次数可以作为判断患者今后情况的指标。

预后良好的预测指标包括:无精神病性症状,所需住院时间短或抑郁时间短,家庭功能良好。预后较差的预测指标包括:合并精神病性障碍,物质滥用,发作年龄小,首次确诊发作持续时间长及需住院治疗的患者。与严重程度相同但未合并物质成瘾的患者相比,合并有物质成瘾的抑郁患者更需要住院治疗,更容易出现自杀企图,对治疗的依从性更差。临床工作者已经注意到,约 15％的抑郁障碍病人最终会自杀死亡,因此预防自杀最重要的措施之一是及时有效地治疗抑郁症。

抑郁发作可以完全缓解,但在某些特殊病例也可能达不到完全缓解。患者的功能可以恢复到正常水平,但也有 20％～35％的患者可有残留症状或出现社会或职业功能的损害。精神药理学出现以前的资料显示(1960 年以前),如未经治疗,一次抑郁发作可持续约 12 个月,复发现象亦很常见。有约 25％的患者在出院后的头 6 个月内复发,特别是未能坚持服用抗抑郁药时。头 2 年内有 30％～50％的患者复发,而头 5 个月内有 50％～70％的患者复燃或复发。坚持服药至少 6 个月,可明显减少出院早期疾病复发的风险,这种巩固或维持治疗现在已经被普遍接受,并认为是一种针对疾病本身反复发作的重要措施。

目前抑郁障碍治疗有较大进展,但预后不是十分理想,因此只有经过综合治疗,包括早期的积极治疗干预才能大大提高有效率和达到临床症状完全缓解。

　　典型病例 张某,女性,33 岁,已婚,职员,中专文化。情绪低落、自责自罪、睡眠差,加剧 1 月余,总病程 6 年。患者个性开朗,1993 年原单位辞职入外贸公司从事财务工作,工作勤快,常受上级表扬,但因人际关系处理不佳,两年后仍未升职,心中渐感不悦。1995年因财务计算差错受上级责骂,始觉茶饭不香,人生无味,精力减退明显,无明显原因的持续疲惫感。经常去公司保健室,诉头昏脑胀、食欲不佳,医生给服"去痛片"、"地西泮"及"维生素"等药物,无济于事。以往喜好参与娱乐活动,现对日常活动兴趣明显减退。常请病假,自述"不是哪里痛哪里痒,只是不想动"。1995年6月起到心理咨询门诊就诊,诊断为"抑郁症",予氟西汀治疗剂量20 mg,每日1次,治疗3个月后病情有明显好转,后坚持服药1年后自行停药。停药期间病情有所反复,自感有情绪低落、心情压抑、睡眠差感觉,自行服用氟西汀,自述服药后情绪有所改善。近1个月来,患者病情加剧,对日常活动丧失兴趣,自觉成了废物,活着没意思,但总是下不了决心。症状昼重夜轻。食欲不佳,体重1个月内下降近5kg。睡眠差,易早醒,夜眠每天2~3 h。因此前来就诊。起病至今无明显持续情绪高涨或易激惹表现。

既往体健,否认曾患躯体疾患,自称病前性格开朗豁达。否认家族有同类病史。

体格检查:体温36.8℃,脉搏64次/分,呼吸18次/分,血压120/75 mmHg。余无异常发现。

精神检查:神清合作,愁眉苦脸,言语较少。自述自己觉得成了废物,活着没意思,"我一肚子苦水,没人理解我的痛苦"。存在明显的情绪低落,对周围事物丧失兴趣。交谈时回答问题缓慢,反应迟钝,思维迟缓。轻度精神运动性抑制。症状昼重夜轻。睡眠差,易早醒,持续疲惫感。自知力存在。

实验室检查:粪、尿、血常规正常,脑电图在正常范围,心电图示窦性心动过速。

SCL - 90量表结果:躯体化2.40　　抑郁3.15

　　　　　　　敌意0.79　　　人际敏感2.04

　　　　　　　焦虑1.82　　　妄想0.61

　　　　　　　恐怖0.98　　　精神病0.44

　　　　　　　强迫1.12　　　其他1.31

HAMD:28分

临床诊断:抑郁症

（潘集阳）

第二节　恶　劣　心　境

恶劣心境(dysthymia)国内又译为心境恶劣,这一术语来源于希腊语"thymos",其原意为"有障碍的心境"。典型的心境恶劣患者为"位于正常和异常的边缘",无幽默感的,具有较轻微的焦虑不安的性格,惯于沉思默想,过分好争辩,不习惯开玩笑,并对任何事均带有个人的偏见。由于恶劣心境的患者其症状强度比上述抑郁障碍低,故有学者采用"心境障碍亚症状群"这一术语。在初级医疗机构就诊的人群中,这类患者相当多见。

一、患病率

国外报道普通人群中恶劣心境障碍的终身患病率(3.2%)仅次于抑郁障碍(4.9%),但

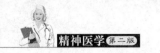

美国区域流行病学(ECA)调查所估计的1月时点患病率,恶劣心境障碍为3.3%,仅次于恐怖障碍,超过酒中毒及其他所有的精神障碍。因为其病程迁延而成为最常见的心境障碍之一,它对女性的影响通常大于男性,两性比例接近2∶1。

二、发病危险因素

(一)人格因素

恶劣心境患者的人格特征往往其自我评价过分依赖于他人的赞扬、承诺、关注以及来自他人的关爱。因此,当这种过分涉及他人的人际关系疏离或终止时,患者随之就会产生抑郁。人格测试通常可以发现这类患者的人格结构有紊乱,其中依赖、回避、边缘型和神经质型人格障碍最为常见。

(二)认知偏见

认知学派的理论学家将抑郁症状看成是病人的基本认知框架发生障碍,或是思维功能的障碍,这些都是从患者早年发展起来的。从习得无助感的动物模型可以看到,当经过反复的又无法逃避的刺激以后,即使提供方便的逃离刺激的通道,实验动物不再出现对恶性刺激的回避行为。即便是面对重大的创伤性事件和居丧时,绝大多数人也不会由极度的悲伤发展成病理性抑郁。这说明负性生活事件与潜在的易感素质相互作用才能出现慢性抑郁症状。同样,心境障碍本身也可导致一些负性事件,如分居、离婚和自杀。当父母出现上述情况时,一个易感的儿童暴露于由客观环境所造成的丧亲状态,可以预测他将会出现严重的疾病或更早地出现抑郁发作。

(三)生物学理论

家系研究发现,恶劣心境障碍和抑郁障碍患者的一级亲属出现心境障碍的比例相同,并且两者均有睡眠初期的 REM 睡眠潜伏期缩短,因此这两种障碍之间也许存在某种生物学或家族性关系。当然,恶劣心境确切的生物学决定因素尚不清楚,但仍有许多患者对抗抑郁药反应良好。

三、临床表现

虽然对于最能体现恶劣心境障碍的症状尚有争论,但最近的研究认为心境恶劣障碍最常见的症状包括:自我评价低和自信不足,或自感缺陷悲观、绝望和无助,普遍丧失兴趣和快感,社会性退缩,慢性疲倦和乏力,有罪感,忧思过去,主观上感到易激惹和特别愤怒,动力、效率和创造力下降,思维困难(表现为注意力减退、记忆下降、犹豫不决)。

在儿童,恶劣心境障碍通常导致社交活动及学校内交往活动障碍,这些儿童和青少年通常显得易激惹、悲观、任性、抑郁和自我评价低及社交技能较差。恶劣心境患者的人格测验结果往往显示,神经质和内向性得分增加,甚至在患者康复后仍持续存在。

25%～50%患有恶劣心境的成年患者,其 EEG 异常表现类似于抑郁障碍(如 REM 潜伏期缩短,REM 睡眠密度增加,慢波睡眠减少,睡眠连续性破坏),与不出现这些异常 EEG 表现的恶劣心境患者相比,前者更常具备抑郁障碍的阳性家族史。他们对抗抑郁药的治疗反应也更好。尚不清楚纯粹的恶劣心境患者(如无严重抑郁发作病史的患者)是否也存在 EEG 的异常表现。DST 试验异常在心境恶劣障碍患者中较少见,除非患者也符合严重抑郁发作的标准。

四、诊断和鉴别诊断

恶劣心境的诊断一般需符合下列标准。

1. 诊断 ①抑郁症状至少持续 2 年,在这 2 年里,如果有正常心境间歇期,则间歇期不长于几周;②无轻躁狂发作;③在 2 年内,其抑郁的严重程度和病程达不到或很少能达到复发性轻度抑郁障碍的诊断标准。

2. 鉴别诊断

(1) 过度悲伤:某些经历亲人死亡的人会出现过度悲伤反应,此时会表现出抑郁发作的典型症状(如睡眠、进食障碍和极度沮丧等)。ICD - 10 不主张将过度悲伤归为精神障碍,建议将持续 6 个月以上仍有较强烈的异常过度悲伤作为适应障碍的一个亚型。而 DSM - Ⅳ 则建议,将丧失亲人后 2 个月症状仍持续存在者应该给予抑郁障碍诊断。不过 DSM - Ⅳ 也推荐,下列症状可帮助区分抑郁与过度悲伤:①自责与丧失亲人后出现的反应无关;②消极并不是由于感到死了会更好或感到应与所爱的人一起死去;③强烈的无价值感;④明显的精神运动性迟滞;⑤显著而持久的功能缺损;⑥有幻觉,但不是看到死去的人或听到死去的人在讲话。

(2) 焦虑:相当一部分的抑郁症或恶劣心境的病人在临床表现上同时伴有焦虑症状,有时难以与焦虑障碍区分。一般来说,抑郁和焦虑障碍病人都可以出现各种自主神经功能方面的症状,如心悸、失眠、担忧等。但是,焦虑障碍病人可能更多地表现为交感神经系统的功能活动增强,而抑郁或恶劣心境病人可能更多地是自我评价过低或消极观念。当然,有时临床上确实很难区分病人是抑郁还是焦虑。不过,应该特别重视详细询问病史,注意病人的原发症状是抑郁还是焦虑,以及核心症状是什么。如果确实很难区分或抑郁与焦虑症状的严重程度,原则上是优先考虑诊断抑郁症。

五、治疗

(一)药物治疗

在治疗对照试验中有足够的证据显示抗抑郁药物对恶劣心境有效(表 7 - 4),TCAs、MAOIs、SSRIs、SNRIs 和 NaSSA 均为有效的治疗药物。对绝大多数恶劣心境患者来说,如果对某种抗抑郁药物治疗有效,需持续治疗至少 6～12 个月。

表 7 - 4 恶劣心境的治疗措施

治疗方法	首选方法	次选方法
心理治疗	人际心理治疗,认知-行为治疗	无
药物治疗	SSRIs(如氟西汀、帕罗西汀、舍曲林等),SNRIs(文拉法辛),NaSSA(米氮平)	TCA(地昔帕明、去甲替林),MAOIs(如苯乙肼、吗氯贝胺)

症状较轻的恶劣心境患者往往不能耐受抗抑郁药物的不良反应,因此临床医生应该首先选用不良反应较小的一些药物,如黛力新、路优泰和 SSRIs,因为其产生的抗胆碱能和嗜睡及体重增加的不良反应较少。对 SSRIs 无反应的患者,可考虑地昔帕明(去甲丙咪嗪)和丙

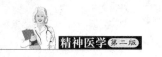

米嗪;苯乙肼(MAOIs类)对那些反向症状(如睡眠过多、食欲亢进)的患者特别有效。有些恶劣心境的患者对药物治疗仅有部分疗效,对这类患者可加用心境稳定剂(如锂盐、丙戊酸钠)、甲状腺素、雌激素,或合并心理治疗,可获得疗效。

(二)心理治疗

心理治疗对恶劣心境患者治疗有效,其选择指征有:①患者以前对心理治疗有效;②心理治疗最好是由经过培训的专业心理治疗医生进行;③对药物有禁忌证者;④患者愿意接受心理治疗,且抑郁不严重,也无精神病性症状。

在大多数情况下,认知行为治疗(以抑郁症状为治疗靶目标)与人际心理治疗(以抑郁相关的人际关系或心理社会问题作为治疗靶目标)的疗效相似,单用心理治疗有效率可达50%以上。虽然心理治疗的方法有200多种,但大多缺乏疗效的对照研究,或者研究结果显示其疗效不如认知行为治疗或人际心理治疗。有效的心理治疗一般具备:短程、限时、侧重目前问题,以及治疗目的是缓解症状而不是改变人格。必须注意,认知治疗、行为治疗以及人际心理治疗需由经过训练的有经验的临床医生进行。

1. **认知治疗**   抑郁患者常常认为他们的问题将永远得不到解决,如果在某一领域不成功,他们就会过度引申,认为在所有领域他们都将没有希望。当有不好的事情发生时,他们就会过分夸大失误、责备自己;而当好的事情发生时,则过分缩小,认为仅仅是幸运。他们不能认识、珍惜好的事情,倾向于注重坏的事情,并反复想这些事情。

认知治疗的目的就在于帮助患者识别并纠正歪曲的负性想法,以及潜在的不合理假设和信念,鼓励患者重建对生活的思考方式,能从失败中站起来,认识并相信生活中会有好的事情发生,学会控制事情的发生。这种心理治疗的好处在于一旦起效,他们将终身获益,从而减少抑郁的复发。

2. **行为治疗**   抑郁患者常常不想动,他们常常坐在那儿,反复想他们的问题,从而错失良机。行为治疗旨在识别并改变可能引起抑郁或使抑郁持续的行为。行为治疗包括制订活动计划、社交技能训练、指导解决问题、制订治疗目标等。像认知治疗一样,这些方法可以终身受益,也可减少抑郁的复发。

3. **人际关系治疗**   人际关系治疗旨在了解和解决1个或多个人际方面的困难,理论假设认为是这些人际方面的困难引起抑郁并使抑郁持续存在。这些困难包括角色冲突、社交技能缺乏、悲伤反应延长或角色转变。

4. **心理健康教育**   在所有有效的治疗方法中,对患者、患者家属或照顾患者的人进行恰当的教育是非常有益的。如果患者不理解他的问题及其治疗方案,那么就很难有效地治疗。教育提供给患者一些基础知识,使患者能更好地控制其疾病。而有效的控制反过来又会减轻无助感,增加幸福感,改善健康。

教育的主要内容:①抑郁是一种疾病,而不是人的一种缺点或性格的缺陷;②抑郁大多能康复;③经过治疗,抑郁能够好转,治疗抑郁有许多方法,每位患者都有适合自己的治疗方法;④治疗的目的是恢复并维持健康;⑤介绍如何识别先兆症状并及早进行治疗;⑥抑郁性质和预后的介绍。

六、预后及病程

恶劣心境障碍通常发病早而起病隐匿(如儿童期、青春期或成年早期),并且为慢性病程,通常在 45 岁以前发作,但也有相当大一部分患者是在年龄较大时发病(45%在 45 岁以后,19%在 65 岁以后)。如果恶劣心境先于抑郁障碍发作,那么在两次抑郁发作之间恶劣心境几乎不可能自行痊愈,并且以后可能出现频繁的严重抑郁发作。

从有关文献看,恶劣心境的预后并不乐观。住院治疗的恶劣心境患者中,2 年随访发现仅有 40%康复,5 年随访发现仅有 30%康复。因此,复发现象仍很常见。

(季建林)

第三节　双相障碍

双相障碍(bipolar disorder,BPD)也称双相心境障碍,是心境障碍的一个亚型。1889年,Kraepelin 首先提出躁狂与抑郁同属一个精神疾病单元,认为躁狂与抑郁交替发作是其主要特征,并命名为躁狂抑郁性精神病。1920 年,Bleuler 使用情感性精神病这一术语来描述这些临床情况。1957 年,Leonhard 将躁郁症分为单相及双相两个亚组,认为他们可能具有异源性,提出双相障碍的概念。可分为 5 个不同的类型:双相Ⅰ型障碍(bipolar Ⅰ,即躁狂和抑郁循环发作),双相Ⅱ型障碍(bipolar Ⅱ,即轻躁狂和抑郁循环发作),快速循环型双相障碍(rapid cycle),混合型双相障碍(mix states)及其他类型(others)。

一、流行病学

西方国家 20 世纪七八十年代的调查资料显示,双相障碍的终身患病率为 3.0%～3.4%,而 90 年代则为 5.5%～7.8%。美国 ECA 研究认为双相障碍的终身患病率为0.6%～1.1%(男性 0.8%～1.1%,女性 0.5%～1.3%);社区样本估计为 0.4%～1.6%。有学者估计,美国该病的患病人数超过 300 万,但双相障碍仅占所有心境障碍患者的1/4。因为在定义躁狂,特别是轻躁狂方面尚有缺陷,双相障碍的患病率很可能被低估。

根据 1982 年国内 12 地区流行病学调查资料该病患病率为 0.042%,台湾地区为0.7%～1.6%(1982～1987),香港特区为 1.5%～1.6%(1993)。同为华人地区,香港与台湾地区的患病率较接近,但与大陆资料相差约 35 倍。可能与经济与社会状况有关,但主要原因可能是方法学和诊断标准的问题。

男性和女性患病率相同,平均起病年龄 21 岁。首次住院的高峰年龄为 16～20 岁,平均26 岁。女性在 45～50 岁出现发病的第二个小高峰,60 岁后起病多与器质性脑病关系更大。

双相障碍与其他精神障碍有很高的共病率,特别是焦虑障碍和物质滥用。

二、发病机制

(一)遗传学

遗传是双相障碍的最主要危险因素。家系研究发现,双相障碍一级亲属的患病风险约增大 2 倍,患单相抑郁和分裂情感的风险也都增高,而单相抑郁障碍患者的亲属患双相或分裂情感并未增多。双生子研究发现,单卵双生子共患双相障碍概率(80%)远高于单相障碍(54%);异卵双生子共患双相障碍的概率为 24%,单相障碍的概率为 19%。双相Ⅰ型障碍患

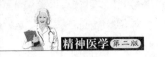

者的一级亲属,出现双相Ⅰ型障碍(4%～20%)、双相Ⅱ型障碍(1%～5%)和重型抑郁障碍(4%～24%)的概率升高。近年来采用限制性片段长度多态性技术(RFLPs)等在分子遗传学研究中发现,双相障碍可能与第4、5、8、11、12、18染色体及性染色体上的基因异常有关,但结果可重复性不佳,心境障碍更有可能是多基因遗传。尽管有明显的遗传作用,但环境对于是否(何时)发病,以及疾病的形式也有重要的影响。

(二)神经生物学

1. 神经递质　去甲肾上腺素(NE)和5-羟色胺(5-HT)能神经递质系统紊乱与双相障碍关系最为密切,一般认为NE异常可能是心境障碍的状态标记(state marker),NE减少出现抑郁症状,NE增高则表现躁狂症状;而5-HT缺乏可能是抑郁和躁狂症状的共同生化基础。有研究提示,仅有5-HT的缺乏并不一定导致患病,需兼有NE异常才会出现临床症状。也有人提出躁狂状态是由多巴胺活动过度所致,多巴胺激动剂能诱发躁狂,精神兴奋剂苯丙胺和可卡因具有致欣快和兴奋效应,但对多巴胺代谢和功能的研究很少能为此观点提供直接的证据。

最近还有研究发现,双相障碍患者存在鸟苷酸结合蛋白(G蛋白)活性异常增强,而G蛋白有Gs、Gi、Gp和Go等多个亚型,躁狂发作患者往往有Gp蛋白活性的增强,抑郁发作患者则有Gs功能的亢进;心境稳定剂(碳酸锂)对Gp和Gs两种蛋白亚型均有抑制作用,因而对情感活动具有双相调节作用。谷氨酸是中枢神经系统最主要的兴奋性神经递质,当细胞间隙中谷氨酸浓度过高时可引起兴奋毒性,导致神经元的退化、衰老及死亡。有证据证实,谷氨酸神经传递异常参与双相障碍发病,在躁狂发作时,患者外周血中谷氨酸含量显著增高。双相障碍患者躁狂和抑郁发作时血浆GABA含量均减少,GABA激动剂即可缓解抑郁,也可抗躁狂。

2. 神经内分泌学

(1)下丘脑-垂体-肾上腺(HPA)轴:少数几个断面交叉和纵向研究发现在某些抑郁相的双相障碍患者有血浆皮质醇浓度升高和地塞米松抑制试验(DST)的异常。在疾病的混合发作阶段DST脱抑制更常见(78%),而在双相障碍抑郁相(38%)和躁狂相(49%)也可有这种异常情况。不过,在急性发作缓解后血浆高皮质醇状态和DST试验均恢复正常。

(2)下丘脑-垂体-甲状腺(HPT)轴:HPT轴异常在双相障碍,特别是快速循环型双相障碍的患者中相当常见,但这种异常与疾病及其各种临床表现之间的确切关系尚不清楚。这些异常情况包括较为平缓的夜间TSH峰值,给予TRH后TSH反应曲线平坦,以及伴有不同程度的甲状腺功能低下。

(3)下丘脑-垂体-性腺轴(HPG):女性双相障碍患者在发病之前出现月经紊乱的比例明显高于抑郁症患者和正常人,而男性双相障碍患者血清睾酮水平明显高于正常人,这些研究证明HPG轴异常可能参与双相障碍发病机制。

(4)生长激素(GH)和褪黑激素:双相障碍患者褪黑激素基础水平减低,并且在夜间其释放峰值迟于正常人。

3. 脑影像学　由于影响因素较多,双相障碍的脑影像学研究仍处于初级阶段,现有的研究未能形成比较一致的结论。目前研究的热点在于前额叶-边缘系统环路,包括纹状体、苍白球、丘脑以及颞叶中部与心境障碍的关系。

(1)结构脑影像学:双相障碍患者的前额叶皮质下容量减少,杏仁核体积增大。脑白质比例增加,脑室周围组织的高信号区是较为一致的研究结果。

（2）功能脑影像学（fMRI）：为双相障碍的神经解剖功能提供了直接的影像学特征。功能脑影像学研究提示,双相障碍患者在休息时前额叶的激活存在异常。在抑郁期前额叶的活动普遍减低,同样在躁狂患者前额叶区域的活动也降低,但躁狂患者的扣带回前部活动增强。

（三）心理社会学理论

双相障碍的心理社会危险因素包括女性、有双相障碍的家庭史,以及来自社会高收入阶层。不过也有资料显示 50 岁以下的人群首发双相障碍的风险较高,已患双相障碍的患者将随年龄增长,其面临的反复躁狂或抑郁发作的风险也会增加。一般认为,在双相障碍发作前很少有心理社会应激,但生活事件与躁狂或轻躁狂发作之间的关系仍不清楚。

三、临床表现

（一）躁狂发作的特征

1. 躁狂的主要症状

（1）情绪高涨：表现为轻松愉快,自我感觉良好,如感头脑特别灵活,或身体特别健康,或精力特别充沛,觉得周围的一切都非常美好,如天空格外晴朗,周围事物的色彩格外绚丽,因此整日兴高采烈,得意洋洋,笑逐颜开,感到无比的快乐和幸福。这种高涨的心情具有一定的感染力,常常博得周围人的共鸣,引起阵阵欢笑。患者一般情绪不稳定,反复无常。可因小事或自己意见未被采纳或遭到驳斥而勃然大怒,暴跳如雷,甚至伤人毁物,但一会儿又表现得若无其事、悠然自得。有时易激惹的情绪完全可以掩盖高涨的情绪。

（2）思维奔逸：联想加速,自觉思维非常敏捷,有时感到自觉舌头在和思想赛跑,言语跟不上思维活动的速度,常表现为言语增多,滔滔不绝,手舞足蹈,眉飞色舞,即使口干舌燥,声音嘶哑,仍要讲个不停。但讲话的内容肤浅,凌乱不切实际,给人信口开河的感觉。由于患者注意力随境转移,思维活动常受周围环境的影响致使话题突然转变,讲话的内容常从一个主题很快转移到另一个主题,即表现为意念飘忽（flight of ideas）,有的患者可出现音联和意联。

患者常表现出自我评价过高,高傲自大,自命不凡,盛气凌人。可出现夸大观念,认为自己是最伟大的,能力最强的,最富有的,甚至可以达到夸大妄想,但内容并不荒谬。有时也可以出现关系妄想、被害妄想、听幻觉等,多继发于心境高涨,一般持续时间不长。

（3）活动增多：精力充沛,活动增多,爱串门,好管闲事,忙忙碌碌,不知疲劳,但往往有头无尾,缺乏成效;有时表现为挥霍无度,十分慷慨,随意赠送礼物等。注重打扮装饰,但不得体,招引周围人的注意,甚至当众表演,乱开玩笑。

（4）躯体症状：躁狂患者因自我感觉良好,故极少有躯体不适诉述,但经过仔细观察仍可发现病人常面色红润、双目有神,且有心率加快、便秘等交感神经功能兴奋症状;因体力过度消耗,多有体重减轻;但一般食欲和性欲明显增强,表现为行为轻浮,好接近异性。另外,因睡眠需要减少,往往到深更半夜不想睡觉,不知疲倦,直接影响周围人的正常休息,这也会导致与周围人的关系。

（5）其他症状：严重躁狂发作时,患者呈极度兴奋状态,可有短暂的幻听,行为紊乱而无

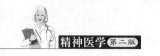

目的指向,伴有冲动行为;也可出现意识障碍,有错觉、幻觉、思维不连贯等症状。多数患者在早期即丧失自知力。

2. 轻躁狂　躁狂发作临床表现较轻者称为轻躁狂。患者可持续至少数天的情感高涨,精力充沛,活动增多,有显著的自我感觉良好,注意力不集中也不能持久,轻度挥霍,社交活动增多,睡眠减少,性欲增强。有些表现为易激惹、自傲自负、行为较莽撞。不伴有幻觉、妄想等精神病性症状,对患者的社会功能有轻度的影响。部分患者还可以表现为工作效率明显增加,思维敏捷,一般人不易察觉。

3. 混合状态　患者可同时出现抑郁和躁狂的症状。如过度健谈,活跃的患者可能有极深的悲观想法,而另一些病人躁狂症状和抑郁症状会紧密相随,快速地循环。

（二）抑郁发作的特征

详见本章抑郁障碍。

（三）双相障碍的临床类型

1. 双相Ⅰ型障碍（bipolar Ⅰ）　至少有过一次躁狂发作和反复发作的严重抑郁为特征。有50%～60%的病例,在躁狂发作前后紧接着有抑郁发作。单纯(或单相)的躁狂很少见。

2. 双相Ⅱ型障碍（bipolar Ⅱ）　以反复发作的严重抑郁和轻躁狂为特征。轻躁狂症状与躁狂症状相似,只是在症状的严重程度和社会功能损害水平上未达到躁狂症状的程度(如患者的职业能力很少受累)。轻躁狂,虽然也有情感高涨和过分自信,但通常没有精神病性症状或明显的精神运动性激越。轻躁狂的患者也因此不承认自己有病,并尽量将自己的症状描述得很轻和拒绝接受治疗。

3. 快速循环型双相障碍（rapid cycle）　根据定义,快速循环型的患者每年有4次或4次以上的情感发作,有10%～15%的双相障碍为快速循环型。有少数患者在1个月内出现4次或4次以上的发作,则称为超快速循环型。尽管在疾病分类学和人口统计学上,快速循环型类似于其他双相障碍的患者,但快速循环型障碍的患者其病程似乎更长,其治疗难度也更大。相对于非快速循环型患者中女性占50%而言,快速循环型患者中性别分配是不均衡的,女性患者占80%～90%。

导致双相障碍形成快速循环病程的因素有很多,包括使用TCAs、SSRIs、SNRIs、MAOIs、锂盐和抗精神病药物治疗。躁狂患者出现临床或亚临床的甲状腺功能低下(自发形成或在使用锂盐治疗期间),可导致疾病出现交替更为快速的病程。

4. 混合型（mix states）　双相障碍混合型是指躁狂症状与抑郁症状在一次发作中同时出现,临床较为少见。其躁狂症状和抑郁症状均不典型,表现复杂,诊断比较困难,易被误诊。混合状态有的在躁狂与抑郁转相时发生,有的是在躁狂发作时使用抗精神病药物诱发抑郁,或抑郁发作时使用抗抑郁药诱发躁狂的交替过程中发生,这些一般持续时间较短。但是,有部分在整个发作过程中完全呈躁狂和抑郁的混合状态。临床上常把混合型分为混合型躁狂和混合型抑郁两类,其中以混合型抑郁最为常见。DSM-Ⅳ关于混合型的诊断标准为:临床上以抑郁或躁狂症状为主,并符合抑郁发作或躁狂发作的诊断标准,同时伴有2个或2个以上的躁狂或抑郁症状,持续时间达1周以上者可诊断为混合型双相障碍。

5. 其他类型的双相障碍 主要包括临床常用的治疗药物所致的抑郁、躁狂症状,抗抑郁药物诱发的躁狂、轻躁狂发作等。

四、诊断

1. CCMD-3有关躁狂发作的诊断标准

(1) 时间界限明显并持续至少1周的(或更短时间,只要达到必须住院程度)异常,持续存在情感的高涨、自我夸大或激惹性行为。

(2) 在此心境障碍时期内,持续表现下列3项以上的症状(如心境为激惹,则需4项),并有较显著的程度:①自我估计过高或夸大;②睡眠需要减少(如每天只需3h睡眠便感到休息好了);③比平时更健谈,或感到一直要讲话的紧迫感;④意念飘忽,或主观上体验到思想在赛跑;⑤随境转移,容易分心(即注意力易转移到无关紧要的外界刺激上去);⑥有目的的活动增加(无论社交、工作、学习或者性活动都是如此),或精神运动性激越;⑦过分地参与某些有乐趣的活动,而这种活动有潜在可能产生乐极生悲的痛苦后果(如无节制的狂欢、狂饮,轻率的性行为,或愚蠢的商业投资)。

(3) 这种心境障碍已经严重影响到患者的社交或职业功能,或为防止其伤害他人或患者需要住院治疗,并且有精神病性表现。

(4) 排除躯体疾病或药物及精神活性物质所致的继发性躁狂(如甲状腺功能亢进、抗抑郁药治疗以及酒精等)。

2. 抑郁发作的诊断标准 详见本章抑郁障碍。

五、鉴别诊断

1. 躯体疾病致情感障碍 许多脑器质性疾病、躯体疾病或药物和精神活性物质会导致类似躁狂的临床表现,尤其是既往无心境障碍病史的老年患者。无心境改变的背景下,过分的社会脱抑制行为强烈地提示额叶病变。年轻的患者在感染HIV或头部外伤的情况下可有躁狂表现。在任何情况下,只要可能,在进行精神药理学干预之前,应尽量先纠正基本的躯体疾病。具体的病因鉴别请参见本书第四章的有关内容。

2. 精神病性障碍 精神分裂症或分裂情感性障碍病人的临床表现有时难以与急性躁狂相鉴别,主要是根据病程特点以及发作缓解期是否有明显的社会功能损害。另外,严重抑郁发作病人若伴有明显的激越情绪,可能难以与混合型双相障碍发作鉴别。在儿童和青少年中,注意缺陷障碍(ADHD)和躁狂发作均是以活动过多、冲动、行为判断能力和高级行为能力减弱,以及心理否认为特征,因此需要详细了解病史和观察病程。对于患有某种人格障碍的患者(如边缘型或癔症型人格障碍)有时可表现与躁狂患者相似的冲动行为、情绪不稳定和偏执观念,也需要认真鉴别。

3. 药物 某些药物可导致类似躁狂的表现。这种发作与用药有密切的关系,病人常常伴有程度不等的意识障碍,可资鉴别。

4. 抑郁发作的鉴别诊断 已在抑郁障碍一节中详细说明,请参照有关内容。

六、治疗

双相障碍表现为抑郁与躁狂的反复交替发作,但在整个病程中抑郁发作的次数及持续

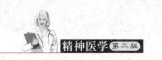

的时间远较躁狂多或长,抑郁发作大概占整个病程的90%以上。双相抑郁的处理较为困难,因此双相障碍的治疗较为棘手。双相障碍的治疗分为3个阶段,即急性期治疗、巩固期治疗和维持期治疗。

（一）急性躁狂发作的治疗

治疗目标是减少体力和脑力的过度活动,改善精神病性症状,防止由精疲力竭、睡眠剥夺、体液摄入不足导致的健康恶化。药物治疗起关键作用。

1. 药物治疗

（1）典型抗精神病药:不管患者是否有精神病性症状,氯丙嗪和氟哌啶醇对控制躁狂症状有效。急性患者常常需要使用肌内注射药物以尽快控制症状。典型抗精神病药的局限在于药物的不良反应以及对躁狂缓解后的抑郁情绪无效。

（2）非典型抗精神病药:奥氮平、利培酮、喹硫平、齐拉西酮、阿立哌唑均能有效控制躁狂症状,其优点在于不良反应少,耐受性好,并且奥氮平和喹硫平对抑郁症状也有治疗作用。

（3）心境稳定剂

1）锂盐:治疗躁狂症的有效率为60%左右,但起效需要2~4周。锂盐对典型躁狂症状有效,但对伴精神病性症状或快速循环型疗效欠佳。由于锂盐的治疗剂量与中毒剂量比较接近,因此应对血锂浓度进行监测,通常在服药后12 h采集标本。血锂浓度维持在0.8~1.2 mmol/L,不宜超过1.4 mmol/L。与抗精神病药合用时,锂浓度应控制在1.0 mmol/L以内。锂盐的不良反应主要有恶心、呕吐、腹泻、多尿、多饮、手抖、乏力、心电图改变等,锂盐中毒可表现为意识障碍、高热、昏迷、反射亢进、心律失常、血压降低、少尿或无尿等,必须立即停药,及时抢救。

2）卡马西平:小样本安慰剂对照研究肯定了卡马西平的抗躁狂作用,与锂盐等效或稍差。锂盐无效的患者,可能对卡马西平有效。主要不良反应有恶心、眩晕、共济失调、复视,10%患者可能在2周内出现斑丘疹性痒疹,通常需要停药。如加药较慢,发生皮疹的可能性较小。严重的中毒反应有粒细胞减少、再生障碍性贫血、Stevens - Johnson 综合征和水中毒。

3）丙戊酸盐:抗躁狂作用与锂盐相当,对伴精神病性症状型、快速循环型和烦躁不安症状较锂盐有效。起效较其他心境稳定剂要快,如使用"丙戊酸盐负荷",可在1~4天内显效。研究表明,丙戊酸盐的抗躁狂作用至少需要50 μg/ml的血浆浓度,血药浓度在40~110 μg/ml。通常患者对丙戊酸盐的耐受性较好,不良反应包括震颤、体重增加、一过性脱发、皮疹及肝脏损害,所以必须监测肝功能。有研究认为,丙戊酸盐较锂盐增加多囊卵巢综合征的发生风险。

4）拉莫三嗪(lamotrigine):目前认为拉莫三嗪对双相抑郁具有预防作用。主要不良反应是皮疹,不过缓慢加药可以减少皮疹的发生。

（4）苯二氮䓬类药物:苯二氮䓬类药物是治疗躁狂有效的辅助药物,可以很快减少病人的过度活动并恢复其睡眠。常用的药物为高价的劳拉西泮和氯硝西泮。药物应按需服用,尽量缩短服用时间,以减少患者产生耐受和依赖的危险。

2. 电休克治疗 ECT 目前已广泛用于躁狂治疗。回顾性研究显示 ECT 对急性躁狂有效,总有效率约为80%。临床倾向于对药物治疗无效或者由于活动极度增多和躯体耗竭而面临生命威胁的患者使用 ECT。ECT 用于治疗躁狂的时间间隔短于治疗抑郁时的时间间隔,但没有证据说明这一方案是必须的或能加快患者的治疗反应。对躁狂患者放置双侧电极是否比单侧好,目前仍不清楚。

急性躁狂状态一线的治疗药物为锂盐、丙戊酸盐、非典型抗精神病药物或者锂盐(丙戊酸盐)+奥氮平(利培酮、喹硫平)。二线药物为卡马西平、奥卡西平、锂盐+丙戊酸盐及 ECT。

(二)急性抑郁发作的治疗

确诊双相障碍患者急性抑郁发作时是否需要抗抑郁药物治疗目前仍有争议。比较一致的看法是,严重的抑郁发作可以在使用情感稳定剂的前提下短期使用转躁率低的 SSRIs 或 NaSSA,抑郁缓解后应当停。SNRIs 和三环类抗抑郁药物转躁率较高,应避免使用。抗抑郁药物与情感稳定剂联合使用能降低其转躁率。

混合发作型、快速循环型、合并物质滥用的患者联合使用抗抑郁药物时,转躁率增加。长期联合使用抗抑郁药物不能增加情感稳定剂对抑郁复发的预防作用。

双相 I 型抑郁发作的一线治疗药物为锂盐、拉莫三嗪、锂盐(丙戊酸盐)+SSRIs、奥氮平+SSRIs、锂盐+丙戊酸盐、锂盐(丙戊酸盐)+安非他酮、喹硫平。二线药物为喹硫平+SSRIs、锂盐(丙戊酸盐)+拉莫三嗪。

抗抑郁剂在双相障碍中的使用问题:在双相障碍的治疗中,应用抗抑郁剂可能诱发躁狂或轻躁狂发作,或使循环频率增加,或促发快速循环发作而使治疗更加困难。因此,双相障碍抑郁发作时应慎用抗抑郁剂。如抑郁症状十分严重,且持续时间超过 4 周以上,既往发作以抑郁为主要临床相,则可以在充分使用心境稳定剂的前提下,合用抗抑郁剂。一般可首选几乎无转躁作用的安非他酮,其次选用 SSRIs,尽量不选转躁作用较强的 TCA。

(三)双相障碍的巩固期治疗

急性症状完全缓解后即进入巩固期,其目的是防止症状复燃、促进社会功能的恢复。此期复发率高,因此主要治疗药物剂量应维持在急性期水平。巩固期的时间一般认为是抑郁发作 4~6 个月,躁狂或混合发作 2~3 个月。

(四)双相障碍的维持治疗

双相障碍维持治疗的目标是彻底缓解症状,预防复发。双相障碍复发率高,是一种慢性疾病,即使经过正规治疗,2 年内的复发率至少为 50%。有残留症状的患者复发率增加 1.5~4 倍,因此维持期的治疗非常重要。急性期治疗后应当巩固治疗 6 个月。作为指导性原则,除非症状消除 8 周以上,否则不能停止治疗。对于 3 年内发作 2 次及以上的患者,尤其是已发病程对患者有破坏性和危险性时,应当考虑长期治疗。

维持治疗可使用锂盐、丙戊酸盐或卡马西平,单药或联合另一种情感稳定剂或非典型抗精神病药物。一线治疗药物为锂盐、拉莫三嗪、丙戊酸盐、奥氮平。二线治疗药物为卡马西平、锂盐+丙戊酸盐、锂盐+卡马西平、锂盐(丙戊酸盐)+奥氮平(阿立哌唑、利培酮、喹硫平、齐拉西酮)、锂盐+拉莫三嗪(SSRI、安非他酮)、奥氮平+氟西汀。其中,拉莫三嗪主要用于双相 II 型抑郁的维持治疗。长期治疗时应当注意药物不良反应的监测。

由于双相障碍为慢性疾病,通常建议患者制作情绪变化图,可以很仔细地表示出患者疾病发作的频率和严重程度以及药物治疗的效果,可以显示出对药物治疗部分有效或无效的治疗关系,对针对性地调整治疗方案有很大帮助。

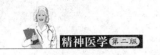

（五）特殊人群双相障碍的治疗

1. 妊娠期双相障碍的治疗 由于典型的神经安定剂具有低致畸性,锂盐具有中度致畸作用,丙戊酸盐或卡马西平具有高致畸性,新型抗癫痫药及非典型抗精神病药的致畸作用尚不明确。SSRIs 类药物不增加严重畸形的风险,但是有研究认为帕罗西汀致先天畸形的风险增加 2 倍,尤其是心脏间隔畸形。总的来说,妊娠期患者用药需谨慎。研究认为分娩时高血锂浓度与低 Apgar 评分、中枢神经系统及神经肌肉并发症、住院时间延长有关,分娩前停止服药 24～48 h 可有效降低血药浓度。分娩后需要密切注意双相障碍症状的变化。

2. 儿童及青少年双相障碍的治疗 锂盐、丙戊酸盐及非典型抗精神病药物能有效缓解儿童及青少年双相障碍患者症状。儿童及青少年快速循环型及伴精神病症状型患者推荐联合治疗。心理社会治疗推荐在治疗初期同时进行,主要集中在增加对疾病的了解、提高治疗的依从性、提高应对技能和学习及职业职能、改善人际关系。在症状缓解后维持治疗最少持续 12～24 个月,对于有自杀行为、严重激惹行为及伴精神病性症状者,停药时应该慎重考虑。应当选择对体重、泌乳素影响小的药物,由于丙戊酸盐较锂盐增加多囊卵巢综合征的发生风险,女性患者使用时需要注意。不论选择何种治疗,起始剂量应当降低,对于儿童患者应常规监测身高及体重。

3. 老年双相障碍的治疗 老年患者由于药物代谢动力学的改变及常常合并躯体疾病,对药物的不良反应较敏感,较低的血药浓度可引起不良反应,尤其在其躯体疾病不稳定时。在使用锂盐时应当注意药物对肾脏和心脏的影响,使用苯二氮䓬类药物时应注意药物的肌肉松弛、意识模糊及共济失调等不良反应。

（六）心理治疗

心理治疗是双相障碍患者维持期治疗中的重要组成部分,有许多研究报道心理治疗联合药物治疗可以显著减少双相障碍的复发率和住院次数,急性期联合心理治疗可促进症状的缓解。双相障碍心理治疗的目的包括提高患者的依从性、减少残留症状、应对应激性生活事件、改善人际关系等。具体方式有心理教育、认知治疗、家庭治疗及人际关系治疗等。目前的研究结果认为,认知行为治疗对双相障碍的长期预防复发作用有限,但认知和教育技术可能提高治疗计划的整体疗效。

七、病程和预后

考虑患者的病程和症状的时候,有必要区分单相抑郁和双相障碍,但任何的单相抑郁患者都包含了部分还未表现出来的双相障碍患者。有 10%～45% 的抑郁患者最终出现躁狂症状,这些患者可能有躁狂的家族史,在抗抑郁治疗中有过短暂和轻微的躁狂情绪波动。几乎所有的患者都能从急性发作中康复,但长期预后并不乐观。与正常人群相比,双相障碍患者的离婚率高出 2～3 倍,职业状况的恶化程度要高 2 倍。双相障碍的患者中 25% 有自杀行为,以女性患者更常见,且通常均有抑郁或混合发作。双相 II 型的患者预后稍好,快速循环型患者预后较差。

八、双相障碍的诊疗程序

双相障碍的诊疗程序见图 7-2。

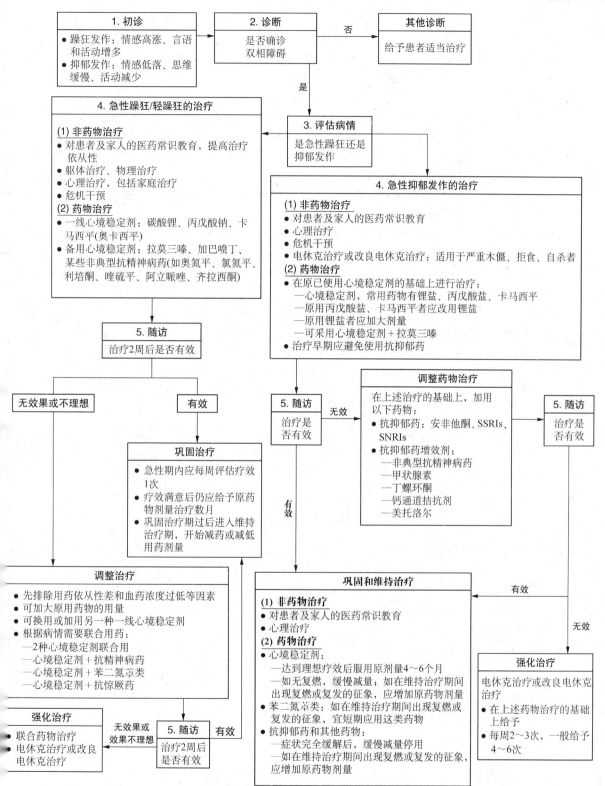

图7-2 双相障碍的诊疗程序

（潘集阳）

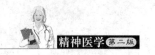

主要参考文献

1. 朱紫青,季建林,肖世富主编. 抑郁障碍诊疗关键. 南京:江苏科技出版社,2004

2. Gelder M，Mayou R，eds. Oxford textbook of psychiatry. 3rd ed. Oxford:Oxford University Press，2001

3. Belmaker RH，Agam G. Mechanisms of major depressive disorder. N Engl J Med，2008，358:55 - 68

4. Cipriani A，Furukawa TA，Salanti G，et al. Comparative efficacy and acceptability of 12 new-generation antidepressants:a multiple - treatments meta - analysis. www. thelancet. com Published online，January 29，2009

5. Kennedy SH，Lam RW，Nutt DJ，et al. Treating depression effectively:applying clinical guideline. 2nd ed. London:Informa Healthcare，2007

6. Stahl SM. Stahl's essential psychopharmacology. 3rd ed. Cambridge:Cambridge University Press，2008

7. Keck PE Jr，Perlis RH，Otto MW，et al. The expert consensus guideline series:treatment of bipolar disorder 2004. Postgrad Med，2004，1 - 120

8. Suppes T，Manning JS，Keck PE Jr. Decoding bipolar disorder:practical treatment and management. Kansas:Compact Clinicals，2007

第八章 Chapter 8
神经症性障碍（neurotic disorders）

神经症（neurosis），旧称神经官能症，是一组临床相当常见、诊断归类和治疗又非常有争议的精神障碍。除癔症外，没有精神病性症状，主要表现为烦恼、紧张、焦虑、恐怖、强迫症状、疑病症状、心情抑郁或解离症状、转换症状等。除癔症表现为短暂的发作外，病程大多持续迁延，病前多有一定的素质和人格基础，起病常与心理社会因素有关。其症状无可证实的器质性病变作基础。一般来说，它属于非精神病性障碍，以前的教科书将此称为轻性精神病，现在更多地俗称"心理障碍"。它与精神病性障碍（如精神分裂症等）的主要区别点有：①精神病性障碍是指检验自我和检验现实能力的丧失，把主观体验和外界客观现实混为一谈，具有幻觉、妄想等精神性症状；而非精神病性障碍是指患者并没有丧失检验自我和现实的能力，没有幻觉、妄想等精神病性症状。②精神病性障碍患者常否认有病，自知力缺乏，不愿主动求医；而非精神病性障碍患者对疾病有自知力，主动求医，希望得到帮助。③精神病性障碍常伴有行为紊乱或冲动毁物行为，不能为社会所接受，其工作、学习能力严重受损；非精神病性障碍患者虽可有行为障碍，其工作、学习能力也会受损，但不如精神病患者严重。

须指出的是，美国等西方国家自20世纪80年代已基本不再使用该诊断，代之以焦虑障碍、躯体形式障碍和解离（转换）性障碍。但是，国际疾病诊断分类（ICD-10）和我国的精神障碍诊断分类（CCMD-3）仍保留该诊断分类。对医学生而言，学会识别和处理疾病至关重要，因此本章将侧重介绍具体的疾病诊治，而不详细探讨诊断分类问题。

第一节　焦虑障碍概述

焦虑障碍并不是一般意义上的过度担忧。焦虑的体验是非常正常的，适度的焦虑将有利于发挥才能，甚至当情形所需还应该有高度焦虑。如足球赛、考试或应聘面试前的适度焦虑将会提高警觉性和发挥才能，同时在真正危险的情况下能高度提醒人们快速行动，逃离或避开危险。然而，严重焦虑则是无益的，会降低领悟新知、作出适当反应和执行复杂活动的能力。但是，也不能认为某人对别人不会担忧的情况发生了过度的焦虑，就是焦虑障碍。焦虑障碍有特定的反复出现的恐惧和害怕，且自己认为这是不合理、不现实和令人烦扰的，病程持续较长，对社会功能造成影响。费立鹏等最新资料显示，焦虑障碍患病

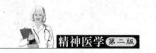
率为 5.6%,女性多于男性,40 岁以上人群更常见。表 8-1 列举了焦虑障碍的症状和特定表现。

表 8-1　焦虑障碍的症状和特定表现

障　碍	症状和特定表现
惊恐障碍	经历无法预期的惊恐发作后,持续担心再一次出现惊恐发作或惊恐发作时的某些表现(如感到就要死去或发疯了)
广场恐惧症	担心在难以逃避、窘迫的或不易得到帮助的情境中会出现惊恐发作或惊恐样症状。这种焦虑通常会导致对某些特定情境的回避(如人多的场所或独自旅行)
社交恐惧症	担心万一出丑或出现明显的焦虑症状时被人审视或评论。这些焦虑通常导致某些情境的回避(如在人前进食、演讲、书写或社交场合)
特定恐惧症	对特定的物体或情境有持续的、不合理的恐惧,如幽闭恐惧(恐惧封闭的空间)、恐惧动物或恐惧高处,这种担心通常导致对那些物体或情境的回避
广泛性焦虑障碍	对他们生活的诸多方面都有过度和持续的担心,包括家庭、健康、工作或经济情况
强迫症	出现难以控制的不愉快和侵入的强迫思维(如担心污染或伤害自己和家人)。这种强迫思维常导致不能控制的强迫仪式行为(如反复清洗、检查、计数)

　　焦虑障碍的临床分类原则一般根据焦虑紧张等核心或基本症状的发作形式(急性或慢性)、有无回避症状或应对方式(如仪式动作或穷思竭虑)可分为:惊恐发作、恐惧症、广泛性焦虑症、强迫症等。图 8-1 简列了焦虑障碍的诊断分类原则。

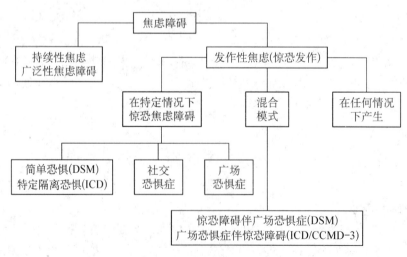

图 8-1　焦虑障碍的分类原则

　　焦虑障碍的诊治步骤见图 8-2。

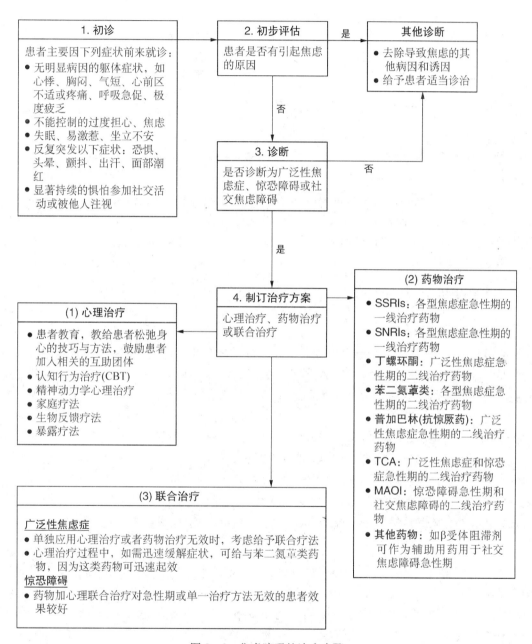

1. 初诊

患者主要因下列症状前来就诊：
- 无明显病因的躯体症状，如心悸、胸闷、气短、心前区不适或疼痛、呼吸急促、极度疲乏
- 不能控制的过度担心、焦虑
- 失眠、易激惹、坐立不安
- 反复突发以下症状：恐惧、头晕、颤抖、出汗、面部潮红
- 显著持续的惧怕参加社交活动或被他人注视

2. 初步评估

患者是否有引起焦虑的原因

是 →

其他诊断
- 去除导致焦虑的其他病因和诱因
- 给予患者适当诊治

否 ↓

3. 诊断

是否诊断为广泛性焦虑症、惊恐障碍或社交焦虑障碍

否 →

是 ↓

4. 制订治疗方案

心理治疗、药物治疗或联合治疗

(1) 心理治疗
- 患者教育，教给患者松弛身心的技巧与方法，鼓励患者加入相关的互助团体
- 认知行为治疗(CBT)
- 精神动力学心理治疗
- 家庭疗法
- 生物反馈疗法
- 暴露疗法

(2) 药物治疗
- **SSRIs**：各型焦虑症急性期的一线治疗药物
- **SNRIs**：各型焦虑症急性期的一线治疗药物
- **丁螺环酮**：广泛性焦虑症急性期的二线治疗药物
- **苯二氮䓬类**：各型焦虑症急性期的二线治疗药物
- **普加巴林(抗惊厥药)**：广泛性焦虑症急性期的二线治疗药物
- **TCA**：广泛性焦虑症和惊恐症急性期的二线治疗药物
- **MAOI**：惊恐障碍急性期和社交焦虑障碍的二线治疗药物
- **其他药物**：如β受体阻滞剂可作为辅助用药用于社交焦虑障碍急性期

(3) 联合治疗

广泛性焦虑症
- 单独应用心理治疗或者药物治疗无效时，考虑给予联合疗法
- 心理治疗过程中，如需迅速缓解症状，可给与苯二氮䓬类药物，因为这类药物可迅速起效

惊恐障碍
- 药物加心理联合治疗对急性期或单一治疗方法无效的患者效果较好

图 8-2　焦虑障碍的诊疗步骤

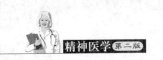

第二节 惊恐障碍

惊恐障碍(panic disorder)是一类急性严重焦虑发作,病人在发作时常有濒死体验,临床上常容易与心脏病误诊。

一、患病率

约有20%的成人至少有过一次惊恐发作的体验。然而,只有2%的人群1年中经历的惊恐发作非常频繁,符合惊恐障碍的诊断标准(不伴有广场恐惧症性回避)。一般起病于20多岁时,而首次发作通常出现在近20岁时。惊恐障碍多见于女性。目前国内尚缺乏准确的流行病学资料。

如果不治疗,1周可以有数次惊恐发作,甚至每天都有发作。反复发作持续数周至数月,甚至达数年,并导致广场恐惧。在此期间可以有部分或完全缓解(即无惊恐发作或仅有很少症状的轻度发作)。惊恐障碍可以不影响社会功能或工作,也可以对此造成严重的影响,特别是伴有广场恐惧的患者。

二、发病机制

(一)神经生物学假说

Gorman等学者近年来提出了有关惊恐发作的神经生物学假说,并试图解释为什么药物治疗和认知-行为心理治疗都是有效的治疗方式。目前认为,动物对条件性恐惧的刺激反应和病人的惊恐发作反应在生理和行为后果之间表现出惊人的相似性。在动物中,这些反应是由脑内的"恐惧网络"传递的,后者以杏仁核为中心,涉及下丘脑和内侧额叶前部皮质的互相作用;从杏仁核到下丘脑和脑干位置的投射解释了条件性恐惧反应许多外显的体征。惊恐发作的病人也存在相似的神经网络,其中证据之一是遗传因素和应激生活事件与惊恐障碍的发生有关,特别在青年早期;抗抑郁药物(尤其是影响5-HT系统的药物)可使由杏仁核到下丘脑和脑干的投射网络脱敏,有效的心理社会治疗也可以降低与左侧额叶前部皮质和下丘脑相关的恐惧和认知曲解。神经影像学研究对验证这些假说是否正确会有所帮助。

(二)遗传学假说

大量研究表明如果一级亲属患有惊恐障碍,那么实质上惊恐障碍的患病机会要比人群中的基本患病率有所升高。目前至少有3项研究检验了双生子间惊恐障碍的患病一致率,都发现同卵双生比异卵双生子具有更高的患病一致率,有一项特别提示惊恐发作比综合征本身具有更高的患病一致率。然而,没有一项同卵双生子惊恐障碍的患病一致率接近50%(范围在14%~31%),这意味着如果基因与引起惊恐障碍有关,但并不是问题的全部。

(三)惊恐障碍的环境假说

有研究提示对父母依恋关系的早期破裂与此后惊恐障碍的形成有关。如Tweed等报道,10岁前母亲去世的成人患惊恐障碍的比例几乎是无此早期家庭成员死亡史成人的7倍;10岁前与父母解离或分居的成人也几乎是无此早期父母解离史成人的4倍。Stein等也提出,儿童期与抚养者情感依恋关系的破裂可能是惊恐障碍的危险因素。另外,有证据表明在儿童和成人期经历创伤性事件或负性生活事件往往也与惊恐障碍的发生相关。

三、临床表现和诊断

（一）临床表现

惊恐障碍是指反复的、有时为不可预料的焦虑或惊恐发作。发作突如其来,让人极端痛苦,持续几分钟或更久。在惊恐障碍中,发作不限于发生在特定的可预料的情境中,而可在任何情境中。惊恐发作后会持续担心再次发作。惊恐发作的常见症状:气短、心悸、头晕或轻度头痛、手麻、足麻、胸部压紧或疼痛感、窒息感、晕厥、出汗、震颤或颤动、潮热或寒战、不真实感、迫切想逃脱、口干、恶心、难以集中思想或讲话、肌肉紧张、视物模糊、怕死去、失去控制或发疯。

在惊恐发作中患者一般竭力想逃开某种特定情境,以期望惊恐停止,或者寻求帮助以防崩溃、心脏病发作或发疯。

惊恐发作有时(并不总是)会导致对某些情境的广场恐惧样回避,在这种情境中感到躲避很困难或令人难堪,或者感到不能立刻得到别人的帮助。因此,可分为惊恐障碍伴广场恐惧症和惊恐障碍不伴广场恐惧症两种类型。

偶尔的惊恐发作(即惊恐发作的频度不足以作出惊恐障碍的诊断)也可以出现在其他的精神障碍中,特别是其他焦虑障碍。

典型病例 患者男性,41岁,近2个月来因工作单位搬迁,上班路途较远,需乘公交车近2h。约1个半月前乘车突发胸闷、心跳加速、呼吸困难、面色苍白和四肢湿冷,曾立即被送医院急诊。心电图示窦性心动过速,24小时动态心电图(Holter)仅发现27次室性期前收缩,其他皆正常。后来几次乘车都出现类似情况,近半月来症状加重,不敢外出乘车,不敢去人多的地方,如外出需要家人陪同。即使休息在家,近10天来也有类似发作3次,表现极度的恐惧和害怕,并且有"濒死感"和担心自己会发疯、失控。

（二）诊断

根据CCMD-3的诊断标准,肯定的惊恐障碍的诊断为患者在1个月内经历数次惊恐发作并有以下特点:

（1）发作的情境中没有真正的危险。

（2）并不局限在已知或可预料的情境中(参见特定的恐惧症或社交恐惧症)。

（3）在惊恐发作间歇期几乎无焦虑症状(尽管常会担心下次惊恐发作)。

（4）不是由于生理疲劳、躯体疾病(如甲状腺功能亢进)或物质滥用的结果。

（三）鉴别诊断

首先做常规医疗评估,排除是否是躯体疾病引起的焦虑症状(如心脏病、甲状腺功能亢进)。通常惊恐障碍的患者已经先在内科医生处就诊,基本排除了器质性疾病的可能。表8-2简列了惊恐发作和心脏病发作的鉴别。

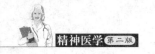

表 8-2　惊恐发作和心脏病发作的鉴别

症状	心脏病发作	惊恐发作
疼痛	有或无	感到锋利剧烈的疼痛
	如存在疼痛,多为压榨感(像有人踩在胸前),定位是胸部中央,可以延伸到左臂、颈和背部,如有疼痛,常持续超过 5～10 s	疼痛定位在整个心脏 呼吸或按压胸口常加重疼痛,疼痛持续 5～10 s
刺麻感	如有刺麻感常出现在左上肢	刺麻感出现在全身
呕吐	常见	可有恶心,但呕吐少见
呼吸	心脏病发作不会造成过度换气,惊恐发作可以。心脏病发作可以感到有些气短,但可能在心脏病发作后开始出现惊恐。这种情况下,过度换气是惊恐的症状,而不是心脏病发作	过度换气是组常见的惊恐反应,常在惊恐发作前出现

惊恐发作可能出现在其他恐惧症中,如社交恐惧症(当向一群人讲话时)或特定的恐惧症中(如看到蜘蛛时),在这些恐惧障碍中惊恐发作可以预测,仅发生在特定的刺激或情境中。这种情况下就不能作出惊恐障碍的诊断,只有不可预测的惊恐发作才可作出惊恐障碍的诊断。

在抑郁障碍病程中也可出现反复的惊恐发作并担心再次发作。在一些患者中,抑郁可以继发于惊恐障碍(即惊恐障碍的体验使患者变得抑郁)。须记住惊恐发作是相对短暂的,形容自己"惶惶不可终日"的患者是临床表现非常焦虑的心情,而不是惊恐发作。

四、治疗

1. 治疗目标

(1) 降低惊恐发作的发生频率和发作严重度,即达到"零惊恐发作",缓解预期性焦虑、恐惧性回避,治疗相关的抑郁症状。

(2) 最大限度地降低共病率,减少病残率和自杀率。

(3) 恢复患者的功能,提高生存质量。

2. 治疗原则

(1) 综合治疗,包括心理治疗和药物治疗。近年来许多国家的防治指南建议药物合并心理治疗在某些情况下疗效优于单一药物治疗或心理治疗。

(2) 长期治疗,包括急性期治疗和维持期治疗。急性期治疗药物应当足量足疗程,控制患者的精神症状,长期维持治疗,减少复发,恢复社会和职业功能。

(3) 个体化治疗,根据疗效和耐受性,调整药物剂量,个体化治疗。

3. 早期治疗　在处理初次的惊恐发作时,应向患者说明由焦虑导致的躯体症状貌似可怕,其实是无害的,并解释焦虑导致的认知障碍——担心失去自我控制或死去会使焦虑进入恶性循环,从而防止惊恐障碍的进一步形成。告知患者回避行为的重要性,回避产生惊恐障碍的场所会导致广场恐惧。

4. 药物治疗　药物治疗惊恐障碍有 30 多年的历史,很多研究主要评价药物缓解惊恐障碍发作频率和发作严重程度的效果,也有研究观察了药物治疗预期性焦虑、恐怖性回避、相关的抑郁症状和总体功能的效果。国外的研究资料显示,各种抗抑郁药包括 SSRIs、SNRIs、

NaSSA、TCA 和 RIMA 均有不同程度的治疗效果。其中,SSRIs(如氟西汀、帕罗西汀、氟伏沙明)、SNRIs(文拉法辛及其缓释剂)和 NaSSA(米氮平)选择较多,与过去的三环类药物比较,安全性上有较大改进。这些抗抑郁药物通常起效较慢,因此临床上常在治疗初期合并苯二氮䓬类药迅速控制焦虑与惊恐,有效药物为阿普唑仑与氯硝西泮。一般在惊恐症状控制后逐步减药,在 4~6 周停用苯二氮䓬类药,以新型抗抑郁药维持治疗。

近期的 1 项荟萃分析通过对 27 项随机双盲安慰剂对照试验(样本量为 2 348 例)综合分析,结果显示 SSRIs(帕罗西汀文献最多)治疗惊恐障碍的效应值优于阿普唑仑和丙米嗪。

5. 认知行为治疗　由临床心理医师或精神科医师进行的专业治疗。认知行为治疗短期效果同药物治疗相当,并有较低的复发率。该治疗需专科医师进行并较费时间,一般在施行认知行为治疗前应先行药物治疗,具体内容参见《医学心理学》教材。

6. 规范化程序治疗　美国 FDA 批准的治疗惊恐障碍的药物有帕罗西汀、阿普唑仑、阿普唑仑缓释剂(国内未上市)、氯硝西泮、氟西汀、帕罗西汀控释片(国内未上市)、舍曲林、文拉法辛缓释剂和艾司西酞普兰。我国 SFDA 批准治疗惊恐障碍的药物有帕罗西汀、艾司西酞普兰、氯米帕明。由于新型药物有更好的耐受性,建议作为一线治疗。

已经有随机对照研究评价了帕罗西汀、阿普唑仑、阿普唑仑缓释剂(国内未上市)、氯硝西泮、氟西汀、帕罗西汀控释片(国内未上市)、舍曲林、文拉法辛缓释剂和艾司西酞普兰治疗惊恐障碍的疗效和安全性,疗效显著优于安慰剂。一旦患者确诊后,可以根据患者年龄、既往治疗反应、自杀自伤风险、耐受性、患者自己对治疗药物的偏好、就诊环境、药物的可获得性、药物治疗费用等因素,选择适当的治疗药物,及早开始药物治疗或心理治疗,具体程序见图 8-3。

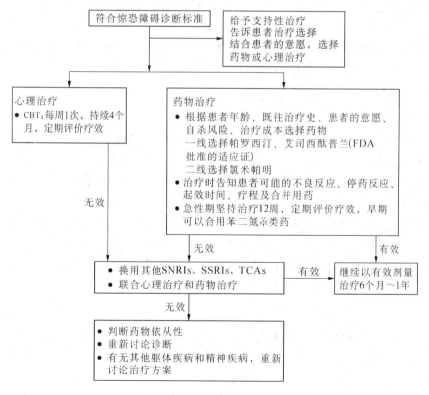

图 8-3　惊恐障碍的规范化治疗程序

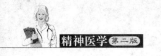

第三节　恐　惧　症

恐惧症（phobia）是在紧张焦虑的基础上出现回避行为，即焦虑症状在特定环境下产生。有些患者仅在少数环境下发作，多数时间不发生焦虑，但有些患者在多种环境下发作。恐惧症有两个特征性表现：对引起焦虑环境的回避和即将进入该环境时的期待性焦虑。引起焦虑的环境包括场合（如拥挤的环境）、生物体（如蜘蛛）以及自然现象（如打雷）。临床上一般将恐惧症分为3类：广场恐惧、社交恐惧和简单恐惧。

一、广场恐惧症

广场恐惧症（agoraphobia）常起源于自发的惊恐发作并在相应的场合逐渐产生期待性焦虑和回避行为。有学者认为广场恐惧是惊恐障碍的一种形式，也有学者认为该病是从某次惊恐发作中产生的一种独立的疾病。但是，两派学者均认为症状的泛化和持续与患者在越来越多的场合产生焦虑的条件反射有关，并认为回避行为的抑制脱条件反射作用以及恐惧思想（如害怕昏倒或在社交时显得窘迫）导致症状的持续。上述意见分歧在疾病的分类系统中得以反映，美国的DSM-Ⅳ将广场恐惧和惊恐归在惊恐障碍中，而国际分类ICD-10则单独划为一类。

（一）患病率

广场恐惧多起病于20岁早中期，在30岁中期也有发病小高峰（而简单恐惧多起病于童年，社交恐惧多起病于十几岁末期）。广场恐惧的1年现患率约为3%，女性为男性的2倍。如果不治疗，广场恐惧症可发展为慢性致残性疾病。回避会对患者的工作和社会功能造成明显的影响。大部分患者可以通过认知行为治疗而治愈，部分患者服药有效。

（二）临床表现

广场恐惧症是处在难以逃避的情况中出现焦虑，或害怕在这样的情境中很难得到帮助时出现惊恐发作或惊恐样症状，因此常伴发于惊恐障碍。焦虑常导致患者回避许多害怕的情境。这些情境通常为：独自离家，单独在家，喧闹拥挤的地方，乘公共汽车、火车、飞机、小轿车，在电梯里或桥上。一些患者尚能面对这种情境，但是非常不情愿而且恐惧。有时与别人一起结伴面对这些情境会让患者感觉比较舒服。

通常在患者经历过惊恐发作或惊恐样症状后，广场恐惧逐步发展。然而，一旦广场恐惧症发展后，惊恐症状可以继续发生，也可以停止。例如，如果患者回避害怕的情境，焦虑就会减少，惊恐症发生的频率就会减少，甚至不发生。然而，因为存在对惊恐的预期恐惧，即使惊恐发作或惊恐样症状消失了，广场恐惧症也会经常持续发生。

（三）诊断

1. CCMD-3广场恐惧症的诊断条件　①要在（或仅在）至少下列两种情境中发生：喧闹拥挤的地方，公共场所，离家外出，单独外出。②回避恐惧的情境。

2. ICD-10和DSM-Ⅳ对广场恐惧症的分类　ICD-10分类为广场恐惧症伴惊恐障碍和广场恐惧症不伴惊恐障碍，同时也有单独的惊恐障碍的分类。DSM-Ⅳ则分为惊恐障碍伴广场恐惧症和惊恐障碍不伴广场恐惧症。广场恐惧症不伴惊恐障碍适用于那些害怕出现惊恐样症状或不完全惊恐发作的患者（如害怕头昏或腹泻），这些患者尚未达到惊恐障碍（伴或不伴广场恐惧症）的诊断标准。临床医师如想进一步了解广场恐惧症的分类和诊断标准的资料，可查阅 CCMD‐3、ICD‐10 或 DSM‐IV。

（四）鉴别诊断

1. **广泛性焦虑障碍**　这些患者在公共场合也会体验到焦虑，但该焦虑仅为对多种场合焦虑的一部分，并且无广场恐惧的特征性回避行为。在难以鉴别的情况下，可以询问患者其疾病早期的发作是情境性的还是广泛性的。

2. **社交恐惧**　许多广场恐惧的患者害怕社交场合，而一些社交恐惧的患者会回避拥挤的车站和商店。仔细询问其回避行为和疾病早期的表现即可鉴别，即严重的社交恐惧症患者因害怕被别人审视而回避外出或去公众场合，而在广场恐惧症中患者是害怕出现惊恐发作。

3. **抑郁障碍**　抑郁患者可因情绪低落而回避商店和人群，但仔细的精神检查即可发现其抑郁症状。值得注意的是，在长期广场恐惧障碍的基础上可发生抑郁障碍。

4. **精神分裂症**　有时具有偏执妄想的患者可有类似广场恐惧的一些回避行为。如患者隐藏其妄想，诊断可较困难。反复的精神检查可最终明确诊断，即有妄想的患者是因坚信街上的人要伤害自己的妄想性信念而回避公共场所。

5. **强迫症**　有些强迫症患者因强迫地恐惧受到污染而回避公共交通，而广场恐惧症病人的回避不是因为强迫思维的结果。

（五）治疗

广场恐惧症的治疗原则是首先排除抑郁障碍，因为抑郁障碍病人中常出现广场恐惧的症状。其次是行为、认知治疗与药物治疗的使用。广场恐惧症的治疗计划：①检查是否伴有抑郁障碍，如有则行抗抑郁治疗；②评估广场恐惧症的严重程度；③如确有必要，请在其他治疗显效后使用抗焦虑或抗抑郁药；④拟定一份逐级暴露表；⑤指导焦虑控制的方法；⑥如惊恐发作影响暴露疗法，可使用抗抑郁药。有关抗抑郁药治疗详见惊恐障碍。

1. **暴露疗法**　回避是广场恐惧持续存在的首要因素，应竭力鼓励患者回到回避的场合。临床常用的是"暴露疗法"。

（1）暴露疗法的具体操作是：让患者先暴露于引起轻微焦虑的场合，然后逐级上升至引起严重焦虑的场合。首次进入上述场合时患者会感到焦虑，然而一旦控制了焦虑，焦虑即可逐渐消退。值得注意的是，在焦虑尚未消退前不应离开，否则效果适得其反。

（2）暴露疗法的原则

1）呼吸练习和放松训练。在逐级暴露训练的每一阶段暴露开始之前练习，以确保患者每一阶段保持平静和相对放松。在引起恐惧的情境中可进行缓慢呼吸练习，如果患者注意到某些肌肉紧张，可集中放松这些肌肉。

2）认识到对所回避情境的恐惧是过分的（如"我害怕得要昏过去"），判断可能发生的结果（如"我很害怕但我不会昏倒"）。

3）患者在面对某些情境时焦虑会产生，也会在几分钟后消失。只有继续留在这种情境中，才能克服恐惧。

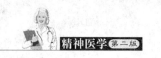

4) 计划一系列步骤以增强在恐惧情境中的自信。例如：①确立克服恐惧情境的第一小步；②练习这一步骤，直到在此情境中不再恐惧；③迈进更困难的一步，重复练习；④继续这个过程，直到患者能处理恐惧的情境。

5) 不要用酒精或药物来应对恐惧情境。

2. 焦虑控制　使病人在所害怕的场合停留足够的时间，该方法包括放松（主要为呼吸控制-缓慢呼吸的练习）和其他应对技巧。如仍不足以控制焦虑，可在暴露前用一些苯二氮䓬类药物。但是，在暴露疗法中服用药物的患者在停止用药后会有部分的复发。并且，治疗的目的是鼓励患者的自助能力，而非依赖抗焦虑药物。伴有多次惊恐发作的广场恐惧的患者对暴露疗法效果不佳。在暴露治疗中，惊恐发作可用药物控制。

二、社交恐惧症或社交焦虑症

社交恐惧症（social phobia）或社交焦虑症（social anxiety disorder，SAD），即害怕被人注目或被否定而回避与人交往。临床上有时会将其与害羞相混淆，或认为是继发于抑郁或物质依赖而不被识别。社交恐惧症并不罕见，当有人说"我看到人紧张"时即应考虑是否有社交恐惧症。治疗的关键在于让患者学会控制焦虑并接受这一点，即如果他们因焦虑而有不妥当的表现，他们的朋友和同事也不会为难他们，只是会认为患者有些困扰。社交恐惧的发病原因不详。症状可在青少年晚期——最关注留给他人印象的时期出现；也可在正常人中突然发生，通常初次为应激事件诱导下的一次严重焦虑发作。因担心他人对其焦虑予以注意和批评，初次发作后症状常可持续。

（一）患病率

社交恐惧症和惊恐发作及广场恐惧症一样常见，1 年现患率约为 2.5%，男女之间无差别。与简单恐惧相比，患病绝对数较少，但就诊比例相对较高。社交恐惧症呈慢性波动病程，如果不治疗，会导致明显的社会或职业功能损害。在面临恐惧情境时患者如果感觉自己的表现不妥当，这种感觉会进一步加重病情。

（二）临床表现

社交恐惧症的主要特征是害怕被别人审视或否定地评价，害怕自己会做一些令人窘迫的事，或有些表现可能会丢脸（包括表现出明显的焦虑症状）。这种担心可只限于特定场合，也可涉及大部分社交场合。

社交恐惧症者通常害怕的情境：在公共场所吃喝，在公共场所讲话，在他人面前书写，用公厕，在社交场合中讲蠢话。

暴露于害怕的情境通常会立即引起焦虑反应，并伴有"战斗或逃避"反应的症状。另外，还会出现脸红、发抖、恶心和急于去厕所。这些症状使患者特别窘迫。对特定的社交场合害怕常会导致回避，一个广泛性社交恐惧症患者可能会发展为几乎完全的社会隔离。

典型病例　26 岁，女性，患者在一家外资企业工作。虽然业务工作表现尚可，但几乎从不参加聚会、吃饭和集体外出，每次皆找借口而回避。患者自中学时代起便有不合群、不善交际、过度内向、怕见陌生人和怕被人注目，经常会脸红，曾被同学戏称为"害羞女生"。近 3 个月来症状明显加重，因为被提升为经理秘书经常要参加会议，文字准备工作较多，但患者发现在做记录写字或电脑打字时都会手抖,怕被人注意,经常要找借口请假不参加会议。为此,患者痛苦不堪。

（三）诊断

根据CCMD-3,病程至少3个月,并且符合下列特征时可诊断为社交恐惧症:①在一个或较多的社交或操作情境中显著和持久地害怕被人审视,即害怕自己会有窘迫或丢脸的表现(包括表现出焦虑症状)。②暴露于害怕的情境会引起焦虑,并可能导致惊恐发作。③明知这种害怕是不合理和过分的。④这种害怕导致在暴露于社交情境时出现明显的痛苦,或导致回避社交情境。

（四）鉴别诊断

1. **社交焦虑或回避经历** 大多数人都有"正常"的社交焦虑或回避的经历,如害怕在公共场所演讲,这种害怕如果没有妨碍其社会或职业功能则不应诊断为社交恐惧症。

2. **回避型人格障碍** 通常有社交焦虑和回避,这种障碍与社交恐惧症之间的区别可能相当困难,两种障碍可能互相重叠。有关回避型人格障碍详见本书第十一章人格问题。

3. **广场恐惧症** 可有对社交情境的回避,但这种回避常继发于害怕在公共场所出现惊恐发作。这不是对社交情境本身的害怕,而是害怕如果在这样的情境中出现惊恐发作无法逃避或得不到帮助。

4. **特定的恐惧症** 对特定刺激的害怕,然而这种刺激通常不是社交场合,而是昆虫或动物。通常是对刺激本身感到害怕,而不是害怕在公共场所感到窘迫或丢脸。

5. **精神分裂症** 可有被他人注意或审视的妄想,然而通过仔细询问病史及精神检查可作出正确的诊断。社交恐惧症没有思维障碍、情感淡漠或幻觉等典型的精神分裂症症状。

6. **社交恐惧信念** 一些社交恐惧信念可能很坚定,如认为自己的体味或身体的某部分变形或丑陋会引起别人的注视或否定评价。如果存在这样的观念(即不管相反和客观的事实,病态的信念很坚定),那么可以附加妄想性障碍的诊断。

（五）治疗

尽管有关社交恐惧症治疗的文献报道不很多,但暴露疗法仍作为治疗的主要方法。社交技巧训练——一种综合暴露措施,其中包括示范、行为演练、强化,以及练习言语和非言语性沟通等技术,可以用于沟通和情绪表露严重缺乏的病人。已有对照研究表明,对于害怕约会、怕见陌生人或参加集体聚会的患者,采用练习和实践如何约会等技术非常有效。当让患者暴露在一些会诱发焦虑的社交场合时,需要练习一些人际交往和沟通的技术,因为将暴露和社交技巧训练截然分开往往是不大可能的。

有关药物治疗方面,抗焦虑药(苯二氮䓬类)可短期缓解症状,如在参加重要社交场合时应用可减轻焦虑,但因有药物依赖不能长期使用。β受体阻断剂对表演性焦虑(如登台表演和学生参加考试)也有效。单氨氧化酶抑制剂(如苯乙肼、吗氯贝胺)可有长期疗效,但也有部分停药后复发,尤其是服用时需注意饮食及药物的相互作用。近年来有对照研究提示,SSRIs(特别是帕罗西汀)对社交恐惧有效。

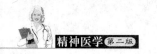

（六）社交恐惧症的诊疗流程

社交恐惧症的诊疗流程见图8-4。

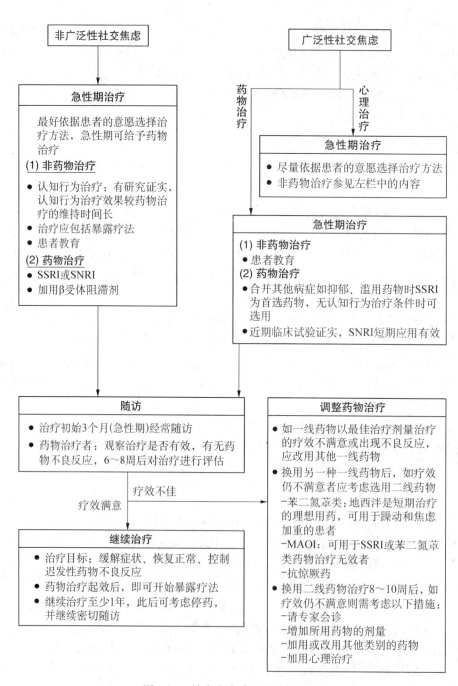

图8-4 社交焦虑障碍的诊疗流程

三、特定或简单恐惧症

（一）临床表现

特定恐惧症的特征是对一种事物或情境有持续的、不合理的害怕和回避。引起特定恐惧症的情境对象范围非常小，这些情境可能对年幼的哺乳动物曾经有过一些保护功能。有二组情境：一组是高处、密闭的空间、坠落平静的水中、窒息和溺水；另一组是来自有毒昆虫、蛇和食肉动物的可能伤害。每个人都会提防这些情境，但特定恐惧症患者会对这些情境产生预期焦虑，他们的恐惧与情境的危险不相称。对血液及损伤的恐惧是一个特例，有保护的功能。对飞行的恐惧是各种各样的，需着重询问最终的危险是什么。对飞行的恐惧可能因为是对高空或密闭空间的害怕，可能是广场恐惧症或社交恐惧症的表现，或是对以往航空意外的条件反射性恐惧。每一种疾病的患者所恐惧的最终危险或理由是完全不同的，治疗的重点取决于最终的恐惧原因是什么。

当特定恐惧症患者面临恐惧情境，可能会有惊恐发作或诉说：心率加快或心跳得很重、震颤、虚脱或头晕、呼吸困难、出汗。

根据恐惧情境的性质和位置不同，焦虑的严重情况通常不同（如动物的大小、动物是否在活动、离动物的距离）。

通常特定恐惧症患者总是试图尽可能回避恐惧情境，这种害怕和回避的程度妨碍了他们的生活或引起明显苦恼。当不接触或不想到恐惧情境时则无焦虑。通常患者自己认为恐惧是不合理的或过分的。

（二）诊断

根据CCMD-3，诊断特定恐惧症必须符合下列特征：①对一种事物或情境有持续和不合理的担心（排除由惊恐障碍、社交恐惧症、广场恐惧症、强迫症和创伤后应激障碍引起的恐惧）。②当接触恐惧情境时，即刻有焦虑反应。③回避恐怖情境或在此情境中出现极度焦虑。④恐惧、回避或痛苦妨碍了正常生活和社会活动。⑤自己认为这种担心是不合理的或过分的。

（三）鉴别诊断

1. **惊恐障碍** 患者有突然惊恐发作的体验，但这种惊恐发作是无法预测的，也不总是对特定恐惧情境的反应。

2. **社交恐惧症** 患者对某种情境和活动的回避是由于害怕丢脸或被别人负性评价，而不是害怕社交场合本身，只是害怕在这种情境中的后果。

3. **强迫症** 患者害怕和回避特定的活动或事物，以避免害怕的后果（如避免用化学品是害怕被污染，或避免用锋利的刀是预防有刺伤人的冲动）。

4. **创伤后应激障碍** 患者回避和创伤事件有关的特定情境或事物，以预防再度体验创伤事件。

如果符合上述鉴别诊断中的任何一种，不应诊断为特定恐惧症。

（四）治疗

处理的策略将因人而异，通常特定恐惧症的处理常包括以下内容。

（1）对病情不断进行评估。比如询问患者是否一直回避所害怕的情境，暴露于恐惧情境

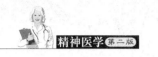

时,让患者自己评定焦虑程度(焦虑总分为 10 分,0 是没有焦虑,10 是最严重的焦虑)。

(2)根据患者需要进行焦虑的健康宣教。

(3)提供控制焦虑症状的训练方法,并鼓励患者经常练习这些技能,如控制呼吸-缓慢呼吸的练习,以及放松训练。

(4)逐级暴露。例如患者害怕蛇,可根据其害怕的情况逐步安排下列每一等级:①看蛇的照片;②触摸蛇的照片;③在动物园看蛇;④触摸假蛇;⑤通过一块玻璃触摸蛇(即一只手在玻璃的一边,蛇在玻璃的另一边);⑥想象触摸蛇将有怎样的感觉(有鳞的皮肤、冷的、坚硬等);⑦触摸无伤害性的蛇。

第四节　广泛性焦虑障碍

广泛性焦虑障碍(general anxiety disorder,GAD)的患者常具有特征性外貌,如面肌扭曲、眉头紧锁、姿势紧张,并且坐立不安,甚至有颤抖;皮肤苍白,手心脚心以及腋窝汗水淋淋。值得注意的是,患者虽容易哭泣,但为广泛焦虑状态的反映,并非提示抑郁。

一、患病率

GAD 是最常见的焦虑障碍之一,患病率为 2%～8%,也是初级保健中最常见的诊断之一。GAD 的发病年龄变化很大,20～40 岁。男女都会患 GAD,但尚无明确的男女患病率的比较研究。

GAD 是一种慢性焦虑障碍,可逐渐发展和波动,病程可表现为稳定不变型,也可表现加重或缓解型。大多数患者自发病后在大部分时间内有症状,但有 1/4 的 GAD 患者可有缓解期(3 个月或更长时间内没有症状)。GAD 的焦虑和担忧可因应激而加重。通常,只有当症状持续几个月后才可以诊断为广泛性焦虑障碍(如 DSM－IV 规定为 6 个月)。如果不加干预,大约有 80% 的患者症状可持续 3 年。如果症状较严重或者伴有激越、现实感丧失、转换症状以及自杀观念,预后更差。一些慢性广泛性焦虑障碍的患者可有短期的抑郁发作,通常在某次发作中患者会就医。

二、发病机制

(一)易患因素

1. **遗传**　在焦虑障碍中,遗传是一个重要的易患因素。据研究,在单卵双生子中所有焦虑障碍的发病一致性较双卵双生子高。但是,大多数的研究没有发现遗传在各种焦虑障碍的发病具有差别,因此在广泛性焦虑障碍中遗传的具体作用并不清楚。

2. **童年经历**　通常被认为是广泛性焦虑障碍的易患因素之一,目前尚无确切的证据。焦虑是儿童常见的情绪障碍,然而大多数的焦虑儿童能成长为健康人,而焦虑的成人也并非都来自于焦虑的儿童。

3. **人格**　焦虑性人格和焦虑障碍相关,但其他的人格特征也可妨碍其对应激事件的有效应对。

（二）促发因素

广泛性焦虑障碍的发生常和生活应激事件相关,特别是有威胁性的事件如人际关系问题、躯体疾病以及工作问题。

（三）持续因素

生活应激事件的持续存在可导致广泛性焦虑障碍的慢性化;同时思维方式也可使症状顽固化,如害怕他人注意到自身的焦虑,或者担心焦虑会影响其工作表现。类似的担心会产生恶性循环,使症状严重而顽固。

（四）神经生物学研究

1. **脑血流、代谢活动**　正常受验者的功能影像研究提示焦虑主要是脑血流和代谢的增加,但在过度换气和血管紧张性升高导致血管收缩时,则为脑血流量下降诱发焦虑。因此,焦虑状态下的脑血流变化并非是直线,而是呈 U 形曲线型变化。多数脑电图研究发现,在正常焦虑和神经症性焦虑病人中存在 α 波活动降低、α 波频率增加,以及 β 波活动增加。另外,在焦虑状态中还观察到有 δ、θ 和慢 α 形式的慢波活动。

2. **神经解剖区及其功能**　高警觉性在焦虑中扮演重要角色,而唤醒水平在很大程度上是受到脑干的控制。其中,包括去甲肾上腺素能(NE)蓝斑核、5-羟色胺能(5-HT)中缝核和旁巨细胞核。焦虑的早期生物学理论认为蓝斑核在焦虑发生中起核心作用,最近的研究进一步强调了蓝斑核对警觉和信号处理的作用。边缘系统由杏仁核、海马、隔核和下丘脑组成,它可能是主司情绪的位点。Gray 根据动物研究的数据建立了一个理论,认为边缘系统对焦虑具有核心作用,即该系统对焦虑的诱导和调节都很重要,它通过 NE 和 5-HT 的输入产生效应。

右侧额叶前部皮质比左侧更多地从事情绪反应,左侧额叶前部皮质专司语言和文字,按顺序处理信息,并且抑制杏仁核的作用。脑电图和影像学研究提示至少当知觉成分存在时,焦虑可以激活右侧额叶前部的皮质。最近的研究提示小脑参与了额叶的功能并调节焦虑反应。在动物实验中可以观察到中层小脑损伤后恐惧反应消失、侵犯性行为减少。在影像学研究中,焦虑状态和强迫障碍的患者有小脑蚓部和蚓旁部代谢活动的增加。

3. **神经递质**　研究发现,苯二氮䓬-GABA 能、NE 和 5-HT 等神经递质和促肾上腺皮质激素释放激素通路与焦虑的生物学直接有关。这些递质不仅在焦虑的发生、维持和消除中有重要的意义,而且通过神经内分泌反应可以引起一定的生理变化。通过这些生理变化对焦虑这种情绪产生一定的作用,从而改变焦虑对个体的影响。

三、临床表现和诊断

（一）临床表现

广泛性焦虑障碍是以持续、全面、过度的焦虑感为特征,这种焦虑与周围任何特定的情境没有关系,而一般是由过度的担忧引起。典型的表现常常为担心自己或亲戚患病或发生意外,异常地担心经济状况,过分担心工作或社会能力。一般来说,GAD 患者的焦虑症状是多变的,可出现一系列生理和心理症状。

1. **心理表现**　害怕性期待、易激惹、对噪声敏感、坐立不安、注意力下降、担心。

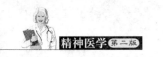

2. 躯体表现

(1) 消化系统:口干、吞咽困难、食管内异物感、过度排气、肠蠕动增多或减少。

(2) 呼吸系统:胸部压迫感、吸气困难、过度呼吸。

(3) 心血管系统:心悸、心前区不适、感觉心律失常(awareness of missed beat)。

(4) 泌尿生殖系统:尿频尿急、勃起障碍、痛经、闭经。

(5) 神经系统:震颤、刺痛感、耳鸣、眩晕、头痛、肌肉疼痛。

3. 睡眠障碍 失眠、夜惊。

4. 其他症状 抑郁、强迫思维、人格解体。

须解释的是,患者因注意力不集中而抱怨记忆力下降,但在焦虑障碍中并不存在真正的记忆力损害。如果发现其存在,必须进行仔细的检查以排除器质性病变。广泛性焦虑障碍的特征性表现是反复的担心,其内容包括对疾病的关注、他人安全的牵挂以及社交焦虑。

广泛性焦虑障碍的躯体症状来源于交感神经系统的过度活动和骨骼肌的紧张性增加。其具体症状较丰富,但可根据各系统分门别类。例如,过度换气来源于吞咽空气,焦虑引起的吸气困难可与哮喘的呼气困难相鉴别。在神经系统的症状中,眩晕呈一种不稳感,而非天旋地转。另外,有些患者反映有视力模糊,但体检发现视力正常。头痛常呈胀痛或紧缩感,多为双侧性,枕叶和额叶多见。疼痛也较常见,多在肩背部。

值得注意的是,患者常以躯体症状为主诉而非焦虑,而这些躯体症状同样也可由躯体疾病引起。因此,以上情况在鉴别诊断中必须充分考虑。

(二)诊断

根据CCMD-3,诊断GAD病程必须是至少6个月。其焦虑症状包括:①忧虑(如担心未来、感到"紧张不安"、注意力集中困难);②运动紧张(不安、头痛、震颤、不能放松);③其他高警觉症状(如出汗、心率加快、口干、胃肠不适、眩晕、头晕)。

主要的诊断要点是符合GAD标准的患者总是把自己看作是易烦恼的人,求医与其说是为了治疗焦虑,毋宁说是为使他们对担心的事消除疑虑。比如孩子的健康,某个症状的意义。对因这些主诉或紧张性头痛或其他焦虑表现而反复去医院就诊检查的患者,医生应考虑是否存在过度担忧。

(三)鉴别诊断

广泛性焦虑障碍必须同其他以焦虑为主要症状的精神疾病以及能产生相似症状的躯体疾病相鉴别。

1. 抑郁障碍 相对于焦虑症状其抑郁症状更为严重,同时症状出现的先后顺序也不同,在广泛性焦虑障碍中焦虑症状先出现。因此,在询问病史时应同时询问患者和其家属以明确诊断。有时伴有激越的抑郁发作会误诊为焦虑,但仔细询问其抑郁症状即可减少误诊。

2. 精神分裂症 患者有时会以焦虑为主诉而无明显的精神病性症状,甚至在直接询问下也予以否认。但是,仔细询问症状产生的原因即可减少误诊,因为患者会暴露一些奇特的想法,如认为周围有威胁性的影响。

3. 早老痴呆和老年痴呆 有时这类患者会以焦虑为主诉,临床医师常常会忽略其伴随

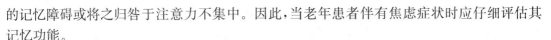

的记忆障碍或将之归咎于注意力不集中。因此,当老年患者伴有焦虑症状时应仔细评估其记忆功能。

4. 精神活性物质、酒精的撤药反应　这可导致焦虑,如果患者隐瞒病史常可导致误诊。如果患者报告晨起时焦虑特别严重,提示酒精依赖(撤药反应常在此时明显),但有时继发于抑郁障碍的焦虑也在晨起时明显。

5. 特定躯体疾病　这可表现为相似的症状。在任何情况下必须充分考虑这种可能性,特别是在其焦虑症状无合理的心理解释时。

6. 甲状腺功能亢进　这可导致易激惹、坐立不安、震颤及心动过速。此时,体检可发现甲状腺肿大,细微震颤,以及眼球突出,必要时可行甲状腺功能检测。

7. 嗜铬细胞瘤和低血糖　这可致发作性的焦虑。

8. 其他躯体疾病　更多地是通过心理机制导致焦虑,如患者害怕疾病的致命后果。当患者有特殊理由害怕某种严重后果时常发生这类情况,如患者亲戚因有相似的临床症状及病程发展而死亡。因此,在临床工作中有必要询问患者是否认识有类似症状的其他人。

当广泛性焦虑障碍以躯体症状为主要表现时,很容易被误诊为其他疾病。此时,阴性的实验室检查结果可加重患者的焦虑而非减轻,因为这些结果无法解释严重的临床症状。如果临床医师考虑到焦虑症状的多样性,认识到心悸、头痛、尿频、腹部不适等可能是广泛性焦虑障碍的临床表现,就能大大减少类似的误诊。

四、治疗

GAD 是慢性高复发性疾病,治疗倡导全程治疗,分为急性期治疗、巩固治疗和维持治疗。首次 GAD 发病后至少有 50% 的患者会有第 2 次发作,多次 GAD 发病后会有相当一部分患者伴有治疗药物耐受现象,因此维持治疗较为重要。其中,急性期治疗主要是控制焦虑症状,尽量达到临床治愈。药物治疗可因作用机制不同其起效时间有较大差异,一般 1~2 周开始起效,严重焦虑障碍患者药物治疗的起效时间会延长至 2~4 周,因而可以考虑两种不同作用机制的药物联合治疗。治疗有效率与时间呈线性关系,焦虑症状改善 50% 的平均治疗时间为 2~4 周。如果患者用药治疗 6~8 周无效,可考虑改用其他作用机制不同的药物可能有效,也可联合使用两种不同作用机制的药物尽快控制症状。巩固期治疗一般至少 2~6 个月,在此期间患者病情不稳,复燃风险较大。维持期治疗一般需要维持治疗至少 12 个月,以防止复发。维持治疗结束后,病情稳定,可缓慢减药直至终止治疗,但应密切监测复发的早期征象,一旦发现有复发的早期征象,迅速恢复原治疗。因为治疗是长期的,因此必须注意提高患者对治疗的依从性。

(一)一般临床处理

在患者的症状持续时间达到诊断标准前一般已在普通内科医生处就诊。在疾病的早期,许多患者对医师的讨论和保证有疗效。会谈时间不一定很长,但必须让患者感到被全神贯注地倾听,问题被设身处地地理解。对于焦虑产生的躯体症状应予以准确清晰的解释,如心悸是患者对应激事件正常反应的过度注意,而非心脏疾病。另外,帮助患者学会处理或者适应那些维持并加重焦虑症状的社会问题。如焦虑十分严重,可短期服用苯二氮䓬类药物,但应注意用药短于 3 周,以防药物依赖的产生。

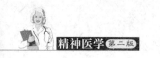

对于初次接受治疗的 GAD 患者而言,其治疗的依从情况往往不理想,因此应该告知患者:①每天按时用药;②某些药物可能几周后才会起效(非苯二氮䓬类);③症状改善后需要继续服药;④不要自行停药;⑤指导如何处理不良反应和其他相关问题;⑥安排日常娱乐活动或自己喜欢的体育运动。

(二)行为或心理治疗

Hunot 等系统复习了 2006 年以前所发表的有关 GAD 心理治疗的对照研究文献,共检索到 25 篇对照研究(样本病例 1 305 人)符合入组分析标准,其中 22 项研究(样本病例 1 060人)纳入 meta 分析。在使用认知行为治疗(CBT)的 13 项研究中均显示疗效显著优于临床常规处理与未治疗组(RR=0.63,95% CI=0.55～0.73),同时能减轻患者的焦虑、担忧和抑郁症状。不过,目前尚无有关 CBT 长期治疗 GAD 的疗效评估。明确的治疗计划可减轻焦虑症状,而含糊的计划则相反。具体的行为或心理治疗措施包括:放松训练;如有过度通气则行呼吸控制;指导进行焦虑控制训练;如焦虑症状严重,给予药物治疗。

(三)药物治疗

1. 抗焦虑药物　最常用的为苯二氮䓬类药物,可快速控制焦虑症状,但由于药物依赖问题不主张长期使用。有多种药物可供选择,如艾司唑仑、阿普唑仑、地西泮、氯硝西泮等。5-羟色胺激动剂(如丁螺环酮与坦度螺酮)为非苯二氮䓬类的抗焦虑药,不易引起药物依赖,因而也较适合长期使用,但起效相对较慢。

2. 抗抑郁药　抗抑郁药不仅有抗抑郁作用,也有抗焦虑作用,且无依赖性,目前提倡首选,而且可以长期使用,其中包括 TCA、SSRIs、SNRIs、NaSSA 等,尤其是新型抗抑郁药。值得注意的是,SSRIs 和 SNRIs 初期使用时会一过性加重焦虑,因此开始使用时需谨慎或前几日与苯二氮䓬类药物合并使用。

3. β受体阻滞剂　通常用于控制严重持续的心悸,而该症状通常对其他抗焦虑药物无效。在使用时必须注意商品说明书中的注意事项及禁忌证。

(四)规范化程序治疗

根据广泛性焦虑障碍的众多临床研究报道,药物治疗联合心理治疗对广泛性焦虑障碍的效果最佳,心理治疗中以认知行为治疗效果为佳(图 8-5)。药物治疗中许多药物可以治疗广泛性焦虑障碍,根据药物的疗效、不良反应、安全性选择药物。三环类抗抑郁药物、苯二氮䓬类药物对广泛性焦虑障碍的疗效好,但药物的耐受性和不良反应限制了这两类药物的使用。随机、双盲、对照研究及荟萃分析显示,丁螺环酮、坦度螺酮、SSRIs(如艾司西酞普兰、帕罗西汀、舍曲林)、SNRIs(如文拉法辛、度洛西汀)等新型抗焦虑、抗抑郁药物对广泛性焦虑障碍有肯定的疗效,且不良反应轻而少。

第五节　强　迫　症

强迫症(obsessive-compulsive disorder,OCD)患者表现为反复不合理地担忧,并不得不通过行为来抵消所担忧的危险以得到安心。治疗的关键是让他们面对所害怕的事,不采取抵消的行为,就会发现这种强迫思维没有基础。药物可减少这种强迫思维的强度,并使患者

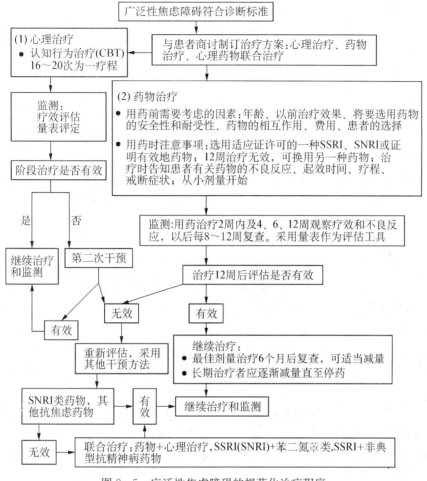

图 8-5 广泛性焦虑障碍的规范化治疗程序

容易抵抗。但真正的康复是面对强迫思维没有焦虑,而药物做不到这一点。以往认为 OCD 颇为罕见,但现在显示 OCD 可能比以前认为的要常见。男女发病几乎相等。OCD 通常在儿童或青少年早期发病。不经治疗 OCD 的症状会有时缓解有时加重,呈波动病程;部分患者的症状可保持稳定;而部分患者的症状可逐渐恶化,严重影响其社会功能。治疗一般包括认知行为治疗或与药物联合治疗。

一、患病率

在一般人群中,OCD 患病率国外报道为 0.05%~0.23%。我国 1982 年 12 地区流行病学调查资料为 0.03%,在神经症门诊或心理咨询门诊约占 12%(长沙)或 16%(上海)。近年来,临床经验表明 OCD 病人似有增多趋势。

二、发病机制

1. 易患因素

(1) 遗传因素:与普通人群相比,强迫障碍更多发生于双亲患有该病的家庭中。因目前尚无大规模的双胞胎和寄养子的研究,所发现的家庭聚集性无法明确为先天遗传因素抑或

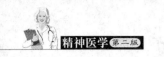

后天家庭环境的影响。

（2）器质因素：有研究发现,患有强迫障碍患者的父母中发生轻微而无定位意义的神经体征的比率较高,但未发现有确定的神经损伤。脑图像扫描未提示脑结构异常,但有报道提示额叶皮质和尾状核有功能改变。

（3）童年期生长经历：强迫障碍患者的母亲可通过社会学习将一些强迫症状传给子女。虽然这些子女有更高的罹患精神疾病的危险性,但各疾病之间无特殊性。

2. 促发因素　强迫障碍经常继发于生活事件的应激,但尚未确定何类生活事件具有重要的影响作用。

3. 维持因素　核查行为和仪式动作可短期减轻焦虑,但长期效果却是加重强迫症状。回避引发症状的情境具有相同的效果——这些发现对 OCD 治疗将有所帮助。

三、临床表现和诊断

（一）临床表现

强迫症的临床表现以强迫思维、强迫行为以及不同程度的焦虑、抑郁和人格解体为特征,主要有以下表现。

1. 强迫思维　患者自己的词语、想法和信念闯入其思维,而患者想方设法地试图去克服。被迫去想和患者力图抵抗是强迫思维的特征。强迫思维的表现形式可以是几个音节、词语或短语。一旦出现常会使患者感到不快或震惊,其内容多为亵渎宗教或淫秽下流。

2. 强迫表象（image）　同样具有被迫出现和力图抵抗的特征,但其表现为生动的假想情境,通常为暴力或让患者感到不安的情境,如不正常的性行为。

3. 强迫性穷思竭虑　内心反复的争论或冥思苦想,但毫无结果。

4. 强迫怀疑　对某些行为是否充分完成反复疑虑(如是否关紧煤气开关),或担心是否伤害他人(如担心在开车时已经伤及行人而自己未加注意)。强迫怀疑有时也和宗教仪式相关,如怀疑自己是否虔诚地忏悔。

5. 强迫冲动　要去实现某种行为的强烈愿望,通常是暴力,如突然跳到飞驰的车前或撞倒一个孩子;也可以是令人尴尬的情境,如在教堂中叫喊亵渎神灵的言语。这些冲动被强烈抵制而不会实现,但内心的冲突往往令患者十分痛苦。

6. 强迫行为及仪式动作　一些反复进行但毫无意义的行为。可以是内心活动(如用特殊的方式反复计数或特殊的形式重复话语),也可以是具体动作(如一天洗 20 次以上的手)。患者采取强迫行为或仪式动作后往往会暂时地缓解焦虑,但有时可以是增加焦虑。有些强迫行为同先前的强迫思维有一定联系,如反复洗手继发于害怕传染。有些则无明显联系,如穿衣前非要将衣服叠放成特定复杂的形式,可能继发于一些毫不相关的强迫症状。强迫行为进行后患者常怀疑是否准确无误的完成,结果导致反复进行。患者知其行为不合理,常设法自控或藏匿。

7. 强迫恐惧　强迫思维和强迫行为在某些情况下可加重,如有伤害他人强迫思维的患者在厨房或其他放有刀具的地方会症状加重,患者会因此而回避该场所。因类似于恐惧障碍的担心和回避行为,这种强迫性恐惧想法和回避行为同时存在时可称为强迫恐惧。但前者的担心不具有强迫思维的典型特征。

8. **强迫缓慢**（obsessive slowness） 强迫思维和行为导致患者日常行为的进行十分缓慢。小部分患者有极其严重的强迫缓慢，与其他症状不平行，具体原因不明。

9. **其他** 强迫障碍的主要伴随症状有：①焦虑、抑郁症状（通常继发于强迫症状，而有些为原发的），如伴有人格解体症状，将进一步影响患者的社会及生活功能；②强迫性人格（将在人格障碍章节中描述）。虽然强迫障碍的患者多数有强迫性人格，但仍有约1/3的患者为正常人格或其他人格问题。值得注意的是，强迫性人格虽然可发展为强迫障碍，但更多的发展为抑郁障碍。

典型病例 患者56岁，男性。近10余年来反复洗手、怕脏，反复核查关门和关煤气，明知没有必要，但很难控制。近3个月来症状明显加重，几乎每天洗手几十次，每次洗澡4 h以上；外出乘车回家都要将所有衣服换掉，用洗衣粉浸泡2 h，自己要洗头、洗澡数小时，担心会有脏东西，担心自己会被传染上疾病。同时，经常要家人反复保证是不是洗干净了，是不是又碰了脏东西；做任何事情都要左看右看，动作明显减慢和迟缓，并且要反复检查多遍仍不放心。

（二）诊断

根据CCMD-3，强迫思维或行为（或两者兼有）大多数时间存在，至少连续3个月，可诊断为OCD。这些症状使患者感到痛苦，生活受到影响。

附加诊断标准：必须至少有一种思维或动作不能被抵抗，想或做这些仪式动作是不愉快的，不情愿地重复强迫思维或仪式动作。

（三）鉴别诊断

1. **有内在愉快感的过度重复行为** 如赌博、饮酒或吸烟，不能认为是强迫行为。强迫行为所进行的行为是不愉快的重复。

2. **抑郁障碍** 常可表现为对特定的想法进行过度的反复思考或思虑。然而，抑郁障碍的这些想法不像OCD那样是无意义的。在OCD患者中同时发生抑郁是常见的，需要分别进行治疗。

3. **精神分裂症** 强迫症的强迫思维有时会被误认为是精神分裂症的妄想。然而，OCD患者常有自知力，并认为这种强迫思维是不现实的；而精神分裂症患者的妄想是不可动摇的。

四、治疗

OCD是一种比较严重的非精神病性精神障碍，需根据行为治疗的原则进行特别的治疗。有效的治疗包括帮助患者系统地暴露于令他们所特别害怕的强迫思维中，鼓励患者对强迫思维不作出强迫行为或抵消性思维。首要的治疗目标不是治愈OCD，而是让患者能够控制强迫症状。

有些OCD患者应用抗抑郁药效果较好，有效率为50%～65%。目前比较公认的有效药物为TCA（如氯米帕明）、SSRIs（如氟伏沙明、舍曲林、氟西汀等）；对严重患者，可以考虑联合使用非典型抗精神病药。临床上这些药物常常与行为-认知治疗合用，以提高疗效。

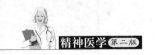

（一）以强迫思维为主要表现的治疗

有些OCD患者，强加的令人痛苦的强迫思维明显，但没有与此相关的仪式动作或强迫行为。这样的强迫思维例子有父母害怕会杀自己的孩子、频繁的辱骂他人的念头，或害怕得艾滋病。

对这些病例的治疗原则需要针对患者的强迫性思维（以及相关的仪式动作），即告知允许"问题存在"、"沙锅打破了还有底吗"。可以采取认知治疗中的"思维中断"技术。

（二）以强迫行为为突出表现的治疗

以强迫行为或仪式动作为突出表现的强迫症患者可选择反应预防的暴露治疗。如患者因"我的手是脏的"的想法而频繁洗手，或者因"自己的房子会被烧掉"的想法或想象而反复检查电器或煤气用具。逐级暴露和反应预防的治疗策略是让患者暴露于害怕情境，激发起焦虑或不安。然后，让患者自愿忍住不表现出仪式动作或强迫行为。

首先帮助患者制订逐步地、有系统地进行暴露的计划，对于每个仪式动作，要求患者对引起焦虑并导致仪式动作的活动或情境列出清单。然后，根据如果不实施特定的仪式动作，评定在每个活动或情境中引起的焦虑或不安的大小，然后按引起焦虑程度的从小到大把这些活动或情境依次排列出来。清单中的第一步任务是一项有轻度焦虑但不是太困难的活动，清单中最后一级任务是患者想象中最困难的情境。

在实施逐级暴露治疗时，遵循有计划地安排目标的原则是有帮助的，最好在强迫思维症状自然出现时进行暴露治疗。反复清洗和检查的行为通常在家中和工作中发生，因此，暴露训练通常是在治疗中讨论，在家中进行实践。尽可能地延长暴露时间（45 min～2 h），以保证有足够的时间使焦虑或不安减轻，而不需要做仪式动作（强迫行为）。

（三）强迫症规范化治疗程序

强迫症的规范化治疗程序见图8－6。

第六节　躯体形式障碍

躯体形式障碍（somatoform disorder）的主要特征是病人反复陈述躯体症状、不断要求给予医学检查，并且无视检查的阴性，尽管医师反复说明其症状并无躯体基础，并给予再三保证，仍不能减轻患者的忧虑和躯体症状。对病人来说，即使症状的出现和持续不愉快的生活事件、困难或冲突密切有关，他们也拒绝承认心理问题。目前国际疾病诊断分类（ICD－10）已将躯体化障碍、持续性疼痛障碍、躯体形式的自主神经功能紊乱等形式命名为躯体形式障碍。本节只介绍躯体化障碍和疑病症，持续性疼痛障碍和躯体形式的自主神经功能紊乱等已在《医学心理学》教材的有关章节中叙述。虽然躯体形式障碍未列入焦虑障碍的分类中，但却与焦虑情绪密切相关，可以看成是对自身健康或疾病的一种焦虑表现。

一、躯体化障碍

躯体化障碍（somatization disorder）在临床上并不少见，即患者有多种身体的症状或不适，但常规医学检查难以发现肯定的病理基础，或即使有一定的病理变化，但并不能解释患

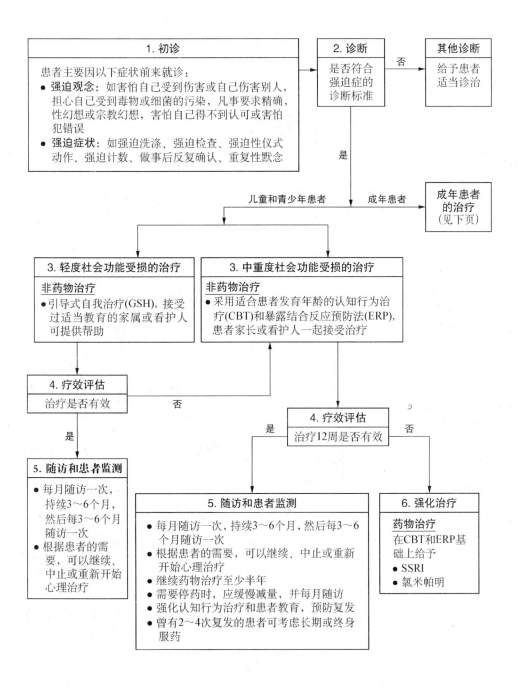

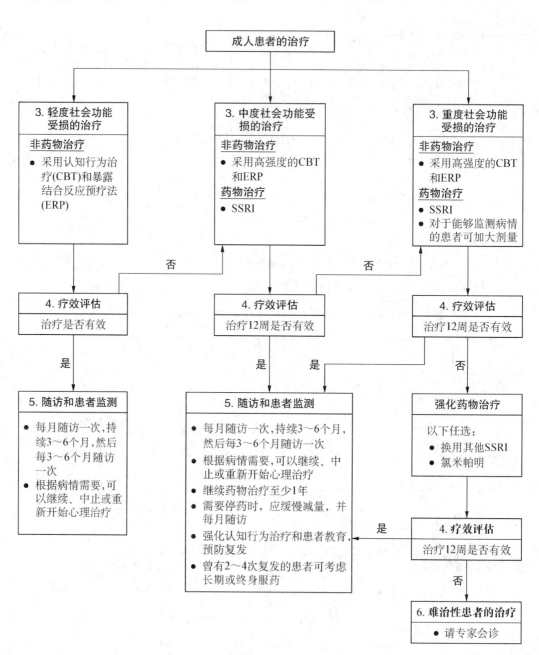

图 8-6 强迫症规范化治疗程序

者的症状，即国外有学者提出的"医学难以解释的症状"（medically unexplained symptoms，MUS）。

（一）患病率

美国普通人群中躯体化障碍的终身患病率为0.13％。社区调查研究显示其终身患病率为0.2％～2％。女性多见。由于该病患者自认为患有躯体疾病，常到医疗机构就诊，近年来研究显示综合医院中有9％患者符合诊断标准，而慢性疼痛的患者中有12％符合诊断标准。在私人诊所就诊的肠激惹综合征患者中，有17％符合诊断标准。

国外资料显示，符合诊断标准的人中多是未婚、非白种人、受教育程度低、居住在农村地区。有躯体化障碍的家庭中，儿童到急诊室的次数是无躯体化障碍家庭中儿童的11.7倍。早期研究报道发现躯体化障碍只见于女性。近期研究显示也见于男性，但不如女性常见，男女比例为1∶4。

国内采用躯体形式障碍筛选表和躯体障碍评定表检查内科和神经科门诊病人，筛查了3 346例综合医院门诊病人，ICD-10估计躯体形式障碍的患病率为18.2％。135例患者在过去1年中平均就医13.1次，经过治疗60％的患者自感无变化或无恶化。对医师的诊断和治疗不信任最为突出。另一项研究表明，综合医院内科门诊病人中有2.7％为躯体化障碍。

（二）发病机制

对躯体化障碍发生的心理社会机制已有许多研究，但很少有关于其发生的生物学基础的报道。躯体化的作用可以理解为社会和情感交流，也可以解释为心理动力学的结果。

1. **社会交流**　主要指患者运用躯体症状以达到控制他人的目的（比如一个女青年表现为持续腹痛，从而阻止她的父母周末外出）。

2. **情感交流**　有时患者不能口头表达他们的情感，因此可能运用躯体症状或躯体主诉来表达他们的情感状态。有些病人也可能利用躯体主诉来处理应激，躯体症状还可能是缓解心理冲突的办法。心理测试方面的研究报道，躯体化障碍患者MMPI-R分数明显高于对照组。

3. **心理动力学因素**　经典的心理动力学理论认为躯体化障碍是指用躯体症状来替代被压抑的非本能性冲动。

4. **生物学因素**　神经心理检查证实，躯体化障碍患者多伴有大脑半球双侧额叶的功能缺陷及非优势半球的功能减退。然而，某些研究证明以左侧躯体症状为主的患者可能提示大脑右侧半球受累较左侧严重。基础研究也证实躯体化障碍患者多伴有皮质功能异常，此结果也被听觉诱发电位检查所证实。与对照组相比，躯体化障碍患者对相关刺激及无关刺激反应相似，提示患者的选择性注意力减退。病理生理学方面的研究显示，躯体主诉增多与下列因素有关：独居、接受外界环境刺激较少、抑郁和焦虑情绪等。另外，人格特征、神经过敏及内向性格的人其躯体感觉阈值较低也与躯体化障碍的发生有关。

（三）临床表现

躯体化障碍的特征是存在一种或多种躯体症状，其中许多无法用医学来解释。常见症状为头痛、腹部不适、其他部位疼痛、头晕、心悸、其他焦虑症状、便秘或腹泻（肠易激综合征）、抑郁或焦虑等。如果问题严重和持续存在，要考虑诊断躯体化障碍。如果患者有多种、反复和频繁变化的躯体症状几年，适用躯体化障碍的诊断，这些患者的处理比特定、孤立的

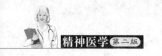

躯体症状困难得多。另外,也可因对自己健康有特定、反复的担心而出现生理(躯体的)主诉。

躯体化障碍患者有多种、反复和频繁变化的躯体症状许多年,有些情况下患者完全沉浸在躯体症状的体验中,他们不愿意将疾患和心理因素相联系。因此,精神科的诊断是没有帮助的。患者的经治医生在处理这种情况时将起关键作用。经治医生可以限制患者进一步做检查和药物治疗,提供限时、有规律的约诊,对出现的新体征和症状合理处理。

躯体化障碍的病程和预后未知。然而,对躯体症状和心理痛苦之间的联系无法认识和处理不当,会使患者反复去许多医生和专家处就诊,接受过多的药物治疗及损伤性的医疗检查和手术,而所有这些是有害的。因此,对此问题缺乏认识并继续进一步地转诊给专家,对个人和医疗保健系统都是很大的浪费。

（四）诊断

如果存在下列情况,医生应怀疑有躯体化障碍:①有许多躯体症状,没法用医学解释,或这些不适体验要比存在的病理改变可引起的(这点必须由本身的病史和体格检查所决定)要严重得多。②过多地关心躯体疾病。③检查阴性仍频繁就医。④在许多医生处就诊过。

（五）鉴别诊断

(1) 抑郁障碍常感到每天有许多躯体疼痛。

(2) 精神分裂症、妄想障碍或抑郁症患者可有怪异的躯体信念,如一个器官或身体的一部分正在腐烂。

(3) 如果其他焦虑症状突出,要考虑广泛性焦虑障碍或适应障碍。

(4) 惊恐障碍可对与惊恐有关的躯体感觉曲解。

（六）治疗

对躯体化障碍主要的处理原则是帮助患者应对他们的躯体症状。这种原则对有较多互相孤立存在的躯体主诉的人来说同样适用。处理的目标不是即刻缓解症状,而是帮助患者从慢性的功能障碍中康复。处理策略应根据每个人的特定问题而定,无法解释的躯体主诉的处理一般包括以下几个方面。

1. **医疗检查** 通常患者以前已在自己的经治医生那里进行了全面医疗检查,可以排除潜在的躯体疾病。如没有做过,则先需要进行彻底的医疗检查。

根据手头所有的检查结果和患者讨论他们的症状,这种讨论最好由他们自己的经治医生来进行。宣教的要点包括:①对医疗检查或体格检查的结果进行解释;②着重说明未发现有威胁生命的症状存在;③认可患者的症状体验是真的;④适当地从生理角度对症状进行解释(如"肌肉紧张常引起疼痛",想一想长时间提很重的购物袋后你的手臂会有怎样的感觉)。

在这种情况下,综合性医院医生的任务是支持患者自己的经治医生所做的宣教和提供的信息,强化精神因素与躯体症状之间的联系,侧重帮助患者应对其症状。

2. **承认问题的真实性并给予治疗**

(1) 承认患者躯体症状的体验是真的,这些症状不是说谎、虚构或想象。

(2) 找出患者认为是什么引起这些症状的。通常需要说明引起症状的原因尚不知道,但可以谈及是什么因素使这问题一直存在。

(3) 讨论以前专业医疗人员对这些症状有何反应,使患者"感觉被倾听"。

3. 确定使问题一直存在的因素

（1）系统地进行确认，将使症状一直存在的基本因素列表，包括心境低落、应激、睡眠不好。对身体感觉的曲解和无助于事的应对行为（如整天躺在床上），讨论当症状出现或似乎症状加重时是否存在情绪性应激（对症状和生活事件记日记有助于阐明这种联系）。

（2）针对使症状一直存在的因素制订一个处理计划，用逐级暴露的原理鼓励患者参加日常活动，通过结构式问题解决法促进计划的实施。

（3）放松法有助于缓解与紧张有关的症状。

（4）使用抗抑郁药可能有帮助。

（5）除非有新的症状或体征出现，避免转诊给专科医生。对躯体主诉的最好处理方法是患者定期地与经治医生接触。

4. 药物治疗　对躯体化障碍患者用药物治疗，就是涉及各系统症状的相应药物，例如消化系统药物和呼吸系统药物，分别来减轻消化和呼吸系统症状。近年来研究躯体化障碍与情绪的关系，发现少量抗抑郁药物能减轻病人诉述的躯体症状，如阿米替林、麦普替林等，25～50 mg/d，服药 1～2 周后病人症状会有不同程度减轻或消失。近年来由于上述药物抗胆碱能反应所致口渴、便秘等不良反应，而逐步被新一代抗抑郁药（SSRIs）所替代，如氟伏沙明、氟西汀、舍曲林、帕罗西汀等。其优点是方便、不良反应少。另外，有学者提出小剂量舒必利合并 SSRIs 疗效明显。

二、疑病症

疑病症（hypochondriasis）主要见于综合性医疗机构，因为根据定义，这些患者趋于把问题看作是纯躯体方面的问题。没有资料显示有多少这样的人存在于专业社区精神卫生机构。然而，作为无法解释的躯体主诉，患者可在因其他问题就诊时出现疑病性主诉，需要处理。疑病障碍的病程为慢性和波动，对疾病的先占观念可引起痛苦、焦虑及寻求保证的行为，大多数患者其他方面的功能正常。有些患者由于症状的存在，支配或操纵了家庭和社会关系。

（一）患病率

本病较少见。国外资料显示，内科门诊病人中有 3％～13％为疑病症；国内 1982 年的 12 地区流行病学资料显示患病率为 0.015％。

（二）临床表现

疑病障碍的特征是相信或担心患了严重疾病的先占观念。这种先占观念没有相应的器质性病理依据，尽管有医学的保证但仍坚信。疑病性主诉可导致以下表现。

1. 生理性警觉　警觉增高、焦虑、睡眠障碍。

2. 关注躯体　密切监测躯体情况、注意与所担心疾病一致的信息，先占观念和反复思考有关躯体的主诉。

3. 回避或检查躯体疾病的行为　回避（如极力避免与疾病接触），用刻板的观点和行为来指导饮食或生活方式，反复自我检查，反复去医院就诊和寻求保证，查阅资料（如看医学书籍等）。

典型 病例　患者 51 岁，男性，近 1 年来反复去医院就诊，感到自己食欲下降、中上腹不

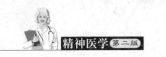

适,伴失眠、乏力、性欲减退。虽然各项检查结果皆正常,并且医生反复保证未发现明显的疾病体征。但患者自己查阅医学书籍后坚信自己的胃没了和精索断了才会出现这些症状,一定是医生没有检查出来,仍旧希望医生再检查、再保证。

（三）诊断

如果具备下述2个条件,临床医生应怀疑这种障碍:①患者坚持相信有一种严重疾病存在并表现出症状。②坚持不顾医生说明没有严重的躯体疾病或异常的劝告。

（四）鉴别诊断

（1）抑郁障碍患者可有认为自己患了一种严重疾病的先占观念。然而,抑郁症也可能是继发于疑病障碍,重要的是明确哪一种先出现。

（2）无法解释的躯体主诉或躯体化障碍关注的是症状而不是一种疾病和后果的存在。

（3）与疑病障碍有关的信念不像抑郁症或精神分裂症伴有躯体妄想那样固定。长期存在疑病性主诉的患者,要归入人格障碍,因为当他们感到医务人员不能处理他们的问题时,常会变得不满,甚至敌对。

（4）任何人都可能为健康问题出现短暂的担忧。

（5）许多焦虑障碍也有疑病性主诉的特征。

（6）广泛性焦虑障碍（GAD）的担忧之一表现为担心自己或者家庭成员的躯体疾病。然而,GAD的疾病焦虑只是许多担心之一,而不是唯一的痛苦。

（7）在惊恐发作期,对躯体或精神疾病的回避和先占观念很突出（即害怕死去、发疯或失控）,然而,惊恐障碍患者趋于曲解他们的急性焦虑反应（随焦虑增加而严重）。疑病障碍为被曲解的症状更多的与焦虑无关（如肿块和小斑点）。其次,惊恐的曲解趋于急性,同时出现焦虑症状（如心脏病突发）,而疑病的担心多为长期的（如癌肿）。

（8）强迫症患者担心他们或他们的家庭发生严重疾病像艾滋病或癌肿,结果出现有关传染的强迫思维,他们会进行强迫的仪式动作（清洗或检查）以避免传染。

（五）治疗

（1）建立治疗关系。这一步很重要,因为大部分患者不愿考虑他们的问题除了躯体因素外,还会由其他因素引起。可以把你的治疗方法作为对这些症状起因的各种假设的检侧之一。如果已建立了信任的治疗关系,像这种方法较乐意被患者接受。

（2）承认这种痛苦是患者的关注所引起的。

（3）确定患者是否有许多问题,这些问题中哪些是原发的,哪些是继发的。在这些患者中,焦虑或抑郁障碍可能常见,需要治疗潜在的或伴发的障碍。

（4）引出患者有关躯体健康的担心和信念。

（5）选择合理性的解释,说明为什么他们的观点可能是错的。例如,有这样一个病例,这个人对他的医生提出,在他的前额部有一肿块,他认为是得了脑瘤。每次他照镜子,就觉得这肿块在长大,以前3次CAT扫描没有确诊。然而,当医生提出可经得起检验的假设,说这肿块没有生长。他承认如果这肿块真的在生长,那它现在已有高尔夫球那样大了。他承认这肿块可能总是在那里。因此,不太可能是脑瘤,他的焦虑有相当大的减轻。

（6）修正与疑病性主诉有关的异常行为。包括:①指出这种行为在疑病性主诉长期存在中的作用,检查和寻求保证,在短期内可减少焦虑,使患者注意力集中在症状上。高度的注意常导致更明显的焦虑相对症状的过度解释。此外,不断地检查和刺激确实会引起触痛和其他损伤。②提供合适的资料,建议患者停止检查或寻求保证,使这个恶性循环被打破。说明这样做会导致暂时性的焦虑增加,但最终会减轻。③与患者达成协议,不寻求进一步检查或医疗鉴定。这种协议需要其他成员或配偶的参与和同意。治疗同 OCD,包括暴露于可引起疑病的情境,预防或阻止寻求保证。

(7) 药物治疗。临床经验表明,SSRIs 等抗抑郁药合并舒必利治疗疑病症疗效尚可,部分疑病观念固定的病人可合并使用小剂量的非典型抗精神病药,以减轻疑病症状。

第七节　癔症或解离(转换)性障碍

癔症(hysteria)是指一种以解离症状(dissociative symptoms,部分或完全丧失对自我身份识别和对过去的记忆,CCMD－3 称为癔症性精神症状)和转换症状(conversional symptoms,在遭遇无法解决的问题和冲突时产生的不快心情,以转化成躯体症状的方式出现,CCMD－3 称为癔症性躯体症状)为主的精神障碍,这些症状没有可证实的器质性病变基础。患者一般多存在以下一些特点:①癔症性人格基础;②起病常受心理社会(环境)因素影响;③除癔症性精神病或癔症性意识障碍有自知力障碍外,其他患者自知力基本完整;④临床表现多具表演色彩、做作和自我为中心;⑤病程多反复迁延,常见于青春期和更年期,女性较多;⑥文化教育程度偏低。近20余年来,国外(如 ICD－10 和 DSM－IV)基本不再使用"癔症"这一名称,理由是它的含义太多且不确定,建议最好尽量避免"癔症"一词。我国 CCMD－3 虽然保留了"癔症"一词,但在临床描述、分型等方面也注意和 ICD－10 的分类一致。国内许多学者习惯使用分离(dissociation)而非解离一词的翻译。本章鉴于 CCMD－3 中使用解离这一术语,因此统一使用"解离"中文译名。

解离(转换)性障碍的共同特点是部分或完全丧失对下述 4 个方面的正常整合能力,即对过去的记忆、身份意识、即刻感觉以及身体运动控制等方面。我国学者一般把对过去经历、当今环境和自我身份的认知不符,称为解离症状。而将生活事件或处境影响下出现的躯体症状,称为转换症状,意指个人内在的冲突所引起的不愉快情感以某种方式变形为身体症状。不过,仍须强调,临床转换症状的确立必须建立在排除器质性病变的基础上。

一、患病率

国外报道解离(转换)性障碍的终身患病率女性为 3%～5%,男性少见。1982 年我国 12 个地区精神疾病流行病学调查发现,在 15～59 岁人口中的患病率为 0.355%,农村(0.5%)高于城市(0.21%),大多数在 35 岁前发病。值得注意的是,近年来部分地区儿童、青少年在接种疫苗或注射预防针时有集体癔症发作的报道。

二、危险因素

(一)精神因素

解离(转换)性障碍的病因与精神因素关系密切,各种不愉快的心境如愤怒、惊怒、惊恐、

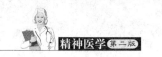

委屈等精神创伤常是初次发病的诱因,以后因联想或重新体验初次发作的情感可再发病,且多由于暗示或自我暗示而引起。如前苏联卫国战争中一妇女被德国法西斯军队侮辱,以后每逢路过正在放映战争电影的电影院时,听到传来的枪炮声,即发抽搐。

(二)人格因素

有易感素质者,遇较轻刺激易发本症。本症患者具癔症性格特征约占49.8%。其性格的主要特点为:①情感丰富,但肤浅,似一名蹩脚演员,看得出他在表演。凭情感分辨好恶,所谓情感逻辑,好者欲其生,恶者欲其死。②以自我为中心。③暗示及自我暗示性强。④丰富想象,甚至以幻想代替现实。

(三)遗传因素

部分患者有遗传素质,而躯体疾患也可引起自我暗示,削弱神经系统功能,可成为发病的客观条件。有家系研究发现,男性一级亲属的患病率为2.4%,而女性一级亲属的患病率为6.4%。

(四)社会文化因素

社会文化环境,如风俗习惯、宗教信仰、生活习惯等,对本症的发生与发作形式及症状表现等也有一定影响。例如,现代化程度越高,以精神症状为主要表现方式的解离性障碍就少见,而以躯体化症状为主要表现方式的转换性障碍就多见;文化教育程度较低的患者较文化教育程度高的患者更多见;生活在封闭环境(如边远地区)的人群较生活在开放环境(如沿海城市)的人群容易发生此类障碍。

三、临床表现

(一)解离性障碍

解离性障碍的临床表现主要为意识及情感障碍。DSM－Ⅳ根据其临床表现分为心因性遗忘、心因性神游、多重人格、人格解体障碍及非典型解离性障碍。

意识障碍以意识狭窄、朦胧状态为多见,意识范围缩小,有的呈梦样状态或酩酊状态。意识障碍时,各种防御反射始终存在,并与强烈的情感体验有关,可以有哭笑打滚、捶胸顿足、狂喊乱叫等情感暴发症状。有时呈戏剧样表现,讲话内容与内心体验有关,因此容易被人理解。

解离性障碍有以下特殊形式。

(1)童样痴呆:比较多见其表情、行为、言语等精神活动都回到童年,稚气十足,且表现过分,看得出其做作色彩,装出2~3岁无知孩子的样子。

(2)Ganser综合征:对问题能正确领悟,答案与标准近似,但不正确,给人以故意做作或开玩笑的形象。如问一病人:"2＋2等于几",他答"3"或"5",而在有些行为方面却不能显示痴呆。缓解后,其谓刚才似在梦中。

(3)假性痴呆:向其提简单问题,均回答"不知道",或借口搪塞;相反,对复杂问题的回答,却能做到正确无误。

(4)遗忘症:在精神创伤后有选择性遗忘,遗忘的阶段常与所受创伤的时间相吻合,故为阶段性的,其时伴茫然的表情。

(5)神游症:从某一地方向另一地区游荡,时间可达几天或更长些。期间的行为相当完整,过后完全遗忘,典型的神游极为少见。

(6)多重人格:同一患者在不同时间体验两个或多个不同人格,过着两种或多种不同生活,即不同人格在一个人身上先后或交替出现,这是一种特殊意识障碍。

(二)转换性障碍

(1)抽搐大发作:发病前常有明显的心理诱因。抽搐发作无规律性,没有强直及阵挛期,常为腕关节、掌指关节屈曲,指骨间关节伸直,拇指内收,下肢伸直或全身强硬,肢体阵发性乱抖、乱动。发作可伴哭叫,呼吸呈阵发性加快,脸色略潮红。无尿失禁,不咬舌。发作时瞳孔大小正常,角膜反射存在,甚至反而敏感。意识虽似不清,但可受暗示使抽搐暂停。发作后期肢体不是松弛,而大多为有力的抵抗被动运动。无病理反射,如发作后期出现阳性病理反射者,提示可能有器质性病变。一般发作可持续数分钟或数小时之久。

典型病例 某市郊外一厂领导干部,自厂部乘车赴市区,途遇一车迎面而来,为避开对方,不幸双双翻车。患者未受伤,还在现场指挥抢救工作。可当他再次想起当时危险情境时,突然发生全身抽搐,神志欠清,经送医院救治方愈。以后,每当他走过出事地点就有同样的发作,只得绕道而行。

(2)瘫痪:可表现为单瘫、偏瘫、截瘫、四肢瘫痪(以下肢多见),但不符合解剖特点,常以关节为界;要求瘫痪肢体运动时,可发现拮抗肌肉收缩。将瘫痪肢体上抬,检查者突然撒手时,瘫痪肢体徐徐落下,而不与中枢性瘫痪远端重于近端、周围性瘫痪近端重于远端的特点相符。下肢瘫痪,腿被拖着走,而不是借髋部力量先将腿甩到前面。虽走路歪斜,但会支撑,很少跌倒。下肢瘫痪者卧位时,下肢活动自如,但不能站立行走,如扶之行走,则比真正器质性病人还要困难。但是,当患者确信旁边无人时,则行走很好。没有提示器质性病变的肌张力及腱反射改变或阳性病理反射。

(3)各种奇特的肌张力紊乱、肌无力、舞蹈样动作,但不能证实有器质性改变。

典型病例 一青年男子,因儿子夭亡,哀伤不已,之后经常有手舞足蹈的怪异动作,有时日发数次。送医院注射一支葡萄糖酸钙溶液后即愈,以后改用氯化钠注射液注射并予暗示,均迅即愈好。

(4)失音、失语,但没有声带、舌、喉部肌肉麻痹,咳嗽时发音正常,还能轻声耳语。

(5)视、听、嗅如有功能性障碍,也均无病理改变。

(6)皮肤感觉障碍,但不符合神经分布特点,且有矛盾出现。如一患者可用"无感觉"的手凭借视觉钮扣子;针刺"麻木"的皮肤时均答:"没有感觉"。若有转换性痛觉,可从病人夸张的言词及表情,病变部位的弥散,所说的语义不详,局部封闭治疗不起作用,佐以既往病史、心理因素等予以诊断。中医所谓"气厥"、"梅核气"等症状,大多属之。

四、诊断与鉴别诊断

(一)诊断

诊断本症的主要依据为:①有解离性障碍与躯体功能障碍,特别是神经系统功能障碍,

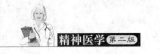

有充分证据排除器质性病变;②心理需要和心理矛盾有关的精神刺激,并与症状的发生或恶化具有暂时性联系;③症状妨碍社会功能;④可有模拟症状及淡漠处之的表情;⑤不能以躯体疾病的病理生理机制解释,甚至和神经解剖生理相矛盾;⑥不是其他精神病。

（二）鉴别诊断

据文献报道,原先诊断为转换性精神障碍者,追踪随访中有 13%—30% 的病人系器质性疾病,其中大多是神经系统疾病。故本症特别要与下列疾病鉴别:①额叶病变者,以精神症状出现较早,有的欣快,有的情绪低沉,50% 的病人可有全身抽搐发作,有强握、摸索动作;②多发性硬化,早期易与转换性障碍相混;③脑外伤;④癫痫,尤其精神运动性癫痫;⑤诈病,其动机是在意识层面,只欺骗别人,不欺骗自己,而转换性障碍者既欺骗别人,又骗了自己;⑥精神分裂症、反应性精神病、躯体化障碍等。

五、治疗

以心理治疗为主,如说理开导、疏泄鼓励、支持保证、自我松弛、催眠暗示、行为疗法等。给患者以心理治疗时,需得到其家属配合。有不少家属在患者发病时大惊失色,这样一来反而加重其症状。如有焦虑或抑郁症状严重者,可给予抗焦虑、抗抑郁药物。有时药物暗示也可收到一定的效果。

焦虑障碍典型 病例 患者女性,38 岁,已婚。自幼个性内向、多愁善感,婚后丈夫长期在外做生意,患者在家照顾 2 个子女(女儿 14 岁,儿子 8 岁)。近 4 年来,患者长期有失眠、乏力、心慌和头痛,以及月经紊乱,反复在内科、妇产科和中医科就诊,拟诊为神经官能症,给予多种药物、理疗等治疗,但疗效不明显。近 10 个月来,经常出现心慌、手抖和出汗,晚上眠浅、多梦,白天不敢一人待于家中,怕孤独。曾多次在医院检查有关心血管、内分泌、电解质等皆正常。

精神检查:患者意识清,仪态整洁,接触主动,求医心切。叙述病史详细,对症状主诉明显关注,例如"医生啊,我心里一直在跳,整天静不下来,什么事情都担心。小孩上学了,我就担心会不会在学校被同学欺负;放学如迟一点回家,我就担心路上是否出意外;晚上他们上床睡觉后,我还担心明天是否会上学迟到"。有明显的焦虑紧张不安情绪,交谈中经常搓手、呼吸急促,有轻微的手足抖动。未发现幻觉和妄想。患者也没有对特定场合或物体的恐惧和回避。理解、记忆和判断力正常,自知力完整。

HAMA 评分为 26 分,SAS 评分为 56 分,HAMD 评分为 14 分。SCL-90 评分:焦虑为 4.1 分,抑郁为 2.3 分,强迫为 2.3 分。

诊断:广泛性焦虑症

治疗:①给予解释、安慰、心理支持,同时建议患者学会放松,如深吸一口气,然后慢慢地呼出来;在吸气的同时心中默念"放松",或握紧双拳,然后在呼气时放松。②学会分散注意力,培养兴趣爱好,如听音乐、外出散步。③药物,黛力新 1/2 片晨服,阿普唑仑 0.8 mg 每日 1 次口服。

随访:患者 1 周后上述症状明显减轻。HAMA 评分为 15 分,SAS 评分为 34 分,HAMD 评分为 7 分;SCL-90 评分:焦虑为 2.5 分,抑郁为 1.3 分,强迫为 1.5 分。4 周后基本恢复正常;6 个月后患者复诊时讲,已在外兼职做会计 2 个月,工作表现好、心情也好,不再有特别的担心和紧张,夜眠也正常,已停药2个多月。家务和子女的照顾已聘用了一个保姆,平时一个人在家时可以看看电视、听听音乐,不再感到孤独或害怕。

(季建林)

主要参考文献

1. 肖泽萍,徐一峰,主译.精神障碍的处理.上海:上海科技出版社,2002

2. Nutt D, Ballenger J. eds. Anxiety disorders. Oxford:Blackwell Publishing, 2003

3. Kessler RC, Berglund P, Demler O, et al. Lifetime prevalence and age of onset distributions of DSM - IV disorders in the National Comorbidity Survey Replication. Arch Gen Psychiatry, 2005, 62:593 - 602

4. Kuzma JM, Black DW. Integrating pharmacotherapy and psychotherapy in the management of anxiety disorders. Curr Psychiatry Rep, 2004,6:268 - 273

5. Canadian Psychiatric Association. Clinical practice guidelines management of anxiety disorders. Canad Psychiatry, 2006,51:1 - 91

6. Baldwin DS, Anderson IM, Nutt DJ, et al. Evidence - based guidelines for the pharmacological treatment of anxiety disorders:recommendations from the British Association for Psychopharmacology. Psychopharmacol, 2005,19:567 - 596

7. Fedoroff IC, Taylor S. Psychological and pharmacological treatments of social phobia:a meta - analysis. J Clin Psychopharmacol, 2001,21:311 - 324

8. Bandelow B, Seidler - Brandler U, Becker A, et al. Meta - analysis of randomized controlled comparisons of psychopharmacological and psychological treatments for anxiety disorders. World J Biol Psychiatry, 2007,8:175 - 187

9. Hofmann SG, Smits JA. Cognitive - behavioral therapy for adult anxiety disorders:a meta - analysis of randomized placebo - controlled trials. J Clin Psychiatry, 2008,69:621 - 632

10. Furukawa TA, Watanabe N, Churchill R. Combined psychotherapy plus antidepressants for panic disorder with or without agoraphobia. Cochrane Database Syst Rev, 2007,24: CD004364

11. Acarturk C, Cuijpers P, van Straten A, et al. Psychological treatment of social anxiety disorder:a meta - analysis. Psychol Med, 2008,28:1 - 14

12. Gava I, Barbui C, Aguglia E, et al. Psychological treatments versus treatment as usual for obsessive compulsive disorder (OCD). Cochrane Database Syst Rev, 2007,18: CD005333

第九章 *Chapter 9*
人格障碍及性心理障碍
(personality disorders and psychosexual disorders)

第一节 人格障碍概述

人格(personality)是指一个人的思维、情绪和行为的特征模式,一个人身上存在着一些持久、稳定特征,这种特征能在不同地点、情形及与他人的交往中表现出一致性。人格的形成受到先天生物因素、后天自然和社会环境因素以及个人需要和动机因素的综合作用。一个成熟的人格是在一定的社会环境影响下,通过实践活动逐渐形成和发展起来的。

人格障碍(personality disorder)的现象很早就被人们所认识,Schneider 将人格界定为"稳定的情感、价值倾向和意志的混合",于 20 世纪初提出病态人格(psychopathic personalities)一词,特征是"由于他们的不正常,贻害自己,使社会受累"。他指出病态人格并非病理性,故应排除于疾病模式之外。早期关于人格障碍的描述还有不正常人格、变态人格、人格异常等。自 ICD-9(1978)和 DSM-Ⅲ(1980)开始,这两个疾病分类系统均采用人格障碍一词取代广义的病态人格。ICD-10(1992)和 DSM-Ⅳ(1994)指出了人格障碍的 3 个要素:早年开始,于童年或少年起病;人格的一些方面过于突出或显著增强,导致牢固和持久的适应不良;对本人带来痛苦或贻害周围。

一、基本概念

人格障碍是指明显偏离正常且根深蒂固的心理行为方式,具有适应不良的性质。CCMD-3(2003)中指出:人格障碍指人格特征明显偏离正常,使患者形成了一贯的反映个人生活风格和人际关系的异常行为模式。这种模式显著偏离特定的文化背景和一般认知方式(尤其在待人接物方面),明显影响其社会功能与职业功能,造成对社会环境的适应不良,患者为此感到痛苦,并已具有临床意义。

人格障碍通常开始于童年期或青少年期,并长期持续发展至成年,甚至终生。患者虽然没有智能障碍,但因为适应不良的行为模式难以矫正,仅少数患者在成年后一定程度上有所改善。

二、流行病学

人格障碍患病率的研究主要通过临床晤谈和问卷评定,不同方法之间一致性较差,抽样和诊断标准也缺乏一致性,使研究得到的患病率高低不一。国外发达国家的调查数据表明,人格障碍总患病率为 $2\% \sim 10\%$。美国精神病协会(2000)公布的人格障碍在整个人群中的比例为 $0.5\% \sim 2.5\%$,其中 $10\% \sim 30\%$ 为住院患者,$2\% \sim 10\%$ 为门诊患者。Jackson 等(2000)在澳大利亚的一项全国性调查显示,澳大利亚成人人格障碍的患病率为 6.5%。Samuel 等(1994)在美国精神卫生流行病学监测区研究工作中用半定式工具进行成人人格障碍患病率的调查,发现人格障碍患病率为 5.9%。

1993 年我国 7 个地区精神疾病流行病学调查的结果为 0.1‰,1986 年我国进行的 12 个地区流行病学调查结果显示人格障碍患病率为 0.13‰。有关专家认为我国人格障碍的患病率如此低的原因可能与调查人员对人格障碍的认识和评价方法有关。

Maier 等(1992)分析得到人格障碍患病率的年龄分布结果为:$19 \sim 24$ 岁年龄组为 8.5%,$25 \sim 44$ 岁年龄组为 11.6%,$45 \sim 64$ 岁年龄组为 8.5%,65 岁及以上为 6.8%。另外,有研究提示有婚姻问题(分居、离婚、过婚龄而未婚)者、受教育水平低者及经济状况差者的人格障碍患病率较高。

三、病因和发病机制

与很多精神障碍相似,人格障碍的病因是多因素的,涉及生物、心理、社会各个方面。目前认为它是异源性的集合体,在大脑先天性缺陷的基础上,遭受环境有害因素(特别是心理社会因素)的影响而形成。人格障碍的各个类型具有共同的病原因素。

(一)遗传因素

对人格障碍患者的家谱调查,双生子、寄养子的研究和染色体分析的研究结果认为,人格障碍与遗传有关。家谱研究发现,人格障碍患者的亲属中人格异常的发生率与血缘关系的远近成正比,血缘关系越近,发生率越高。对同卵双生子与异卵双生子的研究也表明,前者比后者在人格障碍方面的一致率更高。对寄养子的研究发现,人格障碍患者的子女寄养出去后,人格障碍的发生率仍较高。

(二)生物学因素

脑电图检查发现,人格障碍患者常有慢波出现,与儿童脑电图相似,故有学者认为人格障碍是大脑发育成熟延迟的表现。大脑皮质成熟延迟在一定程度上说明其冲动控制和社会意识成熟延迟。人格障碍者到中年以后情况有所改善,可能是大脑皮质成熟程度增高的结果,与临床观察一致。

人格障碍患者体内的神经递质代谢存在异常。Coccaro 等(1991)研究表明人格障碍患者去甲肾上腺素(NE)功能亢进,代谢物水平升高,对 NE 能激动剂可乐定的生长激素反应也增大。同样,这类人格障碍患者的 5 - HT 功能也降低。

(三)心理因素

父母养育方式对人格的形成影响较大。粗暴凶狠、放纵溺爱或过分苛求都可导致人格的病态发展,这其中重要的因素是父母亲给予的关爱和呵护,对爱体会得少与多种人格障碍

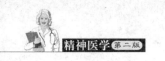

密切相关。

童年经历和精神创伤对人格的形成具有重要作用。童年强烈的精神创伤如家庭破裂、剥夺母爱或父爱、生活重大变故等通常会给人格发展带来严重影响,在持续处于焦虑、恐惧、压抑等心理状态下,逐渐形成病态的防御机制,难以适应正常的社会生活,逐渐发展成为人格障碍。

（四）社会文化因素

社会文化的观点强调人格障碍与文化适应不良有关,不同的社会和文化塑造不同的性格。一些学者认为,人格障碍的异常情绪反应与行为方式都是儿童成长过程中从环境中习得的,通过条件反射机制巩固下来。另外,恶劣的生活环境也是人格障碍形成的原因之一。社会底层的弱势群体遭受失业、受歧视、居住拥挤、受教育机会少等,也会对儿童的心理发育造成不良影响。

总之,人格障碍的形成有多方面的原因,它们相互影响、共同起作用。遗传因素、大脑的先天缺陷,以及心理、社会、文化、环境的潜移默化影响,成为人格障碍形成的关键因素。

四、临床特征

人格障碍通常表现为人格各成分之间的失衡或人格性质上的失常,有明显的社会功能障碍,常使患者自己和社会蒙受损害,影响正常的人际关系。一般特征如下。

（1）人格障碍的患者在认知内容、情绪体验、冲动行为控制和人际关系等方面存在异常。这些异常显著偏离特定的文化背景和一般认知方式,具体表现视不同的人格障碍分型,详见本章第二节。

（2）人格障碍的异常表现在各种场合都固定不变且广泛,在患者独自一人或参与社交活动等场合时均是恒定的,不受周围环境的改变而改变。

（3）发病至少可追溯到青春期,一般始于青春早期,往往在儿童期就初露端倪,但由于这时人格的可塑性大,一般到青春期才引起注意。

（4）他们的行为常明显损害社会交往、职业或者其他重要功能,造成对社会环境的适应不良,部分患者为此感到痛苦。有些患者常伤及他人,危害社会,自己却若无其事。

五、诊断和鉴别诊断

人格正常与异常之间没有明确的界定方式,人格障碍主要依据病史和临床表现来诊断。正常人格的人有能力适应不同环境需要和生活的改变,而人格障碍患者的适应能力非常有限,甚至完全丧失。两者的区别主要在程度上而非结构上。

人格是从小逐渐发展形成起来的,人格障碍也是如此。一般来说,到了18岁,人格基本定形,因此临床精神病学以18岁作为诊断人格障碍的年龄下限。人格障碍的诊断必须满足18岁的年龄标准,18岁以下的患者必要时可诊断情绪障碍、行为障碍或品行障碍等。

（一）CCMD-3的诊断标准

1. 症状标准 个人的内心体验与行为特征(不限于精神障碍发作期)在整体上与其文化所期望和所接受的范围明显偏离,这种偏离是广泛、稳定和长期的,并至少有下列1项：①认知(感知及解释人和事物,由此形成对自我及他人的态度和行为的方式)的异常偏离；②情感

（范围、强度及适合的情感唤起和反应）的异常偏离；③控制冲动及对满足个人需要的异常偏离；④人际关系的异常偏离。

2. **严重标准** 特殊行为模式的异常偏离，使患者或其他人（如家属）感到痛苦或社会适应不良。

3. **病程标准** 开始于童年、青少年期，现年18岁以上，至少已持续2年。

4. **排除标准** 人格特征的异常偏离并非躯体疾病或精神障碍的表现或后果。

（二）鉴别诊断

人格障碍需与人格改变和其他精神疾病如精神分裂症、双相情感、抑郁症、焦虑症等相鉴别。

1. **人格改变** 人格改变（personality changes）是指人格发展完整，但在严重脑和躯体疾病、精神疾病或精神创伤后所致的人格特征偏离，不单独诊断为人格障碍，而作为原发疾病的症状。人格改变有特定的原因，如严重或持久的应激、极度的环境剥夺、酒中毒、脑炎、脑外伤、老年痴呆、癫痫、精神疾病等。两者的区别见表9-1。

表9-1 人格障碍与人格改变的区别

特　征	人格障碍	人格改变
起病原因和形式	原因不明，早年开始，属原发性	病因明显，患者质性疾病后出现，属继发性
起病时间和病期	无或不明显	有且明显
病程特点	一贯如此	逐渐加重
症状特征	以情感意志行为障碍为主，思维智能基本正常	思维、情感、意志行为和智能均有障碍

2. **精神分裂症** 精神分裂症早期可表现为人格和行为的改变，如淡漠无情、情绪不稳、态度恶劣、无理取闹、学习和工作效率下降、越轨行为等，易与人格障碍混淆（表9-2）。

表9-2 人格障碍与精神分裂症的区别

特　征	人格障碍	精神分裂症
疾病性质	个性发展的偏离，不是一个疾病过程，属于量的变化	病前没有明显的社会适应不良，发病后有情感行为明显的、质的变化
病程特点	无明显病期，是自幼形成发展的表现。当处于困难环境或严重应激的情况下，精神障碍可较突出	有明显病期，在一段时间内逐渐出现行为改变和一系列精神障碍
思维活动	偏执性人格障碍是在过分敏感的基础上对日常事物和人际关系产生一些牵连观念。内容较接近现实，无幻觉等感知障碍	偏执性精神分裂症是在无明显原因的基础上出现幻觉妄想，其内容荒谬离奇
情感活动	分离现象	淡漠无情
协调性	精神活动大致协调	感知、情感、意志行为互不协调

3. **心境障碍** 轻型或不典型躁狂症可以表现为易激惹、好挑剔、惹事生非、攻击或侵犯他人等，须与人格障碍相鉴别（表9-3）。

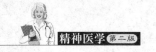

表 9 - 3　人格障碍与心境障碍的区别

特　征	人　格　障　碍	心　境　障　碍
病程特点	一贯如此,无明显病期,是自幼形成发展的表现	发作性病程,大多数患者有反复发作的倾向,间歇期社会功能良好
起病时间和病期	无或不明显	有且明显
症状特征	以明显偏离正常且根深蒂固的心理行为方式为主,情感症状可不突出	以明显而持续的心境高涨或低落为主,并有相应的思维和行为改变
治疗效果	治疗困难	药物、心理治疗有效,并可自行缓解

4. **神经症**　研究发现,许多人格障碍患者常并发神经症,而有些神经症患者常存在人格缺陷,诊断时须将两者进行鉴别(表9-4)。

表 9 - 4　人格障碍与神经症的区别

特　征	人　格　障　碍	神　经　症
症状特征	持久和根深蒂固的适应不良模式	不固定的暂时性神经功能障碍
自我体验	对其偏离正常的行为缺乏自知	感到痛苦,主动求医
社会适应情况	社会适应不良	可较为正常地适应社会环境

六、治疗和预防

(一) 人格障碍的治疗

人格障碍的治疗是一种长期而艰巨的工作,其主要治疗原则是在药物治疗和心理治疗的基础上促进人格重建,改善患者的社会心理环境,使其逐渐适应社会。不同类型的人格障碍需要不同治疗方法的结合,要在全面了解病情、成长经历、家庭环境、教养方式、社会和心理环境的基础上,制订个性化的治疗策略。这种个性化的综合治疗涉及社会、家庭、心理和生物等多方面的方法,因此有人称人格障碍的治疗为"人格矫治",而非一般意义的"治疗"。

1. **药物治疗**　近年来精神药物的发展对很多精神疾病的治疗带来了希望,但目前仍未发现对人格障碍有特效的药物。临床实践证明,尽管药物不能改善人格结构,但作为改善某些症状的对症治疗并非无益。DSM-Ⅳ系统根据人格障碍的症状和病因,将10类人格障碍亚型分为三群,临床上可依据症状群的情况选择药物治疗方案(表9-5)。

表 9 - 5　人格障碍的症状群和推荐药物

分群	亚　型	靶　症　状	药　物
A 怪异型	偏执型、分裂样和分裂型	古怪和奇特,存在认知障碍、思维紊乱、人际不信任和冷漠	非典型抗精神病药
B 混乱型	反社会型、边缘型、表演型和自恋型	行为带有夸张或表演色彩,情绪不稳定,人际关系敏感,冲动、敌对、攻击性	SSRI 或其他抗抑郁剂,可以考虑联用心境稳定剂或非典型抗精神病药

续 表

分群	亚 型	靶症状	药 物
C 依附型	回避型、依赖型和强迫型	焦虑、压抑、无法摆脱的思想及对陌生事物的回避	SSRI 或其他抗抑郁剂,苯二氮革类短期使用可改善症状

2. 心理治疗 心理治疗必须个别化对待,不能想象一种治疗对所有人格障碍和同种诊断的不同人均有效。不同类型人格障碍,甚至同一种人格障碍都要根据患者的具体心理学资料进行不同的心理治疗。

人格障碍患者是自我协调的,一般不会主动就医,往往是在环境和社会适应上遇到困难,出现情绪、睡眠等方面的症状时才寻求治疗。心理治疗一方面创造真诚、共情、积极关注的治疗关系,帮助患者重建心理社会环境;另一方面帮助其认识人格问题的根源和影响,鼓励改变不适应性的认知和行为模式,促进人格矫正,提高社会适应能力。常用的心理治疗方法包括认知行为治疗、精神分析、家庭系统治疗、夫妻治疗、森田疗法、团体治疗、支持治疗等。

(二)人格障碍的预防

由于人格障碍一旦形成就很难治疗,预防就至关重要。从人格障碍的成因中可知,人格障碍形成于个体早年的心理、社会、文化、环境的潜移默化的影响,因此,强调儿童早期教育、从幼年开始培养健全的人格对人格障碍发生发展的预防十分重要。良好的家庭教养方式,父母给予子女充分的关爱和呵护,避免家庭矛盾和破裂,为儿童创造良好的生活、居住、学习和人际环境,使儿童远离精神创伤,可很大程度上避免人格的不良发展。当儿童出现情绪或行为问题时,应及时进行矫正,不能漠不关心或任其发展,必要时应寻求专业医生的帮助。

(三)人格障碍的预后

人格障碍是一种相当稳定的思维、情感和行为的异常状态,在没有干预的情况下可长年保持不变,即使治疗,改变也并非易事,仅少数患者会随着年龄的增长而有所缓和。总之,人格障碍的治疗效果有限,预后欠佳。

第二节 常见人格障碍类型

由于出发点的不同,CCMD-3、ICD-10 和 DSM-Ⅳ诊断系统对人格障碍的分类存在一些差异。在现实生活中,还存在多种人格障碍合并的情况。本节根据我国的分类标准,分别介绍 CCMD-3 列出的 8 类人格障碍。

(一)偏执性人格障碍

偏执性人格障碍(paranoid personality disorder)在人群中的患病率估计为 0.5%~2.5%。据 1988 年上海青少年心理卫生调查资料表明,这种人格障碍的人数占心理障碍总人数的 5.8%。男性多于女性。此类患者在成长过程中可能受到过伤害,并逐渐形成一些自我防御的超价观念,如"人都是有恶意的、爱骗人的","一有机会他们就会攻击你","只有保持警惕,你才会没事"等,以这些适应不良的认知归因方式看待外界,在遇到生活事件后逐渐发展成为人格障碍。

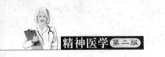

1. **临床表现** 偏执型人格障碍者的主要特点是广泛的猜疑和极度的不信任。常表现为：过分敏感，疑心重，心胸狭隘，对批评、侮辱和伤害耿耿于怀；不信任别人，对他人充满敌意，认为别人存心不良，倾向于把良性的行为解读成隐蔽的贬低或者威胁，时刻留心别人是否藐视、陷害或欺骗自己，随时准备好反击；思维固执死板，嫉妒心强，对自己的能力估计过高，惯于把失败和责任归咎于别人和外界原因，在工作和学习上往往言过其实；常怀疑周围的人对自己不忠诚，没有任何证明，怀疑配偶或性对象的忠实。这种类型的人与家人不能和睦相处，在外与朋友、同事相处也不融洽。

2. **CCMD‐3偏执性人格障碍诊断标准**

（1）符合人格障碍的诊断标准。

（2）以猜疑和偏执为特点，并至少有下列3项：①对挫折和遭遇过度敏感；②对侮辱和伤害不能宽容，长期耿耿于怀；③多疑，容易将别人的中性或友好行为误解为敌意或轻视；④明显超过实际情况所需的好斗，对个人权利执意追求；⑤易有病理性嫉妒，过分怀疑恋人有新欢或伴侣不忠，但不是妄想；⑥过分自负和自我中心的倾向，总感觉受压制、被迫害，甚至上告、上访，不达目的不肯罢休；⑦具有将其周围或外界事件解释为"阴谋"等非现实性优势观念，因此过分警惕和抱有敌意。

3. **治疗** 偏执性人格障碍患者对任何人都不信任，他们不太可能来寻求治疗，同样，发展出成功治疗必需的治疗关系也很困难。当他们真正寻求治疗时，常常是生活中出现了危机。治疗以心理治疗为主，通过认知治疗矫正他们对外界的错误假设，改变歪曲的、怀疑性信念，建立适应性的认知和归因，以健康的方式表达愤怒，增加人际信任，促进社会功能。非典型抗精神病药物对于消除较为顽固的超价观念有所帮助。

典型病例 郑某，女，26岁，本科学历，公司职员。她工作能力佳，但对他人不愿吐露心事，独来独往，无知心朋友，总是提防别人对她不利，周围人都说她性格古怪、没人情味，时常将别人的好意往坏处想，怀疑有特别动机。工作中老是怀疑别人翻弄了她的资料，请教她的问题认为是有意考查她。她要回娘家时，婆婆特意给她些东西捎去，她认为这是婆婆有意撵她走等等。我行我素、随心所欲，说话办事全凭个人意愿及激情冲动，根本不考虑旁人的喜怒哀乐，不考虑社会影响，因此，与邻里、同事格格不入，婆媳关系紧张。当证明是错误时，却又不承认，经不起批评。最终她原来唯一可信任的丈夫也无法容忍而离婚。

讨论：该女士在生活、工作、学习上普遍地及无根据地对别人不信任及怀疑，任性、自我中心，做事小心警惕，不愿透露内心想法，害怕被人所利用与欺骗，不能很好地处理人际关系。但她工作能力良好，一直未出现幻觉、妄想等精神病性症状的证据，符合CCMD‐3偏执性人格障碍的诊断标准。

（二）分裂样人格障碍

分裂样人格障碍（schizoid personality disorder）是较为常见的一种人格障碍，在人群中的患病率估计为0.5%～7%。据上海市青少年心理健康调查资料显示，这种人格障碍占心理人格障碍总人数的29%左右。男性略多于女性。可能是一种遗传的生物学功能不良，联合学习或人际关系的早期问题共同产生了分裂性人格障碍。研究显示，多巴胺受体浓度偏低的个体有更高的社会分离表现，多巴胺似乎促进了患者的社会冷漠。孩童时期过度严厉的教养方式、得不到父母的爱、不公正的待遇,使儿童分离、独立、逃避,产生敌对情绪,可能在发展形成分裂性人格障碍中有一定作用。

1. 临床表现 分裂样人格障碍以外表、观念、行为的古怪,情感冷漠、敌意及人际关系明显缺陷为特点。主要表现为孤僻、胆怯、退缩,缺乏进取心,对竞争性处境回避,漠不关心;不爱社交,缺乏温情,缺乏知己,沉默,难以与人建立深切的情感联系;享受不了人间的乐趣,也缺乏表达细腻情感的能力,很多患者独身,即使结婚也多以离婚告终;不关心别人对他的批评、鼓励或赞扬;常有古怪的信念,将无意义的事件与自身相连(如认为不认识的人常谈论他或拥有心灵感应),但他们能够认识到这种情况不太可能;有反常的知觉经验,如独处时感觉到有他人存在;常常伴有明显的猜疑感,而且为了证实自己的猜疑,还自作聪明的扮演"侦探"的角色;讲话常离题、跳跃性、含混不清和抽象等。

当遇到严重生活事件时,他们可短时间出现精神病性障碍,有些人会发展为分裂症。国内外资料显示,半数以上精神分裂症患者的病前人格为分裂样的,半数以上的人一生中可出现1次抑郁发作。

2. CCMD-3分裂样人格障碍诊断标准

(1) 符合人格障碍的诊断标准。

(2) 以观念、行为和外貌装饰的奇特、情感冷淡及人际关系缺陷为特点,并至少有下列3项:①性格明显内向(孤独、被动、退缩),与家庭和社会疏远,除生活或工作中必须接触的人外,基本不与他人主动交往,缺少知心朋友,过分沉湎于幻想和内省;②表情呆板,情感冷淡,甚至不通人情,不能表达对他人的关心、体贴及愤怒等;③对赞扬和批评反应差或无动于衷;④缺乏愉快感;⑤缺乏亲密、信任的人际关系;⑥在遵循社会规范方面存在困难,导致行为怪异;⑦对与他人之间的性活动不感兴趣(考虑年龄)。

3. 治疗 他们在平时的生活中处于自我孤立状态,一般不会主动寻求治疗,寻求治疗一般来自于家人和朋友的建议。心理治疗着重于帮助他们增加情感体验和表达,通过社交训练减少社会退缩,增强人际交往能力。药物治疗与精神分裂症的治疗相似。但治疗困难,疗效不佳。

典型病例 王某,男,29岁,未婚。其一舅舅有精神分裂症病史。自上学以来,他就表现出孤僻离群,少言寡语,情感冷淡,爱好贫乏,对一切显得无兴趣,对批评、赞扬及家人的关心均无动于衷,终日待在家中看书自得其乐而不愿多出门,家中来客从不敢打招呼,几乎谈不上有社会和人际交往,无知心朋友,人称他为"木头人"。成绩一般,毕业后对工作抱无所谓态度,长期待在家里不去工作,后来在家里人帮助下为他找了一份工作才去上班。工作中不修边幅,生活随便,房间里一片狼藉,疏于收拾,经常迟到,对领导提醒并不在乎。一次,别人给他介绍结婚对象,他却提出要过隐居生活做和尚,引起家人注意后劝说去做心理咨询。

讨论:该患者长时间的表现为明显的情感冷淡,行为孤僻退缩,社会和人际关系缺损,尚未发现阳性症状,符合分裂样人格障碍的特点。但该患者有精神分裂症家族史,不排除以后会发展为精神分裂症。

(三) 反社会性人格障碍

反社会性人格障碍(antisocial personality disorder)是对社会危害最大的一类人格障碍,

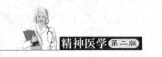

男性多于女性,男性估计3％,女性低于1％。一般认为,家庭破裂、儿童被父母抛弃和受到忽视或虐待,从小缺乏父母在生活和情感上的照顾和爱护,遭受不合理的训练及管理,是反社会型人格形成和发展的主要心理社会因素。另外,遗传、脑损伤、中枢神经系统发育不良、恶劣的成长环境也影响其形成。

1. 临床表现 反社会性人格障碍以冲动、欺诈、行为背离社会规范为特点。主要表现为:自幼存在行为问题,成年后冷酷无情,易怒,自我控制不良,与人格格不入;法纪观念差,行为受本能欲望、偶然动机和情绪冲动所驱使,具有高度的冲动性和攻击性;自私自利,无视别人利益,说谎、欺诈、坑骗别人以取得利益或快乐;做事不负责任,缺乏计划性和目的性,经常更换职业;无悔恨感与羞惭感,对自己损害他人的行为无悔改之意;无法遵守社会规则,多种形式的犯罪;趋向伴发药物或酒精滥用。

2. CCMD-3反社会性人格障碍诊断标准

(1) 符合人格障碍的诊断标准,并至少有下列3项:①严重和长期不负责任,无视社会常规、准则、义务等,如不能维持长久的工作(或学习),经常旷工(或旷课),多次无计划地变换工作,有违反社会规范的行为,且这些行为已构成拘捕的理由(不管拘捕与否);②行动无计划或有冲动性,如进行事先未计划的旅行;③不尊重事实,如经常撒谎、欺骗他人,以获得个人利益;④对他人漠不关心,如经常不承担经济义务、拖欠债务、不赡养子女或父母;⑤不能维持与他人的长久关系,如不能维持长久的(1年以上)夫妻关系;⑥很容易责怪他人,或对其与社会相冲突的行为进行无理辩解;⑦对挫折的耐受性低,微小刺激便可引起冲动,甚至暴力行为;⑧易激惹,并有暴力行为,如反复斗殴或攻击别人,包括无故殴打配偶或子女;⑨危害别人时缺少内疚感,不能从经验,特别是受到惩罚的经验中获益。

(2) 在18岁前有品行障碍的证据,至少有下列3项:①反复违反家规或校规;②反复说谎(不是为了躲避体罚);③习惯性吸烟、喝酒;④虐待动物或弱小同伴;⑤反复偷窃;⑥经常逃学;⑦至少有2次未向家人说明外出过夜;⑧过早发生性活动;⑨多次参与破坏公共财物活动;⑩反复挑起或参与斗殴;⑪被学校开除过,或因行为不轨而至少停学一次;⑫被拘留或被公安机关管教。

3. 治疗 反社会型人格障碍的治疗十分困难,疗效不佳。对程度较轻的患者,可通过认知治疗和行为管理帮助他们学会恰当处理愤怒情绪,控制冲动性行为,增进对友情的关注和人际合作。对于程度较重、情节恶劣的患者,可进行行为治疗的厌恶治疗技术,并进行行为管理和管制。药物治疗收效甚微。

典型病例 刘某,男,25岁,初中文化,农民。自幼淘气,常与同学打架争执,破坏公共财物,上课坐不住,不遵守纪律,做恶作剧寻开心,拿着虫子在上课时戏弄女生。他经常说谎、盗窃他人物品,与一些流氓吸烟、酗酒,逃学夜不归宿,数次被学校处分。母亲已故,家里人对他缺乏关心,任其发展。对家里生病的父亲从不照顾,每次回家便向他姐姐强行要钱,对长辈的批评不在乎,无悔改之意。结婚后性情变得暴躁、粗鲁、嗜酒如命,每次酒醉便撒疯,妻子就是受打击对象,体罚、侮辱妻子是常有的事,以致妻子不得不多次上法院要求离婚。在村里表现极差,邻里不敢惹他,领导多次找他谈话教育无效,他称要来个"大闹天宫",害得他姐姐每次为他受罪说好话。

讨论:本例在家庭中缺乏关心,从小未受良好教育,表现为品行障碍,经常违法违纪。成年后表现为对妻子的冷酷虐待,屡教不改,不吸取经验教训,甚至振振有词。符合反社会性人格障碍的诊断标准。由于家庭和社会的纵容,该例患者估计预后差。

(四)冲动性人格障碍

冲动性人格障碍(攻击性人格障碍,impulsive personality disorder)在青少年期和中青年期多见,男性多于女性。研究表明,攻击行为有一定的生理基础,脑电图检查显示攻击性人格障碍中14％的人存在颞叶的慢波活动与正相尖波,在普通人群中则为2％。攻击性与家庭教育有较大关系,被父母溺爱的孩子往往存在过强的个人意识,受到限制就容易采取"还击"。另外,攻击性人格障碍还可能与自卑与补偿心理、自尊心受挫有关。

1. 临床表现 冲动性人格障碍以情感暴发,伴明显行为冲动为特征。主要表现为:情绪急躁易怒,很小的事情就能引发强烈的情感反应和暴力行为,无法自控,造成破坏和伤害他人;性格上表现出外向攻击、鲁莽和冲动性;冲动的动机形成可以是有意识的,也可以是无意识的;行为反复无常,具有强烈的攻击倾向,行动之前有强烈的紧张感,行动之后体验到愉快、满足和放松,无真正的悔恨、自责感;容易产生不良行为和犯罪倾向。以上为主动攻击性的表现,还有一种表现为被动攻击性,外表表现为被动和服从,但内心却充满敌意和攻击性。例如,不愿意参加的事情不主动提出,却故意迟到,不听指挥,拖延时间,暗地里进行破坏或阻挠。

2. CCMD－3 冲动性人格障碍诊断标准

(1)符合人格障碍的诊断标准。

(2)以情感暴发和明显的冲动行为作为主要表现,并至少有下列3项:①易与他人发生争吵和冲突,特别在冲动行为受阻或受到批评时;②有突发的愤怒和暴力倾向,对导致的冲动行为不能自控;③对事物的计划和预见能力明显受损;④不能坚持任何没有即刻奖励的行为;⑤不稳定的和反复无常的心境;⑥自我形象、目的及内在偏好(包括性欲望)的紊乱和不确定;⑦容易产生人际关系的紧张或不稳定,时常导致情感危机;⑧经常出现自杀、自伤行为。

3. 治疗 心理治疗为主,认知行为治疗和压力管理训练帮助患者对情绪进行管理和控制,学会通过正常健康的方式释放体内能量,建立适应性归因认知方式、应对方式和行为模式,正确面对和处理环境中的挫折和压力。情感稳定剂对于稳定情绪有一定帮助。

典型 病例 王某,男,20 岁,学生。平素学习成绩佳,家里人对他抱着很大希望,百般宠爱。有时为了一点鸡毛蒜皮的小事,就大发脾气,一家人都顺着他。一次,成绩考得略不好,老师提及时,他便大发脾气,与老师在上课时吵了起来,无法控制。平常与同学为一点小事打骂起来特别凶,许多人劝解都无效。同学关系时好时坏,几乎没有长久的友谊,常常因为他一次不可理解的情绪暴发而分散。做事缺乏恒心,不能长期坚持。有时在家里,他在做自己喜欢的事情,他妈叫他去买点东西,他便冲动地说他妈不好,大叫去死了算了,在公众前出尽洋相。每次事后自己也想不通当时怎么会这样,发誓不再如此,但到时往往又失控,为此特别烦恼。

讨论:该学生有不可预计的情绪变化和冲动性行为,不发作时情况尚好,自己也认为不对,但又无法控制冲动的发生,无其他智能障碍或脑损伤史。符合以上冲动性人格障碍。

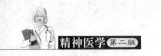
（五）表演性人格障碍

表演性人格障碍（histrionic personality disorder）在人群中的患病率估计为2％～3％，男女比例在不同的研究中结果不一致，临床上以女性多见。他们的病态中心思维是认为自己不能被别人忽视，一般认为与早期家庭教育有关。父母溺爱孩子，使孩子受到过分保护，造成生理年龄与心理年龄不符，心理发展严重滞后，停留在少儿期的某个水平。

1. 临床表现 表演性人格障碍以过分的感情用事或夸张言行吸引他人的注意为特征。主要表现为：戏剧化、表演性，常常用夸张的形式来表达自己的感情，肤浅且变化迅速；好炫耀自己，不断渴望受人称赞，强烈地想成为人们注意的中心；喜欢追求刺激，有的患者甚至卖弄或调情来吸引异性；自我中心，对别人则不关心，但又易过分轻信，易受别人暗示，情感用事，依赖性强，富于幻想；富有表现力，在公众场合的言语和行为表现十分具有感染力，也会用言语打击对手和伙伴；当患者不被别人注意时，会表现出不快，甚至抑郁。有些患者在不如意时可表现为各种躯体不适和病症，但又与解剖和生理规律不符，其目的仍是引起别人的注意、关心和同情。此类人格障碍与癔症有一定的关系。癔症的病前人格为表演型者约20％，但非常严重的表演型人格障碍也可终身不发生癔症。

2. CCMD-3表演性（癔症性）人格障碍诊断标准

（1）符合人格障碍的诊断标准。

（2）以过分的感情用事或夸张言行，吸引他人的注意为特点，并至少有下列3项：①富于自我表演、戏剧性、夸张性地表达情感；②肤浅和易变的情感；③自我中心，自我放纵和不为他人着想；④追求刺激和以自己为注意中心的活动；⑤不断渴望受到赞赏，情感易受伤害；⑥过分关心躯体的性感，以满足自己的需要；⑦暗示性高，易受他人影响。

3. 治疗 在心理治疗中寻找自我中心和需要被关注的原因，在加强自我知觉和自我意象的同时，矫正肤浅的认知方式，帮助他们认识到这种交往模式所得到的短时利益是要付出长期代价的，学会恰当的情绪表达方式和处理自己想法与需要的合适方法。减少以吸引他人注意为目的的刻意行为和诱惑行为，建立坦诚的社会关系。

典型病例 张某，女，20岁，高中毕业。平时很讲究穿着打扮，炫耀自己，言语、行为和服饰总爱模仿影视明星和歌唱明星，高谈阔论，爱出风头，有意无意标榜自己，一天到晚无安宁之时。个性要强、好嫉妒，只喜欢听到对她的赞扬声、甜言蜜语声。在爱情方面，吹嘘帅哥们是如何欣赏她，追求她，而她又是如何刁难他们，大放厥词。不爱听到反对她的声音，更不爱听到批评，主观臆断事情的对错及人的好坏，为了引人注意，甚至不顾个人尊严。喜怒无常，高兴时嘻嘻哈哈，劲头十足，稍不顺心，即大吵大闹，反目成仇，弄得人际关系十分紧张。一天，正当她瞎吹时，经一位朋友提醒，她顿时觉得自己并非魅力超群，立刻萎靡不振，非常难过，泪流满面，一副可怜相。

讨论：该女士一贯表现为过分做作、夸张、情绪化，自我中心，不在乎别人的感受，有明显的暗示性，但无躁狂症的"三高"表现，故考虑为癔症性人格表现。

（六）强迫性人格障碍

强迫性人格障碍（anancastic personality disorder）在人群中的患病率估计为2％左右，男性：女性约为2：1。一般形成于个体幼年时期,与家庭教育和社会生活经历有直接影响。家庭教育过分严厉,要求子女循规蹈矩,就会使孩子生怕犯错误受到惩罚,造成行为过分拘谨,情绪非常紧张焦虑,遇事优柔寡断。另外,强迫性人格障碍有一定的遗传倾向,家庭成员中有患强迫性人格障碍的,其家属患此病的概率比普通家庭要高。

1. 临床表现 强迫性人格障碍以过分的谨小慎微、严格要求与完美主义及内心的不安全感为特征。主要表现为:患者总有一种追求完美、求全和固执的表现,关注细节、规则、秩序,关注事情是否以正确的方式处理;行为刻板,缺乏想象力,在决断事情上往往需要再三思虑,有时反而误事;工作上他们只相信某一既成模式,而不能容忍任何变化;个人生活上过分注重小节,过分讲究卫生,其完美主义的要求常使家人难以忍受;有些患者过度投入工作,排斥休闲或与朋友在一起。强迫性人格障碍者若受强烈刺激或持续的精神压力,容易导致强迫症。据有关资料显示,约70%强迫症患者病前有强迫性人格障碍,强迫性人格障碍者也较易患抑郁症。

2. CCMD-3强迫性人格障碍诊断标准

(1) 符合人格障碍的诊断标准。

(2) 以过分的谨小慎微、严格要求与完美主义及内心的不安全感为特征,并至少有下列3项:①因个人内心深处的不安全感导致优柔寡断、怀疑及过分谨慎;②需在很早以前就对所有的活动作出计划,并不厌其烦;③凡事需反复核对,因对细节的过分注意,以致忽视全局;④经常被讨厌的思想或冲动所困扰,但尚未达到强迫症的程度;⑤过分谨慎多虑、过分专注于工作成效而不顾个人消遣及人际关系;⑥刻板和固执,要求别人按其规矩办事;⑦因循守旧、缺乏表达温情的能力。

3. 治疗 在心理治疗中寻找完美主义倾向和关注细节的来源,通过认知行为技术降低专注于规则、细节的程度,减少内疚和自责,增加在解决问题和人际关系方面的灵活性;通过情绪技术增强情感的表达和内心情感的体验,学习放松方法,使严肃、压抑的心境愉快起来。如果压抑、焦虑的情绪明显,或者出现明显影响工作和生活的强迫症状,可考虑采用抗抑郁和(或)抗焦虑药物改善症状。

典型病例 周某,女,30岁。她向来学习认真,成绩也不错。大学毕业后参加工作,在工作上一丝不苟,赢得领导的信赖和好评。领导提拔她后,她对下属要求过分苛刻,注意细节,一点小事都要自己过目,一定要按照她的方式或意愿做事,否则就不满意,发脾气。有时因不放心把任务交给别人去做,自己经常加班加点不休息。即便是休假时,她也难以放松,总担心哪儿出差错。在家里,东西收拾得井井有条,丈夫一搞乱便不开心,要立即纠正。朋友到她家来会感到很拘束、不自然,担心一不小心犯了什么错误,于是不愿去她家。

讨论:该女士做事仔细认真,过分要求自己和别人,甚至牺牲一些利益,明显超过了正常人的范围,但尚未发展到为某些固定的事情反复多次的程度,故属于强迫性人格障碍的表现。

(七)焦虑性人格障碍

焦虑性人格障碍(anxious personality disorder)在人群中的患病率估计为0.5%～1.5%,男女比例相当。许多理论都提出生物、社会、心理各因素整合是焦虑性人格障碍的病因。这些个体可能天生就有一种令人烦忧的生理、心理缺陷或人格特点,而产生轻视自己、

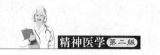

认为自己不如他人的心理。在幼年时,父母可能没有提供给他们足够的、不加批判的爱,甚至排斥他们,如果这种情况持续到成年,这种排斥就可能导致低自尊、情绪不稳和社会疏远,受挫后发展为焦虑性人格障碍。

1. 临床表现　焦虑性人格障碍以一贯感到紧张、提心吊胆、不安全及自卑为特征。主要表现为:缺乏自信,怀疑自身价值,认为自己是无能的,不吸引人的;需要被人喜欢和接纳,对拒绝和批评过分敏感,遭到拒绝和反对时,感觉受到了很深的伤害,情绪反应很大;由于害怕批评或排斥,尽管有交往的需要,但他们仍与周围环境保持一定的距离,回避人际关系,或者无条件地接受他人的意见,很难同别人进行深入的情感交流;有很大的社会不安感,在那些需要大量接触他人的工作面前常常因羞怯而逃避;有时他们对一些事物,尤其是社交表现出恐惧,有持续和广泛的紧张、忧虑和对自己生气的感觉。

2. CCMD-3焦虑性人格障碍诊断标准

(1) 符合人格障碍的诊断标准。

(2) 以持久和广泛的内心紧张及忧虑体验为特征,并至少有下列3项:①一贯的自我敏感、不安全感及自卑感;②对遭排斥和批评过分敏感;③不断追求被人接受和受到欢迎;④除非得到保证被他人所接受和不会受到批评,否则拒绝与他人建立人际关系;⑤惯于夸大生活中潜在的危险因素,达到回避某种活动的程度,但无恐惧性回避;⑥因"稳定"和"安全"的需要,生活方式受到限制。

3. 治疗　由于焦虑性人格障碍患者所经受的问题类似于社交恐惧患者的问题,所以相同的治疗可以应用于这两组人群。心理治疗可通过认知行为技术改善自我认知,提高自尊和减少自我批评,增强人际交往中尝试努力的勇气,降低社交回避和社交不良事件的过度的情绪反应,并通过人际交往训练改善人际交往技能,减少社会孤独感,增加人际亲密度。若有明显的情绪问题,可考虑采用抗抑郁药和(或)抗焦虑药改善症状。

典型病例　赵某,女,21岁,学生。从小害羞胆小,上课时不敢举手回答问题,说话声音低,老师叫她起来回答问题时便异常紧张,吞吞吐吐地说不出话来。考试前紧张、出汗,双手发抖,脑子一片空白,结果往往发挥不了平时的正常水平。平常与陌生人讲话就不由自主脸红,出门要拉着父母,不敢一个人出门。同学邀她一起出去玩也感到担心出事,于是经常推却,也不敢结交男朋友,怕别人在背后说闲话,一点小事就提心吊胆,惶惶不知所措。

讨论:该学生有长期的各种过分紧张表现,为求得稳定与安全而回避社交,除非在有保护之下,明显与她的年龄不相符合,但尚未达到焦虑症的程度,应考虑为焦虑性人格障碍。

(八)依赖性人格障碍

依赖性人格障碍(dependent personality disorder)在人群中的患病率估计为2%～3%,男女比例在不同的研究中结果不一致,临床上以女性多见。一般认为,成长过程中父母过分溺爱,鼓励子女依赖父母,不让他们有长大和自立的机会,久而久之,子女就会逐渐产生对父母或权威的依赖心理,成年以后依然不能自主,形成依赖性人格。

1. 临床表现　依赖性人格障碍以极端缺乏自信、顺从和依赖的行为模式为特征。主要表现为:顺从、怯懦,自我评价低,做事没有主见,不论次序、不论场合地依附于别人;强烈地需要别人照顾,依赖于他人来承担起自己生活的责任;如果没有别人的建议和支持,很难做出日常生活的决定;经常自愿做一些别人看来不太舒适或降低身份的工作,以求得别人的赞许;他们对被遗弃怀有深深的恐惧,一旦某种关系破裂,会觉得自己也毁灭了,急切地寻求另一段关系作为关心与支持的来源。虽然都是自卑和对批评敏感,焦虑性人格障碍患者是回避人际关系,而依赖性人格障碍患者是黏着行为。依赖性人格障碍也常伴发抑郁。

2. CCMD-3依赖性人格障碍诊断标准

(1) 符合人格障碍的诊断标准。

(2) 以过分依赖为特征,并至少有下列3项:①要求或让他人为自己生活的重要方面承担责任;②将自己的需要附属于所依赖的人,过分地服从他人的意志;③不愿意对所依赖的人提出即使是合理的要求;④感到自己无助、无能,或缺乏精力;⑤沉湎于被遗忘的恐惧之中,不断要求别人对此提出保证,独处时感到很难受;⑥当与他人的亲密关系结束时,有被毁灭和无助的体验;⑦经常把责任推给别人,以应对逆境。

3. 治疗 由于他们渴望将治疗的责任托付给治疗师,依赖性人格障碍患者看起来是理想的患者,但治疗时要注意不能让患者过度依赖治疗师。当他有能力自己做出决定并发展出自信时,治疗才会开始取得进展。治疗师可通过咨询室中依赖关系来让患者意识到他生活中的人际交往模式,提高患者对自己愿望和需要的察觉,减少顺从和依赖的行为。通过认知行为技术扩大患者的应对行为、社交技能,减少独立的恐惧,提高独立性和果断性,增强自信。出现情绪问题时,可考虑采用抗抑郁药和(或)抗焦虑药物改善症状。

典型病例 杨某,男,22岁,学生。从小受家人宠爱,饭来张口,衣来伸手,学习成绩也不错。但独立能力差,缺乏主见,喜欢大家一起干同样的事情,而当一件事情要他自己决定时,便怕干不好,不知所措。不论事情大小都要父母为他做决定。离家上大学后,在学校生活自理都成问题,担心学习跟不上,感到自己无助、无能,遇到一点困难就哭泣、厌学,打电话逃回家要父母帮忙。

讨论:该学生一直独立能力差,缺乏主见,小事也需要依赖于父母,不能良好地适应成长过程中碰到的事情,符合依赖性人格障碍的诊断。这种现象的形成可能与父母的教养方式有很大的关系。

第三节 性心理障碍概述

一、性心理障碍的定义及分类

人类作为一种生命现象,其生命的存在、种族的延续都取决于人类的性行为。人类的性行为既具有生殖功能,又有享乐功能;既是本能行为,又是社会行为。一个完整的性行为由3个阶段组成:①具有能够导致性唤起的性刺激;②由性唤起而引起的性行为;③在性高潮中性行为达到顶点。其中任何一个阶段出现问题,都可能导致个体的性心理障碍。

在CCMD-3中,性心理障碍(psychosexual disorder)被定义为:以两性性行为的心理和行为明显偏离正常,并以这类性偏离作为性兴奋、性满足的主要或唯一方式为主要特征的一

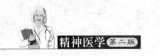
组精神障碍,既往又称为性变态(sexual deviation)。

人类的性行为受到社会文化的影响和制约,在不同的国家、民族以及宗教信仰对性心理和性行为有不同的评价准则,所以目前尚没有判断性心理正常与否的绝对标准。有学者认为,评价性行为异常与否的标准包括:①是否符合某一社会的道德准则;②是否给自己或性伴侣造成伤害和痛苦;③长时间反复、持续发生的、呈极端变异的性行为被视为异常性行为。

不同的诊断系统(如 CCMD-3、ICD-10、DSM-Ⅳ)对性心理障碍的分类略有不同。CCMD-3 将性心理障碍分为 3 种类型(表 9-6):性身份障碍(有变换自身性别的强烈欲望)、性偏好障碍(采用与常人不同的异常性行为满足性欲)及性指向障碍(不引起性兴奋的人物,对这些人有强烈的性兴奋作用)。但不包括单纯性欲减退、性欲亢进及性生理功能障碍。

表 9-6　CCMD-3 与 DSM-Ⅳ 关于性心理障碍的分类

CCMD-3		DSM-Ⅳ	
诊断编码	诊断名称	诊断编码	诊断名称
62.1	性身份障碍		性别认同障碍
62.11	易性症	302.6	儿童性别认同障碍
62.19	其他或待分类的性身份障碍	302.85	少年或成人性别认同障碍
		302.6	未加注明的性别认同障碍
62.2	性偏好障碍		性偏好障碍
62.21	恋物症	302.81	恋物癖
62.211	异装症	302.3	异性装扮癖
62.22	露阴症	302.4	露阴癖
62.23	窥阴症	302.82	窥阴癖
62.24	摩擦症	302.89	摩擦癖
62.25	性施虐与性受虐症	302.83	性受虐癖
62.26	混合型性偏好障碍	302.84	性施虐癖
62.29	其他或待分类的性偏好障碍	302.2	恋童癖
62.3	性指向障碍	302.9	未加注明的性偏好障碍
62.31	同性恋		
62.32	双性恋		
62.39	其他或待分类的性指向障碍		

二、性心理障碍的病因

性心理障碍的表现形式多种多样,形成原因也可能有多种,时至今日,关于性心理障碍的病因及其发病机制尚无定论。

多年来,学者们假设性心理障碍具有生物学的基础,并进行了深入的研究。相关研究发现,染色体的异常,尤其是性染色体的异常,影响了胚胎发育时的性激素水平,从而造成性身份障碍以及性偏好障碍。Zhou 等人(1995)发现,在性身份障碍患者中,在控制男性激素的脑部区域存在着结构差异,但孰因孰果尚不清楚。然而,更多的研究则表明,大多数性心理障碍患者并未发现其存在生物学的异常变化。

目前,心理社会因素在性心理障碍的病因学中被认为占有主导地位,其中以心理动力学派和行为主义学派的影响较大。心理动力学派认为,性偏好障碍患者没有解决好自己的恋母情结,他们与母亲过分亲近,而与父亲的关系则不好,由此产生了阉割焦虑。而对于性身份障碍患者来说,心理动力学派则认为其是由父母与婴儿纽带的失调所引起。对于男性来说,如果与母亲之间时间过长的共生关系,就会在婴儿期产生女性性别认同;而女性如果缺乏母亲身体和情感上的关爱,就会转而对父亲产生认同。

行为主义学派用条件反射及社会学习理论来解释性心理障碍的成因和发病机制。该学派认为,性偏好障碍是一种条件反射建立的结果,如果个体早期的性经历与一种非常规刺激成对出现,那么这种刺激后来就变成了个体性唤起的敏感性刺激。对于性身份障碍,行为主义学派则认为,青少年期的性发育过程中,个体因为遭受了不良性教育或性经验的影响而出现性偏好障碍。此外,新的行为主义理论则更重视认知因素在性行为模式发展中的作用。

当然,无论是哪一种观点,都不能完全解释性心理障碍的成因。目前,对性心理障碍的病因及发病机制更多地强调整合模式。生物学特征、家庭环境、人际关系以及社会交往等方面,共同导致了性心理障碍。对于性偏好障碍患者来说,可能存在一定的生物遗传学特征,同时早期不适当的性联系或经验、社交技巧发展的不足等,导致其正常的性行为模式受到抑制,而异常的性行为则得到相应地加强;其异常性行为不仅为自己提供了一种性需要的宣泄途径,同时还使其获得了性满足,如此这种异常的性行为便得以持续,进而发展为性偏好障碍。

三、性心理障碍的诊断

由于性心理障碍的确切发病率难以估计,对其各种类型的诊断更多的是依据详细的病史、生活经历以及临床行为表现。不过在诊断性心理障碍前,首先要排除脑器质性疾病产生的性欲改变、人格异常、脑器质性疾病的临床表现以及各种辅助检查,如脑电图、头颅 CT、MRI,都有助于诊断及鉴别诊断。

虽然性心理障碍患者的临床表现各有不同,但他们都具有一些共同特征。这些特征包括:①患者产生性兴奋、性冲动的对象或性行为方式不同于一般正常人,且此种行为比较固定,不易纠正;②患者异常性行为的后果对其个人及社会可能带来损害,但患者无法控制;③患者对其异常的性行为有自知力,知道其行为不符合社会道德规范;④除了异常的性行为表现外,一般社会适应良好,无突出的人格障碍,无智能障碍。

四、性心理障碍的治疗

关于性心理障碍的治疗一直以来比较困难,药物治疗可以起到暂时对症作用。如服用抗焦虑药可以缓解患者紧张、烦躁等焦虑症状;情绪低落时,可以服用抗抑郁药以提高患者情绪等。近来发现,对于急性、强迫性的性心理障碍行为,锂盐、丙咪嗪和氟西汀的效果较好;对于继发抑郁的易性症患者可使用抗抑郁药物。但是,长期使用药物治疗,效果并不能令人满意。

心理治疗是治疗性心理障碍的主要治疗方法。心理治疗的目的是,帮助性心理障碍患者减少其异常的性兴趣和性行为;增加其正常的性兴趣和性行为,包括改善患者的社交能力与人际关系;对于不愿放弃异常性行为活动的患者,则帮助他们遵守社会规范,避免侵犯他

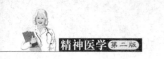

人,进而建立起正面的自我形象和生活方式。常用的心理治疗方法包括认知领悟疗法、厌恶疗法、系统脱敏疗法等。

认知领悟疗法是由钟友彬在精神分析理论的基础上结合中国文化的特点创立的一种方法,它通过解释使患者改变认识,得到领悟,从而使症状得以减轻或消失,达到治病的目的。认知领悟疗法要找出患者不现实的、不合理的或非理性的、不合逻辑的思维特点,并帮助患者建立较为现实的认知问题的思维方法,从而消除各种不良的心理障碍。钟友彬(1992)用此方法治疗了33例性心理障碍患者,其中有27例发生明显的好转,表明这种方法治疗性心理障碍是有效的。

从行为主义的观点来看,大多数性心理障碍患者的行为是按条件反射原理形成的,是通过学习而习得的。所以,在治疗上可采用行为治疗的方式,其中厌恶疗法最为常用。当患者产生异常性行为的欲念时,便给患者一个恶性刺激,如拉弹橡皮圈去弹击患者的手腕,使之感到疼痛,从而控制这种欲念,直到病态现象消失为止。此外,还可以应用想象性内隐致敏法(covert sensitization),即想象达到兴奋高潮的性变态渴求体验场景与厌恶条件化疗法相结合。通过这种厌恶性条件化结合内隐致敏法,可增强消除性变态行为的效果,达到治疗的目的。不过这些方法很难让病人接受,而且远期效果较差,很容易旧态复萌。

对于易性症患者的心理治疗一直以来是非常棘手的问题。性激素治疗(一般男性用雌二醇,女性用睾酮)可以明显减轻患者的压力,而"性别再造术"能改变患者的解剖特征,使患者的"身心"得到统一。但是,长期服用性激素的不良反应、手术的并发症和后遗症、术后患者可能面临新的精神压力等,都是不容忽视的。Meyer和Reiter(1979)调查了患者与家庭关系、工作关系、法律地位和精神状态有关的调整能力,结果显示,接受易性术患者的生活调查与未接受易性术者无明显的差异。而经过20年的追踪观察,Junge(1986)也发现有10%~15%的术后患者感到不满意,自杀率达2%。

第四节　常见性心理障碍

一、性身份障碍

性身份可以理解为心理学概念或心理性别,它指的是与性别有关的性格、气质、思想感情和行为。所以,性身份就是性别自认或性别同一性,也就是一个人的内心对自己性别的认识是否与其生物学性别相一致。一般来说,两者一致。但有极少数人始终不把自己看作是自己应属的性别,男的想成为窈窕淑女,女的愿作英俊少年。这种自我意识的性别与生物学性别不一致的情况被称为性身份障碍(gender identity disorder)或性别同一性障碍。性身份障碍患者的生理解剖完全正常,只是性心理不正常。

（一）CCMD-3性身份障碍诊断标准

1. 女性性身份障碍

（1）持久和强烈地因自己是女性而感到痛苦,渴望自己是男性(并非因看到任何文化或社会方面的好处而希望成为男性)或坚持自己是男性,并至少有下列1项:①固执地表明厌恶女装,并坚持穿男装;②固执地否定女性解剖结构,至少可由下列1项证实:明确表示已经有或将长出阴茎;不愿取蹲位排尿;明确表示不愿意乳房发育或月经来潮。

（2）上述障碍至少已持续 6 个月。

2. 男性性身份障碍

（1）持久和强烈地为自己是男性而痛苦,渴望自己是女性(并非因看到任何文化或社会方面的好处而希望成为女性)或坚持自己是女性,并至少有下列 1 项:①专注于女性常规活动,表现为偏爱女性着装或强烈渴望参加女性的游戏或娱乐活动,拒绝参加男性的常规活动;②固执地否定男性解剖结构,至少可由下列 1 项证实:断言将长成女人(不仅是角色方面);明确表示阴茎或睾丸令人厌恶;认为阴茎或睾丸即将消失,或最好没有。

（2）上述障碍至少已持续 6 个月。

3. 易性症 易性症(transsexualism)属于一类少见而严重的性身份障碍,也称为性别转换症,是性身份的严重颠倒。易性症患者的性器官解剖结构没有异常,但其对自身性别的认定与解剖生理上的性别特征呈持续厌恶的态度,并有改变本身性别的解剖生理特征以达到转换性别的强烈愿望(如使用手术或异性激素等),采取各种措施或寻求医药帮助,坚信自己应该属于相反的性别。

易性症患者较少见,其发病率 1/10 万～2/10 万,其中以男性多见,男女比例约为 3∶1。易性症患者一般起自青春期,模仿异性的着装、体态、举止和言语腔调。如不能满足其性别转换的要求,患者往往内心十分痛苦,表现出强烈的自残或自杀倾向,甚至有些男性患者会自己动手割去阴茎和睾丸。男性患者中,约有 1/3 结婚,但即使结婚,离婚比例亦较高。

典型病例 患者,申某,男性,24 岁。从小因为长得清秀,从三四岁开始,邻居家的姐姐和他的姑姑们就把他当女孩打扮。上中学后,他完全认为自己是一个女生,还常常偷偷试穿女装。考上大学时,他已是长发飘飘,经常和女同学玩耍,内心做真正女人的渴望与日俱增,并对自己的男儿身产生厌恶感。随后,他向整形科医生提出要求,通过手术改变性别,并开始服用一些雌激素,乳房开始发育,外表和皮肤更像一个女孩。

（二）CCMD-3 易性症诊断标准

（1）期望成为异性并被别人接受,常希望通过外科手术或激素治疗而使自己的躯体尽可能与自己所偏爱的性别一致。

（2）转换性别的认同至少已持续 2 年。

（3）不是其他精神障碍(如精神分裂症)的症状,或与染色体异常有关的症状。

（三）鉴别诊断

1. 异装症 易性症与异装症都可具有异性装扮的行为,但异装症患者穿着异性服装主要是为了体验由此而引起的强烈性兴奋或性满足感,其对自己的生物学性别持肯定态度;而易性症患者的异性装扮行为,无特别的性兴奋及性快感体验,其基本目的与性无关,对自己的生物学性别持否定态度。

2. 同性恋 在同性恋者中,男性有时会表现女性化,女性也会有男性化举止,但是,同性恋者对自己的生物学性别并不反感,其心理性别与生物学性别是统一的。也就是说,作为一个男性同性恋者,他并不会感觉自己是身陷男性躯体中的女性,也并不想变成女人;同样,女

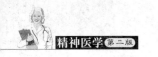

性同性恋者也不希望自己变成一个男人。而对于易性症患者来说却恰恰相反。

二、性偏好障碍

性偏好障碍(disorders of sexual preference)又称为性欲倒错,其特征是:对无生命物体长期而专注的性唤起幻想、要求或行为,在实际生活或想象中,折磨或羞辱个体自身或其性伴侣,或者性伴侣不当,并伴有临床上显著痛苦或无能。常见的性偏好障碍包括恋物症、异装症、露阴症、窥阴症、摩擦症及性施虐与性受虐症等(表9-7)。

表9-7 常见的性偏好障碍及描述

种 类	描 述
恋物症	对某些异性使用过的物品产生强烈的性冲动、性幻想及性行为
异装症	通过穿着异性的服装而引起性唤起和性行为
露阴症	通过反复在陌生异性面前暴露生殖器官引起性唤起和性行为
窥阴症	通过窥视异性身体或他人性行为引起性唤起和性行为
摩擦症	通过摩擦异性身体而引起性唤起和性行为
性施虐与性受虐症	通过向性爱对象施加虐待或接受对方虐待而引起性冲动

性偏好是一种普遍存在的现象。健康的性心理和性偏好是把性看作是美好生活的一部分,也是良好的人际关系和夫妻关系的一部分。但具有性偏好障碍的患者则大相径庭,其性欲十分离奇,性心理呈病态表现,他们对正常的性交并不感兴趣,而只青睐于离奇的性偏好。其目的不是指向异性完整个体和正常性行为的替代的性满足方式,而是表现为性对象的异常和性行为方式的异常。性偏好障碍患者对性伴侣的示爱能力、情感回应和性行为全面受损,甚至荡然无存,患者的人格和情感调节的其他方面也受到损害。

1. **恋物症**(fetishism) 在强烈的性欲望与性兴奋的驱使下,反复收集异性使用的物品,抚摸、嗅闻这类物品并伴以手淫,或在性交时由自己或要求性对象持此物品,以获得性满足,即所恋物体成为性刺激的重要来源或获得性满足的基本条件。据国内的调查发现,96%的患者对女性的乳房、生殖器无性反应或反应轻微,而100%的患者对所恋物品反应强烈,如呼吸急促、心跳加快、血压升高、阴茎勃起。

典型病例 患者,王某,男性,23岁,因行窃被当场抓获。在他的房间里搜查出叠得整齐的女用衣物,包括婚纱、胸罩、女游泳衣和高档女用内裤等,其中有的内裤前中央部位还剪成了直径2 cm的小圆孔。患者承认收集这些东西已有2年,晚上常把它们放在生殖器上手淫,以取得性满足,有时还光着身子穿婚纱。患者对其偷窃行为供认不讳,但称无法控制。

恋物症的诊断标准:①在强烈的性欲望与性兴奋的驱使下,反复收集异性使用的物品,所恋之物是极重要的性刺激来源,或为达到满意的性反应所必需;②病程至少已持续6个月。

恋物症一般初发于青少年期,个别起源于儿童期。虽然恋物症者患病人数少,但几乎仅见于男性,有相当一部分是单身或孤独的男性。恋物症患者所恋物品大多数是异性的贴身之物,如内衣、胸罩、内裤、袜子等,而且这些物品一般都是异性已经使用过的,也并非是来自同一个人。且所恋物品常常只被使用一次,然后就丢弃、销毁或藏起来。因此,恋物症患者会花费大量的时间,通过各种途径寻找自己所希望得到的物品,比如购买、偷窃,甚至是抢劫。患者恋物行为的发作难以控制,不顾一切甚至当着别人的面去窃取所恋物品,事后会后悔、自责。有些患者为防止再犯,暗自采取各种措施,如写决心书、刺伤自己等,但仍不能自控。

2. **异装症(transvestism)** 属于恋物症的一种特殊形式,又称为恋物性异装症。临床表现为对异性衣着特别喜爱,反复出现穿戴异性服饰的强烈欲望并付诸行动,由此可引起性兴奋。其穿戴异性服饰主要是为了获得性兴奋,当这种行为受抑制时可引起明显的不安情绪。异装症的诊断标准包括:①穿着异性服装以体验异性角色,满足自己的性兴奋;②不期望永久变为异性;③症状至少已持续 6 个月。

典型病例 李某,男性,30 岁,已婚。因为有难以控制的欲望,想穿着女性的服饰出现在公共场合,并几乎每周有 1～2 次深夜穿戴其妻子衣服外出。妻子因为这个原因要与他离婚。

异装症患者通常会结婚,但他们会尽量隐藏自己的行为,秘密地进行,因此,异装症的患病率很难估计。有学者提出,异装症在成年男性中的患病率大约低于 1%,目前很少见到有关女性异装症的报道。异装症患者通常在青春期发病,症状会持续多年,中年以后随着性欲下降,其异性装扮行为会有所减少。

异装症患者的身份辨识通常没有问题,即其本身对自己的生物学性别持肯定态度,他们并不要求改变自身性别的解剖生理特征。与同性恋者穿着异性服装不同,异装症患者是以异装行为作为性唤起物并取得性满足,其内在动机和出发点不同于同性恋者。

3. **露阴症(exhibitionism)** 在不适当的场合下,反复多次在陌生异性面前暴露自己的生殖器,引起异性紧张性情绪反应,以达到其性兴奋的目的。而在性爱抚或性交过程中,或者在社会允许的环境里发生的生殖器暴露不属于露阴症。露阴症几乎仅见于男性,多发生在青春期,40 岁以后暴露行为的频率会显著减少。但是,如果在中老年首次出现,应注意是否为器质性原因所引起。

典型病例 患者,孙某,男性,25 岁,工人。2 年前的一个傍晚,在树林散步时,患者向路过的年轻女性暴露自己的生殖器,但并无任何攻击行为。对方看到后惊叫,患者当时即感到兴奋,并伴手淫、射精,之后每周都出现 2～3 次类似行为。

大多数学者认为,典型的露阴症患者并不把暴露生殖器作为一种表示性需要的方式,患者希望引起受害人一些反应,如惊讶、恐惧、愤怒、窘迫等。通常患者在获得性满足后,并没有与受害人发生进一步性关系的企图,不会给受害人造成生理上的威胁。因此,CCMD - 3 对露阴症的诊断标准为:①有反复或持续地向陌生人(通常是异性)暴露自己生殖器的倾向,几乎总是伴有性唤起及手淫;②没有与暴露对象性交的意愿或要求;③此倾向至少已存在 6 个月。

露阴症患者个性多内倾,不善于与人交往,尤其是异性。在异性面前常表现腼腆、害羞、

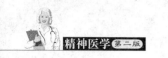

拘谨等,从不和异性开玩笑,更没有过分的举动。但是,对其露阴行为带有强迫性,自我没法控制。

4. 窥阴症(voyeurism) 一种反复多次地以窥视他人性交活动或亲昵行为或异性裸体作为自己性兴奋的偏爱方式,有的在窥视当时手淫或事后回忆窥视情景并手淫,以达到性满足的一种性偏离。看到异性裸体或异性性行为而产生性唤起较为普通,且不是诊断窥阴症的唯一条件。对于偶然机会偷看异性洗澡、上厕所以及观看淫秽音像制品,并获得性满足的不能诊断为窥阴症。

窥阴症的诊断标准为:①反复窥视异性下身、裸体,或他人性活动,伴有性兴奋或手淫;②没有暴露自己的意向;③没有同受窥视者发生性关系的愿望。窥阴症患者通常选择公共厕所、浴室等作为偷窥场所,患者在偷窥时非常有耐心,为了偷偷地看一眼偷窥对象,甚至可以不顾蚊虫叮咬、臭气熏天而整晚等候。但他们并不企图与被窥视者性交,除了窥视行为本身之外,一般不会有进一步的攻击和伤害行为。

与露阴症一样,窥阴症患者通常为男性,多比较年轻,多有孤僻、不善交际的人格特征,其最显著的特征是多数具有不良社会性发育史。在社会交往中,他们常常不善于交际,与女性相处时感到害羞,并有强烈的自卑感。因此,他们通过偷窥而获得性满足,并且通过偷窥,他们可以避免由于和女性性接触而带来的恐惧。

典型病例 患者,吴某,男性,19 岁。一次偶然机会,看到女性裸体解便,异常兴奋,此后经常到女厕所偷窥。每次偷窥前伴有心跳剧烈、呼吸急促、下身(外生殖器)隐隐发胀,此时,必须到厕所去偷看女性解便才行,只有在达到了目的,上述感觉才能消除,并且心里感到有说不出的舒服和满足。如此连续 5 年。

5. 摩擦症(frotteurism) 习惯性和癖好性以身体某一部分(常为阴茎)摩擦和触摸女性身体的某一部分而获得性满足的一种性偏好,是一种与触觉有关的性行为异常。CCMD - 3 诊断标准:①反复地通过靠拢陌生人(通常是异性),紧密接触和摩擦自己生殖器;②没有与所摩擦对象性交的要求;③没有暴露自己生殖器的愿望;④这种行为至少已存在 6 个月。

摩擦症发生地点多是在拥挤的公共场所,如公共汽车、地铁、商场等,对象为陌生女性。摩擦症患者多数是青年人,他们往往服装整齐,表现彬彬有礼。但是,他们没有正常的性交对象或性发泄途径,常利用外出人多拥挤的自然条件与异性身体相接触,并由此获得性满足。摩擦症患者的特点是具有反复发作的倾向,虽经多次处罚,仍不易悔改。对于有的男性青年在拥挤场合,特别是在夏天无意中触摸到女性臀部自发阴茎勃起甚至射精,不能诊断为摩擦症;有进一步的性侵犯动作甚至企图强奸对方是流氓行为,也不属于摩擦症。

典型病例 患者,刘某,男性,27 岁,未婚。因为在公共汽车上从身后猥亵一名女性,而被送到派出所。患者经常在公交车上,选择年轻的女性作为目标,从身后将其阴茎顶在年轻女性的臀部,并利用汽车上下振动作掩护,在其臀部不停地摩擦,同时幻想着自己和该女青年做爱,并射精。每次患者都从中获得性满足,同时也多次因此而被扭送到公安机关。虽然患者感到很内疚,并发誓要痛改前非,但之后又会有铤而走险去摩擦异性的冲动。

6. **性施虐（sadism）与性受虐症（masochism）** 以向性爱对象施加虐待或接受对方虐待，作为达到性满足的主要手段。CCMD-3的诊断标准：①一种性活动偏爱，可为接受者（受虐狂），或提供者（施虐狂），或两者都有，并至少有下列1项：疼痛、污辱、捆绑；②施虐-受虐行为是极为重要的刺激来源或为满足性欲所必需；③至少已持续6个月。

性施虐症患者和性受虐症患者为了满足施虐和受虐的强烈愿望，往往会努力寻找并结成伴侣，以满足双方的需要。其虐待手段常为捆绑、引起疼痛和侮辱等，有的甚至可造成伤残或死亡。

三、关于同性恋

在CCMD-3中，性指向障碍（sexual orientation disorders）是指两性活动中的性对象错误，如性对象并非异性、并非同类或有悖常理。性指向障碍有多种表现形式，如同性恋（homosexuality）、恋童癖、恋尸癖等，其中同性恋被作为一种最常见的性指向障碍。但随着人们的经验性研究以及跨文化研究的日益发展，在有些国家及文化背景下，同性恋已不再被列为病态，ICD-10和DSM-Ⅳ都不再把同性恋纳入精神疾病范畴。

关于同性恋的定义，一般认为同性恋是指对同性产生性兴趣并以同性作为满足性欲的对象。如仅对同性有性欲望或性动机可谓同性恋倾向，兼有性行为者则为同性恋。男女都会有同性恋，但男性多于女性。据德国著名性学家赫希菲尔德的调查显示，同性恋者可能占人口总数的1％～5％。许毅（2000）对中国杭州男性同性恋人群发生率的调查表明，男性同性恋占人口的1％～2％。

（张 宁 王 纯 马 辉）

主要参考文献

1. 季建林主编. 精神医学. 上海：复旦大学出版社，2003
2. 张亚林主编. 高级精神病学. 长沙：中南大学出版社，2007
3. 张宁主编. 异常心理学高级教程. 合肥：安徽人民出版社出版，2007
4. 中华医学会精神科分会. 中国精神障碍分类与诊断标准. 第三版. 济南：山东科学技术出版社，2001
5. Bockian NR，Jongsma AE 著，张宁等译. 人格障碍心理治疗计划. 北京：中国轻工业出版社，2005
6. Durand VM，Barlow DH 著，张宁等译. 异常心理学基础. 第三版. 西安：陕西师范大学出版社，2005
7. 许毅，施卫星，胡少华等. 杭州市男性同性恋浮现率调查和人群发生率推算. 中华预防医学杂志，2004，38：313-315
8. Nancy C and Donald WB. Introductory textbook of psychiarty. 3rd ed. Washington DC：American Psychiatric Publishing，2001
9. Maletkzy BM. The paraphilias：research and treatment. In：Nathan PE，Gorman JM，eds，A guide to treaments that work. New York：Oxford University Press，1998
10. Carroll RA. Assessment and treatment of gender dysphoria. In：Leiblum SR，Rosen RC，eds. Principles and practice of sex therpay. 3rd ed. New York：Guiford Press，2000

第十章 *Chapter 10*
精神活性物质所致精神障碍
（*mental disorders with psychoactive substance abuse*）

精神活性物质（psychoactive substances）又称成瘾物质（substances）或药物（drug），是指能影响人类的情绪、行为，改变人的意识状态，并导致依赖作用的一类化学物质。人类使用精神活性物质已有数千年的历史，随着社会的发展，带来了一系列健康和社会问题。据1998年WHO有关资料显示，全球有2 100万人吸食可卡因和海洛因，有3 000万人滥用苯丙胺类兴奋剂，造成了严重的社会和医学问题，已引起全世界的普遍关注。

依赖（dependence）是一组由反复使用精神活性物质引起的行为、认知和生理症状群，包括对精神活性物质的强烈渴求、难以控制、持续使用，尽管明知对自身有害仍反复使用，出现耐受性增加、戒断症状和强制性觅药行为。所谓强制性觅药行为是指使用者将寻找药物作为自己一切活动的中心，高于任何其他活动如责任、义务、道德等。一般又将依赖分为躯体依赖（physical dependence）和心理依赖（psychological dependence）。躯体依赖是指反复使用精神活性物质使机体产生了病理性适应改变，以致需要精神活性物质在体内持续存在，否则机体不能正常工作，临床表现为耐受性增加和戒断症状。容易引起躯体依赖的药物有吗啡类、巴比妥类和酒精。心理依赖也称精神依赖，是指使用者对精神活性物质的强烈渴求，以期获得服用后的特殊快感。容易引起心理依赖的药物有吗啡、海洛因、可待因、哌替啶、巴比妥类、酒精、苯丙胺、大麻等。

滥用（abuse）或称有害使用（harmful use）是指一种不适当的使用精神活性物质的方式，且反复使用导致明显不良后果，如不能完成工作、学业、损害生理和心理健康等。滥用强调的是不良后果，无耐受性增加、戒断症状或强制性觅药行为。

耐受性（tolerance）是指反复使用某种精神活性物质后，其效应逐渐降低，如欲得到与初期使用相同的效应，必须加大剂量。交叉耐受性是指对某种精神活性物质产生耐受，往往对同类的精神活性物质也产生耐受性，如吗啡与其他镇痛剂、酒精与许多镇静催眠药之间常发生交叉耐受现象。

戒断状态（withdrawal state）是因停用或减少精神活性物质或使用拮抗剂所致的综合征，其表现有精神症状、躯体症状、社会功能受损。症状和病程与精神活性物质的种类和剂量有关，通常表现为与所使用药物的药理作用相反的症状。

精神活性物质依据其药理特性，目前分为7大类：①中枢神经系统抑制剂，如酒精、苯二氮䓬类、巴比妥类；②中枢神经系统兴奋剂，如咖啡因、苯丙胺、可卡因；③大麻，其主要成分为 Δ^9 四氢大麻酚；④致幻剂，如麦角酸二乙酰胺、仙人掌毒素；⑤阿片类，如海洛因、吗啡、美沙酮、二氢埃托啡、哌替啶；⑥挥发性溶剂，如丙酮、苯环己哌啶、甲苯；⑦烟草。

第一节　酒精所致精神障碍

酒精(乙醇)是世界上应用最为广泛的成瘾物质，酒中毒(alcoholism)已成为严重的社会问题和医学问题，引起了全世界的普遍关注。酒精不仅损害人们的身体健康，导致躯体多系统的并发症，而且还给家庭、社会带来了沉重负担，如与饮酒有关的犯罪、交通肇事等。

近10年来，随着经济的发展，我国酒生产量及消耗量也随着增加，酒消耗量以每年13％的惊人速度在增长。1993年由中南大学精神卫生研究所牵头，联合国内5家单位对国内5大城市饮酒的流行学调查结果表明，普通人群(18岁以上)男、女和总饮酒率分别为87.3％、31.5％和61.1％，人均年饮酒量为3.62 L纯乙醇，男性饮酒量为女性的17.7倍，男性、女性和总的酒依赖时点患病率分别为6.197％、0.044％和3.183％。

酒精是一种亲神经物质，过量饮酒可导致躯体、心理、社会等多方面损害，特别是对消化系统和神经系统损害更明显。酒中毒可导致胃肠道疾病、胰腺炎、肝硬化、营养不良等多种躯体疾病。一次相对大量饮酒即可导致精神异常；如果长期反复大量饮酒，则会引起脑功能减退和各种精神障碍，甚至导致不可逆的病理改变。

一、发病因素与病理机制

(一)遗传因素

家系研究表明，酒中毒具有明显的家族聚集性。酒中毒发生率在一级亲属中比一般人群高3～4倍，单卵双生子的酒中毒发生率比一般人群高6～8倍。寄养子研究显示，嗜酒者的子女被非嗜酒者收养后，发生酒中毒的危险性依然明显增高，这种遗传的影响在很大程度上有别于其他药物依赖的遗传。它们可能涉及多个基因或几个重要基因的不完全表达，而且与环境因素有关。

(二)代谢与营养

酒中毒可引起躯体很多系统生化与代谢方面的变化。饮酒后几分钟内，酒精就能通过胃黏膜直接吸收进入血液循环，很快分布全身。但实际上，酒精几乎都在肝内代谢。乙醇脱氢酶将酒精转变成乙醛，乙醛脱氢酶又使之转变成乙酸，最终氧化成水和二氧化碳。乙醛大量蓄积能引起"酒精红晕"反应，其表现为血管扩张、面红发热、心动过速、头晕、嗜睡、恶心呕吐等不愉快体验。有些人乙醛脱氢酶缺乏，饮酒后更容易出现"酒精红晕"反应，甚至出现酒精过敏现象。

慢性酒中毒患者容易发生不同程度的营养不良。常出现的营养缺乏主要包括维生素、蛋白质、微量元素和矿物质。维生素缺乏最多见的是硫胺(维生素 B_1)，其次为叶酸、烟酸和维生素 B_{12}，少见的是维生素 A、D、E、K。并发肝病的酒中毒患者容易发生脂溶性维生素缺乏。蛋白质缺乏一般是血清白蛋白减少。缺乏的微量元素和矿物质有锌、硒、铜、镁、磷，其

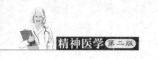

中锌缺乏较多见。

（三）中枢神经递质

近年来，关于酒依赖与中枢神经递质改变的研究已成为热点。酒依赖与5-羟色胺、多巴胺、谷氨酸以及阿片肽系统等中枢神经递质改变关系比较密切。

许多研究发现，5-HT与饮酒行为有着密切关系，5-HT功能低下对酒依赖形成起到了某种中介作用。对灵长目动物研究发现，脑内5-HT活性低的动物，饮酒量就大。临床研究发现，酗酒者脑脊液中5-HT代谢产物处于低浓度水平，其对5-HT前体色氨酸的利用率也低于常人。单光子计算机断层扫描（SPECT）发现，酒依赖者脑内5-HT转运体数量要比正常对照组减少30%。当高饮酒量的动物被给予5-HT消耗抑制剂，延长5-HT在大脑中的活性后，它们的饮酒量也随之下降。

伏隔核被认为是酒精刺激大脑的主要区域。此区域分泌的主要神经递质是多巴胺。酒精具有刺激、兴奋多巴胺系统的作用，多巴胺系统兴奋能引起奖赏效应。饮酒后能使大脑富含多巴胺的区域兴奋，兴奋的多巴胺系统能够产生一连串强烈而短暂的刺激高峰，刺激大脑奖赏中枢发出愉悦信号，使饮酒者产生陶醉感和欣快感，使机体产生对饮酒的欲望。在动物实验中，给予多巴胺（DA）受体激动剂，可导致动物伏隔核和黑质的DA水平下降，使饮酒行为减少；给予DA受体拮抗剂，可导致边缘系统及皮质DA水平上升，使饮酒行为增多。

谷氨酸是中枢神经系统重要的兴奋性氨基酸。近年来一些研究表明，酒精可引起谷氨酸及其受体N-甲基-D-天冬氨酸（NMDA）功能变化，而该系统功能异常又可促使饮酒者对酒的渴望，导致戒断后复发。研究发现酒精对谷氨酸及受体的直接作用是抑制。小剂量的酒精即可抑制NMDA受体，减弱兴奋电信号，使突触后神经元递质释放减少。

酒精与阿片类物质的作用极为相似，使用后也可引起欣快、耐受和精神及躯体依赖，因而可以推测酒依赖的形成可能与内源性阿片系统有关。内源性阿片系统主要包括β-内啡肽、脑啡肽和强啡肽。有研究发现，长期戒断达10年以上的嗜酒者与对照组相比，仍有较低的血浆β-内啡肽水平。酒依赖高危人群（有明显的酒依赖家族史）血浆β-内啡肽水平明显低于对照的低危人群（家族史阴性）；而且高危人群的β-内啡肽对中等剂量酒精的反应水平与低危人群相比，随着酒精剂量的增加而升高。因而有学者提出了"阿片肽缺乏假说"，即酒依赖形成的机制可能与阿片肽缺乏有关，高危人群存在内源性阿片系统功能缺乏。

（四）酒精所致大脑损害的形态学改变

在神经结构影像学研究方面，随着CT检查的普及，很多学者对慢性酒中毒患者大脑形态学改变的认识越来越清晰。头部CT研究表明，慢性酒中毒患者均具有大脑皮质萎缩，脑室（包括第三、四脑室和侧脑室）扩大，两侧大脑半球间距、大脑外侧裂和脑沟增宽。这些结果说明，慢性酒中毒患者不但有大脑皮质萎缩，而且还有皮质下白质萎缩。大脑皮质萎缩一般是弥漫性的，额叶、颞叶、顶叶和枕叶皮质均有不同程度的萎缩，其中最明显的部位是额叶和顶叶。

神经功能影像学技术为检测慢性酒中毒患者大脑功能和行为之间的关系提供了一种科学的工具。SPECT研究表明，慢性酒中毒患者的大脑皮质和深部灰质脑结构均有明显的局部脑血流（regional cerebral blood flow, rCBF）减少。大脑皮质rCBF减少的区域有额叶、颞叶、右枕叶中部和左侧顶叶小区；皮质下灰质rCBF减少的区域有下丘脑、丘脑和基底神经核，其中 rCBF 减少最显著的区域是额叶。而正电子发射断层扫描(PET)研究证明，慢性酒中毒患者的全脑葡萄糖利用率降低，即皮质和皮质下的利用率均有降低。大脑皮质葡萄糖代谢率下降的区域有额叶、颞叶和顶叶，一般以额叶降低最明显。

在神经病理研究方面，尸检研究发现慢性酒中毒患者均有大脑皮质萎缩、大脑重量减轻、大脑周围空间扩大、脑室扩大和脑内白质容量减少，这些结果与神经放射学的研究结果基本一致。从细胞水平看，慢性酒中毒患者的大脑有多种神经病理学方面改变。其主要改变是大脑皮质神经细胞萎缩、缺失，神经细胞轴突和树突减少。

（五）社会环境因素

社会、家庭、经济以及民族文化习俗等因素均与酒精所致精神障碍的发生有关。地处寒冷、潮湿的重体力劳动者酒中毒患病率较高。某些少数民族或某些地区的饮酒好客习惯以及家庭成员饮酒的相互影响均是酒依赖高发的危险因素。

二、临床类型及临床表现

（一）急性酒中毒

1. **普通性醉酒(common drunkenness)** 又称单纯性醉酒或生理性醉酒，是由一次大量饮酒引起的急性酒中毒。初期表现出自制能力差，兴奋话多、言行轻佻、不加考虑等类似轻躁狂的兴奋期症状；随后出现言语零乱、步态不稳、困倦嗜睡等麻痹期症状。可伴有轻度意识障碍，但记忆力和定向力多保持完整，多数经数小时或睡眠后恢复正常。中毒症状的严重程度与血中酒精浓度有关，血中酒精浓度上升越快、浓度越高，症状就越严重，但存在一定的个体差异(表 10-1)。

表 10-1 血中酒精浓度与中毒症状的关系

酒精浓度(mmol/L)	中毒症状
4.4～6.6	动作缓慢、思考能力下降
6.6～17.6	动作笨拙、认知损害
17.6～44	共济失调、判断错误、心境不稳、认知严重损害
44～66	眼球震颤、口齿不清、短暂性记忆丧失
>66	影响生命体征，可能致死

2. **病理性醉酒(pathological drunkenness)** 个体特异性体质引起的对酒精过敏反应。发生于极少数人，以往从不饮酒，一次少量饮酒就出现较深的意识障碍，多伴有紧张惊恐、片断的幻觉和被害妄想，常突然产生目的不明的攻击、伤人等行为，受害人多为其亲友或陌生人。病理性醉酒发生突然，持续时间不长，数十分钟至数小时，多以深睡告终。醒后患者对发作过程不能回忆，或只能忆及片断情节。

3. **复杂性醉酒(complex drunkenness)** 介于普通性醉酒和病理性醉酒之间的一种中间状态。一般患者均有脑器质性疾病或躯体疾病，如癫痫、颅脑外伤、脑血管病、肝病等。在此基础上，对酒精耐受力下降，当饮酒量超过以往的醉酒量时，便发生急性中毒反应，出现明显的意识障碍。常伴有错觉、幻觉、被害妄想，可出现攻击和破坏行为。发作常持续数小时，醒后对事件经过可存在部分回忆，而不是完全遗忘。

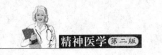

（二）慢性酒中毒

1. 酒依赖(alcohol dependence) 俗称"酒瘾"，是由于长期反复饮酒所致对酒渴求的一种特殊心理状态。其特征有：①对饮酒的渴求，强迫饮酒，无法控制。②固定的饮酒模式，定时饮酒。③饮酒高于一切，不顾事业、家庭和社交活动。④对乙醇耐受性逐渐增加，饮酒量增多，但酒依赖后期耐受性会下降。⑤反复出现戒断症状，当患者减少饮酒量或延长饮酒间隔、血液乙醇浓度下降明显时，可出现手、足和四肢震颤，出汗，恶心，呕吐等戒断症状。若及时饮酒，此戒断症状迅速消失。此现象常发生在早晨，称之为"晨饮"现象。⑥戒断后重饮，很难保持长期戒酒。如戒酒后重新饮酒，就会在较短的时间内再现原来的依赖状态。

2. 震颤谵妄(delirium tremens) 在长期酒依赖的基础上，突然停酒或减少酒量时，引发的一种历时短暂并有躯体症状的急性意识模糊状态。经典的"三联征"包括伴有生动幻觉或错觉的谵妄、全身肌肉震颤和行为紊乱。幻觉以恐怖性幻视多见，如看到大小不同的动物、丑陋的面孔等。常伴有自主神经功能亢进症状，发作具有昼轻夜重的规律性。严重时可危及生命，如不积极治疗，死亡率可达25％～50％。震颤谵妄持续时间不等，一般为3～5天。

3. 酒中毒性幻觉症(alcoholic hallucinosis) 长期饮酒引起的幻觉状态，一般在突然停饮或减少酒量之后48 h内发生。幻听多为言语性，内容对患者不利。幻视多为原始性或各种小动物。不伴有意识障碍、精神运动性兴奋和自主神经功能亢进。病程长短不定，少则几小时，但不超过6个月。

4. 酒中毒性妄想症(alcoholic delusiveness) 慢性酒中毒患者在意识清晰情况下出现嫉妒妄想、被害妄想等症状，受其支配可出现攻击、凶杀等行为。起病缓慢，病程迁延，长期戒酒后可逐渐恢复。

5. 酒中毒性脑病(alcoholic encephalopathy) 长期（一般多于5年）大量饮酒引起严重的脑器质性损害，临床以谵妄、记忆缺损、人格改变、痴呆为主要特征。

（1）认知功能障碍（cognitive disorders）：慢性酒中毒患者的认知功能损害是逐渐发展的，其早期临床表现很轻微，常不被人们注意，在日常生活中一般无异常，但神经心理测验可以测出其异常表现。慢性酒中毒患者认知功能损害的早期标志是记忆障碍，其主要表现是外显记忆和回忆记忆信息来源能力下降。随后出现认知功能障碍，其主要表现是学习、抽象、思维灵活性、注意力、视觉空间协调性、视觉运动协调性、空间知觉等方面的能力下降，但没有语言和阅读功能障碍。随着饮酒年数的增加，酒中毒所致的认知功能障碍就会逐渐加重。其主要表现是计划、组织、决定和解决问题的能力下降，行为刻板、僵化，自控能力差、容易冲动，被动依赖，适应困难，没有能力调整行为模式，除饮酒外，几乎没有新的方式处理应激。

（2）韦尼克脑病（Wernicke's encephalopathy, WE）：慢性酒中毒常见的一种代谢性脑病，一般在慢性酒中毒基础上，连续几天大量饮酒，又不进饮食，引起维生素B_{12}缺乏所致。如能及时诊断和治疗，有些患者可以完全恢复，有的则转为柯萨可夫综合征或痴呆。WE发病年龄多为30～70岁，平均42.9岁。男性比女性稍多。临床上以突然发作的神经系统功能障碍为主要表现，典型的急性WE患者可出现三组特征性症状：眼肌麻痹、精神异常和共济失调。眼肌麻痹最常见的是双侧展神经麻痹和复视。精神异常主要表现为情感淡漠、定向力障碍、精神涣散、易激惹。这种异常有时很难与戒断状态区别，常被称为"泛发的混乱状态"。精神异常多伴有意识障碍，常表现为意识模糊、嗜睡或昏迷。共济失调以躯干和下肢为主,上肢较少受累,患者站立、行走困难。这三组症状在少数 WE 患者中才可见到,仅有 10.0%～16.5%患者同时表现出这三组症状。

(3) 柯萨可夫精神病(Korsakov's psychosis):也称柯萨可夫综合征,又称遗忘综合征,多在酒依赖伴有营养缺乏的基础上缓慢起病,也可在震颤谵妄后发生。临床以近记忆缺损、顺行性或逆行性遗忘、虚构和错构等记忆障碍为主要表现,还可表现为幼稚、欣快、时间定向力障碍。往往经久不愈,仅有少数患者可恢复正常。

(4) 酒中毒性痴呆(alcoholic dementia):在长期慢性酒中毒之后缓慢起病,先是记忆障碍、人格改变,随后逐渐发展成痴呆。严重者个人生活不能自理,预后极差,多因严重的躯体并发症而死亡。

三、诊断与鉴别诊断

(一) 诊断

1. 明确的饮酒史　酒依赖或过度饮酒者常常向医生隐匿饮酒史,或降低饮酒量,必要时应向家属或知情人询问情况,以核对实情。

2. 确定躯体或精神症状由饮酒或戒断引起　急性酒中毒与饮酒在时间、剂量上密切相关,一般在一次大量饮酒后急剧发生。极少数在器质性疾病的基础上,或对酒精特别过敏者,少量饮酒后出现严重中毒反应。慢性酒中毒是长期饮酒,形成酒依赖后逐渐出现精神异常,或者突然停止或减少饮酒而出现躯体或精神症状。

3. 特定的躯体体征或精神症状　出现特定的症状,如单纯醉酒、酒依赖、戒断反应、震颤谵妄、酒中毒性幻觉症、酒中毒性妄想症、酒中毒性脑病等。

4. 实验室检查　60%～80%的嗜酒者出现 γ-谷氨酰胺转移酶(GGT)、糖缺陷铁传递蛋白(CDT)升高,70%出现平均红细胞容积(MCV)增大,其他还有尿酸、谷草转氨酶(AST)、谷丙转氨酶(ALT)、甘油三酯(TG)升高。血液酒精浓度测定虽不能区分偶然饮酒和慢性酒中毒,但如酒精浓度高于 17.6 mmol/L 而无急性中毒症状,提示是长期饮酒或酒依赖。

(二) 鉴别诊断

1. 反社会人格障碍　80%以上的反社会人格障碍在其一生中会继发性出现严重饮酒问题,可能与他们对物质滥用的控制能力较弱有关。反社会人格障碍一般在 15 岁之前就出现冲动、暴力、冒险等反社会行为,持续到成年。它在酒精滥用或酒依赖形成之前已经存在,酒依赖是其共病现象。

2. 精神分裂症　患者可能是为了减轻孤独感,或将饮酒作为控制精神分裂症症状的手段。精神分裂症出现酒精滥用或依赖的发生率高于一般人群,大约 30%的精神分裂症患者因酒中毒在公共医疗机构接受治疗。

3. 双相Ⅰ型情感障碍　在躁狂发作时,由于情感高涨、冲动、活动过度、判断力和自控力下降,会出现短暂的酒依赖问题。

4. 焦虑障碍　近来研究数据显示,惊恐发作、社交恐惧与酒依赖发生显著相关,惊恐发作、社交恐惧患者酒依赖的发病率显著高于一般人群,患者可能是企图通过饮酒来缓解紧张焦虑情绪。

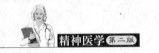

四、病程与预后

（一）病程

1. **早期**　大多数酒依赖者首次饮酒在 13～15 岁，首次中毒在 15～17 岁，首次出现酒依赖问题在 16～22 岁，25～40 岁是形成酒依赖问题的密集区。

2. **晚期**　一旦形成酒依赖，饮酒明显影响生活、社会功能，患者会进行短暂的戒酒，然后一段时间的小量饮酒，再出现饮酒问题，周期性循环。多项研究表明，一旦达到酒依赖的程度，长期戒酒的可能性非常小。酒依赖可缩短寿命 10～15 年，由多种因素引起，如增加心脑血管病、癌症、事故、自杀的发生率。

（二）预后

在美国 10%～40% 的酒依赖者进入正规治疗，中国尚无统计数据，估计治疗率非常低。有下列特点者提示预后较好，能够持续戒酒 1 年以上的机会较大：①无反社会人格障碍和其他物质的滥用或依赖；②生活、工作稳定，家庭关系密切，无严重的违法问题，身体状况良好；③能够顺利完成初期康复（2～4 周）的整个过程。如果这 3 点均具有，则预示该患者至少有 60% 的可能性持续 1 年以上或更长时间的戒酒。在酒依赖形成之前就存在精神障碍（如反社会人格障碍、精神分裂症、双相 I 型情感障碍等）的酒依赖患者，其预后取决于原发精神障碍的控制情况。

五、治疗与预防

（一）治疗

对乙醇所致精神障碍，除轻症外，均应住院采用综合性治疗。

1. **戒酒**　首先要保证断绝酒的来源。一般根据酒中毒的程度控制戒酒进度。轻者可一次性戒酒；重者可用递减法逐渐戒酒，避免出现严重的戒断症状，危及生命。在戒酒过程中，特别是在戒酒开始的第 1 周，应密切观察与监护，注意患者的生命体征、意识状态等。

2. **拮抗剂治疗**　戒酒硫（tetraethylthiuram disulfiram，TETD），在最后一次饮酒后 24 h 服用，每日 1 次，每次 0.25～0.5 g，连用 1～3 周。戒酒硫可抑制乙醛脱氢酶，服药后再饮酒，数分钟内体内乙醛聚积产生恶心、呕吐、心悸、焦虑、脸红等"酒精红晕"反应，使之厌恶饮酒。服戒酒硫后 5 天不能饮酒，如饮酒量多，产生乙醛综合征，可危及生命。有心血管疾病、躯体功能较差者禁用。

长效阿片类受体拮抗剂纳曲酮（naltrexone）于 1994 年被美国 FDA 批准用于治疗酒依赖，它可以降低嗜酒者对饮酒的渴求。酒依赖可引起抑制性 γ-氨基丁酸（GABA）能系统活动的降低，GABA 受体激动剂乙酰基高牛黄酸钙（acamprosate）可有效治疗酒依赖，是一种较安全、有效的戒酒巩固治疗药物。而抗抑郁剂（如选择性 5-HT 再摄取抑制剂）用于提高 5-HT 浓度和活性，不仅能治疗抑郁及焦虑性障碍，也能降低对饮酒的渴求。

3. **对症支持治疗**　改善患者的营养状态，促进大脑代谢，补充大量维生素，尤其 B 族维生素。对慢性酒中毒患者均应首先采用肌内注射维生素 B_1 100 mg，一是补充可能存在的维生素 B_1 缺乏，二是防止韦尼克脑病的发生。如果有韦尼克脑病发生的可疑，可立即静脉注射维生素 B_1 100 mg。在开始治疗的 12 h 之内，静脉滴注维生素 B_1，安全剂量可达 1 g。一般每日肌内注射维生素 B₁100 mg,持续 2 周或到患者能进食为止。

对出现戒断症状、抽搐发作者,肌内注射地西泮 10～20 mg,每 2～4 小时注射 1 次。对兴奋躁动或伴有幻觉妄想者,可用小剂量抗精神病药物治疗;对紧张、焦虑、失眠者,可用抗焦虑药;对情绪抑郁者,可用抗抑郁剂。注意纠正代谢紊乱,维持水电解质平衡。对合并胃炎和肝功能异常者,也应对症治疗。

4. 急性酒中毒的治疗　急性酒中毒治疗原则基本上与其他中枢神经抑制剂中毒的抢救相同,主要包括催吐、洗胃、生命体征的维持和加强代谢等措施。

5. 康复治疗　当戒酒治疗结束后,患者回到社会,为避免复发,应采用康复治疗,如改善环境、参加各种文体活动、激发保持长期戒酒的愿望,促进职业康复。还可参加各种形式的戒酒组织和戒酒协会,酗酒者可以感受到其他成员因酗酒或乙醇所致各种严重后果的实例,从而引以为戒;同时还可以从他人的经验教训中获得启迪,或为他人提供帮助,从中找回以往只能在饮酒中才能体会到的自尊和自信。戒酒者坚持参加戒酒组织 2 年,有利于保持长期戒酒。

(二)预防

加强酒精对人体损害的宣传,提倡文明饮酒和以饮料代酒。严禁未成年人饮酒。提倡生产低度酒,打击非法造酒和生产劣酒、假酒等违法行为。尽早戒酒,防止酒依赖发生。

典型病例　吴某,男,43 岁,已婚,初中文化,搬运工。持续每日饮酒 15 年,停饮酒后乱语、凭空视物、肢体震颤 2 日,于 2000 年 7 月住院治疗。

患者 18 岁参加工作,在某搬运公司当搬运工。工作前基本不饮酒,工作后常与工友一起饮酒,经常醉酒,酒量逐渐增加,开始仅能喝 100 g(2 两)白酒,25 岁时能喝 750 g(1 斤半)白酒。28 岁开始每天均要饮酒,每日至少两顿酒,每顿至少 200 g(4 两),最多一顿喝 750 g(1 斤半)。早晨起床后,常常脸不洗,牙不刷,先喝几口酒,再做其他事情。以后经常因饮酒而影响工作和家务,受到领导的批评,家人的责骂。患者曾数次痛下决心戒酒,均以失败告终。入院前 5 天因其父亲病重住院治疗,患者在医院陪护 3 天,期间怕误事,仅饮一些啤酒。回家后即出现手抖,碗筷拿不住,继而出现乱语,惊呼有蛇、老鼠等,双手在空中乱舞,双脚在地上乱踩,紧张恐惧,并招呼家人打蛇、打老鼠。家人见其异常,遂来医院就诊。

既往史、个人史、家族史无特殊。

体格检查:体温正常,心率 108 次/分,余无阳性体征。

神经系统检查:四肢粗大震颤,腱反射亢进,余无异常。

精神检查:意识模糊,时间、地点、人物定向障碍,躁动不安,约束于床,乱喊"有蛇,有老鼠,快打啊"。表情紧张恐惧,问话答非所问或不答,不能进行有效的交谈,躯体检查不配合。

头颅 CT 检查有明显的脑萎缩。胸透正常。生化检查:除谷丙转氨酶(ALT)异常外,余均正常。

入院后给予奋乃静,肌内注射地西泮 10 mg,每天 2 次,连用 2 天,大剂量 B 族维生素,同时给予支持治疗。3 天后患者意识清晰,肢体震颤明显减轻,对疾病发作过程和体验能部分回忆。

诊断:酒精所致精神障碍,震颤谵妄。

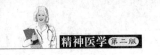

第二节　阿片类物质所致精神障碍

阿片类物质(opiates)是对机体产生类似吗啡效应的一类物质。有天然或人工合成的两种,可分为 3 类:①天然的阿片生物碱,如吗啡、可待因;②吗啡衍生物,如海洛因(二醋吗啡);③合成的具有吗啡样作用的化合物,如哌替啶、美沙酮等。阿片的使用至少有数百年的历史,原产地在欧洲和西亚,公元 9 世纪传入我国,阿片依赖或戒断反应在 18 世纪首次被认识。

阿片类药物滥用是世界范围内的公共卫生和社会问题,旧中国人民饱受阿片之苦长达 1 个多世纪。至 1949 年,我国吸食阿片、海洛因约 2 000 万人。新中国建立后,我国政府通过坚决有效的措施,在短短的 3 年时间内迅速就清除了旧中国的阿片毒害。20 世纪 70 年代以来,毒品活动逐渐在全世界开始蔓延,国门打开、过境贩毒等因素使我国的吸毒问题死灰复燃。1988 年,中国政府宣布,西南边境地区有少部分人开始染上毒瘾。之后我国的吸毒者逐年增多,吸毒者在 1990 年约为 7 万,1993 年为 25 万,1995 年为 52 万,截至 2003 年超过 104 万。吸毒者中的男女比例大约为 4∶1,但近年来女性所占的比例有日益加大的趋势,30 岁以下的吸毒者超过 90%。局部高发地区的数据显示,当地居民吸毒的终身患病率达 1.08%,有的地区阿片类吸毒者可达当地总人口的 1.16%～3.41%。短短 10 年的时间,中国由一个非法毒品贩运的过境国逐步变成巨大的毒品消费市场。

一、阿片类物质的药理作用和成瘾机制

目前的观点认为,阿片类物质依赖是生物、心理、社会、文化等多种因素交互作用的结果。这些因素在阿片类物质使用的初始阶段、持续使用阶段和戒毒后的复吸阶段都起着非常重要的作用。

(一)阿片类物质的药理作用

迄今为止,已发现了多种阿片受体和内源性阿片肽,这些受体主要分布在痛觉传导区以及与情绪和行为相关的区域。已知阿片受体有 μ、κ、σ、δ、θ 等类型,其中以 μ 受体与阿片的镇痛、欣快作用关系最密切,在中枢神经系统分布也最广。

阿片类物质可通过如口服、注射或吸入等途径给药。口服时以非脂溶性形式存在于胃内,而很少从胃吸收入血流,因此吸收缓慢,大部分从肠道吸收。由于口服给药吸收不完全,口服阿片制剂时的血药浓度一般只有同剂量注射给药的一半或更少。阿片类制剂吸收后以非脂溶性形式存在于血液中,很难通过血脑屏障,但当吗啡被乙酰化成为海洛因后,则较易透过血脑屏障。阿片类物质可分布到机体的所有组织,还可以透过胎盘屏障,影响胎儿,使胎儿形成依赖。阿片类物质在由肾脏排泄之前,大部分由肝脏代谢。代谢较为迅速,平均代谢时间是 4～5 h,故阿片类物质依赖者必须定期给药,否则就会出现戒断症状。

阿片类物质的主要药理作用如下。

(1)镇痛镇静作用:阿片类药物都有不同程度的镇痛、镇静效果,可减轻机体对疼痛的反应,在医疗领域应用范围较广。用药后患者多处于安静状态,易入睡,但睡眠较浅。

（2）欣快作用：作用于中脑边缘系统，提高多巴胺水平，从而产生强烈的快感。

（3）抑制呼吸中枢：显著减慢呼吸频率，大剂量使用时可使呼吸变慢而不规则。吸毒者如掌握不好吸食剂量，导致吸毒过量时，可出现呼吸衰竭。

（4）抑制胃肠蠕动：阿片类药物能明显抑制胃肠蠕动，使肠道紧张性增高，推进性蠕动减弱，导致服食者出现便秘、食欲下降等胃肠道症状。

（5）兴奋呕吐中枢：可兴奋呕吐中枢，产生呕吐，在服用初期呕吐现象明显，随着服用次数的增多，机体出现适应，呕吐反射随之明显减弱。

（6）抑制咳嗽中枢：可作为镇咳药，长期服用可抑制咳嗽反射，可导致吸毒者出现呼吸道感染。

（7）缩瞳作用：阿片类物质可作用于第3对颅神经产生缩瞳作用，临床上将针尖样瞳孔或瞳孔较小作为吸食阿片类毒品及吸毒过量的最重要的体征之一。

（二）阿片类物质的成瘾机制

1. 阿片受体功能障碍　外源性阿片类物质进入体内作用于阿片受体，引起受体产生一系列的后效应，导致受正常受体功能调节影响的许多体内组织系统，如多巴胺系统、去甲肾上腺素系统、5-羟色胺系统、乙酰胆碱系统、钙离子通道系统及细胞内传递系统的功能失衡。一旦停止外源性阿片物质的供应，上述各功能体系无法迅速地自身动员出内源性阿片系统来进行调整达到稳态平衡，从而产生以中枢与外周的胆碱能和去甲肾上腺素系统功能紊乱为主的戒断综合征。

有研究认为，阿片类物质主要是通过脑内的阿片受体起作用。通过药物或毒品长期作用后，阿片受体系统和阿片受体介导的神经细胞内的信号转导及其反馈调控、阿片受体与其他受体及离子通道间的相互作用等都会发生明显的变化，构成了阿片类物质依赖的分子和细胞学基础。

2. 行为医学理论分析　阿片类物质成瘾是一种习得的依赖行为。连续吸毒时的欣快体验作为一种强烈的正性强化因素，而戒毒时痛苦的戒断症状作为另一种强烈的负性强化因素，经过上述反复的强化，使个体形成固定的难以矫正的行为模式，即出现反复复发的药物依赖行为。

阿片类物质耐受、依赖和戒断反应的机制有4条作用途径：①改变阿片受体的数量和亲和力；②改变细胞内第二信使和离子浓度；③改变内源性阿片肽水平；④改变内源性拮抗剂的水平。

二、临床表现

（一）阿片类物质的依赖

初次使用阿片类物质，绝大多数出现不愉快的体验，如恶心呕吐、头昏、注意力不集中、昏昏欲睡、全身无力、视物模糊、焦虑等。随着重复用药，不适感逐渐减轻或消失，快感逐渐显露，表现为强烈的电击般快感，继之 30 min～2 h 的松弛状态，其间似睡非睡，自感所有忧愁烦恼全消、宁静、温暖、快慰、幻想驰骋，想什么就得到什么，使吸毒者进入飘飘欲仙的销魂状态。旁观者并不能观察到吸毒者的愉快表现。接下来出现短暂精神振奋期，自我感觉好，办事效率亦可，持续 2～4 h，直至下次用药。随着用药次数的增加，快感逐渐减弱或消失，持

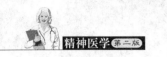

续用药主要是避免戒断反应。

平均使用1个月后即可形成依赖。阿片类物质依赖分为心理依赖和躯体依赖。心理依赖表现为对阿片类物质强烈的心理渴求,初期是为了追求用药后的快感,后期是为了避免戒断反应,复吸可能是为消除戒断后的残留症状(如顽固性失眠、全身疼痛不适、乏力、焦虑、抑郁等)和追求刺激、快感。吸毒者将之称为"心瘾",难以克服,是导致复吸率高的主要原因。躯体依赖是指机体内必须存在足够高的阿片类物质血药浓度,否则出现戒断反应。耐受性是指反复使用阿片类物质,使机体敏感性下降,要达到原有的药效,必须增加药量。阿片类物质极易形成耐受。

阿片类物质依赖的常见临床表现:①精神症状,如情绪低落,易激惹,性格变化,自私、说谎,记忆力下降,注意力不集中,睡眠障碍。②躯体症状,营养状况差,体重下降,食欲丧失,性欲减退,男性患者出现阳痿,女性月经紊乱、闭经,头晕、冷汗、心悸,体温升高或降低,血糖降低,白细胞升高。③神经系统体征,可见震颤、步态不稳、言语困难、Romberg 征阳性、缩瞳、腱反射亢进,也可有掌颏反射、吸吮反射、霍夫曼征阳性等。部分患者出现脑电图轻度异常,β或θ波活动增加。

(二)戒断综合征

由于使用阿片类物质的剂量、对中枢神经系统作用的程度、使用时间、使用途径、停药的速度不同,戒断症状的强烈程度也不一致。短效药物如海洛因、吗啡通常在停药后 8～12 h 出现,极期在 48～72 h,症状持续 7～10 天。长效药物如美沙酮的戒断症状出现在停药后1～3 天,性质与短效药物相似,极期在 3～8 天,症状持续数周。

戒断后最初表现为哈欠、流涕、流泪、寒战、出汗等轻微症状。随后各种戒断症状陆续出现,典型的戒断症状可分为两大类:①客观体征,如血压升高、脉搏增加、体温升高、瞳孔扩大、流涕、震颤、呕吐、腹泻、失眠等;②主观症状,如恶心、食欲差、疲乏、无力、腹痛、肌肉疼痛、骨头疼痛、不安、发冷、发热、打喷嚏,同时伴有强烈渴求药物与觅药行为等。在戒断反应的任何时期,若恢复使用阿片类物质,能迅速消除上述症状。

(三)过量中毒

阿片类物质急性中毒是指近期使用阿片类物质后引起意识障碍或认知、情感、行为障碍,与剂量密切相关。临床表现为明显不适当行为或心理改变,如初期欣快,接下来淡漠、恶心呕吐、言语困难、精神运动性激越或阻滞、判断障碍、损害社会或职业功能。严重者出现瞳孔缩小。伴嗜睡或昏迷、言语不清、注意和记忆损害,极严重的病例会出现昏迷、呼吸抑制、针尖样瞳孔。吸食阿片的患者可出现肺水肿、呼吸衰竭,伴有皮肤发绀、发冷、体温和血压下降,严重者最终导致死亡。

(四)阿片类物质滥用和依赖的相关问题

阿片类物质滥用或依赖者初期有所节制,经济富裕,短时间内可维持原来生活,甚至能够保密。但后来吸毒者一心沉湎于吸毒,对工作、学业、生意毫无兴趣,加之吸毒耗资越来越大,经济状况一落千丈,开始变卖家产、骗取亲戚和朋友钱财来维持吸毒,等到家产卖光、亲戚朋友失去信任,吸毒者往往走向犯罪,男性常常偷窃、抢劫、诈骗或贩毒(以毒养毒),女性常常流落成卖淫者。吸毒团伙就是犯罪团伙,严重危害社会秩序。另外,静脉注射毒品会导致某些传染病的传播,如肝炎、梅毒、艾滋病等。

三、病程与预后

一旦不适当的尝试阿片类物质,将不可避免地导致依赖,那些尝试者初期可能 1 周使用 1 次,不久发展成每日使用,逐渐发展成严重问题。典型的病程为:尝试使用→形成依赖→短暂戒毒(自愿或强制)→复吸→重新形成依赖。注射使用阿片类物质可导致过量、感染或其他并发症而致死。当依赖形成后,病程和预后取决于环境因素、患者性格特征、使用方式、阿片类物质的种类。在美国,阿片类物质依赖者经系统戒毒治疗后,2/3 以上的患者在随后的 6 个月内复吸,前 3 个月是复吸的高峰。抑郁和生活危机是导致复吸的主要因素。美国和英国的研究显示,阿片类物质依赖最终导致许多依赖者丧生。一项长期随访研究显示,自然戒断法的戒断率为 10%~19%,美沙酮替代疗法为 9%~21%。

四、治疗和预防

(一)脱毒治疗

脱毒(detoxification)是指通过躯体治疗来减轻戒断症状,预防因突然停药可能导致的躯体健康问题。阿片类的脱毒治疗一般在封闭的环境中进行。

1. 制订治疗方案 根据患者的具体情况来确定治疗方案,主要包括:①确定治疗目标——不再吸毒,治疗与吸毒相关的内科问题;②治疗与吸毒相关的精神问题;③帮助解决家庭问题;④治疗时间、治疗后康复和随访。治疗计划要详尽,应和患者共同制订,鼓励患者主动参与,治疗双方都要尽最大努力,最重要的是要按治疗计划执行。

2. 替代疗法 替代治疗的理论基础是利用与阿片类物质有相似作用的药物来替代毒品,以减轻戒断症状的严重程度,使患者能够较好地耐受戒断反应。之后在一定的时间(14~21天)内逐渐减少替代药物的剂量,直至停用。

目前常用的替代药物有美沙酮(methadone)和丁丙诺啡(buprenorphine)。美沙酮是合成的阿片类镇痛药,典型的 μ 受体激动剂,可产生吗啡样效应,使用适量时可控制阿片类戒断症状。特点是可口服,服用方便;半衰期长,每日只需服用 1 次;大剂量使用时,可阻滞海洛因的欣快作用;吸收和生物利用度稳定。按药理学剂量换算,1 mg 美沙酮可替代 2 mg 海洛因、4 mg 吗啡或 20 mg 哌替啶。但由于毒品的含量不一,这种换算没有实际的价值。

一般美沙酮起始剂量为 10~20 mg 口服,如果戒断反应的症状和体征持续存在,2 h 后可重复给药。第一个 24 小时的总剂量一般不超过 40 mg,一旦戒断反应控制相对稳定,以后以每天 10%~20% 速度递减,先快后慢。当减至每日 10 mg 时,应放慢减药速度,每 1~3 天减少 1 mg,直至完全停用,一般在 2~3 周内完成整个治疗。

丁丙诺啡是 μ 受体半激动剂,镇痛作用是吗啡的 25~50 倍。特点是从阿片受体分离较慢,作用时间较长,每日使用 1 次即可;能阻滞海洛因产生的欣快作用;戒断症状较轻;具有顶限作用,即达到一定效应时,即使增加剂量也不会使效应加强。丁丙诺啡的初始剂量一般为 0.9~1.5 mg,根据患者的躯体反应逐渐减量。原则是先快后慢,只减不加,限时(2~3 周)减完。

3. 非替代疗法 可乐定(clonidine)是 α_2 肾上腺素能受体激动剂,能抑制蓝斑和交感神经系统活性,可以抑制阿片类物质戒断所引起的自主神经症状和情绪改变。可乐定对于渴求、肌肉疼痛等效果较差,也无证据表明它能抑制复发,目前主要用于脱毒治疗的辅助治疗,

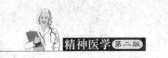

如停止使用美沙酮后使用。可乐定开始剂量 0.1～0.3 mg,每日 4 次口服,第 2 天加至每日 1～1.5 mg,严重者可达每日 2.5 mg,门诊患者建议不超过每日 1 mg,持续 3～4 天,以后逐渐以 20％的速度递减,10～12 天结束治疗。可乐定主要不良反应是低血压(少数非常严重)、口干和镇静。还可以应用中药治疗,以及镇静催眠药、莨菪碱类药物等进行对症治疗。

(二) 防止复吸

盐酸纳曲酮是阿片受体拮抗剂,作为阿片类物质依赖者脱毒后预防复吸的一种药物,它的特点是能够明显的减低或全部阻断静脉注射阿片类物质的效能,如长期与阿片联合使用,可阻止阿片类物质产生躯体依赖性,无耐受性或依赖性;脱毒后的吸毒者使用纳曲酮后,即使滥用阿片类物质也不产生欣快作用,减轻对依赖物质的心理渴求,减少或消除正性强化作用;使用纳曲酮还可以促发已成瘾的阿片类滥用者戒断综合征的出现。

必须在脱毒治疗结束 7～10 天后方可开始接受纳曲酮治疗,只有这样,方能避免它的成瘾作用。纳曲酮是通过阿片类物质成瘾后的受体阻断作用来抵消阿片类物质的药效,但目前尚无充分的证据说明纳曲酮对已脱毒的以前滥用毒品的个体或群体能肯定的减少其复发率。纳曲酮治疗的禁忌证是使用阿片类物质的现症患者、产生急性阿片类物质戒断综合征者、阿片类物质依赖者、纳曲酮敏感试验呈阳性反应者、任何尿检有阳性结果者。

(三) 过量中毒

对于阿片类物质急性过量中毒,首先保证足够的肺通气,必要时气管插管、气管切开或使用呼吸机;其次给予阿片受体拮抗剂纳洛酮,按 0.8 mg/70 kg 体重缓慢静脉注射,疗效迅速出现,表现呼吸增快、瞳孔扩大。若对初始剂量无反应,可数分钟后重复给药。如果给予纳洛酮 4～5 g 后,中枢抑制仍未解除,要考虑可能不是单一阿片类物质过量,而是多种药物过量中毒所致。对于阿片类物质依赖者,给予过多的纳洛酮会导致戒断反应的出现,反而恶化中毒症状。

(四) 社会心理康复治疗

从社会和心理两方面对脱毒者进行综合康复治疗,如改变环境、断绝与吸毒者的来往、行为治疗、家庭治疗、个体或集体心理治疗等,对戒毒的成功、避免复吸、促进康复具有重要意义。

1. 认知行为治疗 主要目的是:①通过改变导致患者吸毒的不良认知方式来改变其行为方式;②帮助患者学会应付急性或慢性渴求;③促进患者社会技能和生活水平的提高;④对患者不吸毒行为进行奖励强化。

2. 群体治疗 群体治疗使患者有机会发现他们之间共同的问题,从而制订出切实可行的治疗方案;促进他们相互理解,学会如何正确表达自己的情感、意愿,使他们有机会共同交流戒毒的经验教训;在治疗期间相互监督、相互支持,有助于预防复吸、促进康复。

3. 家庭治疗 强调改善家庭成员间的不良关系,因为这是导致吸毒成瘾和复吸的重要原因。有效的家庭治疗技术能促进家庭成员间的情感交流,打破否认和对治疗的阻抗性。

4. 社区治疗 社区治疗的主要目的是全面改善患者的生活方式,消除其反社会行为,培养生活、工作技能和积极进取的价值观。在治疗社区中,建立严格的规章制度和奖惩条例,所有参与者必须绝对服从,并采用行为表现评定等级制度,参与者的等级不同,其身份、地位、责任和权利也不同,所有参与者须接受定期评定,沿等级逐步升降,直到合格方能离开社区。

（五）预防

吸毒问题不仅是一个医学问题，而且是一个社会问题，仅靠医务人员是不可能彻底解决的，需要全社会乃至全球的共同努力。首先消除毒品供应，禁止非法种植罂粟及阿片类物质的加工、生产、运输和出售，加强医用麻醉品控制，以杜绝毒源；其次减少需求，加强毒品危害的宣传，使人们自觉远离毒品。对依赖者进行治疗，使其彻底戒除。

典型病例 患者，李某，男，35岁，已婚，某小型私企老板。使用海洛因3年，于2007年10月由家人强行送入住院治疗。

该患者于25岁大学毕业后自主创业，建立一小型加工厂，经过5年多辛苦经营生意逐渐走上轨道，收入稳定。患者渐觉生活清闲，无所事事，开始与一些富有的朋友打麻将消磨时间。后因好奇心驱使，受朋友的引诱开始吸含海洛因的香烟，自觉产生"飘飘然"的感觉。两三个月后停用了几天，出现头痛、骨痛、全身发热、打呵欠、不思饮食、全身不适，再次吸入海洛因后立刻心情舒畅、话多、精力充沛。为了避免这些不适感，患者千方百计地寻找海洛因，并感觉吸香烟的方法不过瘾，转为用"追龙"，用量越来越大。患者不再管理工厂，每日只想着吸食海洛因，后工厂倒闭，患者也不问不理。为了筹钱买海洛因，他偷取家中的财物，被妻子发现后，把阻拦的妻子打伤，扬长而去，买回海洛因继续吸食。家人为了让患者戒毒，强行将其捆绑送来医院。

既往史、个人史、家族史无特殊。

体格检查：体温正常，心率88次/分，余无阳性体征。

神经系统检查无异常。

精神检查：意识清楚，语言流利，检查不合作。反复喊叫"我的药在哪儿，放我出去"，对家人态度冷漠、有敌意。躯体检查不配合。

头颅CT检查正常，生化检查均正常。

诊断：阿片类物质依赖。

第三节　兴奋剂所致精神障碍

一、中枢神经系统兴奋剂所致精神障碍

中枢神经系统兴奋剂又称精神兴奋剂（psychostimulants），引起普遍关注的主要是苯丙胺类药物和可卡因。

（一）苯丙胺类药物

苯丙胺类兴奋剂（amphetamine-type stimulants，ATS）主要包括苯丙胺（安非他明，amphetamine）、甲基苯丙胺（冰毒，methamphetamine）、麻黄碱（ephedrine）、3,4-亚甲二氧基甲基安非他明（摇头丸，MDMA，ecstasy）等。苯丙胺类药物在医疗上主要用于治疗儿童多

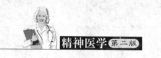

动症、减肥、发作性睡病。近年来,此类药物在我国的滥用有明显增加的趋势。

1. 药理作用　苯丙胺可引起中枢神经兴奋,减少嗜睡和疲劳感,并有欣快作用。研究认为它有中枢和周围拟交感神经作用,可抑制突触部位对多巴胺的回收,导致突触部位游离的多巴胺含量增高。

2. 临床表现　非依赖者单次用药可发生苯丙胺类药物中毒,但大多数发生在滥用或依赖者身上。临床表现明显心理和生理改变,心理方面如欣快或情感迟钝、精力旺盛、紧张、焦虑、愤怒、刻板行为、幻觉等;生理方面出现心动过速或心动过缓、瞳孔扩大、血压升高或降低、出汗、寒战、恶心呕吐、精神激越或阻滞、肌肉无力、呼吸抑制、胸痛、错乱、抽搐、谵妄、昏迷。苯丙胺中毒症状经24～48 h 的机体排泄,通常能缓解。苯丙胺的有效剂量与致死量相差很大,直接中毒导致死亡的不多见。

使用苯丙胺类药物后,使用者可很快出现头脑活跃、精力充沛、能力感增强,可体验到腾云驾雾感或全身电流传导般的快感。但使用后数小时可出现全身乏力、疲倦、精神压抑而进入“苯丙胺沮丧期”。这种正性和负性体验让使用者陷入反复使用的恶性循环,是形成精神依赖的重要原因。戒断反应的严重程度取决于以前用药的剂量大小和时间长短。依赖者在停药后数小时至数天内出现严重的疲乏、噩梦、失眠或睡眠过多、精神激越或阻滞,患者有强烈的痛苦体验、焦虑、抑郁,甚至导致自杀。严重者还可出现定向或意识障碍、头痛、出汗、肌肉挛缩感、胃肠痉挛等。

3. 治疗　对苯丙胺类药物依赖目前无特殊治疗,多数不需要医疗帮助。苯丙胺类药物戒断反应相对较轻,只需对症处理。当滥用者出现幻觉、妄想等较严重的精神症状时,可选用氟哌啶醇进行治疗,根据病情轻重调整剂量。

(二) 可卡因

可卡因(cocaine)是一种中枢兴奋剂和欣快剂,使用方法主要为皮下注射和鼻吸两种,也有静脉注射方式的滥用者。可卡因的主要作用机制是抑制儿茶酚胺、去甲肾上腺素和多巴胺的回收,干扰儿茶酚胺被单胺氧化酶分解,产生强烈中枢兴奋作用,出现欣快感。

小剂量的可卡因可以协调运动性活动,随着剂量的增加则出现震颤,甚至强直性抽搐,还可以引起心率加快、血压增高、呕吐等现象。可卡因的一次适量用药可引起欣快、兴奋、脸红,但欣快感消失后即出现情绪低落、疲乏无力,患者为了避免这种不愉快的感觉并追求快感,反复渴求用药,形成精神依赖。一次大量用药或反复小剂量用药均可产生精神症状,可表现为片断幻听、幻视,欣快,情绪不稳,被害妄想等。严重者可出现谵妄状态和大量丰富的幻觉,常见的有幻听、幻触等。患者受到幻觉的影响可能出现冲动、伤人和自杀行为,并伴有瞳孔扩大、耳鸣、口干等躯体症状。精神症状可于停药数日后消失,妄想则持续数周后消失。可卡因的戒断症状主要表现为心境恶劣,如抑郁、易激惹、焦虑、疲劳、失眠或多睡,可伴有牵连观念、被害妄想、自杀企图。上述症状在停止使用可卡因后2～4天达到高峰,抑郁和易激惹可持续数月。

对可卡因滥用者的治疗主要包括药物治疗和非药物治疗。药物治疗主要指脱毒治疗和预防复吸的辅助治疗。药物治疗包括抗抑郁药(如氟西汀)、多巴胺受体激动剂(如溴隐亭、金刚烷胺)、抗癫痫药(卡马西平)、阿片受体拮抗剂(纳曲酮)等。对于出现类精神分裂症样症状的患者可以适当选用抗精神病药物对症治疗。对于防止复发方面,则更强调行为治疗、心理治疗、家庭治疗等综合性非药物治疗措施的作用。

二、大麻类物质所致精神障碍

大麻(cannabis)又称印度大麻,为一年生草本植物。大麻含 400 种以上的化合物,其中的精神活性物质称为大麻类物质(cannabinoids),主要成分为 Δ^9 四氢大麻酚(Δ^9 tetrahydrocannabinol,Δ^9THC)。用药方法包括咀嚼、口服和吸取,吸入比口服的作用强 3 倍。

吸食大麻的急性精神症状分为 4 期:①陶醉兴奋期,自身感觉特别愉快,出现欣快感,精力充沛,充满自信心,还可产生不同程度的梦样状态、松弛感和滑稽感;②发展期,视、听、嗅等感官敏感,外界微小刺激都可通过自身的想象扩大,将现实世界感知成一个不真实的、扭曲的世界;③深度幻觉期,通过想象,深深地进入虚无缥缈的境界,虽然保持一定的自知力,但有思维联想障碍;④沉睡期,陷入沉睡状态,醒后有疲劳感。

大麻急性中毒时有两个特征性的生理征兆:结膜变红和脉搏加快。而大麻长期大量使用可引起躯体和精神的变化,即慢性中毒。有的滥用者甚至在停止使用后仍长期残存躯体和精神改变,如易激惹、工作能力下降、精神活动迟钝等。严重时出现谵妄状态、痴呆状态、幻觉、妄想等症状。

大麻滥用的治疗原则是脱毒和防复吸治疗。通过短期的住院或严格监督下的门诊治疗使患者摆脱毒品,同时通过家庭、集体心理治疗方式来给予支持、巩固疗效。对于出现焦虑、抑郁等精神症状的患者,可短期对症使用抗焦虑药、抗抑郁药。

三、致幻剂所致精神障碍

致幻剂(hallucinogen)又称拟精神病药物,主要包括麦角酸二乙酰胺、仙人掌毒素、毒蕈碱、二甲基色胺、磷酰羟基二甲色胺等。在这里主要讨论致幻剂的代表药物麦角酸二乙酰胺。麦角酸二乙酰胺(lysergic acid diethyiamide, LSD)属于吲哚类衍生物,可以人工合成,使用方式为口服、抽吸或静脉、皮下注射。

服用 LSD 后,患者可出现感知觉紊乱,最常见的是错觉和以幻视为主的幻觉,听力变得迟钝或者过敏,有时觉得身体轻巧如燕,或者特别沉重。协同感觉有时很明显,即感觉从一种形式转换为另一种形式,如看到声音、闻到光线。人格解体与现实解体较常见,由于自我体像障碍,患者可出现离奇的感觉,如认为自己融合为其他人躯体的一部分;有时有强烈的躯体不适感,如感觉被碾碎、被牵拉,还可发展到对自己的外形辨认不清。患者早期表现为欣快或焦虑。欣快常为占优势的症状,有时可发展为一种心醉神迷的感觉,继之可突然出现情绪低落或惊慌。有些人变得多动、兴奋,而另一些时候又沉溺于一种神秘的体验中。患者常认为服药后的体验超出他的控制能力而深感不安,有时感到自己会变成"疯子"或去杀人,因此十分恐惧。出现严重的抑郁时可产生自杀观念或行为。患者的自我控制能力明显减退。症状的不同可能与患者的病前性格、生活经历及服用药物时的处境有关。此外,LSD 可影响自主神经系统,出现瞳孔扩大、面色潮红、结膜充血、肢体震颤、反射增强、脉搏加快、血压上升等。LSD 的耐受性发展极快,连续服用 5 天左右,精神效应就不明显。它不会产生明显的躯体依赖,目前尚未发现停用时会出现戒断症状,但有强烈的精神依赖,依赖者常把服用 LSD 的体验当成他生存中的重要内容。LSD 所致的精神症状可迁延数月,甚至数年不愈。

LSD 所致的精神障碍治疗,首先应给予支持性心理治疗,应向患者说明,这些异常思维和感觉都是药物引起的,而并非精神崩溃,这往往能够帮助患者应付致幻剂的急性不良反

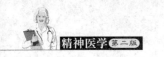

应。对于大量服用致幻剂者,最常用的治疗方法是缓慢撤药。对于出现分裂样精神症状、焦虑、抑郁的患者,可给予小剂量的抗精神病药、抗焦虑药和抗抑郁药,进行对症治疗。

第四节　非成瘾物质所致精神障碍

非成瘾物质所致精神障碍是指激素、异烟肼、一氧化碳、有机磷、重金属等有害物质进入体内,虽不产生心理或躯体性成瘾,但可影响个人精神状态,如摄入过量所致中毒症状或突然停用所致的停药综合征。临床表现可分为急性和慢性症状两类,两者均伴有躯体和神经系统体征。急性症状是由于短期内摄入较大剂量毒性物质所致,轻者出现脑衰弱综合征,重者出现意识障碍。慢性症状是由于长期小剂量摄入毒性物质所致,早期出现脑衰弱综合征,中期出现多种感知觉、情感和思维障碍,晚期智能、记忆障碍和人格改变。

一、肾上腺皮质激素所致精神障碍

目前临床常用的肾上腺皮质激素有可的松、泼尼松、地塞米松等,国外报道引起精神障碍的发病率为5%～10%,国内也有个案报道。精神障碍常发生用药早期,一般在数天至数月内出现。多数学者认为其症状的发生及严重程度与用药剂量、时间无关,与病前性格、既往精神异常史和躯体功能状态有关。肾上腺皮质激素引起精神障碍的机制尚不清楚,可能与其影响糖、蛋白质和脂肪代谢进而引起脑功能改变有关。

肾上腺皮质激素所致精神障碍一般呈急性起病。临床主要表现为:①类躁狂状态,如失眠、兴奋话多、易激惹、情绪不稳、欣快等;②类抑郁状态,少部分患者可出现情绪低落、悲观厌世的抑郁状态,甚至自杀;③类精神分裂症状态,如幻觉、妄想或紧张综合征,以幻视、被害妄想多见,紧张综合征表现为木僵、违拗行为;④少数患者以意识障碍为主,表现为时间定向障碍,对外界反应迟钝,清醒后不能完全回忆发作过程,有部分遗忘;⑤长期使用肾上腺皮质激素者可出现满月脸、水牛背、毛发增多、皮肤紫纹等躯体体征。

长期大量应用肾上腺皮质激素的患者,如果突然停药,可发生戒断症状,有些患者出现兴奋不安、焦虑、抑郁、失眠等,持续时间较长。治疗应首先逐渐减低剂量或停用、换用其他激素;对于躯体疾病不能停用者,可根据临床症状选择给予小剂量抗精神病药,或抗焦虑药、抗抑郁药。患者预后良好,一般在停药后1～3月症状可自然缓解。

二、抗结核药——异烟肼所致精神障碍

异烟肼是一种常用的抗结核药物,通过竞争抑制,引起B族维生素,特别是维生素B_6和烟酸缺乏,同时还能抑制单胺氧化酶活性,造成儿茶酚胺代谢障碍,引起精神症状。临床表现为不同程度的意识障碍、幻觉、妄想、精神运动性兴奋或抑制、抑郁或脑衰弱综合征等精神症状。神经系统的表现有周围神经炎(如肢体末端感觉障碍、腱反射减退或消失、肌肉麻痹、震颤等)、癫痫大发作、自主神经系统功能紊乱(如口干、便秘、排尿困难、阳痿、出汗等)。

治疗应首先停用异烟肼,换用其他抗结核药;其次补充大量B族维生素;精神症状采取对症处理,轻者可给予苯二氮䓬类药物,必要时可给予小剂量抗精神病药。

三、有机磷化合物所致精神障碍

有机磷化合物是一种常用的杀虫剂,种类繁多,目前国内常用的有敌敌畏、乐果、敌百虫、内吸磷(1059)、对硫磷(1605)等,对人、畜均有毒性。有机磷化合物可经呼吸道、消化道、皮肤进入人体,与体内胆碱酯酶结合,形成磷酰化胆碱酯酶,使胆碱酯酶失活,不能水解乙酰胆碱,导致突触间隙乙酰胆碱过量聚集,引起胆碱能神经过度兴奋,产生一系列症状和体征。

急性中毒系短期摄入较大剂量有机磷化合物所致,临床主要表现毒蕈碱样、烟碱样症状和精神症状。毒蕈碱样症状表现为恶心、呕吐、腹痛、腹泻、流涎、出汗、支气管分泌增多、肺水肿、瞳孔缩小、视物模糊。烟碱样症状表现为心动过速、血压升高、肌肉震颤、痉挛、抽搐、肌无力,重者可出现呼吸肌麻痹和循环衰竭。精神症状轻者主要表现为注意困难、头痛、失眠或嗜睡、倦怠、焦虑、激越或兴奋、欣快,重者出现意识障碍、反应迟钝、定向障碍、谵妄或昏迷,偶见精神运动性兴奋、躁动、行为紊乱、片段幻觉妄想等。

慢性中毒系长期低剂量摄入有机磷化合物所致,多见于职业性长期接触者。临床症状主要为脑衰弱综合征表现,如失眠、头痛、注意力不集中、记忆力下降、出汗、乏力、焦虑、抑郁、视力下降等。

诊断依据确定的毒物接触史、相应的症状与体征以及血液胆碱酯酶活性检测。急性中毒需立即抢救,首先反复、彻底洗胃,减少毒物吸收,同时给予足量抗胆碱药物阿托品和胆碱酯酶复活剂氯磷定或解磷定,并给予一般对症支持治疗。

四、一氧化碳中毒所致精神障碍

含碳物质燃烧不完全,如慢火燃烧的炉灶、管道煤气泄漏、汽车排放的废气中均含有高浓度的一氧化碳(CO),通风不良时很容易发生 CO 中毒。经呼吸道吸入的 CO 透过肺泡膜进入血液,迅速与血红蛋白(Hb)结合成不易解离的碳氧血红蛋白(HbCO),从而导致低氧血症和全身组织器官严重缺氧。中枢神经系统对 CO 非常敏感,CO 中毒时神经元内的 ATP 迅速耗尽,钠泵运转丧失能源,钠积聚在神经元内导致细胞内水肿;同时脑组织血脑屏障通透性增加,引起细胞间水肿,严重的脑水肿可导致颅内压增高或脑疝形成。CO 可损害脑内的细胞色素氧化酶和线粒体功能,从而抑制脑组织的呼吸功能。严重 CO 中毒还可以引起多个脑区的损害,大脑皮质神经元变性、坏死,神经胶质增生。这些脑部损害导致了神经精神障碍的发生。

人在空气中含量达 0.05% 的低 CO 环境中逗留数小时后,可出现不同程度的中毒症状,如头晕、头痛、疲乏、恶心、呕吐等。而较长时间在高 CO 环境中停留,可出现不同程度的意识障碍,口唇呈现樱桃红色,面部和肢体皮肤潮红。

严重 CO 中毒者常迅速陷入昏迷状态,表现为阵发性去大脑强直、肌张力增高、腱反射亢进、浅反射消失,角膜和瞳孔反射也可能消失,还可能出现大小便失禁、发热、肤色潮红、发绀或苍白等。实验室检查常表现为白细胞增高、酸中毒、氮质血症,血液 HbCO 饱和度高达 10%,血氧分压明显降低。心电图显示缺血性改变、传导阻滞和期前收缩。脑电图表现慢波增多,以额叶、颞叶为主。严重者可伴发肺水肿、颅内高压和脑疝形成。神经系统损害的体征表现为轻瘫、共济失调、病理反射阳性、假性延髓性麻痹、抽搐等,以及失语、失用、失认等皮质损害,还可见颅神经或其他周围神经损害。

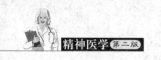

急性 CO 中毒者经及时抢救可恢复清醒,在一段时间内表现正常,即出现所谓的"清醒期"或"假性痊愈期"。2～40 天后患者可突然出现精神症状,表现为淡漠、迟钝、迷惘、理解困难、言不切题、定向障碍、遗忘等,呈痴呆状态,或者缄默、违拗、木僵、大小便失禁、生活不能自理,情绪易激惹,出现片段幻觉、错觉、怪异行为,也可有精神错乱状态、谵妄或陷入昏迷。这种现象主要是由于 CO 中毒引起的脑部神经病理改变,有时需较长时间才能形成。人格改变是 CO 中毒的远期后遗效应之一,患者常表现为情绪不稳、焦虑、冲动、好争斗和暴力攻击行为,或有偏执倾向,或伦理道德感丧失,同时记忆与智能明显受损,难以适应日常工作。

诊断时,应注意仔细询问 CO 接触史,测定 HbCO 也有重要的参考价值,严重中毒者的脑 CT 检查结果可供参考。

急性 CO 中毒治疗的关键是立即将患者移至空气清新的环境中,可采取以下的治疗措施:①保持气道通畅,持续加压给氧;②脱水治疗,减轻脑水肿;③解除脑血管痉挛;④改善脑细胞代谢;⑤必要时输血、换血;⑥对症治疗,如控制兴奋、痉挛发作等情况。慢性 CO 中毒者的治疗则以改善微循环、促进脑细胞代谢为主。

第五节　镇静催眠药所致精神障碍

镇静催眠药和抗焦虑药种类繁多,临床广泛使用。能引起依赖的主要有两大类:巴比妥类(barbiturates)和苯二氮䓬类(benzodiazepines)。此类药物滥用或依赖的形成与多种因素有关,药物的药理作用是主要因素,其次是医源性因素。

一、巴比妥类药物

(一)药理作用

巴比妥类是较早的镇静催眠药。按照半衰期的长短可分为超短效、短效、中效和长效药物。短效和中效巴比妥类药物更易产生依赖,并具有快速耐受性,主要包括司可巴比妥钠和戊巴比妥。临床上主要用于失眠的治疗,药物的滥用现象很常见。巴比妥类药物主要作用于中枢 γ-氨基丁酸 A 受体超分子复合体,包括 GABA 结合位点、氯通道、苯二氮䓬结合位点。当巴比妥类与 γ-氨基丁酸 A 受体超分子复合体结合后,增加受体对内源性神经递质、GABA 的亲和力,促进氯离子流入神经元内,引起超极化,降低神经元兴奋性而发挥抑制效应。巴比妥类药物在大剂量时,可直接作用于氯通道。

中枢神经系统对巴比妥类药物具有极高的敏感性,它主要作用于与觉醒有关的脑干网状结构,选择性抑制上行激活系统的活动。小剂量可抑制大脑皮质,产生镇静催眠作用;较大剂量时引起感觉迟钝、注意涣散、活动减少,产生困倦和睡眠;中毒剂量可导致昏迷,甚至死亡。人体对巴比妥类药物的耐受性发生较快,目前认为是因为巴比妥类可增加微粒体酶的活性,使其对巴比妥类的代谢增加。此外,中枢神经系统对此类药物的适应性增加,也是耐受性发生的机制之一。巴比妥类药物与酒精、麻醉剂均有交叉耐受性。

(二)临床表现

1. 精神症状　巴比妥类药物依赖的患者,在周期性大量服药时可产生急性精神症状。

典型表现是意识障碍和轻躁狂状态。意识障碍可表现为躁动不安、乱走，或复杂的意识朦胧状态，持续时间较短暂。轻躁狂状态常表现为易疲劳、欣快，无音联意联。长期大量服用巴比妥类药物的慢性中毒患者可出现人格改变和智能障碍。人格改变主要表现为丧失进取心、对家庭和社会失去责任感。对患者而言，觅药行为已成为他生活的中心内容。

2. **躯体和神经系统表现**　患者表现为消瘦、无力、胃肠功能不良、食欲下降、多汗、皮肤灰暗，性功能明显低下，皮肤划痕反应阳性，常伴有药源性肝损害。

3. **戒断综合征**　长期大剂量使用镇静剂者突然停药数小时至数天后，出现戒断反应，其严重程度取决于滥用或依赖的时间和剂量。表现为全身不适、心动过速、出汗、流泪、眩晕，甚至出现大小便失禁等自主神经症状，双手粗大震颤，失眠，恶心、呕吐，短暂视、触觉或听幻觉或错觉，精神活动激越、焦虑、癫痫大发作等。

4. **过量中毒**　过量中毒可发生一次服药之后或服药期间，临床表现为心理和生理两方面的症状。心理方面，出现明显的不适当行为或心理改变，如不恰当的攻击行为、情绪不稳、损害判断，影响社会或职业功能；生理方面，出现口齿不清、共济失调、步态不稳、眼球震颤、注意或记忆损害、木僵或昏迷等。严重者甚至死亡。

二、苯二氮䓬类药物

苯二氮䓬类药物的主要药理作用是抗焦虑、松弛肌肉、催眠、抗癫痫等。由于此类药物安全性好，过量时也不致有生命危险，目前在使用范围上有取代巴比妥类药物的趋向。过去的报道认为苯二氮䓬类药物依赖的剂量至少应是治疗量的 5 倍，但最近国内外有报道认为常用剂量也可形成依赖。

长期服用苯二氮䓬类药物可出现慢性中毒症状，表现为消瘦、疲乏无力、面色苍白、性功能下降、焦虑不安、失眠等。智能障碍不明显，但可有一定程度的人格改变。对苯二氮䓬类药物依赖的患者可在停药 1～3 天后出现戒断症状，表现为焦虑、失眠、易激惹、欣快、兴奋、震颤、人格解体、幻觉、妄想、癫痫，甚至出现谵妄状态。其表现和巴比妥类戒断症状相似，但严重的戒断症状较少见。

三、治疗

对于巴比妥类药物的戒断症状应给予充分注意，脱瘾时减量要缓慢。以戊巴比妥为例，每天减量不能超过 0.1 g，减药时间一般需 2～4 周，或更长时间。如果需要可使用一些辅助药，如卡马西平、丙戊酸钠、β 受体阻滞剂、具有镇静作用的抗抑郁剂等。国外常用替代疗法，即以长效的巴比妥类药物替代短效药物，如用苯巴比妥替代戊巴比妥，之后每天逐渐减少苯巴比妥剂量。

苯二氮䓬类的脱瘾治疗和巴比妥类相似，可采取逐渐减少剂量，用长效制剂如地西泮替代短效、中效制剂，之后再逐渐减少长效制剂的剂量。

典型病例　王某，女，55 岁，丧偶，退休。服安眠药 20 余年，烦躁不安、生活难于自理、消瘦 1 年余，于 2007 年 8 月住院治疗。

该患者于 20 年前任会计期间，单位失窃 1 000 元，被错认为作案者而开除公职。患者满怀委屈，心情压抑，开始失眠，自服艾司唑仑、地西泮等催眠药物。服用 5 年后用量逐渐加大，

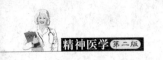

而且每日必用,少服或不服均感到不适,曾几次因药源短缺被迫停药而晕倒,或从床上跌下,四肢抽搐。服用的药物从地西泮逐渐换为氯硝西泮、三唑仑等。患者为得到药物,有时 1 日数次到医院、药店买药。患者的床上、抽屉、箱子里都藏有药物,每日起床后的第一件事就是服药。脾气暴躁,家庭和个人生活马虎随便,不关心家人,不喜欢与人交往,无任何爱好。近 1 年经常烦躁不安,食欲明显下降,消瘦,经家人劝说来医院就诊。

既往史、个人史、家族史无特殊。

体格检查:体温正常,心率 80 次/分,余无阳性体征。

神经系统检查无异常。

精神检查:意识清楚,语言流利,表情淡漠,检查欠合作。焦虑、情绪低落、注意力涣散,有自知力。

头颅 CT 检查正常,生化检查均正常。

诊断:苯二氮䓬类药物依赖。

（胡　建　夏　炎）

主要参考文献

1. 张亚林主编. 精神病学. 北京:人民教育出版社,2005
2. 江开达主编. 精神病学. 北京:人民卫生出版社,2005
3. 蔡焯基主编. 精神病学. 北京:北京大学医学出版社,2003
4. 沈渔邨主编. 精神病学. 第四版. 北京:人民卫生出版社,2001
5. Gelder M, Caith D, Mayou R. Oxford textbook of psychiatry, 4th ed. London:Oxford University Press, 2001
6. Howard H. Review of general psychiatry, 5th ed. New Youk:McGraw - Hill Companies, 2000
7. Joris CV. The alcohol hangover — a puzzling phenomenon. Alcohol Alcoholism, 2008,43(2):124 - 126

第十一章 *Chapter 11*
精神发育迟滞 *(mental retardation)*

第一节 概 述

　　精神发育迟滞(mental retardation，MR)是指起病于 18 岁之前,以智力低下和社会适应困难为主要临床特征的一组综合征。病因复杂,涉及遗传、疾病环境及社会心理等多种因素。可单独存在,也可共患其他精神障碍或躯体疾病。根据智力低下的严重程度分为不同等级。

　　精神发育迟滞过去又被称为精神发育不全、智力低下、大脑发育不全、智力缺陷等。16 世纪英国法官 Fitzherbert 首先用白痴(idiot)描述这一特殊人群,并写入英国法律。19世纪 Edouard 率先尝试对其进行教育干预。20 世纪初期 Binet 和 Simon 发展了心理测试,使智力水平有了量化的工具。1961 年美国首次使用精神发育迟滞(MR)作为诊断术语,并强调必须满足 3 个条件才能诊断:①智力低于平均水平;②适应行为受损;③在发育阶段(16 岁以前)起病。此后,精神发育迟滞的定义在此框架下数次调整。2002 年美国精神发育迟滞协会对精神发育迟滞的定义除智能至少低于标化智测平均水平 2 个标准差以下,更强调了社会适应行为包括概念(conceptual)、社会(social)和应用(practical)3 个方面的技能,需低于标化的适应行为量表平均分 2 个标准差以下,起病年龄为 18 岁以前。在我国,自 1980 年《中国精神疾病分类》公布以后,临床上的诊断术语已统一称为精神发育迟滞。

　　精神发育迟滞是导致人类残疾的主要原因。精神发育迟滞的患病率国外文献报道在1‰~3‰。我国 1988 年对 8 省市 0~14 岁儿童进行的流行病学调查,结果显示精神发育迟滞患病率为 1.20‰,城市为 0.70‰,农村为 1.41‰,农村患病率显著高于城市。男童患病率为 1.24‰,女童为 1.16‰,男童高于女童。其中轻、中、重、极重 4 级,占全部患儿的比例分别为 60.6‰、22.7‰、9.6‰、7.1‰。根据 1987 年进行的全国范围内抽样调查表明,全国有 5类残疾(视力残疾、听力语言残疾、智力残疾、肢体残疾和精神残疾)总数为 5 164 万,其中智力残疾为 15 233 人,占 9.5‰。

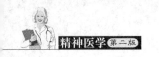

第二节 临床表现与分级

精神发育迟滞临床主要表现为智力低下和适应困难。由于智力发育落后和适应损害的程度不同,个体间差异很大。智力低下可影响患者语言、感知、注意记忆、思维、运动、情绪等各个方面,且与其智力低下的严重程度密切相关。临床衡量智力发育水平主要依据标准化的智力测验,在我国常采用 Wechsler 智力测验。智商(IQ)是指个体通过某种智力量表所测得的智龄与实际年龄的比例,即 IQ＝(智龄/实际年龄)×100。智商在 70 以下者为智力低下。根据智商水平和适应能力,将精神发育迟滞分为轻度、中度、重度和极重度 4 级(表 11－1)。

表 11－1 我国精神发育迟滞分级标准

分级水平	IQ	心理年龄	适应能力缺陷	残疾级别
轻度	50～69	9～12 岁	轻度	四级
中度	35～49	6～9 岁	中度	三级
重度	20～34	3～6 岁	重度	二级
极重度	20 以下	3 岁以下	极重度	一级

1. **轻度精神发育迟滞** 发育早期较正常儿童为迟,主要为语言发育迟缓,表达能力不强,但多能应付日常生活交往,思维较简单,领悟和分析综合能力欠佳。学龄儿童入学后学习成绩不理想,从小学阶段学习就经常有不及格,年级越高成绩越差。生活能自理。虽有一定的交往能力,但缺乏主见,老实诚恳,对环境变化缺乏应付能力。此型一般躯体发育异常较少。

2. **中度精神发育迟滞** 出生后早期即可发现运动发育、语言发育和大小便控制等均较迟缓。语词贫乏,表达能力差,部分患者发音不清,理解能力明显低于同龄儿童,抽象概念不能建立。学习能力低下,不能适应普通学校学习,经过耐心训练可以从事简单非技术性工作。可学会自理简单生活,但需要经常的帮助和辅导。能和家人建立较为稳定的情感联系,但与其他人建立合作关系比较困难。躯体方面可有矮小和特殊面容等特征。

3. **重度精神发育迟滞** 语言发育差,词汇量少,不能进行有效的语言交流。有的甚至不会说话,理解困难,缺乏数的概念,动作笨拙,常常有重复单调无目的的动作,如来回奔跑,或自伤行为。情感反应不适切,生活不能自理,需人照料,无社会行为能力。

4. **极重度精神发育迟滞** 语言功能丧失,不会说话,甚至不能听懂别人说话,大小便失禁,社会功能完全丧失,不会逃避危险,生活完全依赖他人照料。大多伴有严重疾病或癫痫发作,多数因病早年夭折。

第三节 诊断与鉴别诊断

一、诊断标准

CCMD－3 对精神发育迟滞的诊断标准如下。

1. 轻度精神发育迟滞 ①智商50～69,心理年龄9～12岁;②学习成绩差(在普通学校中学习时常不及格或留级)或工作能力差(只能完成较简单的手工劳动);③能自理生活;④无明显言语障碍,但对语言的理解和使用能力有不同程度的延迟。

2. 中度精神发育迟滞 ①智商35～49,心理年龄6～9岁;②不能适应普通学校学习,可进行个位数的加、减法计算,可从事简单劳动,但质量低、效率差;③可学会自理简单生活,但需督促、帮助;④可掌握简单生活用语,但词汇贫乏。

3. 重度精神发育迟滞 ①智商20～34,心理年龄3～6岁;②表现显著的运动损害或其他相关的缺陷,不能学习和劳动;③生活不能自理;④言语功能严重受损,不能进行有效的语言交流。

4. 极重度精神发育迟滞 ①智商20以下,心理年龄3岁以下;②社会功能完全丧失,不会逃避危险;③生活完全不能自理,大小便失禁;④言语功能丧失。

二、评估及诊断方法

精神发育迟滞的评估和诊断主要通过病史采集、体格检查、精神检查、实验室检查以及心理测试来确定如下问题:①患者的智力水平和社会适应能力水平;②可能存在的病因;③患者在智能、情绪、社会适应、躯体健康及环境方面的强项和弱项;④根据以上几点作出诊断,明确所需的帮助。

1. 病史采集 应从父母或主要抚养人获得患者详细的母亲妊娠期和围生期情况,如有无感染、中毒、使用药物、营养不良、外伤、放射线照射等危险因素,有无产伤、难产、窒息等。了解个人生长发育史,尤其是标志性的行为发育,如说话、走路、自控大小便、学习能力、社会交往等,仔细询问有无退行。了解个人喜好、饮食睡眠、情绪表达方式;了解家庭养育史,包括父母精神状态、家庭养育环境,应特别详细了解精神障碍家族史,有无遗传性疾病,父母是否近亲婚配。既往病史,如有无外伤、感染、中毒、高热、抽搐或脑器质性疾病史。

2. 体格检查和精神检查 应作全身体格检查,特别注意身高、体重、头围、头形、皮肤、体表畸形等。详尽的神经系统检查十分必要,包括听力、视力检查。精神检查除常规内容外,需注意患者的语言表达能力、运动及异常的行为模式、人际交往能力等。

3. 实验室检查 主要包括脑影像学检查、分子(细胞)水平脆性X综合征相关基因检测,唐氏综合征的染色体检查。有临床异常征象者还应进行脑电图检查、代谢性疾病筛查、甲状腺功能检查,并排除中毒的可能。

4. 心理测试 心理测试包括智力测验、社会适应行为评定及其他必要的心理评估。目前国内常用的智力测验量表有Wechsler学前期智力量表、Wechsler学龄儿童智力量表修订版、Wechsler成人智力量表和中国比奈测验量表。常用的社会适应量表有左启华等修订的婴儿-初中生适应行为量表,湖南医科大学编制的儿童适应行为评定量表,以及引进的美国精神发育迟滞协会适应行为量表(AAMD-ABS)。

三、鉴别诊断

1. 暂时性发育迟缓 一段时间内,由于环境或躯体因素,如营养不良、慢性躯体疾病、社会隔离、学习条件缺乏、视听觉障碍等引起智力发育落后于同龄儿童,去除这些原因后,智力发育及社会适应能力可在短时间内赶上同龄儿童。

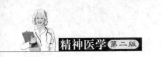

2. **广泛性发育障碍**　广泛性发育障碍,包括儿童孤独症、Asperger综合征、Rett综合征、Heller综合征及未分类的广泛性发育障碍。以社会化行为缺陷为特征,3岁以前发病,主要表现语言发育障碍、与人沟通的模式异常、行为刻板拒绝改变,部分患儿伴有智力缺陷。但一般轻度和中度精神发育迟滞患者大多数能主动与人交往,社会化相对较好,与他人有情感联系,可加以鉴别。重度以上精神发育迟滞患者的交往能力受到明显限制,临床鉴别有一定的困难。

3. **特定性发育障碍**　特定性语言发育障碍表现为语言感受或表达障碍,影响了言语智商,易和精神发育迟滞相混淆。鉴别之处在于非言语智商不低于70,但严重的感受性语言发育障碍也会影响到儿童的非言语智商,临床很难鉴别。特定性学校技能发育障碍在学龄前起病,可出现学习困难,社会适应能力下降。但详细的体格检查和全面的心理评估,发现该类患儿除特定的发育障碍,其他心理发育正常,在不涉及有关特定技能时,可以完成学习任务。

4. **儿童精神分裂症**　儿童精神分裂症可表现孤独、退缩、言语障碍、智力减退。但精神分裂症患者发病前智力发育正常,存在精神分裂症特定的阳性或阴性症状,如情感淡漠、不协调、行为异常、幻觉妄想等。

第四节　病因及发病机制

精神发育迟滞的病因十分复杂,任何引起大脑损伤或影响大脑发育的因素都可以造成此症。至今仍有30%～50%患者病因不明。这些因素可存在于出生前、围生期和出生后。

一、出生前因素

1. **染色体异常**　主要指染色体数目或结构异常,如唐氏综合征、脆性X染色体综合征、18-Ⅲ体综合征、先天睾丸发育不全症(Klinefelter综合征)、先天性卵巢发育不全(Turner综合征)。

2. **基因病变**　主要为先天代谢异常,如先天性苯丙氨酸羟化酶缺乏(苯丙酮尿症)、先天性1-磷酸-半乳糖尿苷转移酶缺乏(半乳糖血症)、酸性黏多糖降解酶缺乏(黏多糖病)、β-葡萄糖苷酶缺乏(高雪病)、脂粒酶己糖脱氨酶A缺乏(Tay-Sachs病)、神经苷脂降解酶障碍(黑蒙性痴呆)、溶酶体神经鞘磷脂水脂酶的先天性缺陷(Niemaoh-Pick病)、先天性嘌呤代谢酶缺陷(Lesch-Nyhan综合征)、铜代谢异常(肝豆状核变性)及先天性甲状腺功能低下;神经皮肤综合征,如结节性硬化、神经纤维病;颅脑畸形,如原发性小头畸形、先天性脑积水、先天性脑脊髓膜膨出;其他如Laurence Moon Biedl综合征,即性幼稚、色素网膜炎、多指畸形综合征;Rubistein Tabi综合征,即阔拇指巨趾综合征。

3. **物质缺乏及环境影响**　母孕期严重的营养不良;孕期微量元素缺乏,如缺碘、缺锌、缺铜、叶酸缺乏等;母亲有物质滥用,吸烟、嗜酒、吸毒;孕早期接触其他有害物质或药物,如放射线照射、铅、汞、有机氯化物、农药,服用抗癌药、解热镇痛药、抗癫痫药、磺胺药、抗精神病药、激素等;孕期感染,如风疹、弓形体、梅毒、巨细胞病毒、HIV;母子Rh血型不符;其他可造成宫内窘迫的各种因素。

二、围产期因素

（1）孕晚期并发症，如高血压、心脏病、肾病、糖尿病、先兆子痫等，胎盘功能不良。

（2）分娩时难产，严重早产、低出生体重、出生时窒息、产伤。

（3）新生儿颅内出血、感染、核黄疸、低血糖等。

三、出生后因素

（1）中枢神经系统感染，以乙型脑炎、化脓性脑膜炎和结核性脑膜炎为多见，也有沙门菌中毒性脑病和疫苗接种性脑炎后遗神经系统损害。

（2）颅脑外伤，各种原因的中枢缺氧、缺血及中毒，如癫痫、慢性铅暴露，长期严重营养不良。

（3）社会心理因素，缺乏良性环境刺激，如母爱剥夺、环境剥夺、缺乏社会交往、丧失学习机会或家族性低能、文化匮乏等可导致智力发育落后，在极端情况下甚至可导致重度精神发育迟滞。

第五节　常见临床类型

一、唐氏综合征

唐氏综合征又称21-三体综合征或先天愚型，此症由 Down 于 1866 年首先描述，是精神发育迟滞中最早被描述的特殊类型，绝大多数为21号染色体三体型所致。本症的发生与母亲的生育年龄有关，年龄越大分娩本症的危险越高。患儿出生时体重和身长偏低，肌张力低下，突出的是颅面部畸形，患者有相似的外貌特征，表现眼裂细小、眼距宽、两眼外角上斜、鞍鼻、耳位低、额和枕部平坦，舌面沟裂深而多，并常伸出口外，手掌厚而手指短粗，末指短小常向内弯曲或只有两指节，40%患儿有通贯掌，四肢韧带松弛，第一趾和第二趾间距宽并有凹沟，常伴有先天性心脏病、脐疝。智力以中、重度损害占多数，智商通常为25～50。患者容易合并心脏病及其他畸形，容易夭折，进入中年后易患阿尔茨海默病，易早衰。

二、苯丙酮尿症

苯丙酮尿症是氨基酸代谢障碍中较常见的一种，由于苯丙氨酸羟化酶先天性缺乏，使苯丙氨酸不能转化成酪氨酸而在体内积聚，引起一系列代谢紊乱，影响脑的发育。患儿出生时都正常，通常在3～6个月时始初现症状，1岁时症状明显，易激惹、身体和尿液有异常臭味，头发枯黄，皮肤皙白，虹膜色素偏黄或浅蓝色，肌张力增高，震颤，共济失调，腱反射亢进，1/4伴发癫痫，不少患儿合并严重湿疹，智力水平属中、重度损害，尿三氯高铁试验阳性反应。新生儿采用 Guthrie 细菌抑制筛查法，血中苯丙氨酸含量＞0.12 mmol/L 有较高的诊断价值。早期发现即采用低苯丙氨酸食品喂养，可以防止智力障碍的发生。决定疗效好坏的主要因素是开始治疗时间的早晚，越早发现并治疗，智力影响越少，出生后立即开始治疗效果最佳。一般在出生后3个月内给予治疗，智力发育可达正常水平。如在6个月后开始治疗，仍可能

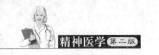

引起智力低下。在4～5岁开始治疗者,智力不会改善。影响疗效的另一因素是治疗前血苯丙氨酸的浓度,浓度越高,控制就越难,智力损害越重。

三、半乳糖血症

半乳糖血症是由于体内先天性缺乏1-磷酸半乳糖尿苷转移酶,致使半乳糖不能转变为葡萄糖,而在体内积聚,引起脑、肝、肾和眼的损害,属常染色体隐性遗传病。出生后不久出现拒食、呕吐、腹泻、黄疸、肝肿大、白内障、蛋白尿和智力发育障碍。测定尿中半乳糖含量和血中1-磷酸半乳糖尿苷转移酶活性有助于诊断。如能在新生儿期起停用乳类食品,症状可消失。

四、先天性甲状腺功能低下

先天性甲状腺功能低下又称地方性呆小症、克汀病,本病有散发性和地方性两种情况,前者由于胎儿甲状腺功能低下,出生后失去母体甲状腺素的支持而出现症状;后者则是由于地方性食物缺碘所致,这是偏僻山区和部分农村中引起精神发育迟滞的最常见的原因之一。患儿出生后不久就出现症状,矮小、头大面宽、眼距宽睑裂小、塌鼻梁、唇厚舌大、皮肤呈黏液性水肿。智力为中、重度缺陷。实验室检查显示甲状腺功能低下。补充甲状腺素是主要治疗方法,治疗越早越好。若未及时早期诊断和治疗,对智力发育和外形的影响将是永久性的。

五、脆性X综合征

在X染色体长臂末端有一"细丝"部位,即脆性部位,位于Xq27或Xq28。男性群体患病率为0.92‰,女性为0.2‰,男女之比约为4～5:1。临床表现为智力低下,特殊面容——面长耳大、前额及颧骨突出、手大脚大,青春期后睾丸大,语言和行为障碍,如重复语言、模仿语言或冲动,行为被动或多动,有自残行为。

第六节 精神发育迟滞合并其他精神障碍

精神发育迟滞患者,尤其是中度以上患者较易与其他先天畸形、躯体疾病或精神障碍共病。先天性畸形有唇裂、腭裂、小头、胃肠道畸形、身体矮小等,躯体疾病如感觉和运动障碍、癫痫、大小便失禁、先天性心脏病、胃肠道疾病、血液系统疾病的发生率高于普通人群,运动障碍是比较常见的,包括动作笨拙、共济失调、痉挛、身体强直等。癫痫在重度以上的病例中很常见。精神发育迟滞患者住院率和药物使用率也高于普通人群,国外报道精神发育迟滞患者到通科就医的频率是普通人群的1.7倍。

精神发育迟滞合并精神病的发生率为4%～6%,精神发育迟滞患者发生其他精神障碍的概率约为普通人群的3倍。10%的智力障碍儿童或青少年出现自杀行为,比例高于普通人群。精神发育迟滞患者可发生各种类型的精神障碍,但症状由于智力低下的影响与一般患者有所不同。通常以情感、行为障碍为主,症状内容简单。

一、精神分裂症

精神分裂症是最早受到关注的精神发育迟滞的共患障碍。明显的怪异行为、持续的退缩、模仿语言、情感淡漠等过去没有的症状常提示其患精神分裂症可能。精神发育迟滞患者的妄想缺乏细节,幻觉简单重复。当智商低于 45 以下时,作出明确的精神分裂症的诊断是非常困难的,如果无明显器质性病因的智力和社会功能明显恶化,特别是出现新的古怪行为或明显脱离以前的行为模式,要高度考虑精神分裂症的诊断,但需除外抗精神病药物不适当的应用所致。

二、心境障碍

由于智力低下的影响,合并抑郁发作时,很少能像一般患者那样主诉自己的心境改变或表达抑郁观念,而表现为行为退缩、孤独、动作减少,或行为激越,出现攻击、破坏行为;情绪悲伤、易激惹、失去愉悦感。诊断主要依据临床观察和照料者的报告。躁狂的诊断主要依据患者活动增多和提示心境高涨的行为改变。治疗主要为调整环境和药物对症治疗。

三、神经症

合并神经症,通常发生在轻度精神发育迟滞患者身上,特别是当他们遇到日常生活发生改变时,临床多表现为混合性症状群,内心的焦虑紧张诉述常不突出。治疗主要是提供支持性心理治疗、行为治疗和抗焦虑药物治疗。

四、人格障碍

精神发育迟滞合并人格障碍十分常见,有时比精神发育迟滞本身要难于管理。目前尚无有效的治疗方法使患者能较好地适应环境,只能通过寻找和安排与患者脾气相适应的环境。

五、器质性精神障碍

精神发育迟滞患者进入中年后发生痴呆的比例较高,与阿尔茨海默病十分相似,尤其是唐氏综合征更为常见。急性脑病综合征引起的行为紊乱,首先提示躯体疾病,进行性功能衰退提示慢性脑病综合征,这两组症状在生命的晚期均较常见。

六、行为障碍

在严重的精神发育迟滞患者中,大约 40% 精神发育迟滞的儿童和 20% 的成人,常出现一些刻板、重复、无目的动作,如作态、撞头、摇晃身体等,另有部分患者出现反复自伤、多动、冲动、异食行为等。治疗主要采用行为矫正。

第七节 治疗与预防

精神发育迟滞的病因繁多,至今仍有 1/2~2/3 的病因不明,而且一旦发生难以逆转,因此重在预防。治疗原则是早期发现,早期诊断,查明病因,早期干预,应用医学、社会、教育和职业训练等综合措施,使患者的社会适应能力得到最大的发展。

一、早期发现和预防

1. 早期发现 孕期筛查、新生儿筛查和婴幼儿生长及心理发育监测是早期发现和预防

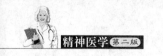

精神发育迟滞的重要组成部分。孕期及新生儿筛查主要检测遗传代谢性疾病和神经管畸形。苯丙酮尿症、半乳糖血症、先天性甲状腺功能低下等遗传代谢性疾病的早期发现，可以有效预防精神发育迟滞的发生。我国儿童保健网络对婴幼儿实行0～3岁追踪随访，监测体格发育和智能发育，有助于早期发现精神发育迟滞儿童。

2. 孕期保健　对孕妇进行科学的生育观教育，避免近亲结婚，开展婚前检查和教育。避免放射性损害和其他有害物质。减少妊娠并发症，减少围生期损害。

3. 免疫接种　风疹、脑炎、麻疹、水痘、腮腺炎等传染性疾病是引起精神发育迟滞的主要原因之一。疫苗接种可有效预防疾病的发生，避免精神发育迟滞。

4. 预防脑外伤和中毒　包括父母监护教育、环境安全设置，防止跌落和溺水，使用运动头盔和儿童专用汽车座椅。应避免铅中毒，大量或长期铅暴露可严重损害儿童智能，造成精神发育迟滞。其他引起儿童智能损害的物质包括酒精、氨气、地板蜡、杀虫剂、清洁剂、增白剂及有机溶剂等。有些药物如阿司匹林，也可能损害婴幼儿智能发展。

二、治疗干预

（一）病因治疗

查明病因者，应针对病因及时早期治疗，如苯丙酮尿症发现后即开始低苯丙氨酸饮食疗法。半乳糖血症尽早停止乳类食物，而用谷类喂养。地方性呆小症早期给予碘、甲状腺素治疗。某些先天性颅脑畸形，如先天性脑积水、狭颅症，应进行手术治疗，这样可以减轻大脑压迫，有助于患儿的智力发育，可以防止精神发育迟滞的发生。

（二）药物治疗

药物治疗可以在一定程度上改善MR患儿合并的其他精神障碍症状，如情绪问题、精神病性症状、攻击性增强等。精神发育迟滞患儿中30％～60％伴有精神症状，根据需要可选用适当的药物治疗。如对于伴有精神运动性兴奋、冲动攻击行为、自伤自残行为者，可选用非典型抗精神病药；对于合并活动过度和注意缺陷者，可选用中枢神经系统兴奋剂；对伴发抑郁或焦虑障碍，可选用选择性5-羟色胺再摄取抑制剂或其他抗焦虑抑郁药物。某些内分泌不足的性染色体畸变者可适时给予性激素治疗，以改善患者的性征发育。对合并癫痫发作者，给予抗癫痫治疗。

另一类常用的药物为益智药和改善脑组织代谢药，以及种类繁多的中成药，但疗效有待进一步确定，迄今尚无理想特效的药物。

（三）教育与训练

教育与训练的原则是：早期干预、综合干预、分级管理、因材施教、家校结合、长期支持。对于大量智商（IQ）为50～70的精神发育迟滞患儿，随着年龄的增长，脑功能也有缓慢的改善，所以特殊教育及耐心辅导，能帮助其智力及运动能力的提高，以适应生活及简单的职业需要。对于重症及极重症患者，则终身需人照料，但仍然可以通过长期的训练，教会其简单的卫生习惯和基本生活能力。根据患者的身体和智力水平，采取切实可行的教育、训练及康复医疗等综合措施，制订不同的训练目标，提高其社会适应能力，包括独立生活能力、运动功能、职业功能、社会交往能力、自我管理能力、社区设施使用能力、闲暇时间安排能力等。对那些不能适应普通小学教育的患者，可到特殊教育学校学习。

典型病例（病史由其母代诉）男，8岁，小学2年级，因学习困难，难以适应学校要求，于2007年5月来儿童心理门诊就诊。

母诉该患儿因自小发育较同龄儿童缓慢，1年级上学期在父母的辅导下，学习成绩勉强能跟上班级。自1年级下学期开始，就出现不及格，尤其是学数学特别困难，即使母亲单独辅导，作业理解也有困难，常常需做到很晚。但记忆尚好，在父母督促下，能熟练背诵英文课文和古诗。在学校虽愿意和同学一起玩，但很少能和同学一起游戏。协调运动能力差，不会跳绳，做广播操动作不协调。现在语、数、英三门功课仅英语能及格。平时胆小。母亲反映他在家里很听话，老实善良，平时喜欢与比自己小4～5岁的儿童玩耍、嬉戏，无特殊爱好。因老师提议，遂来院就诊。

既往史：既往体健，无颅脑外伤及高热抽搐史，无其他重大疾病史。

生长发育史：患者系第一胎，足月剖腹产，母高龄怀孕，孕晚期有高血压。人工喂养。该患儿生后一直由奶奶照料，3岁开始由父母照料，母亲照料较多。生长发育较同年儿童缓慢，2岁会走路，3岁会喊爸爸、妈妈，6岁才能讲完整句子。饮食、睡眠一直正常。

家族史：家族中无痴呆或精神异常病人。父母系知识分子，家庭和睦，亲子关系亲密。

体格检查：身高在正常范围，体重略胖，余无异常发现。

神经系统检查：头颅大小正常，无畸形，颅神经无异常，无病理征。

精神检查：神志清晰，检查合作，能回答简单提问，情感适切。能进行有效的言语交流，能数数，能正确完成10以内加减法，但速度较慢。不能区分水果和蔬菜的概念，搭积木时主题较为单调幼稚，语言表达贫乏，缺乏想象力。难以正确回答因果关系，远近记忆尚好，注意力集中时间较短。未引出幻觉妄想。有部分自知力。

心理测试：韦氏儿童智力测验：IQ＝63。儿童适应行为量表：轻度缺损。

诊断：精神发育迟滞（轻度）。

（高鸿云）

主要参考文献

1. 梁海萍.智力落后定义评析.中国特殊教育，2005，56（2）：46－50

2. 陈燕惠，陈达光.几种精神发育迟缓诊断标准及量表简介和比较.实用儿科临床杂志，2007，22（12）：958－960

3. 段玉梅主编.精神发育迟滞儿童的治疗与康复训练.乌鲁木齐：新疆人民出版社，2003

4. Kwok H，Cheung PWH. Co-morbidity of psychiatric disorder and medical illness in people with intellectual disabilities. Curr Opin Psychiatry，2007，20：443－449

5. Leonard H，Wen X. The epidemiology of mental retardation：challenges and opportunities in the new millennium. Ment Retard Dev Disabil Res Rev，2002，8：117－120

6. Straetmans JMJAA，Van Schrojenstein Lantman-de Valk HMJ，Schellevis FG，et al. Health problems of people with intellectual disabilities：the impact for general practice. Br J Gen Pract，2007，57：64－66

第十二章 *Chapter 12*
儿童、青少年精神医学
（*child and adolescent psychiatry*）

第一节 概　述

　　儿童青少年期是人生发展的关键时期,其心理健康状态可影响人的一生发展。许多成年期出现的精神障碍可起源于儿童青少年期,Kessler 报道约有一半的精神障碍在 14 岁之前起病。儿童青少年的行为和情绪问题非常普遍,据 WHO 的资料,全球范围内约 20% 的儿童青少年存在不同程度的精神障碍,其中 4%～6% 是明显可辨认的精神障碍,需要进行临床干预。我国据 1996 年湖南省报道的 8 644 名儿童青少年的流行病学调查,根据 DSM－III－R 诊断标准,精神障碍的时点患病率为 14.89%,接近国外水平。由此,我国 4 亿 2 千万儿童青少年中,估计有 4 000 万患儿。这些患儿的社会功能和生活质量将不同程度受到影响,并波及家庭,增加疾病负担。

　　儿童青少年精神障碍涉及的范围非常广泛,影响儿童青少年精神障碍发生的因素包括遗传、个体气质、躯体健康、应激事件、养育环境、社会文化等多种因素。不同年龄段、不同社会经济状态和不同文化背景的儿童青少年均可发生精神障碍,但其表现特征和类型有所不同。学龄前儿童常见的问题是发育性障碍、睡眠、进食、排泄和违抗行为,学龄期儿童主要的问题是多动与注意缺陷障碍、学习障碍、抽动障碍和品行问题,青少年期常见问题是情绪障碍、进食障碍和品行障碍。我国湖南调查的儿童青少年发育障碍城市占 7.55%,农村占 11.11%;行为障碍城市占 8.34%,农村占 7.70%;情绪障碍城市占 1.12%,农村占 0.93%;躯体化障碍城市占 0.33%,农村占 0.26%;其他障碍城市占 0.13%,农村占 1.16%。反映城市和农村儿童青少年精神障碍具有不同的特点。

　　儿童青少年精神障碍与成人精神障碍有所不同,主要表现在以下几个方面。

　　(1) 儿童青少年期是人生发展最迅速的时期,精神障碍的临床表现与儿童青少年的年龄及发育水平紧密相关。正常情况下,不同发育水平儿童的行为特点、认知能力和社会要求都不相同,一些在特定年龄阶段视作正常的行为在另一年龄段则为异常,如 3 岁儿童夜间经常遗尿属于正常,而对 13 岁青少年而言则是异常;其次,同样的精神障碍在不同年龄的表现也不相同。

如学龄前儿童的抑郁表现为对游戏没兴趣、活动减少、退缩、食欲下降、易哭、易激惹,青少年抑郁的表现为心情低落、自罪自责、思维迟滞、自伤自杀,并可出现明显的攻击破坏行为。

(2)儿童青少年的精神障碍与所处的环境关系尤为密切,尤其是家庭环境中父母的精神健康、养育方式和亲子关系。很多儿童青少年的精神障碍是家庭功能障碍或环境应激的反应,可以随着环境因素的改善而改善。因此,不能将精神障碍的诊断作为标签轻易按在儿童青少年身上。

(3)儿童青少年的就医途径和方式与成人不同。多数是由父母决定是否就诊,代诉病史,所提供的信息受养育者的心理健康状态和知识水平所影响。一个焦虑的母亲很可能将一个正常的儿童描述为精神障碍者,而一个忽视儿童的母亲却会对存在精神障碍的儿童置之不理。收集多途径来源的信息有助于减少这类偏差。

因此,评估和诊断儿童精神障碍必须关注儿童的整体发育及生活环境,评定内容应包括症状行为特征、发育水平、躯体健康状况、养育环境、生活事件及社会功能。特别值得一提的是社会功能,它是确立儿童青少年精神障碍的诊断及治疗干预方式的重要指标。另外,父母或儿童就医的目的以及对症状的看法也是直接影响儿童青少年精神障碍治疗的因素,应在初次评估时首先加以了解。评定方式和成人无明显差异,但宜采用与儿童发育水平相适应的方法,具体包括病史资料收集、体格检查、神经系统检查、精神检查、行为评定、心理测验及实验室辅助检查等。儿童青少年常用的心理测验和评定量表见表 12 - 1。

表 12 - 1 儿童和青少年常用的评估量表

量表名称	量表缩写	评估内容	适用年龄
Denver 发育筛查测验	DDST	智力发育筛查	2 个月~6 岁
Bayley 婴儿发育量表	BSID	智力发育水平	2 个月~30 个月
Gesell 发育诊断量表	GDS	智力发育水平	30 个月~6 岁
Wechsler 学前儿童智力量表	WPPSI	智力发育水平	4~6 岁半
Wechsler 儿童智力量表	WISC	智力发育水平	6~16 岁
图片词汇测验	PPVT	智力发育筛查	4~8 岁
艾森克个性问卷(儿童版)	EPQ	人格特征	7~15 岁
儿童统觉测验	CAT	儿童人格特征	4~14 岁
Achenbach 儿童行为检核表	CBCL	儿童行为问题	3~16 岁
Conners 父母症状问卷	PSQ	儿童多动行为	3~17 岁
儿童适应行为评定量表	ABS	儿童适应行为	3~12 岁

目前,国际上使用的儿童青少年精神障碍的诊断分类标准有多种,较为常用的有 DSM - Ⅳ和 ICD - 10,我国目前使用 CCMD - 3。

儿童青少年精神障碍的治疗常需要多方面的综合干预,包括心理治疗、行为干预、环境调整和药物治疗。尤其是广泛性发育性障碍、品行障碍、进食障碍、物质滥用等精神障碍的治疗,需要包括和儿科、康复、教育及司法等多学科、多领域的合作。20 世纪 80 年代以来,我国儿童精神医学逐渐得到发展,但与发达国家相比差距仍较大。从全球范围看,即使发达国家,儿童精神医学的发展与需求相比还远远不够,而发展中国家和贫困地区形势更为严峻。对精神障碍的病耻感、专业人员的缺乏、儿童青少年心理卫生知识的普及,是预防和提高儿

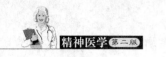

童青少年精神障碍诊治水平的主要问题,有待全球共同努力解决。

第二节 发育性障碍

儿童发育性障碍主要包括精神发育迟滞、广泛性发育障碍和特定性发育障碍,为通常最初显现于婴幼儿期或少年期的精神障碍。有关精神发育迟滞参见本书第十一章。

一、儿童孤独症

儿童孤独症(childhood autism)是广泛性发育障碍的最常见形式,主要特点是言语发育和人际沟通模式的异常。多起病于婴幼儿期。儿童孤独症患病率为2～40/万,男孩多于女孩,男女比例为4～5：1。该病最早于1943年由Kanner描述,至今病因未明。目前的研究显示该症是与多相多基因相关的具有生物学基础的疾病。

(一)临床特征

主要表现为社会交往障碍、言语发育障碍、兴趣狭窄、行为刻板,又称Kanner's三联征。

1. **社交障碍** 孤独症的核心症状,大部分孤独症儿童在婴幼儿期就出现对人缺乏兴趣,被妈妈抱起时不会主动靠紧妈妈,喜欢独处,不喜欢被抱起,不会注视着妈妈微笑,与人缺乏视接触。6～7个月以后还不能分辨亲人和陌生人。常表现为特别安静,当有不安、不满足或不适时,不会主动寻求他人安慰,多以哭叫或怪异的方式表达。有些孤独症儿童在1～2岁时发育无明显异常,2岁以后逐渐出现交往障碍,不合群,不理睬他人,使人怀疑其是否存在听力障碍,但听力检查正常,对自己喜欢的电视节目反应迅速。如有什么物品自己无法拿到,只是拉着别人的手去取,似乎是借用工具,不会用目光、表情和手势来表达自己的愿望。

2. **言语发育障碍** 孤独症的言语发育障碍主要表现为语言发育延迟或不发育,以及交流功能的缺失。多数病儿语言发育明显落后,3岁以后尚不会发出有意义的单音或单词。有的病儿在2～3岁前曾经出现过初始语言,但以后又逐渐减少,甚至消失。即使病儿可以表达单词和语句,但和他人的交流仍然存在问题。病儿很少主动和他人说话,不会维持交流,常常不顾及周围环境和对方的反应,单方面地说话,言语刻板重复,反复纠缠一些同样的内容,或者单纯模仿或重复他人说过的话,不能正确使用"你"、"我"、"他"等人称代词。同时语调语速及节律异常,平淡呆板,缺乏感情色彩。姿态语言和表情语言交流也明显异常,不会察言观色,缺乏相应的面部表情,不会使用常用的动作姿势交流,与人难以沟通。

3. **动作行为刻板、兴趣怪异狭窄** 孤独症儿童常具有一些特殊的兴趣,而且非常执著,如瓶盖、风扇、牙具,可以整天摆弄或注视很久,而对那些平常儿童感兴趣的玩具不予理睬。他们常常关注于物体那些不为人注意的局部的特性,而很少注意那些显要的特征。如有些病儿喜欢嗅闻毛毯的特殊气味,有些病儿喜欢抚摸光滑的桌面。多数病儿喜欢一成不变的行为方式和环境,对新的环境和改变不能接受,表现焦虑、紧张。如出门必须走同一条路,家具和摆设必须按同样方式放置,很多病儿喜欢将物品按照固定的次序排成一行或垒高,一旦被他人搞乱,则表现非常痛苦。有些病儿以背广告词、背天气预报等在常人眼里毫无乐趣的事情为乐。看电视时不喜欢看真人表演,而喜欢看重复单调的动画或广告。

有些孤独症儿童在相当长的阶段内,会经常迷恋于某种身体运动,如旋转、来回奔跑,爬高、走很窄的边沿等。有些病儿具有伤害行为,如生气时,甚至看似没有任何原因时,出现撞头、咬自己或他人、打自己的行为。

4. 感觉和认知异常 多数孤独症儿童具有感知方面的异常,如喜欢口味较重的饮食,只吃有限的几种食品。对痛觉反应迟钝,对触觉却特别敏感,不喜欢穿某些质地的衣服,稍大的声音即可引起惊恐的反应。多数病儿存在不同程度的智力发育障碍。但是,某些病儿同时显露出某方面的特殊才能,如记忆力、平衡性、计算和音乐等,常达到常人难以达到的水平,称之为"白痴学者"。

（二）评估和诊断

评估和诊断包括病史询问、精神检查、体格检查、心理测验、量表评定及必要的实验室辅助检查。

病史询问应特别关注起病时间和养育环境,以排除环境因素引起的暂时性发育迟缓。精神检查由于病儿多不合作,多采用直接观察,也可以根据结构式的量表来逐项观察检查。体格检查应包括全身各系统的检查,尤其要进行神经系统的检查,观察有无特别的神经系统体征,如牛奶咖啡斑、关节过度伸展、肌张力低下以及毛发异常等,以确定是否伴随其他疾病。

孤独症儿童脑电图检查和脑干听觉诱发电位检查通常无异常发现,但伴有癫痫发作或脑电图异常的风险高于普通人群。听力测定和染色体检查也正常,脑CT和MRI无特异性表现。

临床评定量表可以量化症状的严重程度,主要用于辅助诊断和判断疾病严重程度和疗效。目前国内孤独症儿童常用的量表包括孤独症行为评定量表(autism behavior checklist,ABC)、儿童孤独症评定量表(childhood autism rating scale,CARS)和克氏孤独症行为量表(Clancy autism behavior rating scale,CBRS)。分别由家长和医生填写。认知测验由于孤独症儿童的语言存在障碍,韦氏儿童智力测验很难进行。可以选用瑞文推理测验、绘人测验、PPVT、格塞尔发育量表、贝利婴儿发育量表和社会适应量表。心理教育量表(psycho-education profile,PEP)常用于评估儿童的发育状况及适应能力,以制订治疗计划和判断疗效。

诊断主要依据上述前3项临床特征及在3岁之前起病而定,需除外其他广泛性发育障碍(详见后述),以及儿童精神分裂症和特定感受性语言发育障碍。儿童精神分裂症起病时间一般较晚,发病前有正常发育史,而特定感受性语言发育患者以非言语交往能力的发育加以区别。如果同时存在精神发育迟滞,诊断应同时列出。

（三）治疗

孤独症的治疗目前倾向于综合干预,包括行为治疗、教育训练、药物治疗、感觉统合治疗、艺术治疗等多种方法,但常以行为治疗和教育干预为主。治疗需要老师、医生、治疗训练师和家长的共同配合。目的在于减少异常行为,发展适应性行为,促进语言发展和人际沟通,发挥潜能,最大限度地适应社会生活。

治疗性干预是长期的过程,应融合于患儿的日常生活中,疗效的关键在于早期发现、早期干预、因地制宜、循序渐进、全面训练、长期坚持。由于孤独症的特点,干预的效果常没有其他儿童那么快速显著,家长和干预人员应耐心坚持,经过恰当干预的患儿社会适应能力明显优于未经干预治疗者。在治疗训练过程中,另一个值得注意的是必须密切监测患儿的发育水平,评估疗效,及时调整训练目标和方法,以达到最佳效果。

1. 药物治疗 能在某种程度上控制严重的行为和情绪障碍,改善社交,减少刻板行为。

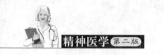

为孤独症行为矫治和教育训练的实施起保证作用。对行为紊乱、刻板行为、自伤行为、自言自语等患儿可以使用非典型抗精神病药物;对注意力不集中、活动多的患儿可试用中枢精神兴奋剂。选择性5-羟色胺再摄取抑制剂也可改善孤独症的重复行为。但是,使用药物治疗需严密监测不良反应,尤其是对心血管系统的影响。

2. 教育训练　目的是教会患儿掌握最基本的生活技能、生活自理能力和与人交往的能力,并根据患儿的认知发育水平,进一步提升职业技能。它是目前治疗孤独症患儿最主要、最有效的方法。

教育训练主要遵循学习理论,根据患儿的发育评估结果制订具体的目标,反复训练,达到目标,然后制订新的目标。如果训练无效,则需再次评估调整目标或方法,如此反复,最终完成目标行为。目前国际上发展出许多针对孤独症的特殊教育方法,如应用行为分析治疗(applied behavior analysis,ABA)和结构化教育(treatment and education of autistic and related communication-handicapped children,TEACCH)。前者主要在对病儿行为的动机成因的分析基础上,应用行为治疗的原理,减少和消除刻板的病态行为,重塑合理的健康行为。后者则是利用孤独症儿童的刻板特点,通过结构化的程序安排模式,利用环境的功能性区分和视觉提示来引导病儿进入正常的活动程序和社会交往模式。操作者多为训练师或特教老师,需要接受特别培训。但让父母了解和掌握一定的教育训练方法,将对儿童的治疗起明显促进作用。

3. 行为治疗　行为治疗或行为矫治的目的在于减少病态行为,增加社会化行为。主要利用正性强化法、负性强化法、惩罚法、消退法、塑形法、链锁法等,在行为矫治的开始阶段,让家长理解行为治疗的原则,掌握行为矫正的方法十分必要,家长的配合是治疗成功的关键。

二、其他广泛性发育障碍

(一)Asperger 综合征

临床表现具有和孤独症患者相类似的地方,同样以社会交往的实质性损害和重复、刻板、局限的活动为特征。但 Asperger 综合征的患儿在早期的语言发育中没有明显的延迟,开口说话的时间和正常儿童接近,而在语法结构和语句内容上不能适应交往的需求。患儿并不回避交往,甚至喜欢交往,但热衷于单方面的讲话,常纠缠于同一话题,显得笨拙夸张,不能维持轻松自然的谈话。认知发展、自理能力、适应行为和对环境的好奇无明显影响,但有显著的动作笨拙,运动协调能力差。患者常具有某一方面的特殊兴趣爱好,显得十分执著沉迷,但往往对其他事物心不在焉,注意力不能集中。男孩发病明显多于女孩。

(二)Rett 综合征

绝大多数见于女孩,早期发育正常,通常于出生后7~24个月起病,以运动技能和智能进行性衰退为特征。典型的表现为起病后逐步丧失手的精细运动操作技能,出现手部活动没有目的,刻板扭动,如洗手或搓手样动作。不会咀嚼食物,过度流涎和伸舌,大小便失禁,常有过度换气发作。面部表情特别,总是以一种"社交性微笑"凝视或注视他人。起病前已经获得的语言技能全部或部分丧失,表现为严重的智力障碍,并在迅速的发育倒退时出现"孤独样"症状,失去与他人和环境交流的兴趣和能力。神经系统体征明显,肌张力减低,躯干共济失调和失用症,常有脊柱侧突和后突。多数病例伴癫痫发作。最终致严重精神残疾,大多数患者预后不良,仅个别患者可活到中年。

（三）瓦解性障碍

瓦解性障碍又称为 Heller 综合征，是一种发生在幼儿、以智力和行为迅速倒退为特点的儿童精神障碍。至少在 2 岁前，有一明确的正常发育期。在发病后的数月内，已经获得的多种技能迅速丧失，同时出现社会交往、沟通和行为功能诸方面的特征性异常。表现为语言的严重退化或丧失，游戏、社交技能和适应行为的退化，常见大小便失禁。对环境丧失兴趣，运动控制能力衰退，动作刻板重复，与人沟通障碍。这些衰退是进行性的，虽然有些病例在数月的快速退化期后，可以出现平台期或稍有好转，但预后常常很差，多数病儿遗留严重的精神发育迟滞。

三、特定言语和语言发育障碍

儿童发育的早期就有正常语言获得方式的紊乱，表现为发音、语言理解或语言表达能力的延迟或异常，这些表现不是由神经系统疾病、感觉缺损、精神发育迟滞或环境因素直接引起，造成了学习职业和社交功能的影响。语言发育障碍是由遗传、围生期损害等多种因素导致的中枢神经系统生物学成熟障碍。在 CCMD‐3 中，言语和语言发育障碍主要分为特定言语构音障碍、表达性语言障碍、感受性语言障碍及伴发癫痫的获得性失语。言语和语言发育障碍患病率差别较大，分别为 0.8％～13％，与每个学者使用的诊断概念、诊断标准有关。在所有言语和语言障碍中，0.6％为语言发育障碍。

（一）临床特征

言语和语言发育障碍的共同特征：都起病于婴幼儿期或儿童期；功能发育的延迟或损害与中枢神经系统生物学成熟过程有关；病程恒定，不像许多其他精神障碍那样具有缓解和复发的特点。

1. **特定性言语构音障碍**(specific speech articulation disorder)　发音困难，严重程度超出了智龄的正常变异限度，讲话时发音错误，致使他人很难听懂；语音的省略、歪曲或替代，同一语音发音不一致。非语言智力在正常范围内，语言的表达和感受技能正常，韦氏智力测验语言智商、操作智商及总智商均≥70。

2. **表达性语言障碍**(expressive language disorder)　语言发育延迟，2 岁不会说单词，3 岁不会讲两个词的短语，词汇量扩展受限，常过多地使用少量常用词，难以选用恰当的去替换，讲话过短。句子结构简单，句法错误，说出的话别人难以理解。发音异常可有可无。非语言表达能力和语言理解能力基本正常。智力尤其是非语言智力正常，韦氏智力测验操作智商及总智商均≥70。可以伴有同伴关系不良、情绪失调、行为紊乱、多动和注意缺陷、学习困难。

3. **感受性语言障碍**(receptive language disorder)　对语言的理解能力障碍，12 个月时对熟悉的名称无反应，18 个月时不能识别至少几种常见物品，2 岁时不能听从简单的日常指令。无法理解语法结构或微妙的表达方式。语言表达能力也显著受损，说话时不会选择适当的词语来表达自己的意思，语义紊乱，句法不稳定，行为异常等。非语言智力正常，韦氏智力测验操作智商≥70。

4. **伴发癫痫的获得性失语**(Landau‐Kleffner 综合征)　多数起病于 3～7 岁，病前语言发育正常，突然在数月内逐渐丧失语言能力，听觉性理解困难常为首发症状，感受性语言严重受损。发病前后 2 年中，出现累及一侧或双侧颞叶的阵发性脑电图异常或癫痫发作。有的患

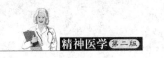

儿讲话不流利,表达不清。在语言开始丧失后的数月内,行为和情绪紊乱很常见。

（二）治疗

特定言语和语言技能发育障碍儿童的治疗是一个全面、细致的过程,所用方法主要有发展法、行为矫正和认知法。

1. **发展法** 它是一种遵循正常语言发展历程,为儿童提供系统化与具有刺激性的语言训练方法。首先,建立良好的治疗关系。其次是训练语言理解能力,再在适当示范下学会简单发音,逐步训练学习单词、短语及复杂的语言表达形式。

2. **行为矫正** 运用行为强化的原理,对患儿进行语言训练。

3. **认知法** 着眼于教给患儿拼字、发音、字义、语法规则,以及进行语言表达时所必需的知觉、选择性注意和思考技巧。

四、特定学习技能发育障碍

特定学习技能发育障碍(specific academic skill developmental disorder,SDDSS)是指从儿童发育早期就出现的获得学习技能的正常方式受损。它不是缺乏学习机会和神经系统疾病的结果,某种生物学功能失调引起的认知加工过程紊乱是主要原因。

（一）诊断

诊断任何一种 SDDSS 需要以下几个基本条件。

(1) 损害必须是显著的,即存在的某种特定学习技能损害,造成在标准化的学习技能测验评分明显低于相应年龄或年级儿童的正常水平,或者是相应智力的期望水平,降低至少 2 个标准差以上,临床有显著的学习困难。

(2) 损害必须是特定性的,即不能完全用精神发育迟滞或综合智力的轻度受损来解释。

(3) 损害必须是发育性的,即必须在上学最初几年就已经存在,而不是在受教育的过程中才出现。

(4) 没有任何外界因素可以充分说明其学习困难,不是未矫正的视觉、听觉损害的直接后果。

（二）临床特征

1. **特定阅读障碍** 阅读能力显著低于年龄、综合智力和所在年级的应有水平,最好能用标准化阅读测试来评价。障碍主要表现在省略、替代、歪曲、添加词语或词语成分;阅读速度慢;开始阅读就错,长时间停顿或"不知道读到哪儿",短语划分不准确;颠倒句中的词序或词中的字母顺序;不能回忆所阅读的内容,读完后不能讲出段落大意;语文成绩差,数学应用题的成绩也差。

2. **特定拼写障碍** 拼写能力显著低于年龄、综合智力和所在年级的应有水平,最好能用标准化拼写测试来评价。障碍主要涉及语音的准确性,口头和笔写拼写单词的能力都受损,有持续存在的书写表达困难,严重影响与书写表达技能相关的学习成绩。没有阅读困难史,阅读和计算技能在正常范围内。

3. **特定计算技能障碍** 计算能力显著低于年龄、综合智力和所在年级的应有水平,最好能用标准化计算测试来评价。缺陷涉及基本的计算技巧即加、减、乘、除的掌握,不涉及代数、三角、几何、微积分等更复杂的计算技巧。障碍多种多样,不能理解加、减、乘、除等基本运算的概念,不理解数学术语和符号,难以进行标准的数学运算,难以理解哪些数字与所要进行的计算有关,难以将数字正确排列、加入小数点或符号,难以对数字进行空间组合,不能熟练掌握和运用乘法口诀表。严重影响与计算有关的学习成绩。

4. 其他异常 有些患儿可同时存在数种学习技能障碍,形成混合性学习技能障碍。特定学习技能发育障碍患儿在学龄早期会伴有情绪问题,焦虑、情绪低落、烦躁;学龄后期或者青少年期则行为、学习动机、多动症、品行问题较为突出。自尊心下降、学校适应不良、人际关系问题等会造成患儿社会适应能力差。

（三）治疗

早期发现、早期干预是改善学习技能的关键。特定学习技能发育障碍因为涉及学习技能的阅读、拼写、计算等多个方面,要尽可能早地认识特定学习技能障碍的性质、临床特点和可能的原因,根据患儿所表现出的阅读困难、拼写困难或计算困难,制订出切合患儿实际的整套干预方法。

1. 特殊教育 使用经过特别设计的课程、教材、教法和教学组织形式,对有特殊需要的儿童进行的教育,对语言技能、阅读技能、计算技能、运动技能进行强化训练,是特定学习技能障碍干预不可忽视的有效方法。特殊教育的具体训练内容包括作业训练法和认知过程训练法等。前者将学习的内容分为许多细小的部分逐一教给学生,最后指导其将各项内容串联整合在一起,连成完整而复杂的学习过程。提高反复训练,使学生增加了练习的机会,积累了学习经验。后者通过特定课程的设计,有针对性地克服学生在注意、知觉、记忆、语言、概念等认知方面的缺陷,进而改善学习技能和效果。

2. 感觉统合治疗 感觉统合理论认为学习障碍是儿童感觉统合失调的结果,感觉统合训练不是直接的重复教学、强化学习,而是采用游戏方式,让儿童在"玩"的过程中解决注意力不集中、学习障碍、语言迟缓等问题。

3. 药物治疗 对特定学习技能发育障碍患儿没有特殊的药物治疗,伴随注意力不集中、活动过多时,可以使用中枢神经兴奋剂辅助治疗。

典型病例 （病史由父母和外婆提供）患儿,男,3 岁 2 个月,因至今不会说话,不理睬人,由父母携其到儿童心理科就诊。

自出生至今,尚不会叫"爸爸"、"妈妈",叫其名字,不予理睬,好像没听到。和他说话,常常扭头,东张西望,使人怀疑有听力障碍。但如果说要外出,则会自己跑到门边,拿出鞋子等着,但也不会和别人对视。喜欢出门,但每次必去附近的超市。喜欢看电视广告,只要有一点儿广告声音,就会从别处跑过来看。平时喜欢来回奔跑,喜欢看旋转的物体,拿起任何东西都喜欢转动,并侧头观看。口中经常发出别人听不懂的声音,不会模仿别人说话。如果需要别人帮助,如拿水喝,会径直抓住别人的胳膊,拖往水杯处,不会用手指示意或用目光交流。吃饭需喂食,挑食明显,目前只吃酱油拌面和少许蔬菜。2 周岁半以前睡眠不安,经常夜醒,现睡眠好。大小便会自行蹲下。

生长发育史:G1P1,足月剖腹产,无窒息抢救史。4 个月开始由外婆在老家照料,2 岁半时转由母亲和外婆共同照料。混合喂养,按时预防接种。8 个月能坐,18 个月时能独走,体格发育和其他同龄儿童相仿。

家庭状况:家庭和睦,三代同堂。父亲从商,母亲系普通公务员,中等文化程度。否认家族中有相同情况者,但父亲开口说话较晚,性格较为内向。外婆和母亲性格开朗,抚养方式

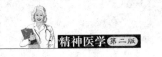

无特殊。

体格检查:身高和体重达标,头围偏大,营养状态中等,余无异常发现。神经系统检查无特殊。

行为观察:在诊室来回跑动,抬头看风扇,呼之不应。给予积木时,立即拿起旋转,不会模仿垒高,问其"灯在哪里?"不予理睬。无视接触。不会玩互动性或装扮性游戏,想要出门时,没有向任何人示意,自己反复旋转门把手。外婆帮助开门后,随即径直走向门外,和他人无眼神和动作交流。

辅助检查:脑电图轻度异常,脑CT检查及染色体检查正常。

Denver发育筛查测验(DDST):MQ<50,DQ<45。

孤独症行为评定量表(ABC):104。

心理教育量表(PEP):发育年龄11个月。

诊断:儿童孤独症,精神发育迟滞。

第三节　多动与注意缺陷障碍

多动与注意缺陷障碍(attention deficit and hyperactivity disorder,ADHD)又称儿童多动症,是儿童期最常见的行为障碍。患病率各地报道不一,大多为3%～8%。男女患病比例为4～9:1。临床特征以注意缺陷、多动冲动为主要表现,智力正常或接近正常,常共患学习障碍、品行障碍、情绪障碍等多种心理行为障碍,对儿童的学习、生活及发展有明显的影响。有30%～50%的患儿到了成年期仍存在相应的症状,成人期ADHD患病率大约2%。

(一)病因

至今病因不明,主要与下列多种因素有关。

1. 遗传因素　家系研究、双生子研究和寄养子研究显示,ADHD具有家族聚集性。采用分子遗传学技术确认有6个染色体位点(7p、10q26、15q、16p13、17p11)及至少20个微效候选基因与ADHD有连锁或相关。

2. 神经递质　去甲肾上腺素(NE)、多巴胺(DA)和5-羟色胺(5-HT)在ADHD的发生中起重要作用。一般来说,DA/NE+5-HT的相对强度影响某一时点的行为,儿童表现为注意力持久和对环境的良好辨别能力;反之,注意力难以保持,外化行为较多,临床上类似ADHD的表现。

3. 发育延迟　临床观察发现ADHD儿童常存在精细协作动作笨拙、左右辨别不能、视听转换困难、空间位置觉异常等神经系统体征。流行病学研究发现,ADHD儿童常伴有开口讲话晚、语言发育延迟、言语功能异常、口吃、功能性遗尿或遗粪等发育延迟问题。

4. 社会心理因素　环境、社会和家庭因素的持续存在是诱发和促进ADHD的关键。

(二)临床表现

ADHD的临床核心症状主要是注意缺陷、活动过多和行为冲动。

1. 注意缺陷　注意力不能集中或主动注意保持时间达不到年龄和智能发育相应的水平,患儿易受环境的干扰而分心,注意对象频繁转移。上课时不能专心听讲,做功课时不能全神贯注,常常边做边玩,或不断以喝水、吃东西等理由中断作业,动作拖拉,作业时间明显延长。有些患儿虽然可以对看电视、玩电子游戏或特别感兴趣的活动能集中注意力,但在其他活动中注意力集中仍有缺陷。

2. 活动过多 表现为过分不安宁,小动作多,跑来跑去。在需要相对安静的环境中,活动量和活动内容比预期的明显增多,缺乏自我约束,在秩序井然的场合显得尤为突出。上课时在座位上扭来扭去,左顾右盼,东张西望,摇桌转椅,招惹别人,有的甚至离开座位走动。平时话多、喧闹,常故意闹出声音以引起别人注意。喜欢危险的游戏,爬上爬下,喜欢恶作剧。

3. 冲动行为 表现为行为唐突、冒失,事前缺乏与发育水平相应的缜密考虑,行为不顾后果,显得幼稚、任性、克制力差,易受外界刺激而兴奋,挫折感强。出现危险举动或破坏行为后不会吸取教训。

4. 学习困难 表现为学习成绩低下。可能的原因有:注意力不集中、好动贪玩、对老师讲授知识一知半解;部分患儿智力偏低,理解力和领悟力下降,言语或文字表达能力下降;部分患儿存在认知功能缺陷,如视觉-空间位置障碍,左右分辨不能,以至于写颠倒字,如"部"写成"陪","b"看成"d"。

5. 神经系统阳性体征 部分患儿可存在神经系统阳性体征,如快速轮替动作笨拙、不协调,精细运动不灵活,生理反射活跃或不对称,不恒定的病理反射,共济活动不协调(不能走直线,闭目难立,指鼻或对指试验阳性),眼球震颤或斜视。但这些体征可随着神经发育的成熟而逐渐好转,不能作为诊断的依据。

(三)心理评估

1. 智力测验 ADHD患儿的智力多在正常水平或处于边缘智力水平(总智商为70~90)。35%的ADHD患儿表现为言语智商和操作智商的发展不平衡,以操作智商优于言语智商为多。

2. 行为评定量表 目前应用较多的是Conners儿童行为量表,该量表主要针对ADHD的常见行为特征,实施简便易行。依据评定人的不同又分为3种:由父母评定的Conners父母用症状问卷(PSQ);由老师填写的Conners教师用评定量表(TRS);父母、老师和研究者可共用的Conners简明症状问卷(ASQ)。另外,应用较多的还有Achenbach儿童行为问题量表(CBCL),该量表涉及的行为问题较为广泛,在国内应用较为成熟,有较好的信度效度。

3. 注意力测验 纯粹的注意过程很难测定,在实际研究和临床实践中,注意过程往往伴随认知活动的进行。在认知活动中测验注意过程的方法较多,如划销试验、持续操作测验(CPT)、威斯康星图片分类测验、Stroop测验等。但不能单凭这些测验的结果作出诊断。

(四)诊断与鉴别诊断

1. 诊断要点 ①起病于7岁以前,症状持续存在超过6个月;②注意缺陷和活动过度症状必须同时存在;③症状必须存在于学校、家庭或诊室等多种场合中;④诊断时需除外症状由其他精神障碍所致,包括精神发育迟滞、广泛性发育障碍和情绪障碍。⑤如果同时存在多动和品行障碍的特征,则诊断为多动症合并品行障碍。

2. 鉴别诊断

(1)正常活泼儿童:正常活泼儿童尤其是学龄前期儿童,他们在生长发育的过程中,天性活泼、调皮爱动、对新鲜事物或陌生环境有好奇心,活动量较大,他们能够根据环境的要求来调整自己的行为。ADHD儿童从活动量上较正常儿童显著增多,多动不分场合,且行为常具

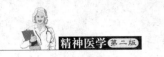

有冲动性、破坏性，行为不计后果。

（2）品行障碍：表现为违反与年龄相应的社会规范和道德准则的行为，如打架、说谎、偷盗、逃学、纵火、欺诈、破坏和攻击行为。与环境影响和教育不当有关，智力正常，注意缺陷和活动过多可以存在但不占据重要位置，严重时会触犯法律，中枢神经兴奋剂治疗无效。

（3）情绪障碍：注意力不集中和活动过多都可以作为焦虑或抑郁的一部分而存在，因为焦虑或抑郁的坐立不安、易激惹、易分心，经认真细致精神检查可以问到情绪障碍的体验。

（4）学习困难：智力基本正常的儿童学习成绩明显落后于其他儿童。可能由于感知觉障碍、语言发育不良、学习技能障碍、家庭环境或教育方式不当所致，注意缺陷和多动不是主要临床特征。

（5）精神发育迟滞：有部分轻中度精神发育迟滞患儿表现为上课注意力不集中、学习成绩不佳。往往有生长发育迟滞，语言、运动发育迟滞，一般常识、理解和判断能力较差，社会能力普遍低下。

（6）精神分裂症：儿童精神分裂症早期可以有注意力涣散、健忘、坐立不安、烦躁等表现，一般起病年龄在学龄期或更晚，深入检查患儿就会发现精神分裂症的特征性症状，各种幻觉、情感淡漠、行动怪异、妄想等，往往呈慢性过程，中枢神经兴奋剂治疗无效或加剧病情。

（五）治疗

ADHD 的治疗方法包括非药物治疗和药物治疗，一般对轻症的 ADHD 患儿首先采用非药物治疗，非药物治疗无效或症状较明显的 ADHD 患儿宜采用以药物治疗为基础的综合治疗。

1. 非药物治疗　包括父母管理训练、行为矫正、教育干预、感觉统合训练和脑电生物反馈治疗等方法。

（1）父母管理训练：已被广泛认可作为 ADHD 治疗的重要组成部分，它能有效地控制儿童的问题行为以及增强和巩固药物治疗效果。父母管理训练的内容包括对父母的教育，介绍 ADHD 的表现、病因、诊断和治疗知识，纠正父母对诊断以及治疗的误解；正确全面地理解 ADHD 的治疗方法，提高治疗的依从性；识别孩子的不良行为，了解不良行为形成的原因，在家庭进行不良行为的矫正；让家长学会积极的教育技巧，如对良性行为的关注与适当奖励，对轻微不良行为的忽视，使用简单清晰的言语指令，多利用躯体语言吸引孩子注意，善于采取事前预防性处理的管理方法等。训练多采取小组形式进行，持续 8～12 周，每周 1 次，每次 60～120 min。

（2）教育干预：主要包括家校联合，在教育上根据 ADHD 儿童的特点，通过座位安排、适当的奖励、有效的指令、恰当的关注与忽视、因果策略和预防性策略等技巧来管理 ADHD 儿童。帮助 ADHD 儿童改变学习策略，增加学习任务的新奇性和趣味性，提高学习效率。

（3）行为矫正：主要根据行为治疗原理，采用正强化、消退、负强化和惩罚等方法，改变患儿的适应不良性行为，培养患儿发展适应性行为。行为矫正的关键是要教育父母和老师掌握行为矫正的方法，同时要始终维护患儿的自尊和信心。

（4）其他：尽管多项研究报道感觉统合训练和脑电生物反馈治疗能有效改善 ADHD 症状，但目前仍缺乏足够的循证医学证据支持。

2. 药物治疗　药物治疗常用中枢神经兴奋剂，近年也有一些新型的非中枢神经兴奋剂应用于临床。药物应始于小剂量，逐渐增加剂量，直至症状明显改善，并维持最佳剂量治疗。常见药物的不良反应有食欲减退、口干、腹痛、头昏头痛、心跳加快、失眠等；过量时可引起震颤、嗜睡、动作不协调、谵妄等。

药物治疗的注意点包括：①在处方药物前全面评估儿童及其环境；②告知儿童和家长用药的目的,确认儿童和家长对用药的理解；③预告药物可能产生的不良反应及如何处理；④保持医生、家庭、学校的有效沟通,密切随访,监测不良反应的发生。

有效的综合治疗不仅改善注意力,减少多动,还可稳定情绪、改善行为、提高学习成绩、提高自信心,并改善与父母、老师和同学的关系。

（六）ADHD 的诊疗步骤

ADHD 的诊疗步骤见图 12-1。

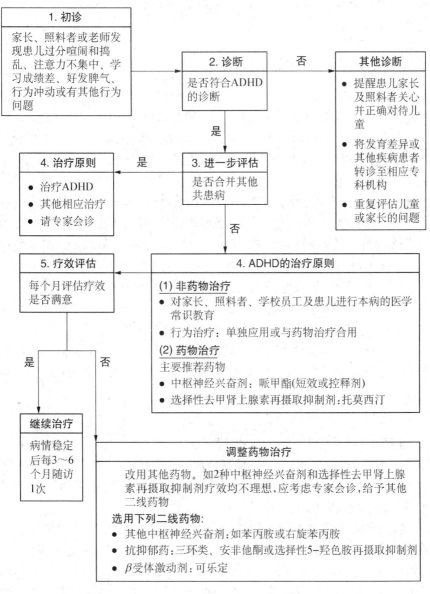

图 12-1 ADHD 的诊疗步骤

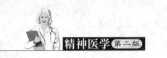

第四节 品 行 障 碍

品行障碍(conduct disorders)是指在儿童和青少年期反复持续出现的违反与年龄相适应的社会规范和道德准则的一类行为障碍。主要表现为说谎、逃学、打架、破坏行为、攻击他人、偷窃、欺诈等行为,损害他人或公共利益,并影响自身的学习和社会化功能。美国 2006 年报道的品行障碍的终身患病率为 9.5%,其中男孩 12.0%,女孩 7.1%,平均起病年龄为 11.6岁。国内湖南报道品行障碍的发病率为 1.45%,男孩 2.48%,女孩 0.28%,高发年龄为 13岁。其余报道不尽相同。

(一)病因

至今不明,目前研究认为个体具备生物学和心理特征易感性的基础上,受家庭和社会不良环境的影响而形成品行障碍。

1. **家庭因素** 父母有较多的精神发育迟滞、情绪障碍、酒中毒和犯罪史;父母不和或离异、家庭暴力、经济困难。家庭功能表现为成员之间亲密度差、监督不力、缺乏组织性;父亲和(或)母亲对子女抱有敌意、冷漠、挑剔的态度。儿童期被虐待、家庭内暴力、攻击与品行障碍的发生也有密切的关系。

2. **遗传因素** 双生子和寄养子研究显示品行障碍具有充分的遗传相关性。基因水平研究显示品行障碍与多个基因有关,包括 5-羟色胺转运体基因、雄激素受体基因(AR 基因)的多态性在外化性行为中起重要作用。多巴胺 D2 受体基因、短 CAG 和 GGC 重复序列的 AR等位基因与 ADHD、对立违抗障碍及品行障碍也相关。

3. **生化改变** 5-羟色胺、泼尼松、血胆固醇水平降低及睾酮水平升高与攻击行为、暴力行为有关。

4. **心理因素** 包括困难型气质、冲动性、好攻击、情绪不稳定和适应不良的个性特征。

5. **社会亚文化因素** 周围人的行为、父母举止、媒体宣传内容都直接影响着儿童的行为。电视和网络中的暴力行为、家庭内部暴力、色情书刊和电视内容易导致性攻击和性犯罪的增加。亚文化圈中同伴或同龄人的影响也是不可忽视的原因。

(二)临床表现

1. **攻击他人或动物** 伤害、殴打、威胁、恐吓他人;虐待小动物或比他(她)小的儿童或残疾儿童;使用刀、枪、棍棒、石块等硬物或器械造成他人躯体的伤害,男孩多表现为躯体性攻击,女孩多表现为言语性攻击,如咒骂、侮辱等;抢劫钱财,年少时表现为抢劫、敲诈同学,年龄大些后或几个人一伙共同抢劫路人、武装抢劫等。

2. **故意破坏财物** 故意破坏他人物品或公共财物,以毁坏他人物品、在公共场所或名胜风景区糊涂乱画、使有价值的物品失去价值、放火等方式给他人造成经济损失。

3. **偷窃、欺诈** 多表现为先拿家长的钱或物,开始时数量较小,当所偷钱财不能满足自己消费时则会偷同学、偷路人、偷商店。有时为得到家长的钱,可以编出谎话去欺诈。

4. **违犯社会准则** 经常说谎以骗取好处(物质上或精神上)或者逃避责任(惩罚、责备);逃学、在校外游荡、玩电子游戏、上网、夜出不归、流浪、乞讨街头;男孩很容易被坏人利用,女孩容易被引诱,甚至被拐卖。

品行障碍可以伴随 ADHD、情绪障碍、认知障碍、智力问题和社会适应能力不足。有学者研究认为,10 岁以前出现的品行障碍称为儿童期发作型,多数表现为单独行动,因此又称为非社会化型、非团伙型。10 岁以后出现的品行障碍称为少年期发作型,多为结伙行动,称为社会化型、团伙型。

（三）诊断

诊断要点：①发生于儿童青少年时期,上述行为反复出现持续半年以上,严重程度超过儿童所允许的变化范围;②至少有临床表现中描述的行为之一;③日常生活和社会功能明显受损;④不是由于躯体疾病或其他精神疾病引起;⑤常与 ADHD、重症抑郁、双相障碍、儿童虐待和物质滥用共同存在,合并出现时需要作出共病诊断。

（四）治疗

品行障碍归根到底属于生物学因素、心理因素、家庭因素、社会因素共同作用的结果,它涉及医学、社会学、法律、教育等多个领域。对品行障碍儿童,重点在于进行预防、早期发现、调整环境、正面教育等综合治疗。

1. **药物治疗**　对品行障碍而言,尚无特殊的有效治疗药物。但对伴随的情绪、睡眠,以及多动行为等问题的药物治疗仍是行之有效的,通常采用不典型抗精神分裂症药、抗抑郁剂及催眠镇静药。

2. **行为矫正**　主要包括阳性强化疗法和惩罚疗法。即利用操作性条件反射的原理,改变品行障碍儿童的行为方式,逐渐减少不良行为。对每个品行障碍的患儿,所要消除的不良行为(靶症状)都不一样,将其靶症状在治疗过程中以良好的行为取代。每当不良行为被良好行为取代时,则给予物质、精神或社会性奖赏,以求得良好行为的保持。

3. **人际交往训练**　训练策略包括提供指令、治疗者示范、由儿童进行练习、矫正反馈以及对于适当行为的社交性强化等。并且,这种训练要求与父母、同伴或兄弟姊妹之间进行互动。

4. **父母管理训练**　重点放在家庭成员的相互影响上,改变家长的教育观点和方法,在儿童面临问题或困难时要主动去帮助解决。包括训练父母以适当的方法与儿童进行交流,采用阳性强化的措施奖赏儿童的亲社会性行为,必要时采用一些轻微的惩罚措施消退不良行为。

5. **家庭治疗**　将整个家庭视为一个功能系统,而不仅仅是将焦点集中在儿童身上,通过家庭成员之间关系的互动,来改变体现在患儿身上的不适当交流方式,增强家庭成员之间的相互支持,促进家庭功能正常化,促使儿童青少年的行为得到改变。

第五节　情 绪 障 碍

情绪障碍(emotional disorder)并不是一个特定的精神障碍诊断,是指发生在儿童或少年时期以焦虑、恐惧、抑郁、强迫等症状为主要临床表现的一组疾病,主要包括儿童分离性焦虑症、儿童广泛焦虑症、儿童恐惧症、社交恐惧症、创伤后应激障碍、儿童强迫症和抑郁症等。

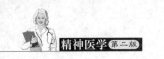

国外报道,儿童情绪障碍的发病率为5%～20%。国内上海1984年对3 000名学前儿童的调查显示,情绪问题的发生率为17.66%;湖南1993年对8 644名4～16岁儿童的流行病学调查显示,情绪问题为1.05%,女性明显高于男性,男女比为1∶2.2。其他研究提示情绪障碍儿童阶段男女患病率差别不大,少年期以后女性患病率逐渐增多。过去认为儿童期情绪障碍与成人期神经症两者之间没有明显的内在联系,但近年来的研究认为儿童期情绪障碍的症状会延续至成年,并与成人焦虑、抑郁和强迫障碍及精神病性症状的发生有一定相关性。

儿童情绪障碍的病因尚未明了,与以下多种因素相关。

(1)遗传因素:家系研究显示焦虑症患儿父母和同胞中患有焦虑抑郁障碍的比例远高于正常人群,单卵双生的焦虑患病率可达50%。

(2)个性因素:高水平的行为抑制气质是导致儿童焦虑障碍的危险因素之一。

(3)家庭相关因素:父母焦虑的家庭环境对儿童的负性认知和焦虑有一定关联。父母拒绝和控制的教养方式增加了儿童焦虑障碍的发生。婴儿期不安全的依恋模式会增加儿童青少年期焦虑障碍的发生。

(4)应激事件:急性应激性事件以及慢性环境应激如家庭经济贫困、父母社会地位低下等对儿童和父母的焦虑都有促发作用。

儿童情绪障碍不同于成人的神经症,特发于儿童期的情绪障碍在CCMD-3中将其单独列出。儿童情绪障碍的诊断较为困难,原因在于:①一些儿童情绪障碍的诊断标准借用成人的标准,如抑郁症、强迫症。而儿童情绪障碍的临床表现与发育水平密切相关,与成人的临床表现并不完全相同。即使是不同年龄的儿童青少年,其情绪障碍的临床表现也有变化,很难用统一的标准诊断。②儿童由于发育水平的影响,往往不能用语言准确表达情绪体验和感受,躯体症状更为突出,自主神经系统症状明显,使诊断缺少主要的信息来源。③儿童情绪障碍的症状并不是独特的,正常儿童在某一发展阶段或者在特定的环境因素影响下也可以存在,诊断很难区别。④儿童情绪障碍的共病现象很常见,约1/3焦虑障碍存在共病,包括抑郁障碍和其他精神障碍。一种精神障碍的症状或治疗可能掩盖或放大其他精神障碍的症状,使诊断和鉴别较为困难。

一、儿童离别性焦虑症

婴幼儿与父母或主要照料者分离时会出现暂时的适度焦虑,这是正常现象,这些焦虑情绪通常会随着婴幼儿慢慢长大而逐渐消失。只有当焦虑发生在学龄前或更年长儿童,与依恋对象离别的恐惧构成焦虑情绪的中心内容,在严重程度和持续时间上远远超过正常儿童的离别情绪反应,并且影响了儿童的日常生活和社会功能时,才成为儿童期离别焦虑障碍。

离别性焦虑症的患病率为2%～4%,发病高峰在5～6岁,年幼儿童多见。但近年发现在青少年甚至成人也会出现类似状况。

(一)临床表现

1. **外显的焦虑行为**　年幼儿童和年长儿童表现有所不同。年幼儿童常为哭泣、黏人,面对分离或预期要分离时大发脾气,不敢独自入睡,会做离别或亲人死亡的噩梦。可能拒绝独自呆着,拒绝在没有所依恋者陪伴时上幼儿园或学校。年长儿童虽不如年幼儿的发生率高,行为表现也不十分突出,当出现拒绝上学、害怕独自出门、不能参加学校郊游或同学外出活动时应考虑诊断的可能。

2. **焦虑的想法** 年幼儿童往往不能说出明确的忧虑内容和原因,而只是诉说害怕,不愿依恋者离开,或不愿上学。年长儿童主要担忧自己和所依恋对象会发生不好的事情,受到伤害。如我遭到绑架怎么办? 我的父母会不会遭遇车祸? 如果放学了奶奶不来接我怎么办? 儿童往往要求父母和照料者反复保证,但解释和保证收效甚微。

3. **躯体症状** 离别性焦虑症的主要表现,包括腹痛、头痛、发热、眩晕、气促、心慌以及其他惊恐发作的症状。这些症状在上学日加重,休息日缓解。

(二) 治疗

1. **认知行为治疗** 缓解离别性焦虑最主要的方法。主要通过教导患儿认识什么情形会产生焦虑,引起焦虑的解释和想法,识别焦虑的躯体表现,并学会用恰当的想法和行为来对待焦虑,包括放松训练、分散注意力、自我指导、模仿等一系列行为策略,并教育家长采用阳性强化法鼓励儿童的适应性行为,降低家长的焦虑。

2. **游戏治疗** 年幼儿童很难识别焦虑的想法,游戏治疗利用游戏和玩具,帮助患儿理解自己的焦虑情绪,并学会有效的应对方法。

3. **家庭治疗** 患儿的焦虑可影响到家庭其他成员,家庭其他成员的行为也可对患儿造成显著影响。家庭治疗在于教育家庭成员认识到"这不仅仅是患儿的问题,这是家庭的问题"。通过家庭成员的参与,解决家庭运作时存在的可能引起患儿焦虑的问题,改善家庭成员间的关系,设立适当的界限,使患儿自主性增强,减少对父母的过度依恋。

4. **药物治疗** 躯体症状明显、焦虑症状影响饮食和睡眠时,使用抗焦虑药物或抗抑郁药物治疗。

典型案例 (父母、奶奶供史)患儿,女,6 岁,小学 1 年级,因腹痛、恶心,拒绝上学 1 个月,于 2007 年 3 月由父母和奶奶陪同来心理科就诊。

该儿 1 个月前寒假结束开学第一天放学回家后,因作业错误遭到父亲严厉批评,第二天上学时不肯起床,母亲为其强行穿好衣服起床后,即诉说腹痛,继而出现恶心、干呕,不愿上学。父母随即带她前往医院就诊,儿科医生给予一些胃药后回家,便不再腹痛,当天在家休息,活动如常。此后接连 3 天上学前均出现同样情形,只能继续在家服药休息,每天下午症状明显好转。患儿可以在家完成作业,或看电视,或看书,但需要奶奶在家陪伴。双休日在家,无腹痛发作。但周一上学前又有类似发作,父母再次带其就诊,行胃肠道钡剂检查无特殊发现。父母怀疑她故意不上学,极力哄骗劝说其按时上学,但该儿腹痛反应强烈,坚决不愿上学。但对上医院检查愿意配合。经胃镜等详细检查后,认为无器质性病变,建议到心理科就诊。近 1 周奶奶到学校陪读,可以坚持上学,但上课经常要回头看奶奶,下课后也要牵着奶奶的手。父母诉近期该患儿夜间睡眠不踏实,噩梦多,除上学日早餐外,饮食无明显影响。

该患儿一年级上学期表现好,上学前无哭吵,很早起床。做作业非常认真,学习成绩很好,担任班长。在寒假期间,因家中有客人,该患儿一直和奶奶同睡一床,此前已能独睡一学期。

生长发育史:G1P1,足月顺产,从小由奶奶照料,但和父母同居一处。混合喂养,语言运动发育正常。学前教育在小区内幼儿园,刚开始入院时哭吵明显,但以后逐渐适应,表现很好,经常得到老师表扬。奶奶在家照顾较多,经常帮她穿衣,有时还会喂饭。家中平时对该患儿表扬多,很少批评。

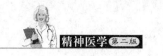

家庭情况：和睦，父母系公司白领，无遗传性及精神方面疾病史。

体格检查：无特殊。

精神检查：患儿在父母陪同下走进诊室，神志清，接触可，应答切题，诉害怕上学，但不能说出害怕内容和原因。交谈中，经常观察父母和奶奶的脸色，拒绝提供的玩具，但愿意自行画画。画面内容为花草和太阳，但形态和排列规则，显而易见是标准"儿童画"。期间奶奶短暂离开诊室，表情立即有些紧张，回头张望，但因父母陪同能坚持画画。未引出幻觉妄想。有部分自知力。

诊断：离别性焦虑。

二、儿童恐惧症

恐惧是儿童期较常见的一种心理现象，几乎每个儿童在其心理发育的某一阶段都曾出现过恐惧反应。不同的年龄阶段有不同的恐惧对象，0～2岁害怕很响的声音、和养育者分离、陌生人和大的物体；3～6岁害怕黑暗、雷鸣电闪、动物昆虫、独自入睡、想象中的事物；7～16岁害怕更为现实的事件，如损伤、疾病、成绩、死亡、自然灾害、暴力事件等。但通常随着儿童的成长，恐惧会逐渐好转，并不影响儿童的社会功能，如学习、交往，用分散注意力的方法可以缓解，不能称为恐惧症，属于儿童发展的正常现象。

当儿童对恐惧的对象表现出的情绪反应超过该恐惧对象实际带来的危险，并影响到儿童社会功能时，则称为恐惧症（phobia）。根据恐惧内容不同，将恐惧症分为4类：①动物恐惧，如怕狗、蟑螂、老鼠、蛇；②对自然事件的恐惧，如黑暗恐惧、电梯恐惧、幽闭恐惧、洪水恐惧、高空恐惧等；③对自身损伤的恐惧，如死亡恐惧、流血恐惧、疾病恐惧等；④社交性恐惧，如害怕发言、怕到人多的地方。

（一）临床表现

1. **恐惧情绪**　无论恐惧的内容是什么，如果遇到恐惧的对象或事件，患者立即会出现恐惧情绪和躯体反应。恐惧的程度因人而异，严重的可出现惊恐发作。一般来说，离恐惧的对象越近，恐惧的程度越强烈。另外，当无法逃避时，恐惧更显著。

2. **恐惧的躯体症状**　包括心慌、心跳加快、气促、胸闷胸痛、颤抖、出汗、窒息感、恶心呕吐、站立不稳、眩晕、不真实感、失控感、濒死感、害怕发疯和晕倒。除流血恐惧外，一般不会真的晕倒。

3. **回避行为**　因为恐惧，患者极力回避恐惧的对象或情形，从而影响了正常的日常活动或社会功能。

（二）治疗

1. **心理治疗**　以认知行为治疗为主，暴露疗法中的系统脱敏治疗对治疗恐惧症十分有效，即将恐惧对象分为数个等级，逐步接触，最后达到完全能够接受的程度。如牙医恐惧，可分为坐在牙医等候室、坐在牙医办公室和牙医交流、坐在牙科治疗椅上等数个等级，每一个等级的暴露都伴随着放松技术的应用和治疗师的支持。逐级暴露，使患儿意识到恐惧情绪可以控制，增强了控制感，对恐惧逐渐消失。另外，示范治疗也可取得良好的疗效。

2. **生物反馈治疗**　利用生物反馈仪进行全身放松，可以取得一定的疗效。

3. **药物治疗**　以抗焦虑药和抗抑郁药为主。

三、学校恐惧症

学校恐惧症是一种特殊类型的恐惧症，表现为担心上学或回避上学的情绪。可见于学龄期的任何年龄，女孩多于男孩。

（一）临床表现

很多因素可引起儿童害怕和拒绝上学，常见的情形包括：①第一次上学，或进入新的学校；②因为生病或假期有一段时间没有上学；③存在家庭暴力或父母不和，家庭成员生病；④丧亲或遭遇创伤性事件，如遭受虐待、暴力攻击；⑤自认为学习失败或不能融入集体，没有朋友；⑥有些儿童在学校相关场所出现惊恐发作，为避免发作而拒绝上学；⑦亲子关系界限不清，患儿受到父母过度保护，或父母焦虑，对儿童过度担忧。

临床表现为早晨该上学的时候情绪痛苦，要家长满足自己的某些条件才勉强上学或仍需强行带到学校，等到学校门口，紧张情绪更为明显，拒绝进校，甚至大哭大叫，情绪反应强烈，说教无效。如果待在家中，通常愿意看书做功课。在确认不会上学时，行为表现一切正常。有些患儿不会直接表达情绪困扰，而诉说头疼、头晕、腹痛、恶心、呕吐、出汗、腹泻、尿急、发热等症状，这些症状往往在需要上学的时间表现明显，而在不需要上学的时候得到缓解。临床检查不能发现与症状表现相应的躯体病变。严重的患儿可在上学前一天晚上甚至全天均处于焦虑状态，影响饮食和睡眠。学校恐惧症需与逃学区别，后者不会公开表示不愿上学，无焦虑情绪，常伴说谎、偷盗等品行问题及学习困难，属于品行障碍。

（二）治疗

1. **支持性心理干预**　需要医师、家长和老师的密切配合。首先，详细了解发病经过、发病诱因、客观存在的困难和问题、有利于和不利于患儿再次返校的各种因素。第二，医师、家长和老师都要表示出对患儿的关心，认真倾听患儿的诉说，与患儿建立良好的相互信任的关系。第三，综合各种因素，分析使患儿返回学校的可能性，通过减轻学习压力、改善教育方式和教育态度、建立自信心，使患儿重新返校。第四，在治疗过程中，不应该使患儿脱离学校生活，要根据具体情况尽可能早日安排患儿返校。

2. **认知行为治疗**　包括纠正患儿的负性认知，教导放松技术和适应性行为。

3. **家庭治疗**　患儿家庭成员之间多存在"不良的相互关系"，如亲子之间界限不清，情感分化不完善，一方缺乏关注，另一方则过度关注。家庭治疗就是使已存在的不良家庭关系发生变化。

4. **药物治疗**　对情绪症状严重的患儿可以考虑进行药物治疗，既可以消除紧张、焦虑、躯体不适症状，又可以为各种心理干预和治疗提供帮助，增强患儿治愈疾病的信心。常用的药物为抗焦虑药和抗抑郁药。

四、儿童广泛焦虑症

儿童与青少年广泛性焦虑症以对日常生活事件过分的和不能控制的担忧为临床特征，持续时间超过 6 个月。约 3% 儿童患有广泛性焦虑障碍，女孩较男孩更多见，年长儿童较年幼儿童多见。儿童广泛性焦虑症易共患其他焦虑障碍，如社交焦虑、离别焦虑，也可共患抑

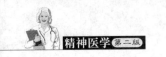

郁及多动与注意缺陷障碍。约一半的广泛性焦虑症儿童在成年后仍会患有某种焦虑障碍。

（一）临床表现

广泛性焦虑儿童的焦虑与担心出现在两种以上的场合、活动或境遇中，且无法自控。担忧的内容范围较广，包括疾病和损伤、学习成绩、社交及家庭问题、自然灾害等，有时甚至是微不足道的小事。与成人广泛性焦虑症不同，儿童并不能认识到焦虑与实际情形不相符合，常要求成人不断地保证。年幼儿童担忧的内容较为具体，更多表达的是躯体症状；年长儿则倾向于担忧抽象的或指向将来的担忧，如：要是发生……怎么办呢？焦虑的程度超出一般儿童，焦虑一旦发生，不能自控。

焦虑的躯体表现有头痛、恶心、眩晕、易疲倦、心力交瘁、精疲力竭、肌肉紧张感、食欲不振、恶心或其他躯体不适、睡眠紊乱（失眠、易醒等）、手足震颤等，同时伴有注意力不能集中、烦躁不安、紧张、无法放松、易激惹、常发脾气、好哭闹。

患儿因为过分担忧，而回避社交、反复检查、耽误学习，如不能及时完成作业，影响日常功能。

（二）治疗

1. **心理治疗** 治疗的首选，包括认知行为治疗及放松技术。家庭治疗对改变家庭气氛和环境，调整家庭关系，降低家长自身焦虑对患儿的影响十分有效。

2. **生物反馈治疗** 可减低儿童的焦虑程度，学会放松自己。

3. **药物治疗** 如患儿症状严重或心理治疗疗效不佳，可考虑应用小剂量的抗焦虑药或抗抑郁药。

五、儿童抑郁症

儿童和青少年抑郁症以持续存在的抑郁情绪并损害了儿童青少年的社会功能为特征。国外报道儿童青少年抑郁障碍的患病率约为5％。儿童期抑郁症的发生无性别差异，15岁以后，男女性别比为1：2。抑郁症可严重影响患儿的生长发育、学业成绩、同伴关系和家庭关系，并可造成自杀。研究显示儿童青少年抑郁常可持续至成年期，或在成年期复发。

儿童抑郁症的病因与遗传、环境、个体特征、应激事件等多种因素有关，至今尚未明了。儿童青少年期抑郁的危险因素：①生物医学因素，如慢性病、女性、青春期激素改变、父母抑郁家族史、特定5-羟色胺转运体基因变异、使用某种药物（如异维甲酸）。②社会心理因素，包括儿童期虐待（躯体、情绪、性虐待）、应激源（社会经济地位低下，失去亲人或所爱的人，失恋）。③其他，如焦虑障碍、多动症、学习困难、抽烟、既往抑郁史。

（一）临床表现

虽然儿童抑郁症尚无独立的诊断分类标准，但儿童青少年由于发育水平的不同，抑郁症的临床表现和成人并不一致。

学龄前期儿童由于语言和认知能力尚未完全发展，对情绪体验的语言描述缺乏，往往表现为对游戏没兴趣、食欲下降、言语减少、睡眠减少、哭泣、退缩、活动减少。

学龄期可表现为注意力不能集中，思维能力下降，自我评价低，记忆力减退，自责自罪，对学校和班级组织的各种活动不感兴趣，甚至不想上学。黏着父母，担心他们会死，易激惹，可以出现自杀意念或自杀行为，睡眠障碍也比较突出，但多表现为入睡困难。攻击行为和破坏行为也是抑郁症的表现之一。部分患儿表现为头疼、腹疼、躯体不适等躯体症状。

青春前期抑郁症状明显增多,除表现为心情低落、思维迟滞、理解和记忆力下降以外,自杀意念和自杀行为的发生率明显增高。另一类较明显的症状是行为异常,如攻击行为、破坏行为、多动、逃学、说谎、自伤自杀等。仔细检查,会发现这类青少年均存在情绪抑郁。CCMD-3中将这种既有抑郁情绪,又存在品行问题的类型称为"品行与情绪混合障碍"。

对存在情绪问题的儿童和青少年,均应进行自杀风险的评估,评估的内容和方法详见有关章节。部分抑郁发作是双相障碍的一个部分,很多双相障碍常以抑郁发作起病,在病程早期躁狂的表现并不突出,因此,对存在抑郁的儿童青少年应仔细了解有无情绪高涨的现象,判断是否存在双相障碍的可能。

(二)治疗

儿童抑郁症的治疗必须建立完整的综合治疗计划,持续至少半年。

1. 药物治疗　药物治疗是治疗重症抑郁症的首选方法,尤其是对那些抑郁症状明显、晨重晚轻规律突出、有自杀意念的患儿效果好。抗抑郁剂的用药原则是从小剂量开始,然后根据疗效和出现的不良反应而逐渐加至有效剂量,通常采用选择性5-羟色胺再摄取抑制剂。但必须注意监测自杀意念的风险,在开始治疗的6～8周内缓慢加量至有效剂量。

2. 心理治疗　包括认知行为治疗、行为治疗、家庭治疗、人际治疗、理性情绪疗法及精神动力学治疗等多种方法。其中认知行为治疗是治疗抑郁症的最常用的有效心理治疗方法,主要通过对当前存在问题的认识,找出存在的认知曲解,并替代以正确的想法,使各种情绪、行为问题得到解决。心理治疗一般需持续6个月到1年,以巩固疗效。

(1)认知行为治疗:通过以下几个步骤进行:①治疗开始,首先要和患儿建立支持性的治疗环境。使患儿信任医生并积极配合治疗;②和患儿一起找出其曲解的认知和负性想法,包括记录发生情况,使患儿理解想法和情绪之间的关系;③共同讨论合理化的思维方式,并不断练习,每次治疗结束时要布置家庭作业;④针对患儿不同的病情和行为表现,可以采用放松技术、阳性强化、消退法等进行行为矫正。

(2)人际关系治疗:训练儿童青少年通过一些具体的交往行为学会如何开始谈话、建立关系、拒绝要求,可配合使用阳性强化法、模仿和角色扮演等方法。

(3)其他:家庭治疗、理性情绪疗法和精神动力学治疗也可有效缓解儿童青少年抑郁。具体选择时,可根据患儿的认知风格、偏好、问题的原因、家庭经济文化和成员间共识选择最适合的方法。

3. 住院治疗　有严重抑郁情绪、明显自杀行为、破坏行为者可以考虑住院治疗。

六、儿童强迫症

儿童强迫症与成人相似,主要包括强迫观念和强迫动作。强迫观念为不自主反复出现的思想、观念、表象和冲动,包括强迫怀疑、强迫回忆、强迫对立观念、强迫性穷思竭虑、强迫意向等。强迫动作是指反复出现的刻板重复的没有必要的动作或活动。多数强迫动作是为了缓解强迫观念所致的焦虑,常包括强迫性洗涤、强迫性仪式动作。患儿明知没有必要,但仍无法自控,因此感到十分痛苦,但对年龄较小的儿童,由于认知能力的局限,常常主观痛苦感并不明显。与成人不同的是,有些儿童不但自己有强迫动作,还要求家人,尤其是父母,也要和自己一样做,如果别人不同意,则大发脾气。

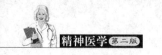

强迫症的病因较为复杂,包括遗传及社会心理因素。

值得注意的是,儿童在正常发育的某个阶段,也会出现重复的"无意义"的行为,如走街沿、数电线杆。但和强迫症不同的是,这些行为并不影响儿童的日常学习和生活功能,患儿不感觉痛苦,持续时间较短,不能诊断为强迫症。

儿童青少年的强迫症状可以是儿童精神分裂症的早期表现形式,也可能与焦虑症、抑郁症、孤独症和抽动障碍共病。儿童强迫症的诊断可参考成人强迫症的诊断标准。

儿童强迫症起病缓慢,病程较长,治疗比较困难,以认知行为治疗和药物治疗为主(请参阅成人强迫症的有关内容)。

第六节　抽　动　障　碍

抽动障碍(tic disorders)是学龄期儿童和青少年常见的运动性障碍,其主要表现形式为单一部位或多部位反复发作、不随意、快速、重复刻板的肌肉运动或发声。抽动为突然发生,部分患者可有短暂前驱感觉,没有节律性。CCMD-3将抽动障碍分为短暂性抽动障碍、慢性运动或发声抽动障碍、Tourette综合征(TS)。抽动障碍在6～17岁学龄儿童青少年中的发病率为5‰(4‰～19‰)。短暂性抽动障碍发生率国外报道为5%～24%,慢性抽动障碍为1%～2%,Tourette综合征为1%(0.5%～4%)。国内部分城市地区报道抽动障碍发生率为5‰,Tourette综合征为0.43‰。男孩多见。抽动障碍严重者的人际关系、学习功能和情绪状态均受到明显损害,部分严重患者可造成社交退缩、放弃学业。但儿童期的抽动症状轻重对预后无预见性。不论症状轻重,大多数患者在成年早期或青春期晚期都会有明显的改善,1/3可痊愈。但青春期起病者,即使是轻症患者,其抽动症状也会延续至成年。

(一)病因

1. 遗传因素　家系研究显示抽动障碍的一级亲属中,慢性抽动障碍和TS的相对风险均高于普通人群,且与常染色体遗传有关。

2. 自身免疫　链球菌感染后的自身免疫反应也是抽动障碍的病因之一。患者在青春期前突然起病,之前往往有链球菌感染史,血浆抗神经元自身抗体水平增加,基底节呈增大或炎性改变。

3. 神经递质　研究发现部分TS患者中枢多巴胺代谢水平及多巴胺转运体水平增高,其他神经递质如5-HT、去甲肾上腺素、γ-氨基丁酸和乙酰胆碱等也与抽动障碍的发生有关。

4. 神经影像学异常　丘脑、基底节、浅扣带回、海马等结构的异常与和抽动障碍的发病相关。MRI研究发现,抽动障碍患者壳核偏大,而苍白球偏小,且胼胝体的体积较正常对照偏小。

5. 环境应激　环境应激,如创伤性事件、家庭不和、学业受挫都可诱发抽动症状或使原有抽动症状加重。

6. 其他因素　如围产期异常、躯体疾病等。

(二)临床表现

抽动主要表现为运动抽动和发声抽动。运动抽动的形式常见有眨眼、缩鼻、咧嘴、抬额、耸肩,也可表现为形态奇特的复合性抽动,如伸手、张口、吐口水、扭头、触摸动作、收腹、弯腰、踢腿、身体旋转等。以面部抽动为多见,复杂抽动也一般从头部开始向四肢躯干发展。发声抽动多见反复清嗓子、喊叫或突然发出的单音,也可表现为重复说某些单词或短句。运动抽动较为常见,发声抽动很少单独存在。多数患者抽动发生前有某种不舒适感觉,抽动发作后感觉得到缓解。抽动症状一般能用意志克制一段时间,但不能长久。绝大多数患者在入睡后症状消失。病程呈波动性,时好时坏,应激事件可明显加重病情。在完成需要集中注意力的任务时,抽动可明显减少,抽动的表现形式也会出现变化。3 种抽动障碍的临床特征见表 12 - 2。

表 12 - 2　3 种抽动障碍的临床特征

特　征	短暂性抽动障碍	慢性运动或发声抽动障碍	Tourette 综合征
起病年龄	3～8 岁多见	学龄儿童多见	青春期前多见
发病形式	突然	由短暂抽动延续而来	逐渐起病
病程	2 周至数月,不满 1 年	1 年以上	1 年以上,慢性迁延
抽动形式	运动或发声抽动,不同时	运动或发声抽动,不同时	同时存在运动和发声抽动
严重程度	轻度	轻度	严重
伴发精神障碍	较少	较少	很多

共患障碍:TS 共患障碍较多见。最常见的共患障碍为 ADHD 和强迫性行为。40%～60%抽动障碍患者共病 ADHD,ADHD 症状常先于抽动障碍 2.5 年出现,这些儿童往往应先诊断为 ADHD。50%Tourette 综合征患者有一定程度的强迫症状,但大多数症状较轻,不足以符合强迫症的诊断标准,故称这些强迫症状为强迫行为(OCB)。基因研究表明 OCB 可能是 TS 的一种变异形式,两者有基因上的同源性。共患障碍还有对立违抗行为、焦虑抑郁、睡眠障碍、学习障碍及偏头痛。大多数 TS 患儿智力正常,但在推理、判断和社会适应能力方面存在困难。

(三)诊断

主要根据临床特征作出诊断,慢性抽动障碍和 TS 的症状缓解期连续不超过 2 个月。应排除小舞蹈症、肝豆状核变性、癫痫性肌阵挛等脑器质性病变所引起的抽动。也要注意与抗精神病药物所引起的急性运动障碍相鉴别。相应的病史资料及辅助检查有助于鉴别诊断。

(四)治疗

1. **心理教育**　向患儿和家长必要时也包括学校,解释抽动障碍的性质、基本临床特征和可能起因,避免家长和老师把患儿当作故意捣蛋或借此吸引注意而批评,从心理上消除患儿和家长的自卑自责。并需告知抽动障碍大多预后良好,消除家长和患儿的焦虑紧张情绪。教育家长和患儿在日常生活中要安排好作息时间和活动内容,避免容易引起症状加重的心理刺激因素,如高度兴奋、过度疲劳、睡眠不足、看电视或打电子游戏时间过长、长时间剧烈运动,同时告知症状具有波动的特点,对抽动加重不必过于紧张。开放和支持性的家庭环境和学校环境有助于缓解患儿的内心压力,避免继发情绪障碍。

2. **心理治疗**　主要行为治疗,包括阳性强化法、矫枉过正法、行为反向训练。阳性强化法即对抑制抽动的行为进行奖励。矫枉过正法即有意连续反复进行希望抑制的抽动,直至

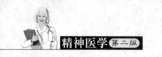

局部感觉疲劳,不能再发生抽动。行为反向训练即每当意识到抽动要发生时,就有意用另一种行为来取代抽动,以此避免抽动。

3. **药物治疗** 并不是所有抽动患者都需要药物治疗,一般轻症患者经过非药物治疗均能将症状控制到不影响患儿的社会功能,没有药物治疗的必要。对于症状严重,经非药物治疗效果不好的患者,应予药物治疗。

药物治疗的目标往往不局限于抽动症状本身。由于伴发强迫行为、多动症、焦虑症等精神障碍的机会较大,在选择药物治疗时应首先确立治疗靶症状。靶症状的选择主要依据症状对患儿社会功能损害的影响严重程度。有时抽动症状本身并不影响儿童的社会功能,而共患的注意力缺陷或焦虑抑郁对功能影响更大,因此就必须首先进行共患病的治疗。控制抽动的常用药物为α受体激动剂及非典型抗精神病药。用药应从小剂量开始,逐步加量,注意减轻不良反应。常见药物不良反应有嗜睡、头昏、口干、体位性低血压及锥体外系症状等。药物治疗在症状缓解后仍需持续治疗至少6个月～1年,严重者维持治疗时间需更长。

（高鸿云）

主要参考文献

1. 高欣,黄颐.儿童青少年品行障碍的病因学研究进展.国际精神病学杂志,2008,35(3):156-159

2. 金嵘,郑荣远,黄文武,等.浙江省温州地区7～16岁人群Tourette综合征患病率调查.中华流行病学杂志,2004,25(2):131-132

3. 郑毅,刘寰忠,崔永华译著.关注精神障碍儿童和青少年:世界卫生组织指南.北京:中国社会科学出版社,2005

4. Topka H. Diagnosis and treatment of tics. Fortschr Med, 2007,149(2):4-7

5. Mell LK, Davis RL, Owens D. Association between streptococcal infection and obsessive-compulsive disorder, Tourette's syndrome and tic disorder. Pediatrics, 2005,116(1):56-60

6. Harris K, Singer HS. Tic disorders: neural circuits, neurochemistry and neuroimmunology. J Child Neurol, 2006,21(8):678-689

7. Jensen PS, Buitelaar J, Pandina GJ, et al. Management of psychiatric disorders in children and adolescents with atypical antipsychotics: a systematic review of published clinical trials. Eur Child Adolesc Psychiatry, 2007,16(2):104-120

8. Risë BG, Mark O, Priya JW, et al. Use of Outpatient Mental Health Services by Depressed and Anxious Children as They Grow Up. Psychiatry Serv, 2006,57(7):966-975

9. Bhatia SK, Bhatia SC, Childhood and adolescent depression. Ame Fami Physician, 2007,75(1):73-80

第十三章 *Chapter 13*
老年精神医学（*geriatric psychiatry*）

我国是世界上老年人口最多的国家，据 2005 年底全国 1‰人口抽样调查显示，我国 65 岁以上老年人口占 7.7％；在相当多的大中城市中老年人所占比例早已超过 10％，预计到 2010 年上海市的老年人口接近 20％。老龄化社会已经成为当今我国的重要特征之一。老年人的精神卫生问题已成为当前一个十分重要的社会问题。关注老年人心理健康，加强对老年期精神障碍的防治，不仅有助于提高老年人生活质量，延长老年人寿命，也有助于减轻全社会的照料负担，提高全民族的生活水平。

老年精神医学是临床精神医学的一个重要分支，是一门专门研究老年期精神障碍预防、诊断和治疗的学科。老年期精神障碍是指发生在老年期的各类精神障碍的总称，广义的概念还包括在老年期之前已经发病且延续到老年期的各类精神障碍。由于老年期是一个特殊的年龄阶段，其生理和心理功能不同于成年人，精神障碍的临床表现、病因和病理表现等均有其特点。如老年期精神障碍的患者可能同时存在多种慢性病或功能缺损，常常同时使用多种药物等，其发生认知等障碍的易感性就会增加。对这类疾病的诊治需要专门的知识和技能。

第一节 概 述

一、正常老化

进入老年期后，随着年龄的增长，人的大脑也随之发生一些增龄性变化，如大脑体积的变小、脑室的扩大、脑膜的变厚、神经细胞突触数量的减少及神经细胞的凋亡等。在 65 岁以上的老年人中，约有半数大脑病理检查发现有老年斑块显著增多和缺血性病灶等。伴随这些结构变化的还有一系列的心理或精神变化。例如，人在步入中年以后，尤其是进入老年期以后，智力会有所下降，但这种变化在不同个体间的差异是很大的。近期记忆的减退和反应缓慢则是老年化的一个征象。此外，老年人还可以表现为性格和态度的改变，如变得谨小慎微、刻板或脱离社会等。表 13-1 简列了正常老化的一般生理心理变化特征。

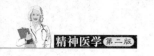

表 13-1　正常老化的常见生理、心理及其社会功能变化趋势

生理变化	心理变化	社会功能变化
感觉:视、听、嗅、味、触减退	知觉:知觉形成慢,清晰度下降	学习能力:下降
运动:力量、速度、协调性下降	思维:固执,计算与判断力降低	环境适应:下降
内分泌:各类内分泌激素均减少	记忆:近记忆减退,新事物易遗忘	探索活动:减退
骨骼:脱钙,缩短,脆性增加	注意:主动和被动注意均减退	人际交往:减少
器官:脏器萎缩,功能减退	情绪:稳定性和控制能力下降	外界关注:减少
皮肤:皱褶,粗糙,弹性减弱	意志:减退,脆弱	社会活动:减少
睡眠:时相提前,易于觉醒	人格:原先人格特征更明显	承担责任:减少

与年轻人相比,老年人利用医疗资源的情况也有很大的不同。他们看病就医的次数增多,而且综合医院的住院患者中,老年人就占了一半,这种需求在 75 岁以上的老年人中就更为突出。老年人可能患有多种疾病,会合并使用多种药物,对药物不良反应的敏感性增加;另外,还有一些特殊的社会问题,如他们的收入少、住房条件差等,这些都使得老年疾病的治疗更为困难。

虽然中华民族有着尊敬老人和抚养老人的传统美德,多数老人是与自己的子女生活在一起。但是,随着社会的变革和人们观念的改变,情况正在发生着变化,近年来已有越来越多的老人住入养老院或老年公寓,这些老人的生活可能逐渐脱离社会。这种现象在西方社会非常普遍,也应引起我们的关注。

二、老年期精神障碍的评估

老年期精神障碍的评估包括采集病史、体格检查和精神检查、其他辅助检查。评估的目的除了为诊断提供充分的依据以外,还需明确如下 3 个问题:①患者是否可以在家中接受治疗;②如果可以,那么患者及其家属需要哪些特别的帮助;③患者是否能够生活自理、经济自理。

（一）病史的采集

在进行精神检查之前,首先要采集全面而详细的病史资料,包括躯体疾病的病史和精神疾病的病史。对于老年期精神障碍患者,尤其是那些有认知功能损害的患者,应当从患者的家属、朋友或照料者那里获得病史资料。

病史的主要内容包括:①症状发生的时间与形式;②一天 24h 里的行为变化;③过去躯体疾病和精神科病史;④患者的生活情况和经济状况;⑤患者的自我照料能力,处理财务的能力,应付突发危险(如火灾)的能力;⑥导致与照料者或邻居发生冲突的行为问题;⑦家属或朋友的态度,他们给予帮助的能力如何;⑧就医经过。

（二）检查

对老年患者要进行详尽的全身检查,包括体格检查和神经系统检查,还要重点检查患者的视力和听力情况。精神检查的内容应当包括系统的认知功能检查。如果鉴别诊断需要,还需对患者的语言、视觉空间和其他高级皮质功能进行检测。

认知功能检查对于老年期精神障碍患者具有重要意义,通常要求测验工具简便、省时、易于操作,目前临床常用的有简易智力状态检查(mini-mental state examination,MMSE)、痴呆简易筛查量表(brief screening scale for dementia,BSSD)、临床痴呆量表(clinical dementia rating,CDR)等。

如果考虑到精神障碍是器质性原因所致的可能,那么就要做进一步的检查,如血常规、血糖、电解质、肝肾功能、梅毒血清学检查、甲状腺功能、X线胸片、B超、ECG、EEG及影像学(CT、MRI等)检查。近年来,脑功能影像学检查如功能性磁共振成像(fMRI)、单光子发射断层成像(SPECT)扫描和正电子发射断层成像(PET)的临床应用极大地丰富了临床医师对老年期精神障碍的认识。如果怀疑患者可能有认知功能障碍,可以采用简明智力检查表(MMSE)来筛查。筛查结果如有问题,可以进一步采用其他专门的认知测验来评估认知障碍的程度。

三、治疗原则

老年期精神障碍的治疗原则需要充分考虑老年人的心理生理特点,一般应遵循下列几项原则:①在家中治疗要优于住院治疗;②药物剂量要作适当调整;③社会因素特别重要;④需要家庭的参与和支持。

由于老人往往喜欢待在家里,而且通常在家中可以保持较好的功能,所以在家中的治疗方案要比住院治疗好。治疗方案要随着需求的变化而调整,医生要经常与患者的家属或其他照料者讨论,保证不会给他们增加太多不合理的负担。短期住院对于某些紧急情况是必要的,同时也可以给照料者放几天假休息一下,减轻他们的负担。对于大多数老年患者,长期的住院或在家中治疗是不必要的。要鼓励患者适当活动,注意饮食健康。

(一)老年人的用药问题

由于老年人肝肾等器官的功能变化、脂肪分布的改变等生理因素特点,对各种药物的代谢率、清除率等都会有一定的影响,故老年患者对药物的耐受性降低,即使是小剂量也会容易发生药物不良反应。在老年人中,较易发生不良反应的药物有两类:一类是治疗心血管疾病的药物,如降血压药、利尿剂和地高辛等;另一类是作用于中枢神经系统的药物,如抗抑郁药、催眠药、抗焦虑药、抗精神病药和抗帕金森药等。

因此,对老年期精神障碍患者的治疗,药物应尽量选择不良反应轻的药物,从小剂量开始,逐渐增加到最低有效剂量,并且要注意与其他治疗躯体疾病药物之间的相互作用,及时观察治疗反应,调整治疗方案。例如,许多老年人的睡眠状况较差,经常服用催眠药。而若使用不当,催眠药会导致白天嗜睡、意识模糊、跌倒等,严重者会大小便失禁、体温降低、呼吸抑制等。临床若确需服用这些催眠药,应当用最小有效剂量,并仔细观察不良反应,疗程尽可能要短。一般来说,中、短效的苯二氮䓬类以及较新型的催眠药(如唑吡坦等)对老年人较为合适。

虽然老年人的用药相对复杂和困难,要非常谨慎,但这并不意味着不进行有效的治疗,尤其是老年期抑郁症。老年患者可能不会按照说明书上的方法服用药物,尤其是那些独自生活、视力不好或有意识模糊的患者。在这种情况下,治疗方案要尽可能简单,在药瓶(盒)上要标清楚用法,瓶盖容易打开,而且给患者一定的提示。可能的话,由照料者或社区护士来监测服药情况,照料者或护士应对治疗方案有足够的了解。

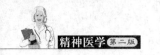

（二）老年人的护理考虑

除一般精神病人的护理外，尤其需要注意躯体状况、功能活动和环境因素的影响。躯体方面在关注伴随的躯体疾病影响的同时要帮助老年期精神障碍患者养成良好的饮食、睡眠等习惯，使其躯体生理状况尽可能保持稳定；患有痴呆综合征的老年人，为避免其走失，要注意外出陪护，在其衣物等明显的地方缝制标识，如简单情况和联系方式；对生活不能自理、行动困难、行为异常或冲动的老年期精神障碍患者，要进行不同程度的个别护理，尤其注意防范危险或意外的发生；鼓励老年病人参与社会活动和日常生活能力锻炼，尽可能保持原有的社会功能。

（三）心理治疗

心理咨询服务在老年保健中是非常重要的。咨询时最好有配偶或其他知情者陪伴，每次咨询必须要有明确的目标和具体的时间安排。对于有记忆障碍的患者，可采用一些简单明了的方法来帮助他们记忆，如用记事本和闹钟等。在住所，可以在门上贴一些不同颜色的门牌号码或类似的特征来避免患者走错地方。

（四）社会干预措施

由于老年人的特殊社会问题，帮助老年患者解决这些问题是很重要的。可以鼓励患者参加相关的俱乐部或到日间照料中心去接受治疗，帮助他们改善自我照料、家务技能和社会接触的能力，帮助他们保持独立。如果患者不能独自到日间照料中心去，就有必要对他们进行相关技能的训练。

（五）对家属的支持

家属在老年期精神障碍患者的治疗中起着极其重要的作用，他们的责任、负担和精神压力是非常大的。医生应当经常与家属一起讨论患者存在的问题，并指导家属如何照料好患者。如果患者存在大小便失禁，家中最好要有洗衣机。安排患者到日间照料中心去或假期住院，可以使照料者得到一段时间的休息。这样，许多家属可以担当起照料老人的任务，而没有过多的负担。虽然大多数家属能够很好地照料老年人，但也有一些家属对老年人缺乏关心，甚至虐待他们，这种情况多发生在老年妇女和农村地区，有精神障碍者更甚。因此，关注老年人的精神健康，家属和社会的力量非常重要。

第二节　阿尔茨海默病

阿尔茨海默病（Alzheimer disease，AD）是一种中枢神经系统原发性退行性变的疾病，主要临床表现为进行性的认知功能广泛减退，即痴呆综合征。常起病于老年期或老年前期，多缓慢起病，逐渐进展。病理改变以大脑的弥漫性萎缩和神经细胞的变性坏死形成老年斑，以及神经元纤维缠结为特点，迄今为止病因未明。过去认为该病仅见于老年前期，故被称为早老性痴呆（presenile dementia），后来的研究结果表明，老年性痴呆乃至健康老人的脑组织中也有与 AD 相同的病理改变，仅程度不同而已。因此，自 1970 年代以来，国际上形成了一种共识，即除了发病年龄迟早以外，两者的临床症状及脑病理改变均无显著不同，系同一疾病。65 岁以前发病的称为早发型，65 岁以后发病的称为晚发型；有家族遗传倾向的称为家族性AD，反之，称为散发 AD。起病于老年前期者，多有家族史，病情进展较快。

一、流行病学

张明园等(1990)抽样调查了上海地区55岁以上的老年人,AD约占痴呆总数的2/3,55岁以上和65岁以上的患病率分别为1.5%和2.9%,以女性为多。年龄越大,患病率越高,在85岁以上的老年人中AD的患病率高达19.30%。张振馨等(2005)对北京、上海、成都、西安4个城市进行调查,结果表明65岁以上老人AD的总患病率为5.9%,男性为3.4%,女性为7.7%。国外资料表明,65岁以上老人中,阿尔茨海默病的患病率为5%,而80岁以上的老人中其患病率高达20%。在发达国家中痴呆已成为第4位死因,仅次于心脏病、癌症和脑卒中。随着我国人民平均寿命的不断延长,AD的患者也将增多,AD将成为老年医学的一个重要课题。

二、病因和病理变化

AD的确切病因尚未完全阐明。依据大量的研究报告,比较公认的与AD有关的危险因素为年龄、家族遗传因素、脑外伤和Down病等。此外,还有各种假说,如铝中毒假说、感染假说、免疫假说、胆碱功能低下假说等。目前无法单用哪一种假说来解释,而认为可能是多种有害因素相互作用的结果。

AD神经病理学改变是脑皮质弥漫性萎缩,沟回增宽,脑室扩大,大脑灰质和白质的绝对减少。组织病理学除额叶、颞叶皮质细胞大量死亡脱失外,尚有以下显著特征:细胞外老年斑或轴突斑,细胞内神经元纤维缠结和颗粒空泡变性,称为三联病理改变。目前研究发现,淀粉样蛋白为跨膜蛋白APP的片段,是老年斑的主要组成成分,而过度磷酸化的tau蛋白则在神经元纤维缠结中的含量很高。

三、临床表现

AD通常是起病潜隐,慢性进行性病程。少数患者在躯体疾病、骨折或遭受精神刺激后很快出现症状。60岁以后发病率逐步增高,女性高于男性,约2:1。

早期常表现为记忆减退,尤其是近记忆减退,家属常常难以察觉。晚期临床相发展为典型的痴呆综合征,病情不可逆改变。近记忆减退往往是AD的首发症状,表现为健忘和顺行性遗忘,不能学习新的知识、不能复述,如经常遗落东西,忘记约会,记不住人名,或忘记关煤气等。有时言语啰嗦、重复。随后其他智能(如概括、判断、推理、计算等抽象思维,日常生活常识等)衰退日益严重,如外出后找不到自己的家门,叫不出家人的名字,甚至说不出自己的姓名、年龄和婚姻状况等。有时因记忆减退而出现错构和虚构,或因遗忘找不到自己放置的东西,而怀疑被别人偷窃(被窃妄想),或因嫉妒而怀疑配偶不忠(嫉妒妄想)。一般来说,这些片段的妄想可随着痴呆加重而逐渐消退。晚期患者可丧失言语能力,生活不能自理,大部分患者因营养不良、继发肺部感染、压疮或其他躯体疾病而死亡。

某些患者在起病的早期以情感症状为主,一般表现为淡漠、呆滞,也有的表现为躁狂或抑郁、焦虑或欣快状态,有可能被误诊为所谓的"功能性"精神障碍。

人格改变和行为异常也颇为常见,有的患者在早期就出现性格改变,缺乏羞耻感,不注意个人卫生,收集破烂等。

有些患者偶可发生意识障碍甚或谵妄状态,常由躯体疾病、心理和环境因素所促发,可导致病情恶化。

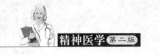

四、病程

AD的病程呈进行性发展,往往于躯体疾病后出现谵妄,使得认知功能急剧恶化,可能再也不能恢复。AD的总病程8～10年,多数患者在起病2～5年后才被临床发现,临床诊断后5～8年内死亡,几乎无自愈的病例。

五、诊断与鉴别诊断

1. **诊断** 本病临床诊断的依据:①符合痴呆的诊断标准;②强调潜隐起病,进行性发展;③排除所有特定病因所致的痴呆。脑影像学检查及神经心理学检查等有助于诊断。

2. **鉴别诊断** 临床上许多疾病可出现类似痴呆的临床表现,有一些经过治疗是可以恢复或可逆的,有些则治疗策略并不相同,故对AD进行鉴别具有重要的意义。在我国血管性痴呆(VD)并不比AD少见,与VD的鉴别可详见“血管性痴呆”的有关内容。还需与下列疾病相鉴别。

(1)老年人良性健忘症:与年龄有关的记忆障碍,指50岁以上有健忘症状而无临床痴呆证据,是一种生理性非进行性的大脑衰老过程。其特点是对事件的某些细节准确回忆存在困难,但对事件总的记忆相对保持,对此可以自我觉察并力图弥补记忆缺陷,社会功能保持良好。与AD的早期临床表现有某些重叠,不容易鉴别,但通过定期记忆检查随访可以作出正确诊断。

(2)老年期其他精神病:老年期首发的抑郁症并不少见,患者表现为记忆减退、思维困难、对答缓慢、反应迟钝和动作减少等,给人以“痴呆”的假象(假性痴呆)。但是,抑郁症的起病相对较急,有明显的界线,病前智能和人格完好,临床症状以情绪低落为主,自知力保持完整,对抗抑郁药物疗效良好,无后遗人格和智能缺损。老年期发生的中毒性、症状性、反应性精神病和精神分裂症等,可根据病史、体检、精神检查及辅助检查加以鉴别。

(3)其他表现为痴呆的疾病:许多脑部或躯体疾病可以引起痴呆,如其他脑部原发性退行性病变(Pick病、Huntington病和Parkinson病)、恶性贫血、神经梅毒、额叶肿瘤、正常颅压脑积水等。多数疾病如能得到及时的治疗,智能可以恢复或部分恢复,可根据临床特点和辅助检查加以鉴别。

六、治疗

由于病因未明,目前AD尚缺乏特效的治疗方法。治疗重点在于护理和支持治疗。治疗原则主要包括以下几个方面。

1. **一般支持治疗** 注意患者的饮食营养、大小便、睡眠等一般日常生活,适当运动和物理治疗。对躯体疾病如高血压、心脏病等作对症或支持治疗。

2. **社会心理治疗** 目的在于尽可能维持患者的社会功能和日常生活能力,保证患者的安全和一定的生活质量。对早期的轻症患者,应加强社会心理支持和日常功能训练,对重症患者应以护理和生活照顾为主。心理治疗主要采用认知疗法和行为指导。

3. **智能减退的药物治疗** 近年来,随着对AD病因及病理机制的深入研究,有许多药物被应用于临床,旨在改善AD患者的认知功能或阻止其进一步减退,以提高患者的社会功能和生活功能。这些药物包括胆碱酯酶抑制剂和拟胆碱药(如多奈哌齐、他克林、石杉碱甲等)、促进大脑代谢药(双氢麦角碱、吡拉西坦)、抗氧化剂(维生素E、司来吉兰等)、非特异性抗炎药、雌激素、褪黑激素、钙离子拮抗剂等。上述药物对中重度患者的疗效尚不理想。

4. 抗精神病药物的对症处理 这类药物主要用于控制患者的精神行为症状。由于 AD 伴有胆碱能神经功能低下,使用抗精神病药物应避免长期使用抗胆碱能药物。

七、老年期痴呆的诊疗步骤

老年期痴呆的诊疗步骤见图 13 - 1。

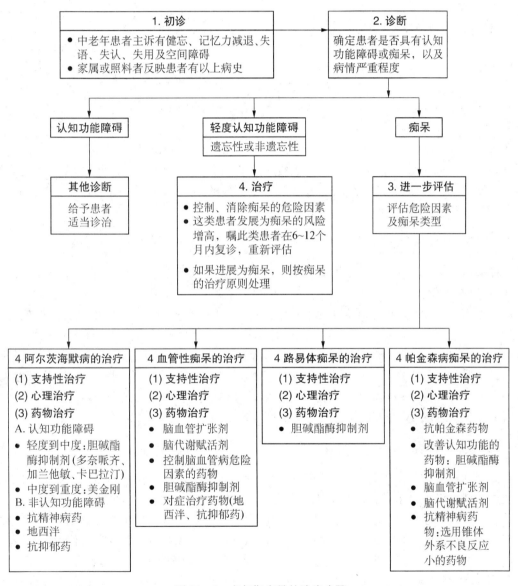

图 13 - 1 老年期痴呆的诊疗步骤

典型病例 患者,女,68 岁,退休教师。患者于 2004 年 8 月家人发现其记忆明显减退,尤其是近记忆减退,经常找不到东西,忘记家人嘱咐的事情,记不住刚刚说过的话等。2006 年 4 月其智能衰退日益严重,如外出后找不到自己的家门,甚至说不出自己年龄和婚姻状况等。

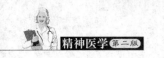

有时明明没有发生过的事情会无中生有的予以描述。平时和以前相比明显的寡言少语，表情淡漠，经常独自发呆。有一些反常的重复行为，如把衣柜中衣物反反复复地拿进拿出。有时会把自己的财物藏起来找不到，而怀疑被别人偷了，性格变得反常。还会当众脱衣，毫无羞耻感，对自己的子女和丈夫均不相信，与家人争吵并有一些过激行为。为此家人送来就诊。

入院后体格检查未发现明显阳性神经系统体征。头颅 MRI 显示弥漫性大脑萎缩，大脑沟回增宽，脑室扩大。精神检查：意识清，接触被动，时间、地点、人物定向障碍，思维贫乏，有片段的被窃妄想，远近记忆减退明显，全面性智能障碍，情感淡漠，伴有人格改变和行为紊乱，自知力缺乏。

诊断：阿尔茨海默病。

第三节 血管性痴呆

血管性痴呆(vascular dementia，VD)是由于脑血管病变引起的，过去多称为脑动脉硬化性痴呆(arteriosclerotic dementia)或多发性梗塞性痴呆(multi‐infarct dementia)。发病年龄为 50～70 岁，男性略多于女性。VD 是老年期痴呆的第二位原因，占老年期痴呆的 20％～30％，仅次于阿尔茨海默病。

一、病因和病理变化

Hachinski(1974)根据临床与病理研究，首先发现本病不单是由于脑内硬化小动脉血栓形成，还有来自颅外动脉的栓子，而这往往是多发脑梗死的主要原因。其次任何造成低血压发作的原因，如心肌梗死、手术时出血等均可导致脑组织缺血和软化灶，故曾有多发梗塞性痴呆一说。脑梗死患者是否导致痴呆还与脑组织破坏容积大小有关，如脑梗死容积小于 50 ml，一般不会发生痴呆。根据近年来的神经影像学和脑尸体解剖研究结果，血管性痴呆的病理形态学改变可分为以下几种类型：①多发性梗死型痴呆；②局部(关键部位)梗死型痴呆；③小血管梗死型痴呆；④其他类型血管性痴呆。有 10％～15％的血管性痴呆者合并有阿尔茨海默病的病理改变。

二、临床表现

血管性痴呆的起病相对较急，一般在脑卒中后痴呆症状变得明显，病程呈波动性、阶梯式加重。智能障碍可呈"斑片状"，即只累及部分认知功能，如命名、计算等。情感症状也较常见。少数缓慢起病的患者，可先出现情绪改变，然后才表现为记忆和智能减退。大多数者能意识到自己的智能减退，对疾病有自知力，因此产生焦虑和抑郁情绪。严重痴呆患者则可出现情绪不稳、情感失禁或情感暴发。部分患者可在疾病的晚期出现人格改变。

VD 的存活期略高于 AD，一般于起病 5～6 年内，因缺血性心脏病、严重心血管意外、肾功能衰竭、败血症而死亡。

三、诊断与鉴别诊断

1. **诊断** 根据起病相对较急，病程波动或呈阶梯式进展，局灶性痴呆，早期人格保持完整,有高血压或脑卒中发作史和脑动脉硬化的证据,神经系统局灶损害的症状和体征,结合脑影像学检查的结果,一般能作出正确诊断。

2. 鉴别诊断 本病需与阿尔茨海默病鉴别。除较多见神经系统体征外,有时本症的临床表现与 AD 很难区分。根据以下临床特点可与 AD 相鉴别(表 13-2):①常伴高血压和其他部位的动脉硬化;②有反复发作的脑卒中或脑供血不足史;③情绪不稳和近记忆障碍为起病症状;④人格和自知力较长期保持完好;⑤智能衰退出现较晚;⑥病程呈跳跃性加剧和不完全性缓解相交替的阶梯性进行性发展;⑦常有脑局灶性损害所致神经系统阳性体征。

表 13-2 VD 与 AD 的临床特征

特征	VD	AD
起病	较急,常有高血压病史	潜隐
病程	呈波动或阶梯性恶化,可有多次脑卒中发生,脑血液循环改善后症状可以减轻	缓慢进行性发展
早期症状	神经衰弱综合征	近事记忆障碍
精神症状	以记忆障碍为主的限局性痴呆,判断力、自知力保持较久,个性改变不明显,主要为识记及近事记忆障碍,情感脆弱	全面性痴呆,早期即丧失自知力,个性改变较 VD 早并进行性加重,远近记忆均差,情感淡漠或欣快
神经系统症状和体征	局限性症状和体征,如失语、失用、偏瘫、癫痫发作、病理反射	早期无
CT 或 MRI	多发性脑梗死,腔隙和软化灶	弥漫性脑皮质萎缩
Hachinski 评分	>7	<4

四、治疗

对智能障碍的治疗参阅阿尔茨海默病的治疗。此外,麦角碱类、脑代谢调节药、脑血管扩张药、促进神经递质功能药以及神经肽等益智药也可试用。对脑卒中等原发病应积极治疗。

典型病例 患者,男,80 岁,退休工人。患者于 2000 年 7 月亲友聚会为其庆祝生日时突然出现反应迟钝,左侧肢体无力。头颅 MRI 显示:右侧颞叶外侧及右枕内侧、海马回后部大片梗死灶,两侧基底节区、额叶多发小缺血灶。住院期间家属发现患者记忆力明显减退,常叫错医生,记不住医生姓什么;明明已吃过饭,却埋怨家人故意饿他,不给他吃。睡眠节律日夜颠倒,夜间烦躁,有时哭泣,称老爱人去世了。经过治疗好转出院。出院 4 个月后患者常在夜间外出游荡,回家时衣冠不整,不能回忆外出经过。有时自言自语,问他时则回答在给大家做报告。2001 年初患者常拿着菜刀不放,说家中有小偷偷东西。一般生活能自理。家人将其送入精神科治疗。入院后体格检查发现:左侧鼻唇沟浅,左上肢肌力 IV 级,膝反射(+++)。MRI 结果同前。精神检查:意识清,接触好,说不清准确的日期。有视幻觉,称"看到老虎、狗,晓得是假的",思维内容显贫乏,有被盗窃观念,情绪因此低落。即刻记忆、近事记忆障碍,常识和简单计算尚好。对记忆差有自知力,但对被窃感缺乏自知力。经过改善脑代谢、活血、改善睡眠等治疗,1 个月后被窃观念消失,情绪改善,夜间睡眠好。之后 2 年中间歇

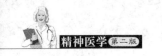
性出现上述情况,但人格相对完好。

诊断:血管性痴呆。

第四节 其他老年期痴呆

一、正常压力脑积水

正常压力脑积水(normal pressure hydrocephalus,NPH)是一种脑室虽扩大,而脑脊液压力正常的交通性脑积水综合征。多发病于中年或稍晚,临床主要表现为痴呆,主要症状是步态不稳、记忆力障碍和尿失禁三联征。多数病人症状呈进行性逐渐发展,有些在发病以后,其病程为数月或几年。病人没有明显头痛,但有行为改变、癫痫或帕金森病。

(一)病因及病理改变

该病可分为两类:一类有明确的病因,如蛛网膜下腔出血和脑膜炎等;另一类为散发性,无明显病因。该病主要的病理改变是脑室系统扩大,脑凸面或脑底的蛛网膜下隙粘连和闭塞。最常见的病因有蛛网膜下腔出血、颅内肿瘤,也有家族性正常颅压性脑积水。最近有人认为,中脑导水管狭窄也是一种较常见的病因。

正常颅压情况下,脑室扩大的机制尚不能完全清楚。目前主要是脑脊液动力学变化学说,即脑内压力梯度形成;脑脊液搏动压增高;密闭弹性容器原理。

目前,研究 NPH 的脑组织病理生理改变主要有:①脑组织受压产生的脑血流减少;②脑组织内神经生化物质异常,如胶质纤维蛋白增加和血管肠肽类减少;③继发性神经元损害。

(二)诊断与鉴别诊断

1. 诊断 根据病史、临床表现以及影像学辅助检查,一般可做出明确的诊断。

(1)腰椎穿刺:病人侧卧位时,脑脊液压力通常不高于 24 kPa(180 mmH$_2$O)。

(2)头颅 CT:NPH 重要检查手段,它可确定脑室扩大和皮质萎缩的程度及引起脑积水的病因,典型的 CT 扫描表现为脑室扩大,而皮质萎缩不明显。

(3)核素脑池造影:用放射性核素经腰椎穿刺注入蛛网膜下隙,扫描可见放射性核素进入脑室内并滞留,72 h 内脑凸面不能显示。

(4)其他检查:颅骨平片一般无慢性颅高压征象;脑电图可见持续性广泛慢波;在 NPH 病人可显示脑血流量的减少,脑血管造影侧位相可见大脑前动脉格外伸直,大脑中动脉侧裂点向外移位。有脑萎缩时,在毛细血管期见到小血管与颅骨内板之间距离增宽,气脑造影见全部脑室和不同程度的脑池扩大。

2. 鉴别诊断 NPH 主要与脑萎缩相鉴别。两者症状相似,前者可有自发性蛛网膜下腔出血史(如突然剧烈头痛、恶心、呕吐,颈项强直)、脑外伤、脑膜炎和脑瘤术后等病史。病人症状多在发病后几周到几个月内出现,多数小于 1 年。后者发病年龄多在 50 岁左右,症状发展缓慢,有些见于腔隙性脑梗死或脑出血后病人,多数无明显病因。有时两种病可同时出现。脑活检对阿尔茨海默病及其他脑病有鉴别诊断价值。

（三）治疗

NPH 的基本发病机制是脑脊液循环途径阻塞,脑脊液聚积于脑室系统。目前,多以侧脑室腹腔分流术为首选,而脑室右心房分流术只有在病人因腹部病变不适合行腹腔分流时才实行。术前应对分流效果作出估计,谨慎评价手术指征,达到手术最大效果。

二、额颞痴呆

额颞痴呆是一组以额颞叶萎缩为特征的痴呆综合征,包括 Pick 病及临床表现类似的 Pick 综合征,后者又包括额叶痴呆和原发性进行性失语。临床以明显的人格、行为改变和认知障碍为特征。

（一）病因及病理改变

Pick(1892)首先描述一组病人,以额颞叶萎缩为病理特征,表现为缓慢进展的行为异常、认知障碍和失语,临床少见。Alzheimer(1911)进行组织学观察发现神经元弥散性肿胀、染色质松散,称为 Pick 细胞,胞质内有嗜银包涵体(Pick 体),无神经元纤维缠结和老年斑。

额颞痴呆和 Pick 病的病因及发病机制不清,可能是神经元胞体特发性退行性变,或轴索损伤继发胞体变化。已证明约半数病例为常染色体显性遗传的家族性额颞痴呆,Wilhelmsen 等(1994)将病变基因定位于 17 号染色体(17q21)。神经元及神经胶质含微管相关 tau 蛋白包涵体,约 20% 的额颞痴呆病人有该基因突变,因此,将额颞痴呆归类于 tau 蛋白病。

额颞痴呆的组织病理学特点是特征性局限性额颞叶萎缩,杏仁核、海马、黑质和基底节均可受累;Pick 病可见 Pick 细胞和 Pick 包涵体,缺乏阿尔茨海默病特征性神经元纤维缠结和淀粉样斑。镜下可见萎缩脑叶皮质各层神经细胞显著减少,Ⅱ、Ⅲ 层明显;胶质细胞弥漫性增生伴海绵样变。

（二）诊断

1. 临床表现

（1）隐袭起病,缓慢进展。早期出现人格和情感改变,如易激惹、暴怒、固执、淡漠和抑郁等;逐渐出现行为异常,如举止不当、无进取心、对事物漠然和冲动行为等。可出现 Kluver - Bucy 综合征,表现迟钝、淡漠、失认和视觉空间障碍,思维刻板。贪食、肥胖,把任何东西都放入口中试探,伴健忘、失语等。不能思考,言语少,词汇贫乏,躯体异常感和片段妄想等。

（2）神经系统体征。在病程早期可见吸吮反射、强握反射,晚期出现肌阵挛、锥体束征及帕金森综合征。

（3）原发性进行性失语。Mesulam(1982)首先报道 6 例慢性进行性失语不伴痴呆。通常 65 岁以前发病,病程较长,可达 10 年以上。主要临床特点是:缓慢进行性语言障碍,不伴其他认知功能障碍,6～7 年发展为严重失语或缄默,是与 AD 或额颞痴呆的区别点。可有视觉失认或空间损害,但生活仍能自理,最终出现痴呆,无神经系统体征。MRI 显示优势半球额、颞和顶叶萎缩明显。病理检查可见额颞叶萎缩,无 Pick 小体。

2. 辅助检查

（1）早期 EEG 正常,少数波幅降低,α 波减少;晚期 α 波极少或无,出现不规则中幅 δ 波。

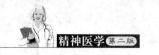

少数病人见有尖波，睡眠纺锤波减少，κ综合波难出现，慢波减少。

（2）CT或MRI显示局限性额叶或前颞叶萎缩，脑沟增宽，额角呈气球样扩大，额极和前颞极皮质变薄，颞角扩大，侧裂池增宽，多不对称，可早期出现。SPECT呈不对称性额颞叶血流减少，PET显示不对称性额颞叶代谢降低，较MRI敏感，可早期诊断。

（3）遗传学检查发现多种tau蛋白基因突变，有助于确诊。

（三）治疗

目前尚无特殊治疗方法。乙酰胆碱酯酶抑制剂通常无效。对攻击行为、易激惹和好斗等行为障碍者可审慎使用小剂量地西泮、选择性5-羟色胺再吸收抑制剂或普萘洛尔等。有条件可由经过培训的看护者给予适当的生活照顾及行为指导。

三、路易体痴呆

路易体痴呆（dementia with Lewy bodies，DLB）是由Okazak（1961）首先描述，最近几年逐渐引起临床关注的一个痴呆类型。多见于老年人，偶见于年轻人，男性略多于女性。

（一）病因及病理改变

病因及发病机制不清。已发现DLB和帕金森病的路易小体是α-突触核蛋白（α-synuclein）由可溶性变为不溶性异常聚集而成，影响α-突触核蛋白表达和代谢的因素可能与DLB发病有关。DLB通常很少有家族遗传倾向。实验证实，DLB患者乙酰胆碱转移酶显著降低，多巴胺神经元丢失和路易小体导致神经元死亡，壳核5-HT和去甲肾上腺素水平显著下降，DLB的胆碱能及单胺能神经递质损伤可能与认知障碍和锥体外系运动障碍有关。

约1/4的老年性痴呆患者尸检发现，大脑皮质和脑干内神经元胞质有路易小体，为直径3～25 μm嗜伊红圆形包涵体，致密颗粒杂乱排列构成1～10 nm核心。电镜显示嗜锇颗粒混有螺旋管或双螺旋丝。路易小体分布于脑干黑质、蓝斑、迷走神经背核、Meynert基底核和下丘脑核等单胺神经元，含大量泛素、α-突触核蛋白、补体蛋白、微丝、微管等，但无tau蛋白和类淀粉蛋白。与脑干的经典路易小体不同，大脑皮质路易小体无明显致密颗粒核心，核心周围纤维排列不规则，称为苍白体，可能是路易小体前身。皮质路易小体主要分布在大脑边缘系统、杏仁核及旁海马区等。在所有路易小体相关性痴呆，大脑皮质萎缩不明显，可见轻度额叶萎缩，中脑黑质色素细胞丢失，通常无老年斑和神经纤维缠结。

（二）诊断

DLB的典型病程为缓慢进展，经过数年后最终呈全面痴呆。临床特征：①本病多在老年期发病，主要表现进行性痴呆、锥体外系运动障碍及精神障碍等三组症状。②病程呈波动性认知功能减退，数周内甚至一日内可有较大变化，早期记忆障碍不明显，出现失语、失用、失认。③合并帕金森综合征，体征多为肌强直和运动迟缓，震颤较轻，对左旋多巴治疗反应差。认知障碍与帕金森综合征的症状在1年内相继出现具有诊断意义。④精神症状以视幻觉为特点，约80%的病人可出现，内容生动完整，常为静物、人和动物图像，病人坚信不疑，可有妄想、谵妄等。

（三）治疗

目前DLB无特效疗法，患者可能对抗胆碱酯酶药如他克林和多奈哌齐反应良好，可能改善认知功能及行为障碍。帕金森综合征对症治疗易加重谵妄和幻觉，应从小剂量开始。DLB

对催眠剂及抗精神病药的不良反应特别敏感,出现嗜睡、昏迷,是区别于其他类型痴呆的特点,最好不用或慎用。新型抗精神病药如利培酮、奥氮平对视幻觉效果较好。抑郁症状可用选择性 5-HT 再摄取抑制剂如氟西汀、西酞普兰等。

四、克雅病

克雅病(Creutzfeldt-Jakob disease,CJD)又称为皮质纹状体脊髓变性病或亚急性海绵状脑病(subacute spongiform virus encephalopathy)或传染性病毒痴呆病(transmissible dementia)或早老性痴呆病(presenile dementia)。此病是人类最常见的海绵状脑病,属于致死性的神经退行性疾病,呈世界性分布。在欧洲一项大型研究表明,CJD 的发病率为每年 1~2/百万,高发年龄多在 50~75 岁,平均发病年龄为 65 岁。该病常为散发性,约占 85%,其传播途径不明。其次为家族性或医源性传播,家族性患者约占 15%,已证明在遗传性患者家族中均有编码 *PrP* 基因的突变;医源性传播主要与外科手术特别是神经外科手术时器械消毒灭菌不彻底,角膜或硬脑膜等移植,或注射从人尸体脑垂体提取制备的生长激素与促性腺激素等因素有关。

(一)病因

病原体被认为是一种独特的不含有核酸的 Prion 蛋白,以目前还未被认识的机制进行复制,现在称为朊毒体。人类具有 4 种此类疾病,分别为:克雅病、Gerstmann-Staussler-Scheinker 综合征(GSS)、库鲁病、致死性家族性失眠症。在 20 世纪 90 年代后期,一种新型的克雅病——变异克雅病(vCJD)出现了,并认为与牛海绵样脑病有关。

(二)临床表现

CJD 病潜伏期 1.5~10 年,甚至长达 40 年以上。典型临床表现为进行性发展的痴呆、肌痉挛、小脑共济失调、运动性失语,并迅速发展为半瘫、癫痫,甚至昏迷。患者最终于 1 年内死于感染或中枢神经系统衰竭。海绵状脑病的病理学特征是该病重要诊断依据之一。

(三)治疗

目前由于常规的消毒方法对致病因子(朊毒体)无效,感染后血清学无法检出,在潜伏期时组织已具有传染性,所以疯牛病(BSE)和 vCJD 的防治已受到国际社会的极大关注。既无疫苗进行有效免疫预防,也无有效药物治疗。目前主要针对该病的可能传播途径采取措施进行预防。

五、麻痹性痴呆

麻痹性痴呆是由梅毒螺旋体侵犯大脑引起的一种晚期梅毒的临床表现,以神经麻痹、进行性痴呆及人格障碍为特点。

(一)临床表现及诊断

(1)起病隐袭,缓慢发展,病前 5~20 年内有冶游史。

(2)精神症状

1)早期:以神经衰弱综合征最多见。其次为性格改变,思维迟钝,智能障碍,情绪抑郁及低级意向增加。

2)进展期:以日趋严重的智能及人格障碍为主。常表现为知觉、注意、记忆、计算、思维

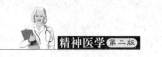

等智能活动的衰退,性格改变,不守信用,不负责任,行为轻浮,放荡不羁,自私、吝啬、挥霍、偷窃或违反社会道德,幻觉妄想状态,情绪易激惹或强制性哭笑。

3）晚期:痴呆日渐加重,情感淡漠,意向倒错,本能活动亢进。

（3）常见神经体征:阿-罗样瞳孔,视神经萎缩,吐字不清或言语单调脱节,书写障碍,睑、唇、舌、指震颤,感觉性共济失调与锥体束征,癫痫样发作,大小便失禁或尿潴留和便秘等。

（4）血与脑脊液康华反应强阳性,脑脊液蛋白与白细胞增多,胶金试验呈麻痹型曲线。脑电图示弥漫性高波幅慢波。

（5）排除轻、重性精神病、阿尔茨海默病、多发性脑梗死、多发性硬化及其他器质性疾病。

（二）治疗措施

兴奋或幻觉妄想状态可给予中、小剂量抗精神病药。神经营养药物对控制早期患者智能障碍的发展有一定效果。加强护理、注意营养、预防感染等亦为重要的治疗措施。

第五节 老年期其他精神障碍

一、老年期抑郁障碍

抑郁障碍在老年人很常见,65岁年龄的老人的时点患病率约为10%。多数患者既往曾有抑郁发作史,60岁以后首次患抑郁症的发生率较低,80岁以后则更为少见。老年人中的自杀率的上升,通常与抑郁症有关。

（一）病因与发病机制

一般来说,老年抑郁症的病因类似于发生在其他年龄段的抑郁症(参见病因学和情感障碍章节),但遗传因素的影响要小一些。同时伴有神经系统和其他躯体疾病等情况在老年抑郁症患者中更为常见。

近来,血管性因素在老年抑郁症发病中的作用受到越来越多的重视。有研究表明,老年抑郁症与血管性疾病的同病率较高,即血管性疾病患者常伴有抑郁症状,而老年抑郁症患者中有很大一部分患有血管性疾病。有学者认为脑血管病可以引起晚发性抑郁症,从而提出了抑郁症的"血管因素假说",并将这组特殊的抑郁症称之为血管性抑郁症(vascular depression)。

近几年对血管性抑郁症的研究已引起人们的极大兴趣,特别是该病的发生、发展、临床表现与脑结构和脑血流改变的相关性研究更是成为研究的焦点。关于脑血管性疾病引起血管性抑郁症的机制已有一些假说。血管性抑郁症常表现为认知功能损害、运动迟缓、缺乏自知力和日常能力减退,酷似一组由纹状体-苍白球-丘脑-皮质回路受损引起的额叶综合征,而脑血管疾病的病变常发生在这些部位。因此,纹状体-苍白球-丘脑-皮质回路的功能障碍可能导致了抑郁症。这条通路损害引起抑郁症的机制是:①直接损害额叶、背外侧额叶和前扣带回通路;②损伤脑干上行到纹状体-苍白球-丘脑-皮质回路的单胺类神经递质纤维;③基底神经节的损害导致眶额通路和前额叶的5-羟色胺功能紊乱。总之是直接破坏了情绪调节回路,或者影响了调节这个系统的去甲肾上腺素能和5-羟色胺能通路。

心理社会因素对于老年抑郁症的发生也有重要意义,老年人经历丧偶、患病、独居、贫困、家庭矛盾等各种应激事件的频率增多,成为诱发抑郁障碍的重要因素。

（二）临床表现

老年抑郁症与发生在其他年龄段的抑郁症并无本质的区别,但有些症状在老年人更为常见。焦虑和疑病症状很常见,抑郁性妄想、贫穷观念和躯体疾病也较为常见。偶见虚无妄想,带有责备和侮辱性质的幻听在老年患者中也较为常见。

一些迟钝型抑郁症患者有明显的注意和记忆困难,即所谓的假性痴呆,但记忆测验通常无明显异常。当老年患者出现明显的认知功能障碍、焦虑或疑病症状时,要考虑抑郁症的可能性。

（三）病程和预后

老年抑郁症如不经治疗,病程往往较长,有些甚至持续数年。经过有效治疗以后,多数患者可以在数月内显著缓解,但有15％左右不能完全恢复。对完全恢复患者的长期随访研究显示,复发仍然很常见。

70岁以前发病、病程短、病前的社会适应能力良好、没有严重的躯体疾病和以前的抑郁发作恢复良好等因素提示患者的预后良好。

（四）诊断与鉴别诊断

老年抑郁症的诊断参照情感性障碍一章。老年抑郁症的鉴别诊断一般不难。除了要与偏执性精神障碍和焦虑障碍鉴别以外,主要是需要与痴呆进行鉴别。

1. 偏执性精神障碍　抑郁症患者的被害妄想通常相信所谓的被迫害是由他自己的原因造成的,而在偏执性精神障碍,患者通常将所谓的被迫害怪罪于别人。

2. 焦虑障碍　伴有焦虑或激越症状的抑郁症,有时可能在一开始被误诊为焦虑障碍,但仔细的精神检查可以帮助得出正确的诊断。

3. 痴呆　要鉴别抑郁症（主要是有所谓的假性痴呆症状）与痴呆有时是很困难的。鉴别主要是依据详细的病史和仔细的精神检查。在抑郁性假性痴呆,其心境改变通常先于其他症状出现,抑郁症患者的认知障碍主要是注意力不能集中,而痴呆患者则存在记忆的真正损害。有时抑郁症和痴呆可以同时存在,此时的鉴别诊断变得更加困难。记忆测验和脑影像学的检查有助于鉴别诊断。

（五）治疗

治疗原则与发生于其他年龄段的抑郁症没有什么差别,但老年抑郁症的治疗要特别注意两个问题,即对可能发生自杀的预测及干预,以及对伴随躯体疾病的有效治疗。

抗抑郁剂对老年抑郁症同样有效,但在用法上应特别小心。起始剂量宜小,通常是常规剂量的1/2,可以分次给药。剂量应根据不良反应的发生情况和疗效进行调整。虽然在开始治疗和增加剂量时应十分小心谨慎,但同样重要的是要尽量达到充分的治疗剂量。症状缓解后,药物剂量应逐渐减少,并维持数月,有些患者甚至需要更长时间的维持治疗。

电休克治疗（ECT）常用来治疗严重的激越、木僵,或对药物治疗无效的情况。有些患者在ECT治疗后可能出现意识障碍,此时ECT的间隔时间应延长。症状缓解后,通常用抗抑郁药维持治疗数月。如有条件,改良ECT对老年抑郁症更为适合和安全。但老年人的麻醉问题需要特别的重视。

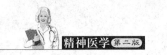

二、老年期谵妄

谵妄的临床表现及原因见本书第五章相关内容。尽管谵妄的核心症状是意识障碍,它在老年患者中较易发生,有时不一定很明显,尤其是缓慢起病者。临床上谵妄(一种可逆的障碍)有时可能被误诊为痴呆(一种不可逆的疾病),例如轻度痴呆的患者若伴发支气管炎等躯体疾病时,认知功能损害症状可能加剧,因此就有可能把痴呆估计得比实际情况要严重。当然,随着谵妄原因的去除,一般情况下患者的精神状况会得到改善。但是,许多谵妄的原因本身也会威胁到生命,死亡率很高。

临床处理的根本是找出谵妄的潜在原因,并加以治疗。有时需要药物来控制症状,一般采用小剂量的抗精神病药物,尤其是新型的抗精神病药物,因为这些药物不会加重意识障碍。苯二氮䓬类虽然也能缓解症状,但会加重意识障碍,故应慎用。同样原因,如由于失眠需要用催眠药,也应尽量避免用苯二氮䓬类,而选择其他的催眠药。

三、老年期精神分裂症

老年人的精神病性障碍(主要是妄想综合征)大多继发于器质性疾病,亦可见精神分裂症或情感障碍等功能性精神病。虽然少数精神分裂症起病于老年期,但多数是发病于早年,延续到老年。一般来说,老年期精神分裂症患者的症状通常变得不明显,行为障碍不严重。

(一)病因和发病机制

老年精神分裂症的病因与发生在其他年龄段的精神分裂症相同。但是,老年人的脱离社会现象较为突出,可能起着重要的作用。与精神分裂症有关的因素包括独居、没有直系亲属的支持、耳聋和人格异常。

(二)诊断与鉴别诊断

老年精神分裂症的诊断标准与其他年龄段的相同。老年精神分裂症需要与下列疾病相鉴别。

(1)偏执性精神病:除了突出的被害妄想,一般缺乏其他精神障碍或人格障碍的证据。

(2)器质性精神障碍:存在认知损害,可能存在听幻觉,据此可以加以鉴别。

(3)情感性障碍:心境改变更为突出,被害妄想通常与自责观念有关。

(4)偏执性人格障碍:存在长期的猜疑和不信任,过分敏感,未达到妄想的程度。

(三)治疗

老年期精神分裂症的治疗一般可以在门诊进行治疗,病情严重的患者住院治疗可以得到更充分全面的临床评估与治疗,因此有时需要强制性住院。如果病情允许,患者住院后可以不给药物观察数天,因为个别患者可能随着环境的改变而症状自行缓解,而且出院后仍保持良好。多数患者需要抗精神病药物治疗,剂量通常宜小,为常规剂量的1/2左右。如果患者服药的依从性不能得到保证,可考虑使用长效针剂。如存在感觉缺陷,如耳聋或白内障等,应给予及时有效的治疗。为了避免社会脱离、保证充分的监管和防止复发,可以安排患者到日间医院进行治疗。

(陶　明)

◆ 主要参考文献 ◆

1. 沈渔邨主编. 精神病学. 第四版. 北京：人民卫生出版社，2001

2. Gauthier S. Clinical diagnosis and management of Alzheimer's disease. 2nd ed. London：Martin Dunitz Press，1999

3. Gelder M，Gath D，Mayou R. Oxford textbook of psychiatry. 3rd ed. Oxford：Oxford University Press，1989

4. Nelson JC. Geriatric psychopharmacology. New York：Marcel Dekker，1998

第十四章 *Chapter 14*

治 疗 学 *(treatments of mental disorders)*

　　精神疾病的治疗方式可分为住院治疗、门诊治疗和社区治疗 3 种。住院治疗适用于急症患者、病情严重的患者、门诊治疗无效，或者无人陪伴的患者；门诊治疗适合病情轻者、有人陪伴的患者；社区治疗适用于来院就诊不便的患者、需要长期维持治疗的患者和需要预防治疗的患者。另外，由于目前发展的水平，包括经济的水平和床位设置的限制，大多数患者还只能在门诊治疗，定期随访。过去，医院比较重视患者的院内治疗，其实，大量的精神障碍是在门诊和社区治疗。因此，加强和重视门诊、社区治疗是医学服务发展的趋势。

　　精神疾病的治疗方法有很多，总体分为药物治疗、物理治疗、心理治疗和其他治疗 4 类。具体每个患者的治疗，则因人而异。有的患者以药物治疗为主，有的患者以物理治疗为主，还有的患者以心理治疗为主。本章就精神障碍的治疗（药物治疗为主）进行系列介绍。

第一节　药物治疗的一般原则

　　应用药物治疗精神障碍常常是成功治疗的基础，精神科临床药物治疗的实践不能简单化，一个诊断一个药物。因为许多因素可以影响药物的使用，包括药物的选择和用法、药代动力学、家庭和环境的影响。有些患者把药物看作万应灵药，而有的患者则把药物看作对身体有害的攻击。医生在用药物前应该告知患者、患者亲属使用药物治疗的理由、药物治疗的好处及潜在的危险——不良反应。

　　医生应该根据研究结果和临床经验，足剂量、足疗程使用药物。剂量不足，疗程过短都使患者错过治疗佳机。药物治疗期间医生应该密切监测药物的疗效和不良反应，一旦发现不良反应应尽快处理。

　　选择药物治疗前的两个重要步骤是诊断和药物治疗靶症状的确认。医生应该根据患者的病史、目前临床状况、治疗计划，选择药物和开始剂量，应该根据患者药物治疗史（药物的依从性、治疗效果、不良反应）来选择药物。如果一个药物以前对患者或其家属有效的话，同样的药物可以再次使用，除非有特殊理由。严重的药物不良反应是患者依从性差的指标。医生应该清楚所用药物的适应证、禁忌证、药物的起效时间、药物的不良反应，应该告知患者和家属有关治疗的计划,患者和家属对医生要用药物的意见应该被考虑。

同一类药物的总体疗效基本相同,所不同的是每个患者使用时的不良反应,因此选择药物的原则是让患者产生的不良反应降到最低点。

当药物治疗无效时,医生应该及时考虑:①原来的诊断是否正确;②所见的症状是否与原来的诊断有关,是否为药物治疗的不良反应;③所用的药物是否足剂量和足疗程;④患者是否同时服用其他药物以及药物的相互作用,是否可能降低了药物疗效;⑤患者是否按医嘱服药。复杂的用药方法、药物的不良反应和患者的低教育程度是依从性低的常见原因,医患关系、医生的言谈举止会影响患者的治疗。

将药物治疗与心理治疗结合起来是当前精神医学的标准治疗。因为研究显示,药物和心理的联合治疗比任何一种独立治疗的效果更好。

儿童使用精神药物应该慎重,原则上应该低于成人常规治疗剂量,且从小剂量开始,逐步增加到出现疗效。至于有效后是否继续增加剂量,目前无统一意见,有学者认为仍应继续加量,亦有学者认为维持现剂量巩固治疗。不过,倘若不良反应较少,患者耐受性尚可,则可以继续加量至接近成人治疗剂量。

老年人使用精神药物需要考虑药物代谢慢、排泄慢、易产生不良反应等问题,因此,也需要低剂量。另外,老年患者常常同时服用治疗其他疾病的药物,医生需要考虑药物之间的相互作用。从小剂量开始,通常为成人治疗剂量的一半开始,然后缓慢、小剂量增加,直到出现疗效或不良反应。

孕妇和哺乳期患者原则上避免使用精神药物。如果患者病情严重,必须药物干预,应该告知患者和家属药物治疗对胎儿和婴儿的危害,须做到知情同意,并签知情同意书。近年来,国外有资料表明,对于不愿中止妊娠,但精神症状严重的患者可考虑采用改良无抽搐电休克治疗。

对于有躯体疾病的患者,在治疗躯体疾病的同时,使用精神药物时需要注意药物之间的相互作用,精神药物的剂量应该从小剂量开始。

第二节 抗精神病药物

抗精神病药物 (antipsychotic drugs or antipsychotics)是指一类能治疗各类精神病性症状的精神药物。它是精神科临床中应用最多的药物之一,主要用于精神分裂症、器质性疾病所致的精神障碍以及躁狂症等精神障碍的治疗和预防。由于抗精神病药物有镇静作用,过去又称为强安定剂(major tranquilizer)。

抗精神病药物始于 20 世纪 50 年代,最早问世的是氯丙嗪。自从 Delay 和 Denicker 于 1953 年发现该药对幻觉、妄想、思维散漫有效,许多精神病患者获得新生,精神科有了自己的治疗药物,开创了精神科治疗史上的里程碑。

一、药理作用和机制

抗精神病药在中枢系统主要作用于中脑的网状结构激活系统;边缘系统中的杏仁核、海马、丘脑下部;锥体外系的苍白球、纹状体等。抗精神病药的主要治疗作用可能与其阻滞多

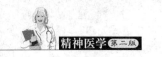

巴胺(dopamine, DA)受体有关,通过影响中脑—大脑皮层通路和中脑—边缘系统通路,产生抗精神病作用。它对 DA 的黑质—纹状体通路的影响,产生锥体外系症状。它对 DA 的结节—漏斗系统通路的影响,可致各种内分泌和代谢的改变。

新一代不典型抗精神病药不仅作用于 DA 系统,还阻断 5-羟色胺(5-hydroxytryptamine, 5-HT)系统,有研究认为不典型抗精神病药与 $5-HT_2/DA_2$ 结合的比例越高疗效越好、不良反应越小。不但改善阳性症状,而且改善阴性症状和认知症状。

二、分类

抗精神病药物,过去按其化学结构的不同,可以分为吩噻嗪类、硫杂蒽类、丁酰苯类、苯酰胺类、二苯氧氮平类和其他(表 14-1)。

表 14-1　抗精神病药的分类

吩噻嗪类
二甲胺类:氯丙嗪
哌嗪类:奋乃静、氟奋乃静、三氟拉嗪
哌啶类:硫利达嗪、哌普嗪
硫杂蒽类:氯普噻吨、氯哌噻吨、氟哌噻吨
丁酰苯类:氟哌啶醇、五氟利多、匹莫齐特
苯酰胺类:舒必利、舒托必利
二苯氧氮平类:氯氮平
其他:新一代抗精神病药物有奥氮平、利培酮、喹硫平、舍汀多、齐拉西酮、阿立哌唑

现在根据抗精神病药物发现年代、作用机制和不良反应的不同,简单分为典型抗精神病药物和非典型抗精神病药物两大类。

所谓典型抗精神病药物是指传统长期应用的抗精神病药物。这类药物在临床应用中大多数患者产生锥体外系不良反应,如氯丙嗪、奋乃静、氟哌啶醇、舒必利等药物。这类药物有抑制患者运动的作用,又称为神经阻滞剂。另外,这类药物还有其他许多受体阻断作用如 α-肾上腺素能受体、胆碱能受体、组织胺受体等。典型抗精神病药物又分低效价和中高效价。低效价抗精神病药物有效日治疗剂量至少 200 mg/d,如氯丙嗪、硫利达嗪、舒必利等;中高效价抗精神病药物有效日治疗剂量 2~120 mg/d,如奋乃静、氟哌啶醇、泰尔登、氯噻吨、三氟噻吨等。低效价抗精神病药物更易产生镇静和低血压,中高效价抗精神病药物更易产生锥体外系症状。

所谓不典型抗精神病药物是指新一代合成研发的抗精神病药物。这类药物在临床应用中患者很少产生锥体外系不良反应,尤其是迟发性运动障碍,如奥氮平、利培酮、喹硫平、齐拉西酮、阿立哌唑、氯氮平等药物。新一代抗精神病药物主要作用于 D_2、D_4 受体和 $5-HT_{2A}$ 受体,也作用于 α-肾上腺素能和毒蕈碱受体。这类药物不仅能够治疗精神分裂症等精神病的阳性症状和阴性症状,也能改善情绪症状和认知功能。

根据世界精神病学协会(WPA)共识声明,目前将典型抗精神病药物称为第一代抗精神病药物,非典型抗精神病药物为第二代抗精神病药物,两类药物主要用于治疗精神分裂症各种亚型和其他相关精神障碍。

三、适应证和禁忌证

抗精神病药物适用于各种精神病性症状,如幻觉、妄想、精神运动性兴奋、精神运动性抑制、思维贫乏、思维散漫、情感淡漠、情感不协调等,常用于精神分裂症、躁狂症、反应性精神病、其他精神障碍的治疗,也用于脑器质性疾病和躯体疾病所致的精神障碍、精神活性物质所致精神障碍的治疗。非典型抗精神病药物还用于心境障碍和认知功能失调的治疗。

抗精神病药物禁止用于孕妇、药物过敏、昏迷、高热患者;对严重心脏、肝脏、肾脏疾病和造血功能障碍患者以及老人、儿童、哺乳期妇女慎用。

四、临床应用

(一)用药原则

尽可能单药使用,从小剂量开始,逐渐加量;注意剂量个体化,足剂量、足疗程使用;医生应告知患者和家属关于药物不良反应的知识;治疗前检查体重、血压、心电图、肝肾功能、血脂、血糖和催乳素。目前,国内外治疗指南中建议非典型抗精神病药物作为一线药物,氯氮平除外。

(二)急性期治疗

急性期患者如症状严重、拒绝服药可用利培酮口服液,或者肌内注射氯硝西泮、氯丙嗪、氟哌啶醇或利培酮,或静脉点滴舒必利、氟哌啶醇。病情控制后改用口服给药。氯丙嗪禁止皮下注射,因该药对皮下组织有强烈的刺激性。合作患者可予口服片剂治疗,常用的药物有奋乃静、舒必利、氯丙嗪、氟哌啶醇、利培酮、奥氮平、喹硫平、齐拉西酮、阿立哌唑、氯氮平等。通常从最小剂量开始,以后逐渐加量,尤其初用者、长期使用抗精神病药物最近停用一段时间者、老年、儿童、体弱者、伴有躯体疾病者、因躯体疾病同时服用其他药物者,以免增加不良反应。如患者无严重不良反应,通常1～2周内加至治疗剂量,达到稳态血药浓度。通常门诊治疗剂量比住院治疗剂量低,为常规治疗剂量的低值。

(三)维持治疗

精神疾病是一种慢性病,需要长期的治疗。许多患者由于对疾病缺乏自知力和药物的不良反应等因素,常常不能维持药物治疗,导致病情反复发作,反复住院。维持治疗的时间根据不同病种而不同,比如对精神分裂症维持期治疗的疗程:①首发患者,1989年的国际共识建议首发患者维持期在1～2年。②复发患者,至少5年。《中国精神分裂症防治指南》中规定维持期的长短根据患者的情况决定,一般不少于2～5年。③特殊患者,对有严重自杀企图、暴力行为和攻击行为病史的患者,维持期的治疗应适当延长。维持剂量因人而异,通常为出院时的治疗剂量,也有采用最大治疗剂量的1/2～2/3。

研究资料表明,精神分裂症等精神病性障碍多在停药后的2年左右复发。导致复发的因素有:遗传因素、起病缓慢、诱因不明、缺乏家庭与社会支持、内向性格、既往复发病史、病情未完全缓解、服药不规则、剂量不足、新的应激等。具有上述复发因素的患者,维持治疗的时间应适当延长。

(四)联合用药

精神疾病治疗一般不主张两种抗精神病药物联合用药,但是单药治疗无效或效果不明

显,换用其他类型的抗精神病药物也无效或效果不佳时,可以采取两种抗精神病药物联合使用的方法。但是,联合用药时应注意不良反应会增加,需要合理搭配,仔细观察、随访。临床上常用的联合治疗有氯丙嗪或氯氮平与奋乃静联合,可增加疗效,减少药物剂量,减少不良反应。也有氯丙嗪与氯氮平联合。对精神分裂症患者的抑郁症状,可采用抗精神病药物与抗抑郁药物联合应用。有关非典型抗精神病药物与非典型抗精神病药物的联合、非典型抗精神病药物与典型抗精神病药物的联合经验不多。总之,联合用药在临床上较为普遍,关键是掌握适应证和不良反应的观察,合理搭配,合理使用。表 14 - 2 简列了常用抗精神病药的剂量及其主要不良反应。

表 14 - 2　常用抗精神病药物的剂量与主要不良反应一览表

分类与药名	成人常用剂量(mg/d)	主 要 作 用	主要不良反应
吩噻嗪类(phenothiazines)			
氯丙嗪(chlorpromazine)	200～800	兴奋躁动、幻觉妄想	心血管、锥体外系、自主神经
奋乃静(perphenazine)	8～30	幻觉妄想	锥体外系
三氟拉嗪(trifluoperazine)	5～20	幻觉妄想、淡漠退缩	锥体外系
氟奋乃静(fluphenazine)	2～40	幻觉妄想、淡漠退缩	锥体外系
氟奋乃静葵酸酯 (fluphenazine decanoate, FD)	25～100,每2～4 周注射 1 次	作用和不良反应同氟奋乃静	
硫杂蒽类(thioxanthenes)			
氯普噻吨(chlorprothixene)	100～600	焦虑紧张、睡眠障碍、幻觉妄想	心血管、自主神经
氯哌噻吨(clopenthixol)	20～150	兴奋躁动、幻觉妄想	心血管、锥体外系、自主神经
氟哌噻吨(flupenthixol)	2～12	兴奋躁动、幻觉妄想	锥体外系
丁酰苯类(butyrophenones)			
氟哌啶醇(haloperidol)	6～30	兴奋躁动、幻觉妄想	锥体外系、自主神经
氟哌啶醇葵酸酯 (haloperidol decanoate，HD)	25～100,每2～4 周注射 1 次	作用和不良反应同氟哌啶醇	
五氟利多(penfluridol)	每周 20～100	兴奋躁动、幻觉妄想	锥体外系、自主神经
苯酰胺类(benzamides)			
舒必利(sulpiride)	400～1 600	幻觉妄想、木僵、淡漠	锥体外系
非典型抗精神病药(atypical antipsychotics)			
氯氮平(clozapine)	100～600	兴奋躁动、幻觉妄想、淡漠	心血管、血液、自主神经
奥氮平(olanzapine)	5～20	阳性症状、阴性症状、认知	体重增加、嗜睡、转氨酶异常

分类与药名	成人常用剂量(mg/d)	主 要 作 用	主 要 不 良 反 应
喹硫平(quetiapine)	150～600	阳性症状、阴性症状、认知	体位性低血压、嗜睡
利培酮(risperidone)	2～6	阳性症状、阴性症状、认知	锥体外系、催乳素升高
齐拉西酮(ziprasidone)	40～160	阳性症状、阴性症状、认知	心血管、锥体外系
阿立哌唑(aripiprazole)	5～30	阳性症状、阴性症状、认知	心血管、锥体外系

五、不良反应和处理

抗精神病药在临床应用过程中必须注意其不良反应,因为药物作用的受体部位不同,其各自所产生的不良反应也不尽相同。

(一)锥体外系症状

锥体外系症状(extrapyramidal symptoms,EPS)是典型抗精神病药物在治疗中最常见的不良反应之一。由于抗精神病药阻断中枢黑质-纹状体的多巴胺递质通路,绝大多数患者在使用抗精神病药物达到一定剂量和时间后会发生锥体外系症状。通常含氟结构的抗精神病药物如氟哌啶醇、氟奋乃静、三氟拉嗪、五氟利多等容易发生锥体外系症状,而氯丙嗪、奋乃静、舒必利、利培酮发生锥体外系症状较轻,氯氮平、奥氮平、喹硫平、齐拉西酮、阿立哌唑较少发生锥体外系症状。常见的锥体外系症状有4种表现形式:急性肌张力障碍、静坐不能、帕金森综合征、迟发性运动障碍。其出现时间往往与使用药物时间的长短有关。

1. 急性肌张力障碍 这是治疗后发生最早的锥体外系症状,发生率为2%～21%,多在用药后不久发生。青年人、男性多见。临床主要表现为局部肌肉群的持续强直性收缩,继而出现扭转痉挛(身体向一侧扭转过去)、"动眼危象"(两眼上翻)、角弓反张(头部向后仰)等。患者因症状痛苦可以继发焦虑、抑郁症状。不了解病史和用药史时很容易误诊为脑炎、癔症、癫痫等。治疗非常简单有效,常用抗胆碱能药物如东莨菪碱0.3 mg肌内注射,可迅速缓解。也可以肌内注射苯海拉明25 mg或者地西泮10 mg。然后,给予口服苯海索(安坦)2 mg,每天2～3次,维持1～2周。同时,减少抗精神病药物的剂量或者换用其他类型的抗精神病药物。

2. 静坐不能 发生率为20%以上,多发生于用药早期或剂量较大时,女性多于男性。患者感到躯体不能放松,需要运动,无法控制,从而导致坐立不安。临床表现为来回走动,两腿不停地踏步样运动,坐立不安,内心紧张焦虑,不能保持安静,有些患者诉说"心里发痒",严重者出现抑郁或自杀。常常伴有肌张力增高的表现。患者往往能够认识到静坐不能与服药相关,会诉说自己的难受之处,或向医生提出治疗要求。临床上易误诊为精神症状的恶化,故加大药物治疗剂量,导致症状加重。控制急性症状较简单的治疗方法是东莨菪碱0.3 mg肌内注射。口服治疗药物有苯海索2 mg,每天2～3次;普萘洛尔10 mg,每天2～3次;地西泮类药物,每天2～3次。同时,应该减少抗精神病药物的剂量。

3. 帕金森综合征 这是药物治疗后最常见的锥体外系症状,发生率为13%～40%,多发生在用药治疗后4～6周或者剂量较大时,女性多于男性,老年患者也容易发生。临床主要表

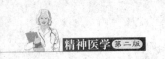

现为运动不能、静止性震颤、肌强直三大症状。运动不能是病人在服药后想动作已感困难，因而动作明显减少。静止性震颤表现为双手有规则有节律来回抖动，频率较慢，幅度较大，有时也可表现在唇、下颌或下肢。肌强直是指检查者去弯动病人的肢体时感到阻力。此外，还有面具状脸、屈曲体位、前冲性小步步态、双手不摆动、动作呆滞、多汗、皮脂溢出。严重者有口齿不清、吞咽困难、运动不能，影响其言语、进食和日常生活，故常常继发焦虑、抑郁症状。治疗可以用苯海索 2 mg，每天 2～3 次；或者东莨菪碱 0.3 mg，每天 2～3 次；严重者可以先用东莨菪碱 0.3 mg 肌内注射，然后口服抗胆碱能药物。同时，减少抗精神病药物的剂量，甚至停用原抗精神病药物，换用其他类型的抗精神病药物。在老年患者，有时药源性震颤麻痹综合征难于与帕金森病相鉴别，可以先停药观察。如为原发性帕金森病，可以使用抗帕金森病药物如左旋多巴、金刚胺烷等。

4. 迟发性运动障碍　这是抗精神病药物治疗所致的最严重的锥体外系不良反应，是一种慢性的锥体外系症状，发生机制不清，可能与多巴胺受体长期阻断后超敏有关。在长期治疗的患者中迟发性运动障碍的发生率为 15% 左右，多见于女性、老年、脑部患有器质性疾病和长期服用抗精神病药物者。迟发性运动障碍的临床特征为：口面部吸吮肌、躯干和四肢的不自主运动。具体表现为不自主的嚼咀、吸吮、鼓腮、舐舌、歪颈、躯干和肢体的舞蹈样动作，严重者有讲话构音不清，进食困难。在做其他自主动作时不自主动作往往会减轻或消失。迟发性运动障碍一旦发生，治疗比较困难；即使停用抗精神病药物，迟发性运动障碍也会长期存在。因此，预防迟发性运动障碍的发生是非常重要的。早期发现、及时停药一般可以缓解，但也有难于恢复的患者。具体治疗方法：停用或减少原来使用的抗精神病药物，或者换用其他类型、锥体外系症状少的抗精神病药物，如改用氯氮平等；停用抗胆碱能药物；可用异丙嗪或苯二氮䓬类药物稳定患者的情绪，减轻迟发性运动障碍的症状。

(二) 精神方面的不良反应

大部分患者在开始应用抗精神病药物的最初几天会出现嗜睡、乏力、精神不振等过度镇静的表现，尤其镇静作用比较强的抗精神病药物如氯丙嗪、氯氮平、奥氮平、喹硫平等。但是，多数患者可以耐受，随着治疗的时间延长，这种情况会逐渐好转，过度镇静也会消失。也有表现焦虑、抑郁或兴奋躁动，多与药物剂量有关。可酌情减量，对症处理。

(三) 恶性综合征

这是一种少见、病情严重、可以致死的不良反应。发生率为 0.01%～2%，发病突然，可以发生在治疗的任何时期，通常在开始治疗的最初 10 天，发生的机制不清。但恶性综合征的发生与抗精神病药物的剂量有关。临床特点为持续性高热、肌肉强直、意识障碍、心血管症状和自主神经功能紊乱的症状。实验室检查异常，如白细胞升高、肝脏的多种酶异常、水电解质紊乱等。病情常常在 72 h 达到高峰，可以出现多种并发症如肺水肿、心肌梗死、肾功能衰竭。死亡率高达 11%～30%，症状持续时间越久，死亡率越高。在治疗上没有特殊方法，早期发现、综合治疗是成功有效的关键。具体措施：立即停用抗精神病药物、补液、促进和加快抗精神病药物排泄、降温、纠正酸碱平衡失调、纠正电解质紊乱、维持生命体征、对症处理。避免使用抗胆碱能药物，以免影响出汗，加重体温升高。

(四) 心血管不良反应

抗精神病药物的心血管不良反应与药物阻断 α-肾上腺素受体、抑制心肌 ATP 酶的作用相关。临床表现为体位性低血压、头晕、眼花、心悸、心动过速、心律不齐、各种异常心电图，严重者发生猝死。心血管不良反应的发生与剂量有关，多为可逆性，对症处理，通常可以恢复正常。或换用其他类型的抗精神病药物，或者减少原抗精神病药物剂量，或者停用抗精神病药物。氯氮平、氯丙嗪、硫利达嗪、氯普噻吨（泰尔登）容易发生心血管不良反应。非典型抗精神病药物中喹硫平、齐拉西酮易发生心血管不良反应，如体位性低血压、Q－T间期延长。对于体位性低血压的处理禁止使用肾上腺素，只能使用去甲肾上腺素。因为肾上腺素兴奋β受体使血压更加降低，造成生命危险。

（五）肝脏不良反应

抗精神病药物对肝脏的损害主要是中毒性肝炎，常常为无黄疸性肝炎，主要是谷丙转氨酶和乳酸脱氢酶的异常，多发生在用药治疗后的第1个月内，多为一过性的异常。一般无明显的自觉症状。症状轻者，可以继续使用抗精神病药物，或者减少抗精神病药物的剂量，但须加用保肝治疗，同时观察病情。如果病情严重，转氨酶明显异常，应立即停止使用抗精神病药物。出现肝功能异常时，应与病毒性肝炎鉴别。氯丙嗪、氯氮平容易引起肝脏不良反应，非典型抗精神病药物中以奥氮平为多见。

（六）胃肠道和自主神经不良反应

许多抗精神病药物除了阻断多巴胺和5-羟色胺受体外，还有抗肾上腺素能作用和抗胆碱能作用，这些药物都可以产生胃肠道不良反应，常见的有口干、鼻塞、出汗、恶心、胃部不适、便秘、腹泻、尿潴留等。通常这些不良反应可以耐受，随着药物继续治疗，这些不良反应逐渐减轻和消失。严重者可以对症处理，或换用其他抗精神病药物。

（七）代谢与内分泌不良反应

部分抗精神病药物可以引起患者的糖代谢异常，催乳素分泌增加。奥氮平、氯氮平容易引起食欲增加，体重增加，血糖、血脂升高，代谢综合征。利培酮、舒必利容易引起血清催乳素增加，造成闭经、泌乳、月经周期紊乱、乳房发育、性欲减退等。对这些不良反应，尤其体重增加和血糖升高者，应该积极对症处理，或者换用其他药物。

（八）血液系统不良反应

有些抗精神病药物对血液系统产生影响，如引起再生障碍性贫血、粒细胞减少或缺乏症、血小板减少性紫癜、溶血性贫血等，其中以粒细胞减少症最为常见，如氯氮平容易引起粒细胞减少，或缺乏。一旦发生粒细胞减少或缺乏，应立即停用抗精神病药物，并使用升白细胞药物，并预防感染，如严格消毒隔离、使用抗生素、皮质激素、维生素、升白细胞药，严重者应输新鲜血液。关键在于早期发现、规范操作。使用氯氮平的患者应定期检查血常规，对有发热、咽喉肿痛、全身乏力不适的患者应及时检查和处理。

（九）皮肤不良反应

这是药物过敏出现的不良反应，具体表现为药疹、接触性皮炎、光敏性皮炎、剥脱性皮炎等。所有药物都可能发生药物过敏，抗精神病药物以酚噻嗪类的氯丙嗪最为常见，多表现在颜面部、躯干、四肢。长期使用抗精神病药物，可以在暴露部位出现皮肤色素沉着，与药物阻断酪氨酸的正常代谢，导致向黑色素代谢旁路转移所致，一般不需处理。对于药物过敏，应停用原抗精神病药物，同时使用抗过敏药物。剥脱性皮炎是严重的不良反应，可以威胁生命,应积极处理。

（十）癫痫

有些药物可以引起癫痫发作,尤其有癫痫病史的患者,药物大剂量时容易发生。常见的药物有氯丙嗪、氯氮平等。服用抗癫痫药物可以控制和预防癫痫。

（十一）药物过量

超量服用抗精神病药物可发生药物中毒,临床表现从嗜睡至昏迷不同程度的意识障碍。药物过量的常见原因为误服和自杀。药物中毒的危险症状是低血压,如持续时间长,可以发生肾功能衰竭、水与电解质紊乱、酸碱平衡失调、低血容量性休克,甚至死亡。发现药物中毒,首先应该反复洗胃、吸氧、补液、利尿、处理低血压、使用呼吸兴奋剂、纠正水电解质与酸碱平衡、抗感染、加快药物从体内排泄,严重者进行透析。

六、常用抗精神病药物的特点

1. **氯丙嗪**　这是最早应用,也是最常用的抗精神病药物。有较强的抗幻觉、妄想和镇静作用,也有较强的抗 M 胆碱受体作用。对抑郁、情感淡漠、意志活动减退等症状效果不佳。肌内注射对控制急性精神病性兴奋效果较好。

2. **奋乃静**　为常用抗精神病药物之一。对 D_2 受体作用较强,有明显的抗幻觉、妄想作用,镇静作用不强。易引起锥体外系症状,对内脏器官的不良反应少。

3. **氟奋乃静**　为长效肌内注射制剂。抗精神病作用强,对幻觉、妄想的效果好。适用于偏执型和紧张型精神分裂症,对慢性患者有振奋和激活作用。

4. **氟哌啶醇**　为常用抗精神病药物之一。抗精神病作用与氯丙嗪相似,有较强的抗幻觉、妄想和镇静作用。容易引起锥体外系症状,但对心血管、肝脏、自主神经的影响较小。肌内注射对控制各类急性精神运动性兴奋效果较好,也可以静脉点滴。

5. **硫利达嗪**　其药理作用与氯丙嗪相似,但镇静作用、锥体外系不良反应比氯丙嗪轻。但口干明显,心电图异常较多见,主要为 T 波异常,Q－T 间期延长。长期大量应用可引起色素性视网膜病变。

6. **三氟拉嗪**　有较强的 D_2 受体阻断作用,对幻觉、妄想、被控制感、被洞悉感等精神病性症状效果较好。对情感淡漠、行为退缩的症状也有较好的效果。适用于慢性精神分裂症患者。容易引起锥体外系症状,对内脏器官的影响较小。

7. **氯普噻吨(泰尔登)**　其镇静作用较强,抗精神病作用较弱,有一定的抗焦虑和抗抑郁作用。常用于伴有抑郁和焦虑症状的精神病患者。易引起心血管不良反应。

8. **五氟利多**　为口服长效抗精神病药物,抗精神病作用长达 1 周。抗幻觉、妄想作用强,镇静作用弱,容易引起锥体外系症状,适用于维持治疗。

9. **舒必利**　有较强的抗精神病作用,对幻觉、妄想有效,同时对孤僻、退缩、情感淡漠、抑郁和精神运动性抑制如缄默、木僵等症状的效果较好。锥体外系症状较少。有口服和针剂两种剂型。针剂常用于木僵和亚木僵精神分裂症的治疗。女性患者容易引起催乳素升高,出现月经不调、闭经、泌乳和乳房发育。

10. **氯氮平**　最早的非典型抗精神病药物,对 D_2 受体的作用较弱,但对 D_4 受体的作用较强,同时对 H_1 受体、5－HT_{2A} 受体、α 受体和 M_1 受体都有阻断作用。抗精神病作用和镇静作用都较强。对幻觉、妄想、兴奋躁动、情感淡漠、行为退缩及其他抗精神病药物治疗效果不佳的患者都有较好的疗效,常常可以获得显著改善。小剂量一次使用,可以改善顽固性睡眠障碍。氯氮平很少发生锥体外系症状,但容易引起流涎、便秘、镇静、嗜睡、乏力、心动过速、心电图异常、血压降低、脑电图异常、体重增加、血脂和血糖代谢异常。尤其容易引起白细胞降低,发生率为 $2\%\sim3\%$,而粒细胞缺乏的发生率为 0.3%。有些患者可产生强迫症状。本药常常在其他抗精神病药物无效时使用,通常不作为治疗精神疾病的首选用药。使用氯氮平时应定期检查血常规、血糖、血脂、心电图、体重。

11. **奥氮平** 为非典型抗精神病药物,对 D_2 受体的作用较弱,但对 H_1 受体、5-HT_{2A} 受体、胆碱 M_1 受体、α 受体较强。对幻觉、妄想、兴奋躁动、情感淡漠、行为退缩等阳性和阴性症状均有较好的疗效,对其他抗精神病药物治疗效果不佳的患者也有较好的疗效。锥体外系不良反应少,但随着剂量加大,发生锥体外系症状的机会上升。主要的不良反应有体重增加、血糖及血脂升高、镇静、嗜睡、口干、便秘、肝脏转氨酶短暂升高、一过性催乳素水平升高。

12. **利培酮** 为非典型抗精神病药物,主要作用于 5-HT_{2A} 受体,但对 D_2 受体、H_1 受体、α 受体的作用较弱。对幻觉、妄想、情感淡漠、行为退缩等阳性和阴性症状均有较好的疗效,对其他抗精神病药物治疗效果不佳的患者都有较好的疗效。锥体外系不良反应少,但随着剂量加大,发生的机会上升。主要不良反应有静坐不能、催乳素水平升高、轻度体重增加。

13. **喹硫平** 为非典型抗精神病药物,对 5-HT_{2A} 受体和 D_2 受体的作用较强,但对胆碱 M_1 受体没有作用。对幻觉、妄想、情感淡漠、行为退缩等阳性和阴性症状均有较好的疗效,对其他抗精神病药物治疗效果不佳的患者都有较好的疗效。不对催乳素水平产生影响,很少引起锥体外系不良反应。主要不良反应有体位性低血压、嗜睡、头晕、激越、肝脏转氨酶短暂升高。

14. **齐拉西酮** 为非典型抗精神病药物,对 5-HT_{2A} 受体和 D_2 受体的作用较强,阻断 5-HT_{2A}/D_2 受体的比值在不典型抗精神病药物中最高,还有中度 5-HT 和 NE 再摄取作用,可部分激动 5-HT_{1A}。对 5-HT_{2A} 和 D_2 的亲和力都高于奥氮平、氯氮平、喹硫平。对幻觉、妄想、情感淡漠、行为退缩等阳性和阴性症状均有较好的疗效,对其他抗精神病药物治疗效果不佳的患者都有较好的疗效。锥体外系不良反应发生率很低,对血糖、血脂、体重基本无影响,是目前非典型抗精神病药物中比较理想的药物。主要不良反应有恶心、嗜睡、便秘、头晕、乏力等。有 Q-T 间期延长的报道,使用时应监测心电图。为减少恶心等消化道不良反应,该药应餐时服用。

15. **阿立哌唑** 为非典型抗精神病药物,具有较强的多巴胺 D_2 受体亲和力。目前,多数抗精神病药物是 D_2 受体的拮抗剂,但阿立哌唑是 D_2 受体部分激动剂,而且也是 5-HT_{1A} 受体部分激动剂和轻度 5-HT_{2A} 受体拮抗剂。对幻觉、妄想、情感淡漠、行为退缩等阳性和阴性症状均有较好的疗效,对其他抗精神病药物治疗效果不佳的患者也有较好的疗效。锥体外系不良反应发生率低,对血糖、血脂、体重、催乳素影响少,是目前非典型抗精神病药物中比较理想的药物。主要不良反应有头痛、头晕、无力、恶心、呕吐、便秘、失眠、静坐不能等。

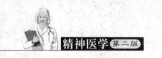

第三节 抗抑郁药物

抗抑郁药物如抗精神病药物一样,也是20世纪50年代开始应用于临床的。最早的抗抑郁药物是1954年发现的,在抗结核药物治疗时有患者出现心境高涨,发现单胺氧化酶抑制剂有抗抑郁作用,故形成一类抗抑郁药物。1958年发现了丙米嗪三环类抗抑郁药物。三环类抗抑郁药物与氯丙嗪同属吩噻嗪类,最早是为了治疗精神病患者的激越,但临床实践无效。Kuhn于1958年报道丙米嗪是有效的抗抑郁药物,以后相继发明了阿米替林、多塞平、氯米帕明等三环类抗抑郁药物,20世纪70年代发明麦普替林、米安舍林。20世纪80~90年代,发明了选择性5-羟色胺再摄取抑制剂等新一代抗抑郁药物。抗抑郁药物主要用于抑郁症的治疗,也用于强迫症、焦虑症、恐惧症、疑病症、神经性厌食症、应激障碍(如创伤后应激障碍)等疾病的治疗。

一、分类

目前上市的抗抑郁药物有几十种,主要根据药物的化学结构和药理作用分为7类:单胺氧化酶抑制剂(monoamine oxidase inhibitors,MAOIs),三环类抗抑郁药物(tricyclic antidepressants,TCAs),四环类抗抑郁药物(tetracyclic antidepressants),选择性5-羟色胺再摄取抑制剂(selective serotonin reuptake inhibitors,SSRIs),5-羟色胺和去甲肾上腺素再摄取抑制剂(serotonin and noradrenergic reuptake inhibitors,SNRIs),去甲肾上腺素再摄取抑制剂(noradrenergic reuptake inhibitors NRIs),去甲肾上腺素及特异性5-羟色胺双重作用抗抑郁剂(noradrenergic and specific serotonergic antidepressant,NaSSA)。

二、药理作用和机制

1. **去甲肾上腺能神经系统的影响** 抑郁症患者的中枢去甲肾上腺(noradrenaline,NA)能系统一般处于降低状态。三环类或四环类的大部分药物主要药理作用是抑制突触间隙NE的再摄取过程,阻止NA的消耗,并促进NA与受体的结合。

2. **5-羟色胺能神经系统的影响** 研究发现部分患者的5-羟色胺(5-hydroxytryptamine,5-HT)能系统功能低下。部分三环及四环类抗抑郁药、SSRIs及其他类的一些药物可抑制突触间隙5-HT的再摄取过程,增加突触间隙5-HT的浓度。

3. **单胺氧化酶抑制剂** 作用于单胺氧化酶(MAO),使单胺类神经递质的去氨作用受阻,从而提高NA和5-HT的浓度。

常用抗抑郁药物的药理作用见表14-3。

表14-3 常用抗抑郁药物的药理作用一览表

药　　物	结　构	再摄取抑制		
		NA	5-HT	DA
丙米嗪(imipramine)	三环	++	+	0
阿米替林(amitriptyline)	三环	++++	0	0
多塞平(doxepin)	三环	++	+	0

药 物	结 构	再摄取抑制		
		NA	5-HT	DA
氯米帕明(clomipramine)	三环	+	+++	0
麦普替林(maprotiline)	四环	+++	0	0
文拉法辛(venlafaxine)	二环	+	++	0/+
度洛西汀(duloxetine)	二环	+	+	0
氟西汀(fluxetine)	SSRI	0	+++	0
舍曲林(sertratine)	SSRI	0	++++	0
帕罗西汀(paroxetine)	SSRI	+	++++	0
氟伏沙明(fluvoxamine)	SSRI	0	+++	0
西酞普兰(citralopram)	SSRI	0	++++	0
艾司西酞普兰(escitalopram)	SSRI	0	++++	0
米氮平(mirtazapine)	四环	α_2 受体和异受体拮抗剂,增加 5-HT 和 NA 释放		
米安舍林(mianserin)	四环	α_2 受体和异受体拮抗剂,增加 5-HT 和 NA 释放		
曲唑酮(trazodone)	三唑吡啶	5-HT 激动/拮抗剂		
安非他酮(bupropion)	非环类氨基甲酮	弱 NA 和 DA 再摄取抑制剂		

注:0=无影响,+=有影响,++=影响中等,+++=影响较强,++++=影响很强。

三、单胺氧化酶抑制剂

单胺氧化酶抑制剂(MAOIs)是最早的抗抑郁药物,过去常用的有苯乙肼。由于该药不良反应多、与其他药物的相互作用多和服药期间的饮食限制,目前已很少使用。

(一)不良反应及其处理

1. **高血压危象** MAOIs通过抑制单胺氧化酶(MAO),从而提高 NA 和 5-HT 的浓度,达到抗抑郁作用。如果用 MAOI 后,肠内的 MAO 受抑制,食物中的酪胺大量进入血液循环,促使 NA 等递质的合成,当食用如乳酪、鸡肝、啤酒、酵母、蚕豆等时会产生大量的儿茶酚胺,容易引起高血压危象。临床表现为搏动性头痛、血压升高、心悸、恶心、呕吐、高热,严重者有心律失常或肺水肿,也可伴发蛛网膜下腔出血。处理:常用 α 受体阻滞剂酚妥拉明 5~10 mg肌内注射。效果不佳时,可以肌内注射氯丙嗪。也可用钙离子拮抗剂硝苯吡啶,5 min内快速见效,作用持续 3~5 h,同时随访血压。

2. **对肝脏酶的影响** MAOIs影响巴比妥类、三环类抗抑郁药物、抗帕金森病药物和苯妥英钠等药物在肝脏中的代谢,因此,MAOIs 不宜同这些药物合用。即使停用,通常需要 2 周 MAOIs 的作用才完全消失。有 3%~5% 的患者服用 MAOIs 后有谷丙转氨酶(ALT)和谷草转氨酶(AST)的一过性升高。

3. **5-羟色胺综合征** MAOIs 与其他 5-HT 阻断药如 SSRIs、氯丙米嗪、酚氟拉明、丙米嗪、丁螺环酮等合用时容易产生 5-羟色胺综合征,临床表现为高热、坐立不安、肌肉抽动、强直、抽搐/惊厥、昏迷等。处理:停用一切抗精神病药物,给予支持治疗,补液扩容,降温,止惊,纠正水电解质紊乱,纠正酸碱平衡,促进药物排泄,可选用 5-羟色胺对抗剂,如普萘洛尔 10 mg,每日 3 次;或者赛庚啶每次 4 mg,每日 3 次。

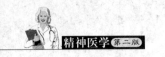

（二）适应证和禁忌证

MAOIs 适用于各类抑郁症，不仅可改善抑郁状态，而且对认知功能障碍也有益。

注意：①服用 MAOIs 者不宜进高酪胺的食物；②孕妇、癫痫、心力衰竭、脑血管病、肝病、嗜铬细胞瘤等病人禁用，高血压、青光眼慎用；③不宜与 TCAs 合用；④定期检查肝功能。

（三）临床应用

单胺氧化酶分为 AB 两个亚型，A 型分布于中枢，B 型分布于外周。现已生产出可逆性选择性单胺氧化酶 A 抑制剂——吗氯贝胺（moclobemide）。患者使用吗氯贝胺后，饮食限制的问题解决了，药物相互作用也少了。吗氯贝胺的剂量为 $300\sim600$ mg/d，分 $2\sim3$ 次服用。不良反应与剂量相关，常见的不良反应有恶心、口干、头痛、失眠、体位性低血压、焦虑、便秘等。

MAOIs 在治疗抑郁症时作为二线药物，使用时应告诫患者 MAOIs 的不良反应以及药物和食物的相互作用。与其他抗抑郁药物换用时应注意间隔一定的时间，通常需要 2 周的间隔期。如用吗氯贝胺，则间隔时间可以短些。

四、三环抗抑郁药物

三环抗抑郁药物（TCAs）中最早发明的是丙米嗪，以后相继生产出阿米替林、多塞平（多虑平）、氯米帕明（氯丙米嗪）等。因为该类抗抑郁药物其化学结构都有 3 个环，故称为三环类抗抑郁药物。

（一）不良反应及处理

TCAs 的不良反应主要由多系统的受体阻滞引起，除了阻滞 NE 和 5 - HT 受体外，TCAs 还阻滞 M、D_2、H_1、α_1、α_2 等受体，产生相应的不良反应。

1. **心血管系统** 常见心动过速、体位性低血压、眩晕，最危险的是奎尼丁样作用所致的心脏传导阻滞。使用前注意体检和心电图检查，如发现严重的不良反应，应马上停药，并积极对症处理。

2. **抗胆碱能反应** 常见有口干、便秘、视觉模糊、排尿困难、眼压增高、肠麻痹（严重者、老年人）。轻者可对症处理，如口干者可多喝水，用生津止渴的中成药。便秘者多食纤维素含量高的食物，用润肠通便药物，严重者停用 TCAs，并灌肠治疗。有些 TCAs 对老年人中枢神经可产生影响，引起意识模糊或谵妄。

3. **镇静、体重增加** 由于 H_1 受体阻滞作用，常会发生食欲增加、新陈代谢减慢、过度镇静、嗜睡等。对于明显焦虑、严重睡眠障碍及食欲减退的患者有治疗作用，但对其他情况则为不良反应。如患者不能耐受，可考虑减量或换药。

4. **药物过量** 抑郁症发作时常常伴有自杀念头，而且患者常以服用药物进行自杀。因此，防范抑郁症患者超量服用抗抑郁药物很有必要。超量服用 TCAs 抗抑郁药物，不仅可以出现毒性反应，还可能危及生命。毒性反应的临床表现为昏迷、痉挛、心律失常三联征，还可伴有高热、低血压、肠麻痹、瞳孔扩大等。因 TCAs 抗抑郁药物在胃内排泄较慢，即使服用药物已经数小时，仍应该进行洗胃。同时给予补液、利尿、保持呼吸道通畅、吸氧、促进药物从体内排出，积极处理心律失常，如有癫痫可用苯妥英钠肌内注射。

（二）适应证和禁忌证

TCAs 具有抗抑郁和抗焦虑作用,提高患者的情绪、减轻焦虑、增进食欲、改善睡眠。TCAs 适用于各种抑郁症状和焦虑症状,临床主要用于治疗抑郁症、焦虑症、强迫症、惊恐发作等焦虑障碍。虽然该药有许多不良反应,但 TCAs 抗抑郁、抗焦虑作用明显,治疗效果好,价格便宜,仍是治疗抑郁症、焦虑障碍的常用药物。

对癫痫、严重的心血管疾病、青光眼、肠麻痹、尿潴留、前列腺肥大、TCAs 药物过敏、孕妇患者禁止使用。

（三）临床应用

TCAs 的使用从小剂量开始,逐渐加大剂量,治疗量 75～250 mg/d,通常门诊患者用低治疗剂量,住院患者用高治疗剂量。镇静作用强的 TCAs 如阿米替林、多塞平宜在晚上使用,同时改善睡眠,避免白天使用过度镇静。TCAs 半衰期为 9～24 h,通常每天 1～2 次给药。

几乎所有抗抑郁药物都需要 2～3 周才能出现明显的抗抑郁作用,TCAs 也是如此。不过,在抗抑郁作用出现之前,常常先有睡眠的改善。因此,在治疗剂量 4～6 周后才能判断 TCAs 的疗效。

抑郁症是容易反复发作的,必须维持治疗,预防复发。临床双盲研究表明 TCAs 维持治疗有预防抑郁复发的作用。维持治疗一般 6～12 个月,发作频繁者维持治疗的时间则需延长。

TCAs 种类比较多,国内有丙米嗪、阿米替林、多塞平和氯米帕明。为提高疗效,针对抑郁症伴随不同症状,可以选用不同的 TCAs。如阿米替林、多塞平除了抗抑郁作用外,还有较强的镇静作用,适用于抑郁症伴焦虑、躯体症状及激越明显的患者。多塞平还对轻度抑郁症和慢性疼痛有较好的疗效。丙米嗪对抑郁症伴迟滞的患者比较好,能提高患者的情绪,改善迟滞。氯米帕明则对有强迫症状的抑郁症有比较好的效果,也有较强的镇静作用。

TCAs 很少与其他抗抑郁药物联合使用,目前有 TCAs 与 SSRIs 合用的报道。但 TCAs 不能与 MAOIs 合用,以免产生严重不良反应。TCAs 与 MAOIs 换用应间隔一定时间 10～14 天。TCAs 与抗精神病药物合用,应注意随访 TCAs 可能恶化精神症状。

五、四环抗抑郁药物

麦普替林是四环抗抑郁药物的代表,于 20 世纪 70 年代开始用于临床。该药抗抑郁的机制为选择性阻断中枢去甲肾上腺素的再摄取。对多种抑郁症状有效,起效较快,通常治疗数天即开始见效。但是,总体疗效与三环类抗抑郁药物相似。抗胆碱能不良反应比三环类抗抑郁药物少而轻。镇静作用与阿米替林相同。常见的不良反应有口干、嗜睡、视物模糊,也有心电图异常、震颤等。目前国内上市的麦普替林只有口服片剂,常用剂量与三环类抗抑郁药物一致。

六、选择性 5-羟色胺再摄取抑制剂

SSRIs 是 20 世纪 80 年代末在国外上市,90 年代初进入我国精神科临床的新一代抗抑郁药物。SSRIs 包括氟西汀、帕罗西汀、舍曲林、氟伏沙明、西酞普兰,目前已全部在国内上市。

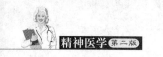

近来,又合成了艾司西酞普兰,是仅作用于 5-HT 受体的 SSRIs 抗抑郁药物。

（一）不良反应及处理

SSRIs 的不良反应明显比 TCAs 少而轻,几乎没有抗胆碱能的作用,对青光眼和前列腺增生的患者是安全的。药物过量的毒性也小。常见的不良反应有恶心、呕吐、食欲减退、失眠、性功能障碍等。一般对症治疗或小剂量使用,不良反应严重者应换用其他抗抑郁药物。

（二）适应证和禁忌证

临床主要用于抑郁症的治疗,也用于焦虑症、恐惧症、强迫症、创伤后应激障碍、慢性疼痛、疑病症等疾病的治疗。SSRIs 适用对象包括:所有抑郁症患者、伴有心脏病的患者、不能耐受抗胆碱能不良反应的患者、有自杀倾向的患者、以前服用 TCAs 抗抑郁药物有体重过度增加的患者、不希望有镇静作用的患者、伴有强迫症的患者。

与传统抗抑郁药物比较,SSRIs 也有不足的地方,如不能与 MAOIs 合用,以免出现 5-羟色胺综合征。SSRIs 与锂盐合用,会增加 5-HT 的功能。SSRIs 对细胞色素 P450 的一系列同工酶如 CYP2D6、CYP3A2/4 作用比较强,当 SSRIs 与其他药物合用时,如 TCAs 抗抑郁药物、抗精神病药物、心血管药物等,可以影响合用药物的代谢,从而增加或降低合用药物的血药浓度,增加不良反应或降低药物疗效。因此,应注意观察 SSRIs 与合用药物的相互作用。孕妇与哺乳期妇女慎用。

（三）临床应用

SSRIs 开创了抑郁症治疗的新时代,SSRIs 的半衰期比较长,通常每天一次给药。多数 SSRIs 开始剂量即为治疗剂量,维持剂量也是治疗剂量。抗抑郁总体疗效与 TCAs 抗抑郁药物相似,但比传统抗抑郁药安全。因此,患者使用后服药的依从性高,抑郁症复发率低。SSRIs 已成为临床治疗抑郁症的一线用药。

1. 氟西汀(fluoxetine)　最早上市的 SSRIs,半衰期长是该药的特点,常规剂量半衰期2～4 天,活性代谢产物去甲氟西汀的半衰期为 7～15 天。治疗抑郁症的常用剂量 20～40 mg/d,维持治疗时可以隔天使用;治疗强迫症的剂量为 20～60 mg/d。常见的不良反应有恶心、呕吐、厌食、头痛、失眠、激越、焦虑、体重下降、性功能减退等。药物过量比较安全。孕妇和哺乳妇女慎用。

2. 帕罗西汀(paroxetine)　其半衰期 24 h 左右,常用剂量 20～40 mg/d,最大剂量50 mg/d。用于抑郁症、强迫症、社交焦虑症等疾病的治疗。常见的不良反应有口干、便秘、恶心、厌食、头晕、乏力、出汗、性功能障碍等。突然停药易引起停药反应。癫痫、孕妇和哺乳妇女慎用。

3. 舍曲林(sertratine)　其半衰期 24 h,主要用于治疗抑郁症、强迫症、创伤后应激障碍等疾病。常用剂量 50～150 mg/d,最大剂量不超过 200 mg/d。常见的不良反应有恶心、厌食、口干、震颤、腹泻、失眠、多汗、性功能障碍等。肝功能不全、癫痫、出血史患者、孕妇和哺乳妇女慎用。

4. 氟伏沙明(fluvoxamine)　其半衰期 12～24 h,治疗抑郁症常用剂量 50～100 mg/d,晚上服用更佳。治疗强迫症剂量为 100～300 mg/d,儿童和青少年最大剂量不超过200 mg/d。常见的不良反应有嗜睡、头晕、恶心、厌食、便秘、口干、多汗、乏力、激动、性功能障碍等。本药不宜给 8 岁以下儿童使用。驾驶员和机械操作者使用,应告诫会出现困倦。癫痫、出血史患者、孕妇和哺乳妇女慎用。

5. 西酞普兰(citalopram)　其半衰期 36 h,主要用于治疗抑郁症、惊恐障碍等疾病,常用剂量 20～40 mg/d,最大剂量不超过 60 mg/d。常见不良反应恶心、腹泻、勃起障碍、失眠等。孕妇和哺乳妇女慎用。

6. 艾司西酞普兰(escitalopram)　这是 2002 年新上市的 SSRIs 抗抑郁药物,是西酞普兰的左旋异构体,也是 SSRIs 中仅作用于 5 - HT 的药物。半衰期 30 h,主要用于治疗抑郁症、广泛性焦虑障碍、惊恐障碍等疾病,常用剂量 10～20 mg/d。常见的不良反应有恶心、失眠、勃起障碍等。孕妇和哺乳妇女慎用。

七、5 - 羟色胺、去甲肾上腺素再摄取抑制剂

SNRIs 的代表药是文拉法辛(venlafaxine)和度洛西汀(duloxetine),与 SSRIs 一样属于新一代抗抑郁药物。SNRIs 没有抗胆碱能的作用,镇静作用弱。文拉法辛和度洛西汀具有抗抑郁、抗焦虑的双重功效,同时提高突触间隙的 5 - HT 和 NA 水平。度洛西汀是平衡高效的 5 - HT 和 NA 双递质再摄取抑制剂。SNRIs 起效快,通常治疗 1～2 周内焦虑症状有明显改善,与其他药物合用时药物的相互作用少,安全性高。本药主要治疗抑郁症、广泛性焦虑症等焦虑障碍。对有躁狂、惊厥、急性青光眼、出血史患者慎用,肝肾功能不全者减量或慎用。孕妇和哺乳妇女慎用。驾驶员和操作工服用本药时应停止原来的工作。服药期间不宜饮酒。

文拉法辛有常规剂型和缓释剂两种类型。文拉法辛半衰期 4 h,其活性代谢产物去甲文拉法辛半衰期 10 h。文拉法辛常用治疗剂量 75～225 mg/d,起始剂量为 75 mg/d。文拉法辛不能与单胺氧化酶抑制剂合用。常见的不良反应有恶心、头痛、口干、嗜睡、紧张、出汗、性功能障碍等。

度洛西汀半衰期约 12 h,起始剂量 40 mg/d(20 mg,每天 2 次),常用治疗剂量 60 mg/d(每天 1 次或 30 mg,每天 2 次)。度洛西汀常见的不良反应有恶心、口干、便秘、疲乏、眩晕等。

八、选择性去甲肾上腺素再摄取抑制剂

NRIs 也是新一代抗抑郁药物,除了选择性作用于去甲肾上腺素受体外,对其他神经递质的影响很小。其代表药物是瑞波西汀(reboxetine),该药已在国外上市,用于治疗抑郁症。半衰期 13 h,起效时间 2～4 周,起始剂量 2 mg/d,1 周加至 4 mg/d,分两次使用。常用治疗剂量 8 mg/d,最高剂量 10 mg/d。常见的不良反应有失眠、头晕、焦虑、激越、口干、便秘、尿潴留、性功能障碍、剂量相关的体位性低血压。

九、去甲肾上腺素、5 - 羟色胺选择性拮抗剂

NaSSA 的代表药是米氮平(mirtazapine)。

米氮平的特点:第一个 NA 和特异性 5 - HT 双重作用的抗抑郁药物;作用机制与其他抗抑郁药物不同,作用突触前去甲肾上腺素神经元 α_2 自受体,促进 NE 神经传导;通过 α_2 异受体和 α_2 自受体,促进 5 - HT 神经元的 5 - HT 传导;通过阻断 5 - HT$_2$ 和 5 - HT$_3$ 受体,减少焦虑、激越、性功能障碍和恶心等不良反应;起效快,依从性好;没有抗胆碱能的作用。

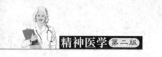

米氮平适用于治疗严重抑郁症,该药半衰期 20～40 h,每天服用 1 次。有效治疗剂量 15～45 mg/d,起始剂量 15 mg/d,晚上一次服用或者早晚各一次。

米氮平常见的不良反应有口干、头晕、食欲增加、体重增加、嗜睡、体位性低血压、便秘等。米氮平对细胞色素 P450 同工酶 CYP2D6、CYP1A2、CYP3A2/4 都没有抑制作用,故与这类酶代谢的药物合用时,发生药物相互作用少。但是,患者在米氮平治疗期间禁止饮酒,也不宜与 MAOIs 合用。本药可能影响驾车和机器操作的能力。孕妇禁用,哺乳妇女慎用。肝肾功能不全、癫痫、心脏病、排尿困难、青光眼、躁狂患者慎用。

十、其他抗抑郁药物

1. **曲唑酮 (trazodone)**　曲唑酮可抑制 5-HT 再摄取,对组胺受体(H$_1$ 受体)也有阻断作用,具有抗抑郁,镇静作用,用于治疗抑郁症、焦虑症。半衰期短,每天服药 2～3 次。常用治疗剂量 200 mg/d,成人初始剂量为 50～100 mg/d,最高剂量不超过 400 mg/d。常见的不良反应为嗜睡、疲乏、头晕、头痛等,少数患者有阴茎异常勃起、体位性低血压、心动过速、恶心等症状。合用药物时应注意药物的相互作用,适当减少合用药物的剂量,如与洋地黄制剂合用会增加洋地黄药物的血药浓度,也会增加苯妥英钠的血药浓度。本药会加强酒精、巴比妥类和其他中枢神经药物的作用。目前缺乏与 MAOIs 合用的经验。严重的心脏病患者禁止使用本药。

2. **噻奈普汀 (tianeptine)**　噻奈普汀是 20 世纪 80 年代上市的 TCAs 抗抑郁新药,该药的药理机制与 SSRIs 不同,通过促进突触前膜 5-HT 再吸收,从而增加突触间隙的 5-HT 浓度,达到抗抑郁作用。噻奈普汀适用于抑郁症,该药半衰期短,每天用药 3 次,每次 12.5 mg。年龄 70 岁以上、肾功能不全者剂量限制在 25 mg/d。15 岁以下儿童禁止使用。常见的不良反应有厌食、恶心、呕吐、口干、便秘、失眠、头晕、心动过速等。

3. **米安舍林**　米安舍林是 20 世纪 70 年代上市的四环类抗抑郁药物,主要通过阻断突触前膜 α$_2$ 肾上腺素能受体,增加 NE 的释放,具有抗抑郁、抗焦虑作用。在外周阻断 5-HT$_2$ 和 H$_1$ 受体。米安舍林适用于抑郁症。常用剂量 30～40 mg/d,最大剂量 90 mg/d。常见的不良反应有轻躁狂、癫痫、低血压、关节痛等,不良反应与剂量相关。偶见肝功能异常。躁狂症禁用。

十一、抗抑郁药物的选择

抗抑郁药物在总体疗效上没有差异,起效时间也基本相同。主要是不良反应、毒性反应和药物相互作用的差别,以及药物服用的方法和药物的价格问题。

1. **不良反应**　抗抑郁药物的镇静作用对驾驶员、机器操作者不合适。前列腺增生、青光眼者不宜使用抗胆碱能强的抗抑郁药物。

2. **毒性反应**　对于心脏病患者、有严重自杀倾向的患者慎用心脏毒性强的三环类抗抑郁药物。

3. **癫痫**　所有抗抑郁药物都有诱发癫痫的可能,对于有癫痫病史的患者使用抗抑郁药物时,应该适当增加抗癫痫药物的剂量。

4. **药物相互作用**　患者在服用抗抑郁药物的同时,使用其他的药物如心血管药、神经科的药物等,应该注意药物的相互作用,咨询或减少剂量,密切观察临床症状变化。

5. **价格** 尽可能选用价廉物美的药物,原则为有效、不良反应小、价格便宜。

第四节 抗焦虑药物

抗焦虑药物是一类主要用于减轻焦虑、紧张、恐惧,稳定情绪,兼有镇静催眠作用的药物。这类药物一般不引起自主神经症状和锥体外系反应,过去称为弱安定剂(minor tranpuilizers)。

抗焦虑药物种类繁多,由于成瘾性和耐受性的原因,巴比妥类、丙二醇类、抗过敏类药物已经很少用于精神科临床。目前,在精神科临床使用最多的抗焦虑药物为苯二氮䓬类。这类药物成瘾性和耐受性比较小,不伴有意识水平的减低,不良反应小,使用比较安全。但是,这还不是理想的抗焦虑药物,理想的抗焦虑药物应符合以下标准:①耐受性好,应用范围广泛;②能消除焦虑,但不引起过度的镇静催眠;③能产生松弛作用,但不引起锥体外系障碍或共济失调;④不抑制呼吸中枢;⑤无成瘾危险。

抗焦虑药物的主要适应症状是焦虑、紧张、恐惧、失眠。常用于各种焦虑障碍、心身疾病、睡眠障碍、应激障碍等疾病的治疗。目前,临床上使用的抗焦虑药物主要分为苯二氮䓬类和非苯二氮䓬类。苯二氮䓬类有氯氮䓬、地西泮、硝西泮、氟西泮、劳拉西泮、阿普唑仑、艾司唑仑、氯硝西泮、三唑仑;非苯二氮䓬类有丁螺环酮、坦度螺酮、黛力新、抗抑郁药、β肾上腺素能受体阻断剂(普萘洛尔)、佐匹克隆、唑吡坦、抗过敏药、吩噻嗪类等。临床常用的主要的抗焦虑药物是苯二氮䓬类药物、丁螺环酮、坦度螺酮、黛力新和抗抑郁药物。

一、苯二氮䓬类

苯二氮䓬类药物为目前应用最广泛的抗焦虑药,对于控制精神性焦虑、紧张和伴随的不安有明显效果。由于其抗焦虑作用快而强,不良反应少,安全性高,临床应用广泛。

(一)药理作用

苯二氮䓬类药物主要作用于大脑边缘系统特殊受体γ氨基丁酸(γ-aminobutyric acid,GABA),通过增加GABA的传递,进一步开放氯通道,氯离子大量进入细胞内,引起神经细胞超极化,从而起到中枢抑制作用。并间接影响5-HT和NE系统,从而显示其抗焦虑、镇静催眠、抗惊厥和骨骼肌松弛的药理作用。

苯二氮䓬类药物口服后吸收迅速,约1 h达到血药峰浓度,很快发挥药理作用。其血浆蛋白结合率较高,其中地西泮的血浆蛋白结合率高达99%。该药脂溶性高,分布容积很大,使之能迅速向组织中分布并在脂肪组织中蓄积。脑脊液中浓度约与血清游离药物浓度相等。此类药物主要在肝药酶作用下进行生物转化。但是,多数药物的代谢产物(尤其是其N-去甲基代谢物——去甲地西泮)具有与母体药物相似的活性,而其半衰期则比母体药物更长。例如,氟西泮的血浆 $t_{1/2}$ 仅2~3 h,而其主要活性代谢产物N-去烷基烷氟西泮的 $t_{1/2}$ 却在50 h以上。连续应用长效类药物时,应注意药物及其活性代谢物在体内蓄积。苯二氮䓬类及其代谢物最终与葡萄糖醛酸结合而失活,经肾排出。但是,本类药物在体内的氧化代谢过程则易受肝功能、老年和同时饮酒的抑制,使 $t_{1/2}$ 延长。

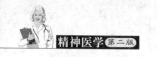
（二）分类

常用的苯二氮䓬类分为短效和长效两类（表14－4）。短效作用快，短期使用，一天多次使用。缺点是作用时间短，比长效药物容易形成耐药性和药物依赖。长效药物作用时间长，一天使用1～2次。缺点是药理作用时间长，易出现镇静、嗜睡、乏力等不良反应。

表14－4　常用苯二氮䓬类药物的分类

组别	作用时间	药物名称
短效	<12 h	劳拉西泮
		三唑仑
		羟基西泮
		奥沙西泮
		咪达唑仑
长效	>12 h	地西泮
		硝西泮
		氟西泮
		氯硝西泮
		阿普唑仑
		艾司唑仑

（三）临床应用

苯二氮䓬类既是抗焦虑药也是镇静催眠药，临床应用广泛。适应症状是焦虑、紧张、恐惧、失眠，用于治疗神经症，心身疾病，睡眠障碍，躯体疾病伴随的焦虑、紧张、失眠、自主神经系统紊乱等症状，各类精神病伴随的焦虑、紧张、失眠，抑郁症伴随焦虑、失眠的辅助治疗。还用于癫痫治疗和慢性酒中毒急性戒断症状的替代治疗，也用于麻醉前给药，临床心脏电击复律或内镜检查前给药。

苯二氮䓬类药物品种甚多，各有特点，一般可根据焦虑的性质、药物性质和不良反应来选择。对于肝病或老年病人常选用劳拉西泮和奥沙西泮，因两者都是地西泮的最终代谢产物，不需在肝脏进行代谢。对间断发作的焦虑（手术前焦虑）选用短效药物，对持续的焦虑状态则应选用长效药物，亦可根据临床症状和药理作用选药，抗焦虑作用以氯硝西泮、阿普唑仑、艾司唑仑为佳；镇静催眠作用以氟西泮、硝西泮、地西泮和艾司唑仑为佳；肌肉松弛作用以地西泮、氯硝西泮为佳。

对有药物依赖的患者，最好不首先选用苯二氮䓬类药物，而考虑选用其他类的抗焦虑药。对于严重心血管疾病、肾病、药物过敏、药物依赖、青光眼、重症肌无力、酒精及中枢抑制剂使用时应慎用，老年人及儿童慎用，孕妇和哺乳妇女禁用。

苯二氮䓬类药物的剂量，初用者从小剂量开始，逐渐增加剂量，直至焦虑得到控制或出现不良反应为止。疗程一般不宜超过6周。使用方法通常口服，短效每天2～3次，长效每天1次，睡前服用，既有抗焦虑作用，又有催眠作用。停药时应当缓慢减药，经过数周才完全停药。突然停药容易出现停药症状，如失眠、焦虑、激动、震颤等。

（四）不良反应及中毒的处理

苯二氮䓬类药物的常见不良反应有头昏、嗜睡、乏力、胃肠道等反应。长效类药物容易发生上述不良反应,大剂量偶致共济失调。长期用药者可产生剂量耐受、依赖性和成瘾,需增加剂量或换用其他药物。静脉注射本药对心血管有抑制作用,但口服给药一般无此作用。如合用其他中枢抑制药、吗啡和乙醇等可显著增强本药的毒性,抑制中枢神经、心血管和呼吸系统。苯二氮䓬类药物过量造成急性中毒,临床表现有嗜睡、眩晕、运动失调,偶有中枢神经兴奋、锥体外系障碍和一过性精神错乱,严重者有昏迷、血压降低和呼吸抑制。

中毒的处理:①一般处理,包括催吐,服用温开水 500 ml 后刺激咽后壁催吐。有明显意识障碍者不宜催吐。洗胃,以服药后 6 h 内为佳。吸附,洗胃后从胃管注入 10～20 g 活性碳可减少药物吸收量。导泻,常用的导泻剂有甘露醇、硫酸钠。②促进药物排泄,采用补充血容量、碱化尿液、利尿剂等方法。③解毒剂,纳洛酮静脉注射,对高血压和心功能障碍病人慎用。④对症处理和支持性治疗。

(五)常用苯二氮䓬类药物的特点

1. 地西泮(diazepam,安定) 常用于焦虑紧张状态、恐惧、强迫、癫痫、睡眠障碍的治疗。经肝脏代谢后部分转化为有活性的去甲羟基西泮,再与葡萄糖醛酸结合从尿排出。地西泮是控制癫痫持续状态的首选药物,也用于酒精戒断治疗。治疗焦虑惊恐发作可以肌内注射 10～20 mg。口服抗焦虑,每次 5～10 mg,每天 3 次。治疗睡眠障碍,5～20 mg 睡前服用。本药不良反应较轻,主要为嗜睡、眩晕、共济失调、心动过速等。注意服药时应避免饮酒;青光眼、重症肌无力患者禁用;久用可以导致耐药、依赖和认知功能障碍。

2. 硝西泮(nitrozepam,硝基安定) 具有镇静、催眠、抗焦虑、抗癫痫作用。催眠作用近似生理睡眠,较少后遗效应。对癫痫小发作、婴儿痉挛亦有较好的效果。临床多用于治疗睡眠障碍和抗癫痫,催眠每晚 5～10 mg。主要不良反应偶有嗜睡、易激惹、共济失调、眩晕、头痛、便秘、白细胞减少等。服药时应避免饮酒,久用可以导致耐药和依赖。

3. 艾司唑仑(estazolam,舒乐安定) 主要用于失眠、焦虑、紧张、恐惧等。肝脏代谢产物有活性,肾脏排泄较慢。镇静每次 1～2 mg,每天 1～3 次;催眠睡前服 1～4 mg。主要不良反应为轻微乏力、口干、嗜睡、头晕。高血压、孕妇、婴儿、肝肾功能不全患者慎用,久用可以导致耐药和依赖。

4. 阿普唑仑(alprazolam,佳静安定) 具有镇静、催眠作用。适用于焦虑、抑郁、顽固性失眠、癫痫及术前镇静。用于催眠,睡前服用 0.4～0.8 mg;用于治疗焦虑、抑郁,每次 0.4～0.8 mg,每天 3 次,最高剂量 4～5 mg/d。不良反应较少,主要为疲倦、头晕、头痛、口干、便秘、恶心、多汗、心动过速、低血压、震颤等。孕妇、哺乳妇女、青光眼患者禁用或慎用,久用易导致耐药和依赖。

5. 氯硝西泮(clonazepam,氯硝安定) 具有较强的镇静、催眠、肌肉松弛、控制精神运动兴奋、抗癫痫、抗焦虑作用。可用于躁狂、抽动秽语综合征的辅助治疗。用于催眠,睡前服 1～4 mg。控制兴奋,可静脉注射或肌内注射 1～2 mg,老年人酌减。抗癫痫,4～8 mg/d,分次服用,最高剂量 20 mg/d,必要时可静脉给药。主要不良反应为嗜睡、共济失调、疲乏、眩晕、言语不清、肌张力下降、流涎等。有致畸作用,孕妇禁用。肝肾功能不全患者及青光眼者禁用。长期服用可产生耐药和依赖。

6. 氟西泮(flurazepam,氟安定) 对焦虑所致的失眠症具有较好的疗效,适用于焦虑症和各种类型的失眠症,能缩短睡眠诱导时间和延长睡眠。因半衰期长,停药后 1～2 天仍有催眠作用。临睡前服用,每次 15～30 mg,老年体弱者每次 15 mg。常见的不良反应为嗜睡、眩

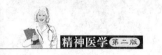

晕、头昏、共济失调,个别有胃肠道反应、胸痛、关节痛、心悸和泌尿道反应等。孕妇、15 岁以下青少年、肝肾功能不全者禁用。服药时应避免饮酒,久用可以导致耐药和依赖。

7. **三唑仑(triazolam,海尔神)** 具有显著的镇静、抗焦虑和催眠作用。诱导睡眠作用迅速,半衰期短,排泄快,无蓄积作用,无嗜睡作用。能缩短清醒期和延长第 Ⅰ 期睡眠,对 Ⅱ、Ⅲ 期睡眠影响较小。主要用于治疗焦虑、失眠,尤其是入睡困难者。口服易吸收,能通过胎盘屏障及乳汁排出。抗焦虑治疗每次 0.25~0.5 mg,每天 3 次。大剂量连续使用不超过 2 周。主要不良反应为疲乏、无力、头晕、嗜睡、视物模糊等。老年及肝肾功能不全者慎用。本药易产生依赖和觅药行为。

8. **劳拉西泮(lorazepam,氯羟安定、罗拉)** 有较强的抗焦虑和催眠作用,主要用于治疗焦虑、失眠。有明显的诱导睡眠作用。抗焦虑治疗每次 0.5~2 mg,每天 3 次。大剂量连续使用不超过 2 周。主要不良反应为疲乏、头晕、嗜睡等。无心血管系统不良反应,有轻度的呼吸抑制作用。孕妇、儿童、肝肾功能不全者慎用,长期使用易产生依赖。

9. **咪达唑仑(midazolam,咪唑安定、速眠安、多美康)** 为短效镇静剂,具有镇静、抗焦虑、催眠、肌肉松弛、抗惊厥作用。作用快,代谢灭活快,持续时间短,体内无残留作用,对肝脏功能不全及老年人几乎无影响。有明显的诱导睡眠作用。主要用于失眠、睡眠节律障碍。口服每次 7.5~15 mg,睡前服用。不良反应较少见,服药初期可有遗忘发生,易发生药物依赖。

二、非苯二氮䓬类

1. **丁螺环酮(buspirone)** 丁螺环酮是一种新的非苯二氮䓬类药物,主要作用于海马 5 - HT$_{1A}$受体,是 5 - HT 受体激动剂,降低 5 - HT 能神经元的功能,产生抗焦虑作用。丁螺环酮是高度选择性的抗焦虑药物,不具有镇静、催眠作用。对神经内分泌功能无影响,适用于急、慢性焦虑状态,对焦虑伴有轻度抑郁者也有效。

丁螺环酮口服吸收快,半衰期短,1~10 h,主要通过细胞色素 P450 的 3A4 酶在肝脏代谢。起始剂量每次 5 mg,每天 3 次,日常治疗剂量 15~30 mg/d,最高剂量 60 mg/d。老年人一般不超过 15 mg/d。主要不良反应为胃肠道不适、恶心、腹泻、头痛、眩晕、激动、失眠。严重肝肾疾病者慎用,孕妇禁用。不宜与酒精、降压药、MAOIs 合用。丁螺环酮不产生药物依赖及戒断反应。

2. **坦度螺酮(tandospirone)** 主要作用于海马 5 - HT$_{1A}$受体,也是 5 - HT 受体激动剂,降低 5 - HT 能神经元的功能,产生抗焦虑作用。坦度螺酮是高度选择性的抗焦虑药物,不具有镇静、催眠作用。适用于急、慢性焦虑状态,对焦虑伴有轻度抑郁者也有效。

坦度螺酮口服吸收快,半衰期短,1.2~1.4 h,起始剂量每次 10 mg,每天 2~3 次,日常治疗剂量 30 mg/d,最高剂量 60 mg/d。老年人一般不超过 30 mg/d。主要不良反应为嗜睡、恶心、眩晕、乏力等。严重肝肾疾病者慎用,孕妇禁用。不宜与酒精、降压药、MAOIs 合用。坦度螺酮不产生药物依赖及戒断反应。

3. **黛力新(deanxit,黛安神)** 黛力新是氟哌噻吨和四甲蒽丙胺的复合物,每片含氟哌噻吨 0.5 mg 及四甲蒽丙胺 10 mg。该药具有较强的抗焦虑作用,用于各种焦虑状态治疗。成人口服 2 片/天,早晨和中午各 1 片,严重患者早晨加至 2 片。老年患者 1 片/天。维持剂量 1 片/天。常见不良反应有失眠、短暂不安。严重心脏病、束支传导阻滞、闭角性青光眼禁用。本药增强机体对巴比妥、酒精和其他中枢神经抑制剂的反应。与 MAOI 合用可导致高血压危象。药物过量可以出现胆碱能和锥体外系症状。抢救时禁用肾上腺素。

4. 唑吡坦(zolpidem,思诺思) 唑吡坦是选择性作用于 GABA ω1 受体亚型,用于失眠症的短期治疗。小剂量时能缩短入睡时间,延长睡眠时间;大剂量时,第Ⅱ、Ⅲ、Ⅳ相睡眠时间和 REM 潜伏期延长,REM 时间缩短。唑吡坦睡前服用,成人推荐剂量为每次 10 mg,不超过每次20 mg,老年人或肝功能不全者推荐从 5 mg 开始。不良反应包括嗜睡、头晕、头痛、恶心、腹泻、眩晕,极少数患者有记忆障碍(顺行性遗忘)、夜间烦躁、抑郁、意识障碍、复视、颤抖、舞蹈步等。老年人最易发生中枢神经及胃肠蠕动影响。非中枢性睡眠呼吸暂停综合征、重症肌无力、严重肝功能不全、急性呼吸功能不全伴呼吸抑制、妊娠及哺乳期禁用。

5. 佐匹克隆(zopiclone,忆梦返) 佐匹克隆与苯二氮䓬类受体结合,具有苯二氮䓬类相似的抗焦虑、抗惊厥、肌肉松弛作用。改善睡眠,使睡眠延长,减少觉醒次数,用于失眠症的治疗。睡前 30 min 服用,成人推荐剂量为每次 7.5～15 mg。常见不良反应为晨间嗜睡、口苦、口干、肌无力等。长期服药后突然停药可出现戒断症状。严重呼吸功能不全者及对本药过敏者禁用,孕妇及哺乳期妇女不宜使用。肝硬化及老年患者可使半衰期延长,肝功能不全患者应减少剂量。

6. 苯海拉明(diphenhy‐dramin,安他乐) 为皮质下活动抑制剂,可阻断中枢和外周组胺受体,具有弱的抗焦虑、镇静催眠、中枢性肌肉松弛、抗胆碱及抗组胺作用。用于治疗紧张、焦虑状态,也可用于催眠及心身疾病,如慢性过敏性皮肤病。口服易吸收,口服每次 25～50 mg,每天 2～3 次。不良反应有嗜睡、头昏等。久服易产生耐受,但它不引起药物依赖。有诱发癫痫发作的可能。6 岁以下慎用。

7. 水合氯醛(chloral hydrate) 水合氯醛有较强的催眠和抗惊厥作用,安全有效,不易蓄积中毒。服药 10～20 min 即可入睡,可持续 6～8 h,醒后无不适感。多用于严重失眠、兴奋状态、痉挛发作、癫痫等。该药有刺激性气味,易溶于水和乙醇,遇碱性溶液分解。水合氯醛是肝药酶诱导剂,可促进药物代谢,降低药效。用于失眠治疗,睡前一次口服 5～10 ml。用于抗痉挛治疗,可用灌肠法给药,15～20 ml 稀释 1～2 倍后一次灌入。极量每次 20 ml。常用量无毒性,但对心脏病、动脉硬化、肾炎、肝脏疾患、消化性溃疡及肠胃炎患者须慎用。口服 4～5 g 可引起急性中毒。长期服用有成瘾性与耐受性。

8. β肾上腺素能受体阻断剂 主要药物为普萘洛尔(心得安),能阻断周围交感神经的β肾上腺素能受体,对躯体性焦虑,尤其是焦虑症的心血管症状,或有药物滥用倾向者普萘洛尔最为适宜。普萘洛尔禁用于哮喘、房室传导阻滞、心力衰竭、低血压病人。不宜和 MAOIs 同用。

9. 抗抑郁药 常用于治疗焦虑症状和各种焦虑障碍。抗抑郁药物治疗焦虑障碍具有两个优点:第一,抗抑郁药物的抗焦虑作用与苯二氮䓬类相同,且不良反应少。第二,同时具有抗抑郁作用。但抗抑郁药物起效不如苯二氮䓬类迅速,需要 1～2 周,且剂量要大于治疗抑郁症的剂量。临床使用参见抗抑郁药物。

10. 抗精神病药 这类药有时也被用来控制焦虑,但其作用不及苯二氮䓬类,而且副作用较多,尤其是锥体外系作用及自主神经方面的不良反应。因此,非精神病性的焦虑通常不用,除非以上抗焦虑药物无效,或考虑药物成瘾,或焦虑过重才选用小剂量抗精神病药。使用抗精神病药物治疗焦虑或失眠,应从最小剂量开始,老年患者、有躯体疾病患者最小剂量减半,并监测不良反应。

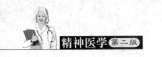
第五节　抗躁狂药物

抗躁狂药物(antimanic drugs)现称心境稳定剂(mood－stabilizing drugs),是一组治疗躁狂发作、预防躁狂抑郁症复发的药物。最典型的药物是锂盐,其次为丙戊酸盐和卡马西平。拉莫三嗪是最新上市的抗癫痫药物,对双相抑郁也有较好效果。传统抗精神病药物中氯丙嗪、氟哌啶醇对急性躁狂发作有疗效,新一代非典型抗精神病药物如奥氮平、利培酮、喹硫平、齐拉西酮、阿立哌唑都对躁狂发作有疗效,都是治疗躁狂急性发作的常用药物。但是,新一代非典型抗精神病药物会产生锥体外系症状、过度镇静、体重增加、血糖升高、催乳素升高、认知功能下降、心律失常、性功能障碍等不良反应。每种药物都可能产生上述一种或几种不良反应,应针对患者的具体情况选择药物。

一、锂盐

锂盐(lithium)是最典型、最古老也是最常用的抗躁狂药物(或心境稳定剂)。锂盐不仅能治疗躁狂发作,还能预防双相情感障碍(躁狂抑郁症)的复发,对精神疾病和人格障碍的易激惹性也有较好的疗效。1949年证明锂盐的抗躁狂作用,1960年可以对血锂浓度测定,之后锂盐广泛用于临床躁狂发作的治疗。

(一) 药理作用

锂盐的药理作用机制仍不完全清楚,因为锂盐有多种作用,如延长慢波睡眠的时间,延长眼快动相的潜伏期,缩短眼快动相睡眠期;增加脑内5－HT功能,阻止NE的释放,抑制腺苷酸环化酶的活性;替换钠、钾、钙、镁离子在神经细胞内外的分布;引起甲状腺摄碘轻度升高,血浆蛋白结合碘和游离甲状腺素水平下降;引起白细胞升高;引起心电图非特异性复极化改变,表现T波变平或倒置。上述这些药理作用中具体哪种作用与锂盐的抗躁狂有关,还需要进一步研究阐明。

(二) 药代动力学

目前常用的锂盐制剂是碳酸锂,口服吸收快,吸收完全。血锂浓度在服药后4 h达到最高峰,半衰期7～24 h。24 h内脑脊液的药物剂量是血浆浓度的一半。锂盐经肾脏滤过后85%被重吸收。通常24 h内排出体外的锂盐是血浆中的50%。95%的锂盐经肾脏排出体外,但与体内钠离子的浓度密切相关。当血浆中钠离子浓度低,肾脏重吸收锂增加,从而增加血锂浓度。因此,锂盐治疗者需要补充盐分。利尿剂可增加钠离子排泄,不增加锂盐的排泄,造成血锂浓度升高。

(三) 不良反应与处理

1. **胃肠道反应**　胃部不适、恶心,多在服药后2 h发生。呕吐、腹泻者要考虑锂盐中毒的可能。

2. **神经系统**　常见软弱、乏力、双手细震颤等,粗大震颤和共济失调者要考虑药物中毒。

3. **心电图**　可见类似低钾的T波低平表现,发生率约20%,是锂取代钾离子的缘故,不是严重反应。其他有心肌炎、传导阻滞等,心脏病患者慎用锂盐。

4. **甲状腺**　影响甲状腺素的合成,造成甲状腺素的降低,甲状腺肿大,出现乏力、嗜睡、抑郁等症状。这种不良反应多见于长期应用锂盐的患者,发生率为 5%～10%。甲状腺的不良反应是可逆性的,停用锂盐后可以恢复。

5. **肾脏**　长期使用锂盐约 10% 的患者出现口渴、多饮、多尿等尿崩症状。这是锂盐对抗抗利尿激素和垂体后叶加压素对肾脏作用所致。停用锂盐后,上述症状逐渐消失。

6. **锂盐的中毒反应**　锂盐应用不当,可以发生中毒反应,临床表现为呕吐、腹泻、粗大震颤、抽动、呆滞、困倦、头晕目眩、构音不清、共济失调、意识障碍等。根据中毒的程度不同,临床症状表现轻重不一,严重者肾功能衰竭、心血管功能衰竭、昏迷、死亡。

一旦发现上述中毒症状,应根据临床中毒症状的程度,立即减少或停止使用锂盐,检查血锂浓度,加速锂盐从体内排出。补液、扩容、使用高渗钠盐、利尿、支持治疗是常用的方法,严重的患者可以人工透析或血液透析。通常,血液中的锂盐很快排泄,而脑脊液中的锂盐却排泄比较慢,大约停药 1～3 周后锂中毒症状才完全消失。治疗有效者,一般没有后遗症。

引起锂盐中毒的原因有许多,如肾脏清除率的降低、钠摄入的减少、年龄、躯体健康状况、用药剂量、血锂检测等。

7. **其他**　锂盐可使白细胞数升高,可以用来治疗白细胞减少症。锂盐有致畸作用,孕妇禁用,哺乳期妇女慎用。

(四)适应证和禁忌证

锂盐对躁狂发作、双相情感障碍有治疗和预防复发的作用,对单相抑郁发作的疗效不明显。对分裂情感性精神障碍有效,但需要与抗精神病药物合用。对其他精神障碍时的易激惹性有效。

锂盐对心、肾有一定不良反应,对有心脏病、肾病、内分泌疾病、糖尿病及限制饮食的患者禁用。

(五)临床应用

锂盐的剂型只有片剂,每片 250 mg。常用剂量每天 1～2 g,起始剂量每次 250 mg,每天 2～3 次;以后逐渐增加剂量,达到常用剂量。此时血药有效浓度为 0.8～1.2 mmol/L。

锂盐治疗一般 7～10 天显效,急性发作的躁狂常常需要合用抗精神病药物、抗焦虑药或物理治疗如休克治疗。合用抗精神病药物时,过去多选用氯丙嗪、氯氮平,现在首选非典型抗精神病药物,但不包括氯氮平。而氟哌啶醇因为可增加锂盐血药浓度,增加中毒反应的概率,故不主张与锂盐合用。兴奋症状控制后应该逐渐减少或撤离抗精神病药物,以免长期使用抗精神病药物掩盖锂盐中毒的早期症状。

每个患者的锂盐治疗剂量必须根据血药浓度来调节,因为锂盐的治疗剂量和药物中毒剂量非常接近,因此,使用锂盐时必须测定血锂浓度。血锂浓度的测定不仅可指导临床用锂盐的剂量,同时也可以检测不良反应与血药浓度的关系,了解个体使用锂盐的最佳有效血药浓度和不良反应浓度。锂盐治疗时的最佳有效血药浓度为 0.8～1.2 mmol/L。超过 1.5 mmol/L 为中毒浓度,维持治疗的最佳血药浓度为 0.5～1.2 mmol/L。

测定血锂浓度的最佳时间是末次服药后 12 h,通常为晚上服药,次日早晨抽血检查。第一次检查在服药后的 4～7 天,以后每周检查一次,连续 3 周;待血药浓度稳定后,可以 4～6 周查一次。一旦有不良反应时,应该随时检查血锂浓度。

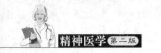

二、其他抗躁狂药物

其他常用的心境稳定剂是抗癫痫药物丙戊酸盐、卡马西平和拉莫三嗪。近年来,一般将非典型抗精神病药(如喹硫平、奥氮平和氟西汀等)也列入心境稳定剂范畴来使用。

1. **卡马西平(carbamazepine)**

(1) 药理作用:1957 年 Geigy 开发了卡马西平,1970 年在美国被批准用于治疗急性躁狂。卡马西平对中枢神经系统的作用是多方面的,但对情感障碍的治疗机制不明。有假说认为卡马西平通过增加边缘系统 γ-氨基丁酸(GABA)受体来调节 GABA 和 DA 的周转。另外,卡马西平影响神经元离子通道,如减少 Na^+ 内流、增加 K^+ 传导来降低高频反复电活动的激发,影响突触前和突触后介质的传递,发挥治疗作用。卡马西平的吸收不稳定,生物利用度为 80%,受潮后易形成结晶,生物利用度随之降低。在肝脏经环氧化酶代谢途径自身诱导,卡马西平的半衰期从 24 h 降到 8 h,通常在治疗 2~4 周后发生。此时,需要调整剂量,以维持适当的血药浓度及疗效。

(2) 适应证和禁忌证:卡马西平对急性躁狂发作和预防复发都有较好的疗效,常常在锂盐无效、效果不明显、锂盐过敏、不能耐受锂盐的不良反应时使用。常常用于难治性心境障碍、季节性情感障碍的治疗。有报道认为卡马西平对快速循环型情感障碍的疗效较锂盐好。也用于三叉神经痛和癫痫发作的治疗。孕妇慎用,造血功能不全者慎用。已知对卡马西平过敏者禁用。卡马西平的药物间相互作用广泛,其数量超过锂盐和丙戊酸盐,当卡马西平与其他药物联合应用时,应注意观察药物的相互作用。

(3) 临床应用:卡马西平的开始剂量一般每次 200 mg,治疗剂量 600~800 mg/d,分 3 次服用。门诊患者起始剂量 100~200 mg/d,分 1~2 次服用。以后根据有无胃肠道和神经系统不良反应,每 3~5 天增加 200 mg,直到治疗血浓度达 4~15 μg/ml,与治疗癫痫所需的血浓度相仿。国内目前临床常用的卡马西平有一般口服片剂和缓释剂两种剂型。

(4) 不良反应和处理:常见不良反应有胃肠道和神经系统的影响,如恶心、胃不适、便秘、嗜睡、步态不稳、眼球震颤、复视等。神经毒性不良反应与剂量有关。大约 1/10 的患者可出现轻度皮疹,最严重的不良反应是过敏性剥脱性皮炎。全身性、眼周、口周皮疹是临床急症,应立即停用卡马西平,采取紧急处置。轻度白细胞下降也很常见,还可出现粒细胞缺乏症和再生障碍性贫血。因此,临床和实验室发现有血象、皮肤和肝脏异常者,应特别关注,密切观察。有时亦可引起"过敏性肝炎",表现为谷丙转氨酶升高,偶伴有胆红素升高,必需停药,对症处理。

2. **丙戊酸盐 (valproate)**

(1) 药理作用:1963 年法国 Meunier 发现丙戊酸盐有抗癫痫作用,1967 年作为抗癫痫药物首先在法国上市。1966 年 Lambert 等首先报道了丙戊酸盐有稳定情绪的作用,以后的研究结果表明,丙戊酸盐能治疗双相情感障碍,1995 年美国批准丙戊酸盐用于躁狂治疗。丙戊酸盐的药理作用机制还不清楚,有人认为丙戊酸盐通过激活 γ-氨基丁酸(GABA)的合成,抑制 GABA 的降解代谢,进而增加 GABA 的浓度,加强神经元对 GABA 的敏感度,从而起到稳定情绪的作用。

(2) 适应证和禁忌证:丙戊酸盐治疗双相障碍的躁狂发作,双相障碍躁狂和抑郁的预防治疗,并常常用于难治性心境障碍、快速循环型情感障碍、季节性情感障碍的治疗。同时,对冲动攻击行为有效。作为精神分裂症的增效治疗,研究显示丙戊酸盐与抗精神病药物联合应用,可提高疗效。丙戊酸盐还可作为单纯和复杂癫痫小发作的单一治疗或辅助治疗。丙戊酸盐不良反应相对少,但有致畸作用,能通过乳汁,故孕妇和哺乳期妇女禁用。丙戊酸盐的蛋白结合率高,大部分在肝脏代谢,当与其他影响蛋白结合及代谢的药物合用时,可能产生潜在的药物相互作用,联合用药时应特别注意。

(3) 临床应用:丙戊酸盐的起效时间约为 2 周。起始剂量为 20～30 mg(kg/d),根据患者的疗效和不良反应增加剂量,通常每 1～3 天增加 250～300 mg/d,达到治疗躁狂的有效血浓度为 50～150 μg/ml。治疗剂量范围为 600～1 200 mg/d,分次服用。当血浆浓度超过 100 μg/ml时,镇静、食欲增加、白细胞计数和血小板计数减少的发生率较高。国内目前临床常用的丙戊酸盐有一般口服片剂和缓释剂两种剂型。

(4) 不良反应和处理:丙戊酸盐的不良反应发生率低,与剂量相关的常见不良反应有胃肠道反应如恶心、呕吐、厌食、腹泻、消化不良,一过性肝转氨酶增高及神经系统症状如震颤和镇静。血小板及白细胞计数的减少是丙戊酸盐在较高血浆浓度时出现的不良反应。脱发通常发生于治疗早期,常是一过性的,女性比男性更常见。上述胃肠道和神经系统不良反应可以通过减少剂量,或换用肠溶性丙戊酸钠缓释剂得以缓解。脱发可服用含有锌、硒的多种维生素。可通过减量或用 β 受体阻滞剂缓解震颤。罕见的严重不良反应有不可逆性肝功能衰竭、出血性胰腺炎、粒细胞缺乏症。

3. 拉莫三嗪(lamotrigine)

(1) 药理作用:这是一种电压门控式离子通道应用依从性阻滞剂。抑制病理性谷氨酸释放,抑制谷氨酸诱发的动作电位。有研究认为拉莫三嗪是一种潜在的 N-甲基-D-天冬氨酸拮抗剂。葡萄糖醛酸转移酶是拉莫三嗪的代谢酶。该药治疗精神障碍的作用机制还不完全清楚,可能与药物抗癫痫作用相关。

(2) 适应证和禁忌证:拉莫三嗪对双相抑郁、轻躁狂和混合状态有中度疗效,主要用于双相抑郁的治疗。对双相抑郁快速循环发作,尤其双相 Ⅱ 型有预防作用。与其他抗癫痫药物合用,如卡马西平、苯妥英钠等会降低 50% 的拉莫三嗪血药浓度。与丙戊酸盐合用会延长拉莫三嗪的半衰期,从单独使用的 24～35 h 增加到 69 h。与其他药物合用的相互作用比较少,但有增加氯氮平血药浓度的报道。

(3) 临床应用:拉莫三嗪开始 2 周 25 mg,每天 1 次,以后 2 周改为 50 mg,每天 1 次,然后增加到 75～100 mg,每天 1 次,每日最高剂量不超过 200 mg。12 岁以下患者使用时,开始 2 周为隔天 25 mg,以后每天 25 mg,根据临床情况增加剂量。

(4) 不良反应和处理:常见不良反应有头痛、恶心、呕吐、疲惫、失眠。有些患者出现皮疹,通常为斑丘疹,偶见严重的全身过敏性皮疹。在治疗早期应告知患者,注意观察。一旦发生皮疹,应按药物说明停药,并咨询医生诊治。

第六节　益　智　药

益智药又称促认知药、促智药、脑代谢药或神经营养药,这是一类改善脑细胞功能及记忆障碍的药物。益智药对正常记忆没有明显增强作用,其主要作用为增强脑细胞中酶的活

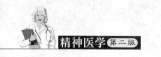

性及改善脑组织代谢,或加强神经递质的合成和代谢以恢复大脑皮质功能及信息传递,或改善脑血流供应及脑细胞对氧、葡萄糖等的利用,从而减少致病因子对脑的损害,使受损脑组织的功能恢复。长期以来益智药用于治疗脑血管疾病的后遗症、脑外伤、一氧化碳中毒、脑缺氧等疾病,目前主要用于老年期痴呆的治疗。

目前益智药物主要针对轻、中度病人的治疗。临床上,药物治疗痴呆的主要目的:①延缓或阻止痴呆程度的加重;②改善记忆功能,减轻痴呆程度;③抑制和逆转痴呆的病理变化;④改善痴呆患者的日常生活能力,提高生活质量;⑤减少并发症,延长存活期。

一、分类

按益智药的药理作用可分为作用于神经递质药物、脑血管扩张剂、促脑代谢药等,各类之间的作用又互有交叉。

(一)作用于神经递质的药物

1. **他克林(tacrine)**　又名四氢氨基吖啶(THA),是美国联邦食品药品管理局(FDA)于1993年批准的第一个治疗认知功能损害的药物。疗效与剂量有关,高剂量时能中度改善认知功能,主要治疗轻、中度 AD。常用剂量为 80～160 mg/d,每日 4 次口服,一般疗程为 6 个月。他克林口服后很快吸收,在 1～2 h 内血药浓度达峰,生物利用度为 10%～30%,血浆蛋白结合率为 55%,半衰期为 2 h,老年人约 3.5 h。

他克林治疗中最常见的不良反应是血清转氨酶增高,发生率达 52%,尤以在开始治疗28～60 天内。其他常见不良反应有恶心、呕吐、消化不良、腹泻、腹痛、肌痛、共济失调,严重者可出现激越和意识模糊。他克林可与一些药物发生药物相互作用,如茶碱、西咪替丁和华法林。因肝脏毒性,该药目前已经停止临床使用。

2. **多奈哌齐(donepezil)**　商品名安理申(aricept),是美国 FDA 于 1997 年认可的第二个治疗 AD 的药物。半衰期 24～48 h。血浆蛋白结合率高达 92.6%,2 周后才能达稳态血药浓度。可缓解认知功能的恶化,50% 左右的轻、中度 AD 治疗有效。起始剂量为 5 mg/d,每日 1 次口服,4～8 周增至 10 mg/d,每日 1 次。多奈哌齐无肝脏毒性作用。常见不良反应有恶心、失眠、激越加重。药物间相互作用很少。

3. **重酒石酸卡巴拉汀(rivastigmine hydrogen tartrate)**　商品名艾斯能(exelm),治疗轻、中度 AD。半衰期约 1 h,主要通过胆碱酯酶介导的水解作用而迅速代谢。起始剂量为每次 1.5 mg,每天 2 次。如患者服药 4 周耐受良好,可以将剂量调整每次 3 mg,每天 2 次;最高剂量 9 mg/d。维持剂量 3～8 mg/d。常见不良反应有出汗增多、全身不适、体重下降、震颤。女性多见恶心、呕吐、食欲减退和体重下降。很少与其他药物有相互作用。对本药过敏者禁用,病窦综合征、严重心律失常、呼吸系统疾病、尿道梗阻或痉挛者慎用。

4. **加兰他敏(galantamine)**　商品名尼瓦林,治疗轻、中度 AD。这是可逆性胆碱酯酶抑制剂,其作用与新斯的明相似,半衰期约 5.7 h。起始剂量 4 mg,每日 2 次,可与食物通用,连续 4 周。以后根据患者的不良反应增加剂量,达到 12 mg,每日 2 次。不良反应有心动过缓、眩晕、恶心、呕吐、腹泻、食欲缺乏、腹痛和消化不良、睡眠障碍等。癫痫、心绞痛、心动过缓、运动功能亢进、支气管哮喘和严重肝肾功能损害者慎用。本药与牛奶或食物通用,可减轻毒蕈碱样不良反应,但药效降低,原因不明。

5. **石杉碱甲(huperzine - A)**　商品名哈伯因、双益平,是近年来中国科学院上海药物研究所从石杉科植物千层塔提取的一种生物碱。本药是选择性作用于脑部的可逆性 AchEI,有中枢及外周的治疗作用,有效时间长,安全系数高。经国内临床双盲对照试验证实,对早、中期 AD 有效率达 70.42%(对照组 40.35%)。每片 0.05 mg,常用剂量为 0.10~0.25 mg/d,分 3 次口服。常见不良反应有口干、嗜睡、胃肠道反应、视力模糊等。

6. 美金刚(memantine) 商品名美金刚胺(akatinol),是美国 FDA 批准的第一个治疗中、重度 AD 药物。本药于 1982 年上市开始治疗帕金森病,2002 年开始用于治疗 AD。美金刚作用于大脑中的谷氨酸-谷氨酰胺系统,是中等亲和力的非竞争性 N-甲基-D-天冬氨酸的拮抗剂,具有防止因条件变化导致神经元损伤和死亡的可能性,包括神经性疼痛、AD、舞蹈病、血管性痴呆。半衰期 60~100 h。美金刚有片剂和溶液两种剂型,但药代动力学特点相似。口服剂量开始第 1 周 10 mg/d,以后每周增加 10 mg,维持剂量 10 mg/d。常见不良反应有激越、失眠、幻觉、头痛、眩晕、疲劳、精神错乱,饮酒会增加不良反应。肝功能不全、意识模糊者禁用,肾功能不良者慎用。

AD 患者除胆碱能系统异常外,还有 NA、5-HT 和神经肽等的缺陷,人们总希望通过这些系统缺陷的纠正来治疗 AD。目前正在研究的有乙酰胆碱能受体激动剂、乙酰胆碱释放促进剂、单胺类药物(如可乐定)、神经肽类、血管加压素、谷氨酸能类药物等。

(二)抗氧化剂

1. 维生素 E 又名生育酚,是强大的抗氧化剂,可减少和阻止不饱和脂肪酸和维生素 A 的氧化,使自由基产生减少,防止细胞死亡。每日用量 2 000~3 000 IU,耐受性好且安全。

2. 司来吉兰(selegiline) 商品名思吉宁,它是一种选择性 MAOI-B 抑制剂,部分抑制多巴胺的再摄取及突触前受体活性,促进脑内多巴胺的功能。司来吉兰是一种具有神经保护作用的抗氧化剂,长期服用可降低自由基和其他神经毒素的浓度。半衰期为 1.6 h,治疗痴呆的剂量为 5~10 mg/d。该药的主要不良反应为口干、体位性低血压、失眠、短暂转氨酶升高。曾有报道此药与 SSRIs、TCAs、哌替啶等发生较严重的相互作用。

(三)抗炎药

1. 非甾体类抗炎药物 临床上常用的非甾体类抗炎药物有阿司匹林、吲哚美辛、奈普生、甲氯芬那酸、吡罗昔康(炎痛喜康)等。这类药对 AD 早期疗效较好,但不良反应较多,值得注意。

2. 激素 糖皮质激素是临床上广泛使用的抗炎和免疫抑制剂,也是中枢神经系统疾病的主要治疗药物。但是,AD 的治疗常需要长期使用,有许多不良反应,使用时应慎重。

(四)脑血管扩张剂

目前临床上用于改善脑血液循环的药物大致可分为 4 类:①烟碱类制剂,常用的有烟酰醇(nicotinamide)和烟酸肌醇;②罂粟碱样作用的药物,包括环扁桃酯(抗栓丸)、桂利嗪(脑益嗪)和罂粟碱;③β 受体兴奋剂,如巴美生(bamethan)、异克舒令(isoxsuprine)和布酚宁(buphenine);④α 受体抑制剂,包括双氢麦角碱和妥拉唑林(tolazoline)。迄今尚未完全证明现有脑血管药物对 AD 和 VD 确有可靠的疗效。临床上用于治疗脑血流减少的缺血性疾病,对 VD 有较好疗效。常用的药物有桂利嗪和双氢麦角碱。

(五)钙离子拮抗药

1. 氟桂利嗪(flunariziue) 又名西比灵。能解除血管的痉挛或收缩,增加血流量,改善

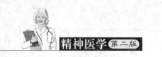

微循环,降低血液黏稠度,防止血栓形成。适用于大脑与外周循环障碍的治疗,如头晕、耳鸣、记忆力减退、注意力不集中、睡眠节律紊乱、小腿痉挛、四肢发冷及感觉异常。口服 5～10 mg/d,睡前顿服,维持量 10 mg/d。不良反应有嗜睡、疲倦,长期服用有体重增加的报道。如服用后出现精神呆板或锥外系症状时,应立即停药。孕妇慎用,急性脑出血性疾病患者忌用,有震颤麻痹病史者禁用。

2. **尼莫地平(nimodipine)** 商品名宝依恬、尼莫通等,有较强的选择性扩张脑血管作用,在不影响外周血流量和血压的剂量下,能增加脑血流量,减少脑缺血性损害,是目前公认的脑血管病首选药。主要用于蛛网膜下腔出血、脑梗死、缺血性脑出血或血管性痴呆。口服每次 20～60 mg。每日 3～4 次。口服吸收快,$t_{1/2}$ 约 1 h。不良反应轻微,偶见胃肠道不适、口干、一过性头晕和皮肤发红、发痒。脑水肿及颅内压增高者慎用;孕妇或哺乳期妇女酌情应用。尽可能避免与其他钙离子拮抗剂或 β 受体阻滞剂并用。

(六)脑代谢赋活药物

1. **双氢麦角碱(dihydroergotoxine)** 商品名喜德镇(hyderzine),口服易吸收,t_{max} 为 0.6～1.3 h,$t_{1/2}$ 为 2.6～5.1 h。因肝脏首过作用,进入体循环的药物不足口服药量的 50%。有较强的 α 受体阻断作用,改善脑血流循环,改善脑神经元对葡萄糖的利用,可与多种生物胺受体结合,改善老年人脑内神经递质传递功能。用于急性缺血和出血性脑病、脑卒中后遗症、脑功能衰退、老年性痴呆及血管痉挛性头痛等。口服每次 1～2 mg,每日 2～3 次。不良反应少,少数人有暂时胃部不适,个别患者可发生烦躁不安、窦性心动过速、直立性低血压等。严重动脉硬化、心脏器质性损害、肾功能障碍及低血压患者禁用。

2. **尼麦角林(nicergoline)** 商品名脑通(sermion),脑血管循环代谢改善剂,能加强脑细胞的新陈代谢,增加氧和葡萄糖的利用,促进神经递质多巴胺的转换,从而改善记忆功能,使慢性脑功能不足所产生的诸如行动不便及语言障碍等症候群获得好转。口服每次 10～20 mg。少数人有心慌、出汗、颜面潮红、恶心和失眠等反应。

(七)γ-氨基丁酸及其衍生物

1. **吡拉西坦(piracetam)** 商品名脑复康(piracetam)。本药口服易吸收,$t_{1/2}$ 为 4～6 h。能激活、保护脑神经元,改善各种类型脑缺氧及理化因素造成的脑损伤。用于脑动脉硬化及脑血管意外所致的记忆和思维功能减退,对弱智儿童和轻中度老年痴呆亦有益智作用。口服每次 0.4～1.6 g,每日 3 次。长期服用未发现毒性反应,偶有口干、食欲不振、便秘、睡眠不佳等,停药后即可消失。

2. **茴拉西坦(aniracetam)** 又称阿尼西坦,商品名三乐喜。能改善脑功能,增强记忆效能。对谷氨酸有关受体功能有上调作用。临床用于脑供血不足和认知损害。口服 1 000 mg/d,分 2～3 次服用。不良反应为偶见口干、鼻塞、嗜睡、便秘。

3. **吡硫醇(pyrithioxine)** 商品名脑复新(neuroxine)。可增强脑动脉的血流量,促进脑内葡萄糖及氨基酸的代谢,促进脑生物电作用,使注意力集中,记忆力提高。临床用于多种脑功能障碍,如脑炎、中毒、脑外伤和脑血管意外后遗症、退行性脑器质性精神障碍、弱智及轻微脑功能障碍等。口服 0.3～0.6 g/d,分 2～3 次口服。不良反应有恶心、皮疹。偶有兴奋失眠,但停药即可消失。

(八)其他

1. **都可喜(duxil)** 商品名阿米三嗪-萝巴新(almitrineand raubasine)。本药为抗缺氧

药,用于需要氧的血管性或代谢性疾病。$t_{1/2}$为 7~15 h。适用于老年人的精神行为障碍和大脑功能减退、智力障碍、脑血管意外后遗症、脑震荡后综合征、缺血性视网膜、脉络膜功能障碍以及缺血性耳蜗前庭功能障碍。口服早晚各 1 片,餐时服较宜,维持量每日 1 片。不良反应少见,长期服用如出现体重下降、下肢感觉异常,应予以停药。偶见恶心、胃胀、胃痛、睡眠障碍、激动、焦虑、心悸等。严禁与 MAOIs 并用。

2. **脑活素**(cerebrolysin) 商品名施普善、奥利达等。对神经递质的作用非常复杂,可加强胆碱酯酶活性,增加腺苷酸环化酶活性,向脑细胞直接提供所需的适当氨基酸,增加大脑活动所需要葡萄糖的供应。临床用于脑出血、脑卒中、脑动脉硬化及脑萎缩等引起的慢性脑功能不全、注意力不集中、记忆障碍、脑震荡或脑外伤后遗症等。用法:皮下注射每次 2 ml,肌内注射每次 5 ml,静脉注射每次 10 ml,静脉滴注 10~30 ml 用 250 ml 生理盐水稀释慢滴;每个疗程注射 10~20 次,开始每天注射,随后每周 2~3 次,或每天滴注,连用 8~10 天;也可与低分子右旋糖酐或维生素并用。不良反应偶有过敏、恶心、寒战。严重胃功能障碍者及妊娠头 3 个月禁用。

3. **胞磷胆碱**(citicoline) 商品名胞二磷胆碱、尼可林等。通过增加脑血流量使脑血氧分压上升,促使大脑苏醒。用于脑外伤,脑手术伴发的运动障碍、意识障碍和脑缺氧,AD。用法:静脉注射或肌内注射每次 100~500 mg,每日 1~2 次;静脉滴注 750~1 000 mg 加于 5% 葡萄糖 500 ml,每日 1 次,30 天为一疗程。偶有一过性血压下降、恶心、头晕、倦怠、失眠等。脑内出血期不宜使用。不能在同一部位反复肌内注射,静脉注射应缓慢。

4. **银杏叶提取物**(ginkgo biloba) 商品名百路达、脑恩、斯泰龙,是银杏叶提取物。药理作用为:①增加对脑缺氧的耐受性;②抑制外伤和毒物所致脑水肿的发展;③降低视网膜水肿和损害;④抑制老年性胆碱能和肾上腺素能受体的减少,增加海马区胆碱的重吸收;⑤改善脑的血液循环,从而改善脑的记忆和学习能力;⑥抑制血小板激活因子,从而发挥神经保护作用。主要用于脑器质性疾病引起的认知障碍(如记忆和认知功能的损害)、情绪障碍(如焦虑、抑郁)以及躯体症状(如耳鸣、眩晕、头痛等)。老年期痴呆是使用银杏叶提取剂的主要适应证。日剂量为 120~160 mg,分 2~3 次服用,疗程至少 8 周。不良反应极少,偶尔可有轻微胃部不适、头痛、皮肤过敏反应。

二、临床应用

(一)药物的选择

益智药广泛应用于缺血性脑血管病(脑栓塞、脑血栓、一过性脑供血不足等)、脑动脉粥样硬化、外伤性昏迷及后遗症、慢性酒精中毒、催眠药中毒等疾病,但目前主要用于 AD 及 VD。临床上应按益智药的不同药理作用而选择药物。VD 应首选脑血管扩张剂、改善脑循环和增加血氧含量的药物,如尼莫地平、双氢麦角碱、都可喜等药物,同时并用脑代谢赋活剂和降低血黏度药物。对 AD 患者,应首选胆碱能药物,如石杉碱甲、他克林,同时并用脑血管扩张剂及神经肽类等药物。但是,AD 的疗效比 VD 要差。

(二)治疗对象

绝大多数痴呆病人为脑器质性疾病所引起,尤其是 VD 和 AD。从病理组织学观点来看,痴呆早期脑细胞处于细胞内亚结构的改变,如果能及时治疗,可以阻止细胞结构的进一

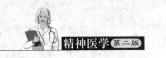

步恶化。痴呆晚期,脑细胞处于不可逆的死亡状态,则失去治疗的机会,因此目前益智药多用于轻、中度痴呆病人的治疗。

（三）不良反应

益智药不良反应较轻微,多为消化道症状,如恶心、呕吐、食欲不振、胃部不适、腹泻等,也可出现倦怠、失眠、嗜睡、头晕、皮疹等。少数益智药,特别是胆碱类药物,可出现较为严重的不良反应,如肝转氨酶增高、心动过缓、体位性低血压等,因此服药期间,应定期做肝功能、心电图等检查。另外,对益智药有过敏史、脑出血疾病急性期、颅内压增高、妊娠早期、心动过缓、低血压等疾病患者应禁用。

（四）疗程

迄今为止,痴呆尚无有效的治疗方法,因此需长期服用药物进行治疗。而益智药作用一般比较轻微,效果也逐渐出现,一般需 2～4 周开始见效,8～12 周达到高峰,因此需经过足够疗程（一般为 3～6 个月）后才能评定益智药的疗效,如有效需长期服用。

（五）药物相互作用

痴呆是多因素发生的疾病,临床上往往应用多种药物治疗痴呆,因此要注意药物之间的相互作用所产生的不良反应。例如,都可喜禁忌与单胺氧化酶抑制剂联用;胆碱能药物禁忌与碱性药物合用,特别对心绞痛、支气管哮喘等患者尤为重要;尼莫地平应避免与其他钙离子拮抗剂或 β 受体阻滞剂联用。

第七节 物 理 治 疗

精神疾病的治疗除了药物治疗外,还有其他方法,物理治疗就是方法之一。目前,成熟的物理治疗有电休克治疗和光治疗。

一、电休克治疗

电休克治疗又称电抽搐治疗（electric convulsive therapy，ECT）。1938 年 Cerletti 和 Bini 用电流刺激产生抽搐的方法治疗患者,并称之为"电休克治疗"。虽然电休克治疗自创建以来,对其评价褒贬不一,但一直沿用至今。电休克治疗的方法是以一定强度的电流（通常是很小的量）通过大脑,达到治疗精神疾病的目的,同时引起意识丧失、全身肌肉抽搐。

由于普通电休克治疗会产生腰椎和胸椎压缩性骨折的可能,又发展出无抽搐电休克治疗。无抽搐电休克治疗的方法是静脉注射短效的麻醉药,然后给予一定强度的电流,达到治疗目的。但是,电休克治疗时患者的肌肉不再抽搐,也不会发生骨折。

（一）作用机制

电休克治疗的机理至今不明,可能与大脑神经递质 5 - HT 和 NE 的迅速改变有关。通常,只要操作得当,掌握适应证和禁忌证,电休克治疗的效果要比药物来得快而安全。

（二）电休克治疗方法

1. 治疗前准备 首先应找家属和患者谈话,讲明电休克治疗的必要性、治疗过程、适应证、禁忌证和不良反应,消除家属和患者的顾虑、紧张,家属知情同意并签字。

详细了解病史,全面体格检查,完善心电图、脑电图、血常规、生化常规等检查,以排除禁忌证。治疗前测定血压、脉搏、体温,排空大小便,取出义牙,解开领口和裤带。术前至少禁食 4 h,以免术中发生呕吐,造成呼吸道阻塞。准备好常规的急救用品。

2. 操作过程

(1) 有抽搐电休克治疗:患者仰卧,四肢放松。在上下齿之间用毛巾或橡皮牙垫,以防抽搐时咬伤舌部,并有医护人员做安全保护。将电极安放在患者的双侧颞部(两侧外眦至同侧外耳郭连线中点上方垂直 1 cm 处)。直流治疗仪的电流 80～110 mA,通电时间 1～3 s。通电后患者意识丧失,以全身抽搐大发作为治疗有效标准。

通电后,患者出现角弓反张样全身强直,口张开;此时保护者应注意用手托住下颌,预防舌头伸进上下齿间被咬伤。不久之后,上下齿又重新咬紧。随即进入阵挛期,全身节律性抽搐,约 30 s 后结束。之后患者意识不会立即恢复,处朦胧状态,要注意保护,一般 10～20 min 后便能清醒。

(2) 无抽搐电休克治疗:与有抽搐治疗不同的是先用短效麻醉药(硫喷妥钠)静脉慢推,然后用肌肉松弛药(氯化琥珀酰胆碱),当患者肌纤维震颤基本消失、腱反射完全消失以及呼吸运动基本消失时,给患者戴上牙垫,呼吸机持续正压给氧,然后通电治疗。发作的标志是反射性的额肌与面部肌肉的收缩、足趾的背曲或足趾、手指的轻微抽动。

这种治疗方法肌肉不再抽搐,消除了抽搐所致的不良反应,如骨折、口舌咬伤等问题。同时短效麻醉药也消除了呼吸肌松弛所造成的窒息感和濒死感。

3. 疗程 电休克治疗一个疗程 6～12 次,开始时每日 1 次,连续 2～3 次,以后每周 2～3 次。通常,电休克治疗 2～3 次后患者就有比较明显的改善。治疗 6～8 次仍无明显效果的患者,一般没有必要继续电休克治疗。

4. 不良反应及处理

(1) 有抽搐电休克治疗的常见不良反应有头痛、恶心、呕吐、可逆性记忆减退、舌咬伤,偶见骨折、关节脱位。骨折以胸、腰椎压缩性骨折为常见。意外死亡的发生率为 3/10 万～4/10 万。

(2) 无抽搐治疗的常见不良反应有烦躁不安、头痛、可逆性记忆减退。由于使用麻醉剂和肌肉松弛剂,患者呼吸暂停、呼吸道分泌物增多等原因,患者容易出现呼吸困难和吸入性肺炎等,应注意防治。一般不会出现骨折。

5. 适应证 ①抑郁症,尤其重度抑郁、有强烈自杀念头、自杀行为的患者;②精神运动性抑制状态,如木僵、违拗、蜡样屈曲、缄默、拒食;③精神运动性兴奋,如急性兴奋躁动、紧张症状群;④药物治疗无效的抑郁症、精神分裂症。

6. 禁忌证 ①颅内高压;②严重的心血管疾病;③急性全身性感染性疾病;④严重的呼吸系统疾病;⑤躯体严重衰竭;⑥骨关节疾病(无抽搐电休克除外);⑦青光眼(无抽搐电休克除外);⑧老年人、儿童(无抽搐电休克除外);⑨孕妇。

二、跨颅磁刺激治疗

跨颅磁刺激(transcranial magnetic stimulation,TMS)是 20 世纪 90 年代初应用于精神科临床研究的物理治疗方法。1831 年发现电和磁场可以互相转换,经过线圈的电流可以产

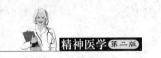

生磁场,而处于磁场中的导体又可以产生电流。这个原理成为 TMS 的理论基础。把一个电磁线圈放在头皮上,快速接通与快速断开电源,线圈中就会产生高强度的电流,在线圈周围产生就会产生一个强有力的短暂磁场。这个磁场就能穿过皮肤、软组织和颅骨,在大脑中产生一股电流,使神经元去极化,从而发挥生理效应。神经元去极化现象也能被电休克引起,但 TMS 与电休克不同,磁场不会受到组织的折射和削弱。

TMS 治疗有低频和高频,如果刺激频率超过每秒 1 次,称为高频或快速重复 TMS。反之,如果刺激频率低于或等于每秒 1 次,称为低频或慢速重复 TMS。TMS 目前用于抑郁症、精神分裂症的治疗,通常在其他治疗无效时使用。治疗次数一般情况下每天 1 次,连续 2~4 周。

国外研究发现,TMS 对抑郁症的治疗没有精神病性症状的疗效好,老年患者疗效较差,TMS 治疗有效者复发后治疗效果仍然存在,治疗有效者额叶脑电活动活跃。

TMS 治疗的主要不良反应有轻微的头痛和不适。高强度和高频 TMS 的治疗会引起紧张性头痛,个别患者可能诱发癫痫,但通常是自限性的。

目前缺乏 TMS 治疗的长期随访研究资料,不清楚 TMS 治疗效果维持多长时间。有人做了 TMS 与电休克治疗随访 3~6 个月的复发率比较,结果两组没有显著差异,表明 TMS 长期疗效肯定,但需要进一步的前瞻性、双盲、对照研究的验证。

三、光治疗

光治疗(treatment with bright light)主要用于季节性情感障碍的治疗,不过并不是所有的季节性情感障碍患者对光治疗有效。如果有效,往往也是迅速起效,但易反复。光治疗通常在早晨 6~8 点开始,强度相当于明媚阳光的春天。光治疗的作用机制不清楚,可能与光治疗纠正季节性情感障碍时被延迟了的生理节律有关。季节性情感障碍我国较少见,主要发病于靠近极地附近地区漫长的冬季。

第八节　工娱治疗

工娱治疗(occupational and recreational therapy)包括工疗(又名职业治疗、工作治疗、劳动治疗)和娱疗(又名文艺、体育、音乐、美术治疗)。这是一种安排患者参加某些劳动和文娱体育活动,以促进患者病情早日恢复的辅助治疗(可参见社区精神医学章节的相关内容)。

工娱治疗不但可以改善患者与环境的接触,保持乐观的情绪,树立生活的信心,防止精神衰退,而且可以增强患者的体格,提高机体的代偿和防御能力,重建患者职业和社会适应能力。许多精神疾病患者均可以进行工娱治疗,但应根据病情选择不同的活动。

工娱治疗的内容很多,如手工、美术、音乐、棋类、舞蹈等,具体项目因地制宜,选择使用。在安排内容和选择对象时需要考虑患者的年龄、性别、爱好、习惯、文化程度等因素,不能千篇一律,强迫进行。急性患者、严重躯体疾病、躯体虚弱者不宜参加工娱治疗。儿童、老年患者的工娱活动量应该有所限制。

工娱治疗的关键是注意安全,参加工娱治疗前注意挑选适宜的患者,对工娱治疗时的工具应有专人管理,患者在工娱治疗时的表现应该有记录,并反馈给治疗医生。发现有问题的患者,应该及时停止工娱治疗,加强药物治疗。

(施慎逊)

第九节　心　理　治　疗

绝大多数精神疾病都不能够被彻底治愈,因此患者必须学会适应和面对。而心理的支持和帮助,或专业的心理治疗或社会康复训练,无疑会有助于许多精神障碍患者在接受常规的精神药物治疗的基础上更好地适应社会和提高其生活质量。有关心理治疗的概念及其常用方法和技术在医学心理学课程中已作介绍,这里不再详述,仅就心理治疗的基本过程和心理治疗与药物的合用这两方面作一简介。对精神科医生而言,为了达到长期的、幸福的、有价值的职业生活,他们不仅要学会安排患者的治疗,而且要处理好自己与患者的关系。必须牢记:①理解自己和患者的人性弱点;②理解患者与医生交往中的心理机制,也要理解医生在与患者交往中的心理机制;③时刻意识到自己的角色(治疗者),处理好治疗性关系,避免不恰当医患关系的产生。

一、心理治疗的过程

(一)患者的选择

治疗医师根据什么原则来决定对谁治疗或者如何治疗? 许多精神障碍患者可能自己并不认为有病,而是由于他们的家人认为其有病、需要治疗,但这些需要治疗的感觉与患者是否具有心理治疗的愿望或潜力是不同的。首先,要确定患者是否应该住院治疗或者近期住院治疗的可能性,因为心理治疗不适用于急性发作期精神病或有明显自杀危险的患者。另外,如果患者有精神活性物质滥用或司法相关问题时应建议去有关特殊的医疗机构。

对于考虑接受心理治疗的患者来说,治疗医师应该注意让患者合理认识心理治疗的作用,避免或减少不合理的治疗期望。

(1)合理的期望:①达到更成熟的发展(如减少对父母情感依赖和提高独立能力,减少自我专注和增加对他人需要的理解);②重建认知与思考问题的方式,包括改变认知模式和不合理的信念;③很少依靠不成熟的应对机制来减少对自己思维和感情的恐惧;④在过去不幸经历导致病理性格结构的限制方面增加交流技巧。

(2)不合理的期望:①变得完全适应,神话般的完美,完全摆脱非理性、窘迫或者羞耻的思维或感觉;②不需要积极努力的改变;③抹去过去或者改变现状,例如变成治疗医师的孩子。

(二)第一次访谈(评估)

首次访谈一般是关注症状表现和患者的精神状况,是开放的面谈,使得患者不仅有机会被倾听,而且可轻松地陈述。如果是一位合作的患者,那么第一次访谈可得到:①轴 I 诊断(假如存在);②患者和治疗医师之间适应良好的感觉;③治疗医师逐渐增长的"获得"感觉,

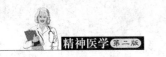

即治疗医师根据自己对心理病理本质及发展的理解,开始对病人的故事有"感觉"了。

对于精神科医生而言,第一次访谈必须作出4项决定:①有住院治疗的指征吗?②患者的精神状况需要联合治疗干预(药物和心理)吗?③患者对治疗医师的工作感到满意吗?④治疗是否应该继续或结束?转诊最好在第一次访谈后作出。

在治疗医师的头脑中应该留有建议不治疗的可能性。然而,假如治疗医师正在开始了解患者和构思一个可能的治疗合同,那么最好在接近结束时治疗医师才与患者分享面谈中患者的反应。应要求患者对初步的解释有所反应,这将为同意开始第二次访谈作安排。由于此次时间已结束,因此双方都认为重要的部分将在第二次访谈中探索。在多数情况下,治疗医师可以向患者保证问题会清楚的,第二次面谈结束时,治疗医师和患者应讨论治疗的建议。患者一般是在拖延一段时间后才作出寻求帮助的决定,然而此过程一旦开始,患者则希望能进行得很快。

（三）第二次访谈（过程与合同）

第二次面谈的时间最好在第一次访谈的1周内。首先是了解患者对第一次访谈的想法和反应是什么。这说明对治疗的责任大部分在于患者,患者会告诉治疗医师,自己感到好转或者又回忆起的新病史资料。然后,对3个关键的问题作出评估和决定:①是否处方药物;②是否需要进一步检查测试(如心理测验、神经心理学检查、生理或生化检验等);③推荐的心理治疗类型和频率。

如果考虑给予心理治疗,治疗医师则要准确地告诉患者建议的内容和原因,其中包括:①心理治疗的名称、其理论基础、频率、预期的时间长度及花费;②预期的治疗结果,乐观地表达真实可行的目标,以及结果的可能性;③可选择的治疗、预期的时间长度和花费、风险及可能的结果。应与患者商谈治疗的时间安排,同时就有关费用支付、因患者或治疗医师的原因而取消或延迟约见以及休假等过程进行详细说明。

（四）心理治疗的开始

首先是患者和治疗医师之间必须建立牢固的联盟,并识别和同意核心冲突问题。随着病人进入治疗,其问题的本质将渐渐显露和阐明,一旦问题被澄清,开始阶段即告结束。

（五）心理治疗的中间阶段

在心理治疗的中间阶段主要是工作修通(working through)的过程。治疗医师的角色是跟随患者无意识的线索以及态度和行为,通过神入(empathy)、探索、澄清、咨询和解释的结合来完成治疗工作,透过症状或问题表象来认识潜在的心理冲突或症结。通过一个阶段的系统治疗,如果患者达到了既定目标,能够与人和睦相处、感到生活变好了、症状消失了,则中间阶段即告结束。

不过,在治疗的中间阶段可能会遇到困难,有些是不可避免的,但有些是因治疗医师的错误而发生的。常见的问题如下。

（1）无意识行为表现:通常被理解为与释放治疗过程中产生的情感行为有关。患者也许将治疗医师当成另一个人发怒,尤其假如那个人对他亏欠的时候。患者也许会不付账单、记错访谈的时间、取消约会或者来迟,或者患者会突然作出重大的生活决定,尤其关于爱的关系。患者也许会展示自我精神和谐的无意识行为表现,通过不引起伤害的行为产生无意识的主题。对此,治疗医师注意观察可有助于治疗的继续。

（2）有意识行为表现：患者通过表现出过度熟悉的行为而打破与治疗医师的平衡。例如，患者直接叫治疗医师的小名或者要求治疗医师叫他的小名；患者带给治疗医师一个小礼物；或者患者询问有关治疗医师个人生活的问题。处理好这些事件要求具有自我认识、同情、灵活和客观性。对此的处理技巧将会随着治疗经验的积累而得到提高。有些行为必须特别小心，如患者要求拥抱或者其他的私人接触，甚至穿暴露的衣服直接向治疗医师调情。在这种情况下，治疗医师应该在理性解释的同时，礼貌地设定界线。

（3）陷入僵局：包括很多种情况，其本质是患者变得对治疗不满、没有进展并威胁要放弃，这是一种常见的现象，并被认为是抵抗的表现（如治疗的负面反应）。通常，治疗医师要主动解释，以重建信任和治疗。同时，治疗医师在会谈中适当地自我开放，可以唤回一些患者的注意。

（4）其他负性结果：例如一个生气的妻子要求在治疗时直接进行录音，或一个嫉妒的丈夫在治疗时间敲办公室的门等，这就需要治疗医师具备一定的随机应变能力。

总之，当面对难于控制的局面时，最好是中止治疗，而不要勉强坚持。或者与同事商讨也许会找到脱离左右为难境地的方法。假如不行，那么唯一可供选择的方法是认真考虑治疗医师的法律和道德责任，而另作安排。

（六）心理治疗的结束

心理治疗的结束可以发生在不同的情况下，有些对参与的双方而言都是满意的，有些却是痛苦的或创伤性的，尤其对患者而言。

（1）双方同意结束（满意）：这种情况是乐观的。治疗医师和患者均同意治疗应该结束，因为这项工作已经做得很好，并且期望的结果已经产生。

（2）双方同意结束（一方不满意）：比前面所描述的理想状况常见的是患者和治疗医师同意治疗的结束，但一方或双方都感到对已经完成的和应该继续的有一定程度的不满意。在一定程度上这种结束是痛苦的，但不是创伤。应承认因经验有限，治疗过程有不尽如人意的地方，但是仍然存在对良好工作的欣赏。可体验到分离的痛苦，但没有谴责。

（3）心理治疗的中断（意见不同）：当一方或双方都不同意心理治疗结束时，"中断"是一个比"结束"更合适的名称。治疗因一方或双方参与者的反对而结束。例如，患者声称不想回来了，或患者被告知治疗医师要走了（如因工作调动）。在这种情况下将体验到心理的创伤，尽管失去治疗的病例也可能是对治疗医师自尊的巨大打击，但通常是患者的感受更剧烈。

二、心理治疗与药物治疗的合用

综合应用心理社会学和生物学知识来治疗病人是一项挑战，在临床实际工作中精神科医师必须避免轻视生物学或轻视心理学这样的倾向，因为给病人提供最佳或合理的治疗方案应该包括药物与心理治疗。有鉴于此，现代精神医学需要精神科医师不仅要熟悉有关神经递质、最新精神药物以及分子遗传学等方面知识的进展，而且还要熟悉心理冲突、人际关系形式以及症状的心理学意义等知识。可以这样说，精神医学是医学领域中综合应用生物学和心理社会学知识于诊断和治疗过程的一个特殊学科。

虽然心理治疗与药物合用可以给病人最好的帮助和治疗，但目前仍未完全了解之间相互作用的机制。一般来说，临床上有两种合用的策略：在药物治疗的基础上合用心理治疗处理，在正式心理治疗过程中予以药物治疗。

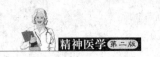

（一）药物治疗基础上合用心理治疗处理

心理治疗处理（psychotherapeutic management）是指临床医师在日常临床工作中注意应用一般心理治疗的技术（如倾听、解释、安慰和指导等），其中一个简单的方式是询问症状和采集病史，帮助病人认识到症状与外界生活事件之间的联系和含义，以及帮助病人内省自己的疾患。治疗医师的耐心倾听和帮助病人正确地体验情绪，会使其在与医生交流沟通中感到愉快和好多了（移情作用的产生）。因此，掌握有关心理治疗处理的技术已成为精神科医师的基本技能之一。

对许多病人而言，往往存有对精神药物的一些误解和疑虑，如不能区分维持服用精神药物（如抗抑郁药）与尼古丁成瘾或药物依赖之间的不同，有些病人会将服药看成为软弱的标志，常在症状稍有好转便自行停药；另外，少部分病人的服药与家庭环境有密切的联系。因此，让病人了解用药的必要性、贯彻执行治疗方案等提高其服药依从性就离不开心理治疗处理。可以这样说，在日常的临床工作中，临床医师应该将耐心的倾听、良好的会谈环境和合作性医患关系有机地融合在药物治疗的过程中。

（二）正式心理治疗过程中合用药物

近30年来的临床实践中已广泛接受了心理治疗与药物合用，即使是精神分析医师（以前曾竭力反对合并用药）现在也常常开药了。在一项美国精神分析家学会（AAP）近年的调查中发现，90%的精神分析医师回答他们在心理治疗时也开药。一项对美国哥伦比亚大学精神分析培训与研究中心接受精神分析治疗病人的调查发现，29%的病例为药物与精神分析治疗合用。这一事实表明，药物不再被看成是影响精神分析疗效的干扰因素。

在目前国内外临床实践中经常采用的有两种模式：一人模式和两人模式。一人模式是指精神科医师既对病人做心理治疗，同时也开药；两人模式则由两人来分担此工作，即临床心理学家或精神科医师做心理治疗，精神药理学家或临床医师给病人开药。一般来说，国内目前主要为一人工作模式。当然应该根据实际情况来决定使用何种模式。如果心理治疗医师有处方权和专科医师执照的话，可以给予精神药物的处理；反之，如果精神科医师感到没有足够能力予以心理治疗的话，则应该建议病人接受另外心理治疗医师的帮助。

近年来，卫生经济学研究已逐步引入临床治疗学工作中，成本-效果分析、成本-效用分析及生命质量等概念越来越引起临床医师的重视。而药物治疗与心理治疗的合用不仅可以减轻或缓解病人的症状，而且可以提高病人的心理社会适应功能水平，改善其生命质量，是最具成本-效果干预的方式之一，有必要得到重视和推广应用。

（李建林）

主要参考文献

1. 江开达主编. 精神药理学. 北京：人民卫生出版社，2007

2. 孙振晓，于相芬. 跨颅磁刺激治疗抑郁症的研究进展. 国外医学·精神病学分册，2005，32：43－45

3. Brunton LL，Lazo JS，Parker KL，eds. Goodman & Gilman's the pharmacological basis of therapeutics. 11th ed. New York：McGraw Hill，2006

4. Emsley R，Rabinowitz J & Medori R. Time course for antipsychotic treatment response in first-

episode schizophrenia. Am J Psychiatry, 2006,163:743 - 745

5. Essock SM, Covell NH, Davis SM, et al. Effectiveness of switching antipsychotic medications. Am J Psychiatry, 2006,163:2090 - 2095

6. Schatzberg AF, Cole JO, DeBattista C. Manual of clinical psychopharmacology. 5th ed. Washington D C: American Psychiatric Press, 2005

7. Stahl SM. Stahl's essential psychopharmacology. 3rd ed. Cambridge: Cambridge University Press, 2008

8. Marangell LB & Martinez JM. Psychopharmacology. 2nd ed. Washington DC: American Psychiatric Publishing, 2006

9. Jacobson SA, Pies RW & Katz IR. Clinical manual of geriatric psychopharmacology. Washington D C: American Psychiatric Publishing, 2007

10. Pies RW. Handbook of essential psychopharmacology. 2nd ed. New York: Oxford University Press, 2005

11. Gelder M, Lopez - Ibor J, Andreasen N, eds. New Oxford textbook of psychiatry. Oxford: Oxford University Press, 2003

第十五章 Chapter 15
会诊联络精神医学
（consultation - liaison psychiatry）

第一节 概 述

会诊联络精神医学(consultation - liaison psychiatry，CLP)命名起源于北美洲，并被世界各国不同程度接受，然而在不同国家又有着许多不同的命名，如心理医学、心身医学、综合医院精神医学、心身精神病学、联络精神病学等。这些命名上的差异显示了临床上需要解决的问题、所服务人群及提供服务的方法。命名上的不一致亦反映出心与身、生理症状与精神症状之间关系的冲突，以及阐明这种关系的理论依据。

工业化社会在给现代生活带来巨大机遇与财富的同时，也使人们的健康受到不同程度的影响。人们对卫生保健的需求发生了变化，生物-心理-社会医学模式的提出使人们对心理社会因素对健康的影响及致病作用也日趋关注。研究表明，在综合医院中，50%的反复就诊者有精神障碍，主要包括抑郁障碍、焦虑障碍、惊恐障碍、酒精和其他物质滥用；与不伴有抑郁者比较，抑郁病人消耗两倍的医疗资源，负担两倍的医疗费用，总的就诊次数比不伴抑郁者高7倍之多；有惊恐障碍者的就诊次数比没有惊恐障碍者高10倍以上；患有焦虑障碍的哮喘病人比无焦虑障碍者住院次数高3倍；住院天数与精神障碍呈显著相关，即精神障碍明显影响病人的功能和生活质量。

另一方面，综合医院有精神障碍的病人只有44%得到精神科治疗，有1/3~1/2的精神障碍(抑郁、痴呆、谵妄、物质滥用)患者被识别，全科医师对其识别率不高，即使识别后精神障碍患者的治疗也存在许多不足，如抗抑郁药物剂量不足、信息提供不恰当、没有足够随访等。因此，国外有学者提出，日常医疗实践中病人的心理与精神问题应由精神科医师或心理医学工作者与内外妇儿各科医师协同解决，而协同处理的过程便是会诊联络精神医学的核心所在。

会诊联络精神医学的目标人群远远超出意料，美国的国内和国际的心理健康人口普查调查了精神疾病和躯体疾病共病情况，发现会诊联络精神医学所研究的躯体疾病和精神疾病共病或躯体化是社区人群中最常见的。在一项WHO初级保健研究中显示，躯体化的患病率是20%，躯体疾病和精神疾病共病的患病率为70%。美国的一项精神卫生人口普查结果类似。澳大利亚一项关于精神卫生健康和福利的全国人口普查显示,在患有情感、焦虑和物质使用障碍患者中有43％伴有慢性躯体疾病,反之,大部分患有中重度躯体疾病的患者有精神障碍病史,其结果与WHO初级保健研究结果类似。

会诊联络精神科医生所面临的挑战是如何在卫生保健部门提供精神卫生服务,无论从形式上还是资金上更加安全正规,为伴有躯体疾病的精神障碍患者或有躯体化症状的患者提供优质的卫生服务。对于会诊联络精神科医生来讲,一方面在医学与精神病学之间的"无人地带"工作,另一方面又排斥精神卫生和一般保健相互独立,他们面临着复杂的阻抗。以前精神科医生由于所诊治疾病偏离主流医学而备受指责,现在CLP面临的是因偏离主流精神病学而遭反对,因为主流精神医学在很大程度上关注于严重精神病。正如德国格言:"心理疾病是脑疾病。"因此,CLP取决于不同国家卫生保健领域中会诊联络精神医学专业发展情况和对精神科医生的认识。

学术或者亚学术地位可以反映一门学科在专业和形式上被接受的程度,那么会诊联络精神医学的地位如何呢？如果将会诊联络精神医学作为一项临床服务,可以说无论是发达国家还是发展中国家,该学科都普遍存在。但是,如果根据目前该学科的知识体系和培训需求,还不足以被称为亚专业。目前亚专业的判断标准包括:全国精神医学组织内指定部门,独立的全国性组织,基础精神医学培训必修内容,高等培训和证书必修课,国家正式承认。目前全球只有北美洲、澳大利亚和德国符合以上标准,英国基本符合。然而,这也是近年来取得的成就。在北美洲,只有2003年时为"心身医学"符合美国精神医学和神经病学的专业地位标准。第一次亚专业检验是在2005年。准确地说,在那些国家其他被承认的精神病学亚专业有老年精神医学、心理治疗、儿童精神医学、成瘾精神医学和司法精神医学。尽管会诊联络精神医学轮转在基础精神医学培训中并不是必需的,但有些国家已有改善,如美国、荷兰、英国、德国、西班牙、澳大利亚和新西兰。

会诊联络精神医学根植于综合医院,处在精神医学与内科外科学的交界处;会诊联络精神科医生的工作是多学科团队(包括护理人员、社会工作者、职业治疗师、心理学家)的一部分,他们为需要会诊的患者提供咨询服务,同时也整合到内科、外科治疗小组中,与相关专业人员密切配合工作。目前在西方开展的综合医院精神医学服务大致有以下5种方式。

模式Ⅰ:以"行为学"理论为主导的行为医学科来承担,既可请会诊联络精神科医师诊断和治疗,也可请行为医学专家处理。

模式Ⅱ:在内科或综合医院中成立一个行为医学小组,负责院内会诊或科内会诊,特殊情况请精神科医师或精神病院的CLP会诊服务。

模式Ⅲ:在综合医院内,有专人分别从事精神医学与行为医学工作,与精神医学及精神科无联系。

模式Ⅳ:美国的Duke大学模式,在精神科或精神病院中分别成立CLP和行为医学两个小组,负责综合医院中精神医学问题服务。

模式Ⅴ:美国耶鲁大学模式,在精神科或精神病院中成立一个由CLP医师和行为医学专家组,前者负责住院病人精神科会诊和处理,后者负责门诊病人的处理。

目前美国推崇耶鲁大学模式,能避免上述4种模式出现责任推诿的现象。我国目前除少数医学院校的综合医院有精神科外,绝大多数综合医院没有精神科。精神病院是独立存在的,除给综合医院各科提供会诊外,很少有CLP系统服务。为适应医学模式的改变及当前时代的需要,我国同行积极借鉴国外CLP经验,在国内大中城市中已逐步开展国内的CLP。值

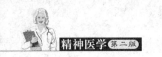

得提出的是,卫生部在《中国精神卫生发展纲要 2002—2010》中已明确提出,到 2010 年,50%的县级以上综合医院应开设医学心理咨询门诊或提供精神卫生服务。

第二节　国内外 CLP 发展历史和现状

CLP 的历史已有 70 多年,开创于 1930 年前后,美国心理生物学家 Adolf Meyer 的两位学生 Henry 和 Dunber 分别在康奈尔大学医学院和纽约哥伦比亚大学医学院最先开展了综合医院精神医学的临床及研究。

一、国外 CLP 发展历史和现状

(一)国外 CLP 发展历史

1. 第一阶段(1930～1945 年)　在 20 年代和 30 年代,美国的许多综合医院陆续建立了精神科,为各科医师提供精神科会诊,少数医院精神科只有联络精神医学工作,没有精神科床位。当时精神科职能除了会诊外,联络精神科医师参与精神病与医学交叉的各种问题讨论。1932 年美国的 Dunber 在综合医院中研究躯体疾病的心理社会因素,提出心理社会因素可以影响疾病的发生、病程及预后,他是第一位联络精神医学的研究者。"联络精神医学"一词由 Billings 于 1939 年首先应用。

2. 概念形成期(1945～1969 年)　此时期各国精神医学服务组织逐步增加,在普通医学中,精神医学会诊方式日趋成熟,其中主要的且最简单的形式是接受非精神科医师的委托对病人进行会诊,并提出处理建议。此时期最重要的发展是联络精神病概念方面的文献增多。到 20 世纪 60 年代,在会诊中对病人人格特征和疾病进行精神动力学检查,开展以危机为中心的治疗性会诊及临床心理治疗,扩大精神医学会诊,同时研究治疗小组与病人的家庭。随着联络精神科医师在教学和科研中的作用越来越多,联络工作继续发展,分成会诊模式与联络模式。这一阶段,在美国的一些教学医院及综合医院陆续开设精神科并建立 CLP 服务,同时开展各专科 CLP 服务及科研(如儿科、重症监护、肿瘤、骨科、外科等)。此类服务分别称"联络"或"会诊"或"会诊联络",取决于以何种方式服务而定。

3. 迅速发展期(1970 年至今)　20 世纪 70 年代由于美国社区精神卫生中心建立,使精神医学与普通医学之间裂隙增大,开始在全美国建立或扩大联络精神医学服务,使年轻的精神科医师接受联络精神医学训练。随着联络服务数量及规模的增长,联络精神医学的教育已成为美国精神科训练不可缺少的一部分。美国在短短的 20 年间,精神卫生事业机构增加了 75.8%,精神科床位数却下降一半,州立或公立精神病院数减少了 12%,其床位数缩减了 3/4,但仍然每 970 人中拥有 1 张精神科病床,每 1 500 人拥有 1 个精神卫生工作者,而综合医院设立的精神科增加 1 倍,其床位数也增加 1 倍多。设有精神科的综合医院由 1939 年 153 所,到 1984 年底增加到 1 358 所,其中 869 所建立了专门 CLP 服务,很大程度上促进了 CLP 的发展。在欧洲,由西欧 14 个国家组成的欧洲会诊联络精神医学工作组(european consultation‑liaison workgroup,ECLW)于 1987 年正式成立,目的是协调和发展国际之间的 CLP 合作研究,为发展 CLP 提供理论实践指导,在标准化综合医院中逐步建立并开展精神医学的医疗教学和科研工作。2000 年 6 月欧洲会诊联络精神医学和心身医学组织

(european association of consultation - liaison psychiatry and psychosomatics，EACLPP)正式成立。在日本,许多医学院校的教学医院相继开设精神科和心身科。

这一阶段相关文献更丰富,并出版了一些新杂志如《综合医院精神医学》(*General Hospital Psychiatry*)及《医学中的精神医学》(*Psychiatry in Medicine*)等,内容与联络精神医学有关。由于新治疗引起的精神医学问题和意外、精神药物数量的增多和应用广泛,要求联络精神科医师在掌握各科躯体疾病的同时,还要掌握各种精神药物的药理特点及其不良反应,要跟上治疗和研究进展的需要,对于和精神医学问题有关的诊断、处理及预防提出建议。随着联络精神医学范围的扩大与复杂性的增加,在20世纪70年代后至今已得到了广泛发展,并为更多的人所熟悉。

（二）国外CLP现状

1. **德语国家** 在德国,与CLP有关的两个医学专业是:①精神病学和心理治疗;②心理治疗学/心身医学。奥地利也是具有两个相互独立的会诊联络服务,即精神医学服务和心理治疗服务。瑞士的精神医学和心身医学并未分开。

在德语国家,综合医院的会诊联络服务并不发达,仅有15%有院内精神卫生服务,院内会诊联络服务中95%是由精神科医生提供,20%由心身科医生提供,两者互有重叠。大多数综合医院的精神科医生有一定的心理治疗能力和心身医学基础,而心身医学专业的医生往往接受了正规的培训后才能从事会诊联络工作。

在奥地利,第一家独立于大学的综合医院精神科开放于1994年,1996年通过了《关于进行心理治疗资格标准》的法律,并研究综合医院会诊联络服务的需求和有效利用率之间的差距,在较大规模的综合医院设置更多的心理治疗中心,在小规模的综合医院中,在原有的精神科医师会诊基础上增加了心理治疗师会诊。

在瑞士,会诊联络精神医学也不发达。会诊率与医院内是否有会诊联络服务密切相关。在没有心身科提供会诊联络服务的医院,那些有精神疾病的患者(如神经衰弱、应激相关障碍、适应障碍、生理障碍或躯体因素导致的行为综合征)几乎不请会诊。

2. **英国** 在英国,对社区精神医学服务的重视日益增加,医院的会诊联络服务受到威胁,会诊联络服务只提供给服毒患者、急诊就诊的精神病患者和精神障碍患者。只在少数的教学医院提供心身医学服务,充其量仅提供生物的、认知行为治疗、精神动力学治疗和心理社会方面的治疗,精神分析并不普及。

会诊联络精神科专家通常在综合医院精神科,少数在社区精神卫生机构。在地区医院,会诊联络服务多由高级精神科医生或住院总精神科医生负责。在医院里,会诊医生通常只针对某个患者提供会诊联络服务,在综合医院精神科会诊率通常低于1%。大多数精神科门诊医生,无论是综合医院精神科或是精神科专科医院,都对综合医院医生转诊来的或私人医生转诊来的病人提供躯体疾病和心理问题的治疗。

3. **澳大利亚和新西兰** 在澳大利亚,所有大学附属的综合性教学医院均有会诊-联络精神医学,在新西兰9所大学附属医院也同样。这些医院不仅为住院患者提供会诊联络服务,对急诊或一些门诊患者也提供会诊服务。住院患者中精神科医生转诊率为1%～2%,各地区差异很大。并非所有医院都有全职的会诊联络精神科医生,大多数医院由兼职的会诊联络精神科医生提供会诊服务。

4. **日本** 尽管日本有10 000名精神科医师,但是对临床精神医学的财政支持却很匮乏,

日本的健康保险系统对精神科专科医院的患者全部支付,但是对综合医院提供的精神科治疗却并不完全支付。因此,在综合医院工作的精神科医生很少。1977年,在东京举办的第四届国际心身医学大会上介绍了综合医院精神科医生以后,在日本精神医学和神经病学学会以及日本心身医学学会的学术会议上关于会诊联络的介绍和座谈会日益增多,尤其是1988年日本综合医院精神医学学会(JSGHP)的成立堪称日本会诊联络精神医学的重要盛事。1989年,JSGHP出版了《日本综合医院精神医学》杂志,这是日本唯一的关于会诊联络精神医学和综合医院精神医学的学术杂志。

在日本只有21%的综合医院有精神科病房,52%的综合医院有精神科门诊,其会诊联络精神医学服务仍很受限。从会诊率即可看出,在一项研究中,10年间仅1.3%的患者被转诊到精神科,对会诊联络服务的需求非常巨大。

二、国内CLP发展历史和现状

国内早期的精神科是综合医院中的一个临床科别,精神科医师大部分由内科或神经科医师兼任,加上医务人员中的精神病概念实际上是老百姓所认为的"神经病"概念,所以综合医院中各类精神卫生问题大多由神经内科或内科医师诊治,以后才逐渐产生了精神科专科医师。徐韬园教授将我国建立第一个精神病院的年份作为中国现代精神医学发展的开始,至今约有100年,以1949年为界分为两个阶段。

第一阶段(1949年前):此阶段由克尔(Kerr)医师在广州于1897年建立中国第一家有30张床位的精神病院,1906年及1923年分别在北京协和及上海红十字会第一医院设立了精神科病房,1914年在当时沈阳满洲医科大学设立精神科。由于这一阶段战乱频繁,精神科工作者较难作出成绩,几乎没有联络精神医学文献报道。

第二阶段(1949年至今):至1985年,全国已有精神病院348所,同时相继在各综合医院,尤其在医学院附属医院中设立精神科或成立精神科专科医院。这一时期CLP除提供精神医学教育外,精神科会诊医师还提供各科会诊,为患有躯体疾病伴有各种不同精神障碍者提供诊断和治疗,或对各种治疗提出建议。在80年代后期,许多医学院精神科都设立硕士研究生点,培养精神科硕士生,关于CLP理论知识有所提高,并进行了CLP的相关研究,在精神科专业杂志上相关文献报道逐年增多。表15-1列出近年来CLP相关文献结果,可见在综合医院中脑器质性疾病所致精神障碍、躯体疾病所致精神障碍、神经症等成为精神科会诊的主要原因。

表 15-1　国内部分综合医院精神科会诊后精神障碍的诊断比例(%)

作者(年份)	例数	脑器质性疾病所致精神障碍	躯体疾病所致精神障碍	精神活性物质所致精神障碍	精神分裂症	情感障碍	神经症	神经衰弱	癔症	应激相关障碍	睡眠障碍	其他
范长河(2003)	132	9.85	28.03	5.30	8.33	7.58	20.45	—	0.76	6.06	3.79	9.84
宋全芳(2003)	258	20.54	18.85	1.94	3.87	13.18	42.25		1.55	1.94	—	3.88
白　燕(2003)	203	28.08	13.79	1.97	4.93	3.45	18.22	2.46	1.48	—	5.91	19.71
兰光华(2003)	149	22.80	53.00	—	6.70	3.40	10.70			2.70		0.70
许秀峰(2004)	1018	18.57	13.46				55.01					
许国勤(2005)	512	36.50	—	1.40	2.20	19.30	27.90		0.80		3.90	8.00

续 表

作者（年份）	例数	脑器质性疾病所致精神障碍	躯体疾病所致精神障碍	精神活性物质所致精神障碍	精神分裂症	情感障碍	神经症	神经衰弱	癔症	应激相关障碍	睡眠障碍	其他
林志雄（2006）	154	25.30	13.60	3.90	10.40	7.10	31.10	—	—	6.40	—	1.80
黄永兰（2006）	258	26.40	26.00	2.00	9.30	14.40	11.20	—	4.30	2.70	—	3.90
龚梅恩（2006）	277	19.50	26.40	—	6.10	15.20	21.3	—	—	9.00	1.40	1.10
田红军（2007）	232	22.41	10.34	4.31	13.79	18.10	22.41	—	—	5.17	—	3.44

由于历史原因，长期以来我国精神卫生服务的重点是精神病院和重性精神病人，精神科病人绝大多数在专科精神卫生中心诊治，人员主要有精神科医师和护士，很少有心理学专家与社会工作者。近年来，精神卫生工作在原有精神分裂症防治基础上，也开展了神经症和其他精神障碍的研究，相继在各综合医院开展医学心理咨询工作，相当一部分神经症及情绪障碍病人愿意在综合医院就诊，拓宽了传统的精神科服务范围。综合医院精神科还为各科提供会诊服务，主要以会诊临床各科病人伴发的精神障碍的临床症状及其处理为主。但是，从会诊率来看，仍属于很低的范围，国外的会诊率一般为每百张内外科床位约 5%，而表 15-2 显示国内的会诊率却相当低。

表 15-2 精神科会诊人群占住院人群的比例（平均会诊率）

作者（年份）	调查时间	平均会诊率（%）
范长河（2003）	2001 年	1.67
兰光华（2003）	2001 年	0.71
许秀峰（2004）	2001 年	0.79
许国勤（2005）	2003.3～2004.2	1.09
	2004.3～2005.3	1.26

近年对上海市 15 个市区行政区 29 家综合医院的调查显示，开设精神卫生服务科室的有 17 家，占 58.6%。其中，15 家三级医院中有 12 家（80%），14 家二级医院中有 5 家（35.7%），另外 12 家医院（三级医院 3 家和二级医院 9 家）没有设置精神卫生科室。开设精神卫生科室的医院中精神科会诊率平均为 0.63%，未开设精神卫生科室的医院中精神科会诊率平均为 0.10%，两者的差异具有极显著性（表 15-3）。

表 15-3 申请精神科会诊的主要原因及比例

主要会诊原因	设立精神卫生科室的医院（%）	未设立精神卫生科室的医院（%）
躯体疾病出现精神障碍	47.6	84.3
情绪异常（焦虑或抑郁情绪）	21.2	0
睡眠障碍	13.5	14.1
主诉与临床检查不符合	12.3	0
躯体疾病伴有精神疾病史	5.4	1.6

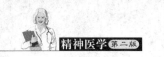

近10年来我国精神卫生事业迅速发展,生物医学模式转变,生活方式与人类行为本身也能造成某些疾病,如厌食、嗜赌行为、酗酒行为(慢性酒中毒)。另一些心身疾病(病因中有显著的心理致病因素)如哮喘、瘙痒症、肠易激综合征等疾病与精神因素密切相关,但又不是精神障碍,这一系列均由精神科医师或临床心理科医师通过联络会诊方式协助处理,使行为医学与心身医学相继得到发展。综合医院中成立医学心理科、心身科,或成立心理生理疾病医院,服务对象为除精神病以外各种与心理障碍或心理应激相关疾病的患者。

展望21世纪,我国精神科医师除了目前主要会诊任务外,应该加强联络医学工作,包括会诊联络精神医学的研究,加强疾病的病因、过程、结局、疗效以及各种躯体疾病或外伤的心理社会反应及精神并发症的研究,综合应用心理学、社会学、药物学、生物医学等治疗手段,与其他各科医师协同处理病人,是CLP的发展方向,更是生物-心理-社会医学模式发展的需要。全科医师在诊治疾病过程中应转变观念,在治疗躯体疾病的同时,还应注意使病人的身体健康、心理健康及生命质量获得提高。

第三节 综合医院心理卫生

综合医院心理卫生是指除精神病以外的各种与心理障碍或心理应激相关的疾病,涉及面较广,具体包含:①躯体疾病的心理问题(躯体疾病所致心理反应),包括肿瘤患者、危重患者、慢性病患者、创伤患者及器官移植等心理问题;②诊断、治疗、手术中的心理问题,如疾病行为、治疗环境对诊断过程中的心理反应,治疗作用引起的心理反应,手术中的心理问题;③在病因中有显著心理致病作用的心身疾病;④功能性躯体不适,即躯体形式障碍(somatoform disorders);⑤不同类型神经症;⑥不良生活方式与行为所致精神障碍;⑦人格特征异常与人格障碍。

一、身心反应与心身反应

由于对病人角色和疾病行为适应不一致,每个人对疾病、衰老与死亡有不同反应。疾病、治疗、病人的心理活动与社会环境因素往往交织在一起,病人患躯体疾病后会出现一系列心理变化,即身心反应(somato - psychiatric reaction)。各种不同治疗手段、就诊和出院等过程也可影响病人的心理状态,即这些心理问题存在于临床各科中,各科医师诊治病人过程中应该注意这些身心反应,才能有利于病人心理与身体一样得到康复。据粗略统计,综合医院初诊病人分类中,略高于1/3的病人是躯体疾病,不足1/3的病人是心理障碍(即神经症),其余1/3的病人是与心理因素密切相关的躯体疾病,即心身反应(psychosomatic reaction)。此种广泛存在的反应又恰恰是被忽略的现象,如心血管系统的高血压病、冠心病,消化系统的溃疡病、肠易激综合征,呼吸系统的哮喘,内分泌系统的甲状腺功能亢进,以及皮肤科的神经性皮炎等,在处理上应请精神科医师联络会诊,协助治疗具体内容参见《医学心理学》教材中的"综合医院常见心理问题和心身疾病"章节。

二、躯体疾病所致精神症状

躯体疾病所致精神症状是指疾病本身影响脑的功能而造成的心理障碍,即躯体疾病是病因,精神障碍是后果。如综合医院中常见的器质性脑病综合征,在临床各科老年病人中较为常见。国外资料显示,估计有21%～26%的内科门诊病人患有精神障碍;慢性躯体疾病患者的精神障碍患病率为25%,无躯体疾病者为17.5%;慢性躯体疾病患者精神障碍的终身患病率达到42%(多为物质滥用、情感或焦虑障碍),无慢性躯体疾病患者为33.4%;33%～60%的短程普通内外科的病人有明显的心理社会因素和精神障碍。国内资料显示,综合医院住院病人中精神疾病发生率为20%～70%(差异之大可能是诊断标准不一致所致),其中抑郁性障碍、器质性脑病综合征和焦虑性障碍占70%～80%。如甲状腺功能亢进者易怒、急躁、情绪的兴奋和抑郁等;慢性肾功能不全引起水、电解质、蛋白质、糖类、脂肪代谢障碍,因有毒代谢产物蓄积而中毒会引起类神经中毒症状,如情绪不稳、易怒、乏力等。这些精神症状在早期较易被临床医师所忽视,相反在脑外科与内科抢救病人中因脑缺血或继发脑供血不足所引起的情绪反应、谵妄、意识障碍,容易被临床医师所认识和重视。不同类型表现的精神症状取决于躯体疾病本身的轻重缓急及痛苦程度。

三、神经症与躯体形式障碍

在综合医院的各科门诊中,约有1/3就诊者经各专科医师的各项检查后没有发现任何器质性病变。既往内脏诊断的神经官能症,如心脏神经症、胃肠神经症,外科诊断的外伤后神经症,妇科诊断的更年期神经症等,其中绝大多数不愿到精神病院或精神科就诊,而是分散在各专病门诊或基层医院诊治,有的久治不愈,其中约10%因迁延不愈最终到精神科诊治。目前绝大部分患者包括不同类型神经症在综合医院心理科或心身科诊治。

在功能性躯体疾病患者中还有部分患者并不符合上述神经症诊断,自感躯体与器官有某种不适,甚至有强烈疾病感,反复求医想解除症状,但均未找到相应内脏病变,且病变程度与病人不适程度不符合,这类患者符合躯体形式障碍(somatoform disorders)的诊断。在ICD-10中对躯体形式障碍的定义是:其生活事件或心理冲突伴有负性情绪(焦虑、抑郁、愤怒)及认知功能降低(精神不振及记忆力降低),可导致多个系统不适。躯体不适可有躯体化症状(somatization symptom)、持续疼痛等不同形式的表现,它们由心理冲突、情绪矛盾转化而来。也有学者认为躯体不适是抑郁症状,为隐匿性抑郁症。由于我国经济发展,就业结构发生改变,社会竞争力日益增强,近年来此类以功能不适诉述的病人不少,他们大多分布在综合医院各科门诊,如背痛者在骨科诊治,胸痛者在心内科诊治或在基层地段医院诊治,做过多种检查,花去昂贵检查费用,既未得到明确诊断,症状亦未缓解,最后经精神科医师诊治后,明确诊断,并采取相应的治疗,可取得良好疗效。为适合目前临床诊断的需要,躯体形式障碍也纳入《中国精神障碍分类诊断标准》中。因此在当今医疗改革中,迫切需要提高各科医师的医学心理学与精神医学的基本知识。

四、与治疗有关的精神科问题

综合医院中治疗手段有药物与非药物治疗两大方面,不同的治疗会给病人带来不同的心理反应,而直接影响病人治疗效果的各种心理反应却往往被各科医师所忽略,因为他们经常注意的是病人的躯体反应,而不注意药物治疗中引起的心理反应。例如,肿瘤病人化疗会引起消化系统及脱发等不良反应,病人不太愿意接受此类治疗。同样,治疗剂量在同一疾病

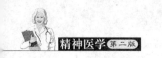
不同病人身上会引起差异很大的不良反应,其原因除了病人自身体质差异外,其心理反应在治疗中起了很大作用。如果事先能向病人仔细讲述可能发生的不良反应及预防不良反应发生的措施,了解这一治疗在疾病中的重要性,鼓励病人以积极态度对待治疗,能在很大程度上减少病人的心理反应,有利于减轻病人的不良反应。

非药物治疗中的手术治疗、理疗、体疗等,这些治疗本身可引起不同心理反应,尤其手术治疗,术前因担心手术的麻醉、对手术的不了解而产生焦虑、害怕等反应。如果既往有手术不成功体验或原有心理功能障碍者,在手术时颇易产生强烈和持久的焦虑。如计划生育手术者,对手术有心理反应者占80%以上。又如女性乳房切除术患者,手术以后往往会产生抑郁、易激惹、持续疼痛等,她们有心理损失感,性功能、工作、生活能力下降,或自我评价能力损失,主诉颇多,以躯体症状为主,持续时间较长,似"隐匿性抑郁症"样表现。某些手术病人,如心胸手术或脑外伤手术后容易出现谵妄等急性脑器质性病变,轻者为定向不全、反应迟钝、近事记忆障碍,重者伴幻觉、恐怖症,可伤人或自伤。在老年病人,即使非常简单的手术,如白内障切除术,也会出现严重的精神症状,其原因可能与原有脑损害基础或手术后双目被包扎等而丧失时间感觉有关。如果既往有抑郁症史、心理适应障碍或有家族精神病史者手术后发生谵妄的机会更多。

为预防手术前后病人的心理反应,各科医师必须术前咨询。因为手术前谈话是一项很好的术前咨询,让病人充分了解手术性质、方法及可能发生的问题,手术中及手术后可能采取的措施,使病人有充分的心理准备,术前咨询是取得手术成功的关键。如有精神病患者,可请精神科医师会诊共同研究,对有不同心理反应者手术前适量应用抗焦虑药物,术后定期随访病人,观察病情,建立良好的医患关系,均能减少手术病人的各种不良反应。

五、其他特殊问题

随着社会发展及科学技术的进步,生活方式与人类行为本身所致疾病日益受到人们的关注,被称为现代社会病,例如城市中的车祸,进食障碍中的神经性厌食与贪食症,酗酒行为所致慢性酒精性精神障碍及酒精性肝硬化,慢性胃炎,获得性免疫缺陷综合征(又称艾滋病),赌博行为,暴力及自杀行为,性变态行为或迷信等。不良行为与不良生活方式所致精神卫生问题均可出现在综合医院门诊或急诊患者中。另外,还有部分人格特征异常(如性格不健全、过分虚荣、嫉妒心理或逆反心理),但并不属于心理障碍,而是心理健康有问题,也需要得到心理咨询或心理治疗的帮助。

第四节 会诊联络精神科医师的临床技能

一、CLP医师的基本专业技能

在综合医院中会面临较为复杂的医学情况,会诊联络精神医学医师更需具备广泛的专业技能。其中,最基本的技能包括发现病例、诊断、干预、治疗和沟通。发现病例:一般是指对可能有精神障碍或物质依赖的患者进行判定。诊断包括两个步骤:首先从患者父母、所在家庭、重要人员、社区保健医生、病史记录和多种测验中收集信息,然后根据收集到的信息,参照有关诊断标准作出诊断。干预:指与患者讨论诊断和治疗选择,直至患者接受治疗。治疗:指在综合医疗机构治疗患者的疾患(住院或门诊)或者转诊到精神专科医疗机构进行相应诊治。沟通:与患者、家属以及其他相关医疗人员进行有效交流和沟通是 CLP 医师综合技能的体现。

在综合医疗机构中 CLP 医师对精神障碍患者进行治疗和评估所需要的技能包括:①收集躯体疾患和精神障碍病史;②对症状进行识别和分类;③评估神经功能紊乱情况;④评估自杀的危险性;⑤评估药物的作用和药物的交互作用;⑥知道何时预约和如何解释心理测验;⑦评估人际和家庭问题;⑧识别和处理医院应激源的能力;⑨提前安排住院和治疗时间;⑩处方和掌握精神药物的能力;⑪评估和处理激越;⑫评估和处理疼痛;⑬执行药物解毒方案;⑭进行医学法理学决定;⑮应用伦理学决策;⑯应用系统理论和解决冲突;⑰开展精神医学会诊联络服务;⑱帮助部署计划。

二、CLP 医师的精神检查

精神检查对于 CLP 医生来说就同神经系统检查对于神经科医生一样重要,必须会做完整的精神检查,综合病史、心理学、神经病学、躯体和实验室检查的信息,最终给出诊断。精神检查包括一般状况、意志行为、情绪和情感、思维过程和内容、感知觉、判断能力和自知力。此外,还必须评估认知功能,例如意识、注意、言语、定向、记忆和抽象思维能力等。精神检查可以分为非认知和认知两类。

评价病人非认知能力的改变比认知能力的改变更困难。前者显得主观,通常是病人出现原发性精神障碍的症状。病人非认知能力改变具有一定特征,可以帮助医生判断是继发于内科疾病还是药源性的。

首先,CLP 医生通过床边检查来筛查患者是否有认知障碍,常用而简易的方法有精神状况筛查(mental status examinations,MSE)。对于谵妄或痴呆患者,采集完病史后进行 MSE 系列筛查是很有用的。MSE 存在下列有利和不利因素。

(1) 有利因素:简短(通常仅需 5~10 min),结构模式化(确保组成认知功能检查),分数单一(不复杂),面谈有效(问题来自于传统的精神状况检查),通俗易懂(问题来自于传统的精神状况检查),很少引起患者疲劳感,在认知功能异常后可重复使用。

(2) 不利因素:不能测试出病灶性损害(假阴性率高),不能测试出中度全面损害(灵敏度低),教育程度高的患者存在显著缺陷时却不能测出,当分数提示功能"正常"时会产生健康无异常的错觉,有教育程度的限制(8 年级以下患者的分数可能降低),缺少非住院患者效果的研究,缺少关于社会人口学因素作用的研究。

简易智能状况检查(MMSE)可能是目前使用最广、最熟悉的精神状况筛查量表。它测试的内容包括定向、记忆(保存和再现)、注意、计算、语言(命名、重复、履行复杂命令、读和写)以及创造力。测试大约需要 5 min,一般在病史采集后进行。

三、CLP 医师的神经系统检查

在会诊时,CLP 医师时常需要进行基本的神经系统检查。神经系统检查对任何有认知功能障碍、可疑躯体形式或转换障碍、带有神经系统主诉或诈病的患者都是必要的。有时患者病史也能提示病症,如患者的配偶可能说:"他只能在纸的右边写字,从不能在左边"。那

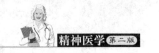

么这个患者就可能患有非优势(右侧)大脑功能障碍,导致患者忽略左侧。

在基本的床边神经系统检查中,临床医师应当按下列内容去做:①检查两侧深腱反射是否对称,检查巴宾斯基(Babinski)反射是否正常,有时还可进行初级反射检查(口鼻指向、抓握、皱眉等)。会诊病人如果有 2～3 种基本反射异常,通常提示患有痴呆。②检查肌张力是否双侧对称,是否无力、紧张或颤抖。③观察患者的步态和手臂的运动。④检查患者脑神经功能。⑤检查患者主诉不适所涉及的神经区域。⑥检查脑膜刺激征,如颈项强直、头痛或克匿格(Kernig)征和布鲁津斯基(Brudzinski)征。

脑-行为关系的知识能帮助精神科医师正确治疗和会诊医师的临床处理,CLP 医师必须掌握一些神经病学的基本术语。前缀 a - 表示完全丧失能力(如 aphasia 意思是丧失理解和产生语言的能力),前缀 dys - 表示能力受损(如 dysphasia 表示理解和产生语言的能力受损)。举例如下:

abulia——意志缺失	acalculia——计算不能、失算症
agnosia——认识不能、失认症	agraphia——书写不能、失写症
alexia——失读症	apraxia——失用症
ataxia——共济失调	dysarthria——构音障碍
dyslexia——诵读困难	dysphasia——言语困难
dysprosody——言语声律障碍	

表 15 - 4 是各种认知和行为功能大约对应的大脑解剖位置,可以帮助神经系统疾病的定位诊断。

表 15 - 4　脑功能失调皮质图

失常	额叶	优势颞顶叶	优势侧顶叶	非优势侧顶叶	非优势颞顶叶	枕叶	白质胼胝体
运动	运动不能持久	书写困难	意想性动作运动功能不全	创建性运动功能不全			闭眼后不能系鞋带
	无力		运动觉运动功能不全	表达性运动功能不全			优势大脑半球同侧的手意想性动作运动功能不全
	快速轮替运动受损			运动觉运动功能不全			优势大脑半球对侧的手创建性运动功能不全
	刺激约束行为(如模仿行动)						失读但不伴失写
语言	Broca 语言遗忘	Wernicke 失语	诵读困难				
	经皮质失语	流涎,词语近似,语词创新	命名困难				

续　表

失常	额叶	优势颞顶叶	优势侧顶叶	非优势侧顶叶	非优势颞顶叶	枕叶	白质胼胝体
	运动言语韵律缺失	纯词语性耳聋					
	重复言语	书写困难					
		诵读困难					
		命名困难					
		字母和数字失认					
		感觉性言语韵律缺失					
记忆	短期记忆存储受损	预演巩固记忆受损			音乐性记忆受损	视觉性记忆受损	
其他	注意受损		指触性失认	立体觉缺失			优势大脑半球同侧的手立体觉缺失
	综合定向能力受损		计算困难	皮肤书写觉缺失			优势大脑半球同侧的手皮肤书写觉缺失
	判断受损		左右和东西定向困难	疾病感缺失			
	问题解决能力受损		立体觉缺失	面容失认			
	抽象能力受损		皮肤书写觉缺失	重复追溯性曲解			
	忽略右空间		象征分类受损	忽略左空间			

四、CLP 的治疗设置

精神科治疗和咨询的地点可根据具体情况(如患者敏感性、危险因素等)和医院可提供的场所等来进行设置。某些内科医生凭借其以往所受的训练和经验可以对有药物依赖和精神障碍患者进行诊断和治疗,不一定请精神科会诊;某些医生请精神科会诊并采纳会诊处理的建议;另外,也有一些内外科医生将有精神障碍的患者转诊至精神卫生专科医疗机构,或请 CLP 医生进行评估或在住院、手术治疗过程中协助治疗。

会诊联络精神医学评估目前发展较快,针对不同情况、不同患病群体、患病者不同的文化背景等,都可能制订不同的评估方案。具有代表性的一系列评估工具的应用包括:结构式访问卷(如 CAGE‐AID 问卷,识别可能的酒精依赖或滥用)、自评工具(如 Beck 问卷评估抑郁情绪)、自评和医生进行的评估(如 PRIME‐MD 用于发现病例)、认知功能问卷(如简易智能状态检查,MMSE)、计算机辅助的医生诊疗系统(computer‐assisted physician management system,其结构图如图 15‐1 所示)。

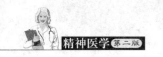

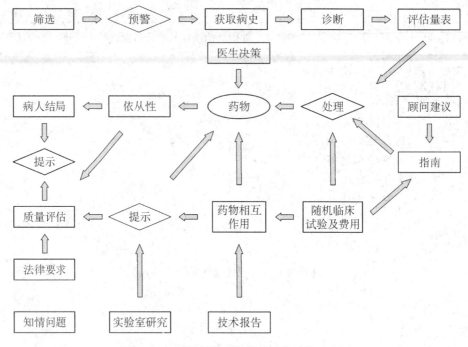

图 15-1　计算机辅助的医生诊疗系统示意图

五、神经影像学在会诊联络精神病学的应用潜力

(一) 结构性脑成像(CT 和 MRI)

结构性脑成像指的是头颅 CT 和 MRI。尽管结构性脑成像对原发和继发性精神障碍而言是一项重要的检查手段,在评估及治疗原发性精神障碍如精神分裂症、情感障碍、焦虑障碍和人格障碍中的临床地位是与其能排除结构性神经系统的损害最为相关。

Olfson 在出院病人的调查资料中分析了 11 628 例初诊为精神障碍的出院病人,5.1% 的病人做了脑 CT,0.7% 的病人做了脑 MRI。其比例低于初诊为神经系统障碍的病人,但高于初诊为其他疾病的病人。在初诊为器质性疾病或第二诊断为其他疾病的精神障碍的病人中,做结构性脑成像的比例增加,并且 65 岁以上的老人更有可能做结构性脑成像。

Berk 在美国一个精神卫生中心对 CT 的研究中发现,13.5% 的入院病人做了头部 CT。据 DSM-Ⅲ的轴Ⅰ诊断,做 CT 的那组病人谵妄和痴呆的发生率明显较高,据轴Ⅲ诊断为其他疾病的发生率也较高。CT 发现的异常率为 45.2%。头部 CT 发现异常的精神科诊断大多与痴呆、其他认知障碍或神经系统检查有阳性发现呈正比。另外,在相当一部分病人中,头部 CT 异常还与局灶脑电图异常有关。

目前提倡,综合医院有精神障碍的病人可在常规检查中选择性地做神经成像的诊断性检查,如果需排除原发性神经疾病,则结构性脑成像对临床诊断也是重要的,MRI 可资鉴别的脑损害包括脑水肿、中枢神经系统感染、脑震荡或脑外伤、结缔组织疾病、谵妄、痴呆、局灶性神经系统缺陷、出血、颅内压增高、运动障碍、持久的木僵、癫痫、中毒性脑病。

在老年病人中,谵妄可有多种病因,如水电解质代谢失衡、感染、酒中毒或药物依赖、缺氧、心血管疾病和严重营养不良等都可造成谵妄。这些易感因素还可引起伴或不伴谵妄的精神病表现(如单纯疱疹或 HIV 引起中枢神经系统感染)。MRI 对含水物质的改变高度敏感,有助于发现炎症引起的水肿,它对定位感染灶较 CT 精确。不过,可显示的受累面较临床估计的更广泛。有结构性脑部损害的病人易发生谵妄,因此结构性脑成像确实可发现这类病人,尤其是当谵妄的原因不易证实或不能确诊时。

CLP 医师有时要评估那些对中枢神经系统有潜在影响的内科疾病患者的心理和行为问题。例如,系统性红斑狼疮伴中枢神经系统表现的病人,MRI 在发现诸如脑水肿、脑梗死、脑出血等局灶性病变或脑萎缩方面要远优于 CT。此外,MRI 有助于监测肾上腺皮质激素对脑水肿的影响,还有助于发现 Sjögren 综合征仅出现精神病性或认知功能障碍的神经系统病变病人的局灶性脑损害。原发性精神障碍病人做 MRI 以排除结构性脑损害的指征:突发的人格改变、急性精神病或严重情感障碍的初发阶段、急性精神病或严重情感障碍、难治性病人、服药期间症状明显恶化、改用引起惊厥或有中枢神经系统影响的其他药物。

(二)功能性成像(SPECT 和 PET)

随着 SPECT 和 PET 在三维平面成像技术的发展以及放射性药物更容易透过血脑屏障(透过能力上 SPECT 较 PET 更难),功能性脑成像技术用于精神科不仅成为可能而且事实上正在应用推广。做区域性葡萄糖脑代谢率(rCMRG)和区域性脑血流检查(rCBF)有助于精神疾病的病理生理和药物治疗的研究,rCMRG 的增加或减少与神经元活动的增加和减少与能量利用有关,而且 rCMRG 的变化与 rCBF 直接相关或相伴。有时结构性脑成像不能区分脑肿瘤的复发和放疗造成的坏死,用 PET 做功能性脑成像最成功的地方之一就是它能区分这种情况。

(三)脑电地形图

CLP 医师可根据病人的脑电图(EEG)做出有关癫痫的临床评估,其中特征性脑电图还可区分其他中枢神经系统障碍(如 Creutzfeldt - Jakob 病和单纯疱疹),但 EEG 对许多疾病的诊断常缺乏特异性。一般来说,脑电图随大脑功能的弥散性紊乱而发生规律性的改变,最常见的情况是对称性的减慢,EEG 常随脑病的加重而减慢。脑电地形图即计算机化的脑电图(CEEG)可测定脑电描计器减慢的程度,但这些资料分析可能发现不了异常的觉醒反应、前叶间断性的 δ 活动、三相波或癫痫波。由于 CEEG 可对病人资料作长期分析,因此可用于重症监护病人的管理。此外,CEEG 技术有助于识别亚临床的癫痫和瘫痪病人的癫痫。另外,由于 CEEG 记录了脑代谢活动,故对缺血和缺氧病变敏感。

与脑电图比较,CEEG 可能更能发现痴呆病人的异常,并且 CEEG 和诱发电位可有助于鉴别抑郁症、各种类型的梗塞性痴呆和阿尔茨海默病。在未用精神药物的抑郁症病人中,EEG 往往无异常,故一旦异常应做神经系统检查。在阿尔茨海默病,CEEG 可发现侧面区域和颞叶的异常,这些发现与 PET 和 SPECT 的一致。此外,对痴呆病人诱发电位 P300 可显示延迟、非对称的或侧面衰减。

第五节 CLP 的临床研究

CLP 是一门临床学科,而非一门研究学科,但会诊联络精神科医师仍需通过研究分析其

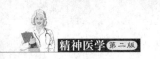

诊断方法的准确性以及治疗干预的疗效。精神科研究较其他临床学科而言具有更强的主观性,因此难度更高,而由于健康状况受多种变量的影响,CLP 较精神科其他分支的研究更加复杂。本节简单介绍一些对 CLP 研究较为重要的研究方法,以及研究偏倚和伦理学问题。

一、CLP 研究方法学

CLP 研究的有利之处在于可采用所有生物医学学科的研究方法,包括基础研究、病例研究、人口学描述性研究、干预研究和成本效果分析。

1. **基础研究** 应用神经科学、行为科学和社会科学的技术和方法来研究患有内科、外科或神经科疾病的患者所伴发的精神病性综合征,包括结构、代谢、生理和社会的相关因素。

2. **病例研究** 关于临床表现或疗效的报道,以证实、扩展或反驳已经存在的理论。尽管这些报道看上去不是很有说服力,且有时难以解释,但是有可能为将来证明某一假设的产生奠定基础或提供论证。另外,这些报道对于那些在大样本研究中无法证实的罕见的或异质性的个案分析有一定价值。

3. **横断面人口学描述性研究** 通过对某一人群或事件中大量个体进行研究,以证明或反驳某一假设。这些研究无法判断因果关系,但是可以通过该事件或现象的现患调查来推断因果关系。

4. **纵向人口学描述性研究** 通过对某一人群进行一段时间的研究,判断各变量间是否存在相关或因果关系。纵向人口学描述性研究根据研究目的和不同假设,可以是回顾性的或前瞻性的,主要采用病例对照研究和队列研究。

5. **临床干预研究** 将受试者分为两组或多组,一组接受某种治疗或干预,其他组接受安慰剂或其他治疗,比较各组间疗效。当各组受试者无明显不同特征,差异仅仅是随机产生的,而且研究者和受试者都不知道哪组接受了正性干预,则潜在的偏倚被最小化。

6. **成本-效果分析研究** 研究卫生保健相关行为(如 CLP 评估和治疗)以判断其对卫生保健成本的直接或间接的影响。疗效评估包括赔偿比率、减少住院天数、节约成本、门诊卫生保健利用程度以及药物需求。由于起作用的变量难以全部控制,所以明确的因果关系较难判断。

二、研究偏倚

CLP 研究有时会受到偏倚的影响。为了避免研究结论有漏洞,避免偏倚是极为重要的,CLP 最常见的偏倚来源主要有以下 3 个方面。

(一)选择偏倚(主要发生在研究设计阶段)

(1)入组筛选偏倚:入组患者由不同级别医疗单位转诊而来,缺乏一定的代表性。

(2)诊断过程偏倚:入组患者由于地域、社会地位和经济条件等不同导致难以预料的人口学差异。

(3)患病率发病率偏倚:由于研究时间点可能在不同病程的不同阶段,可导致躯体疾病患者的精神病理症状被低估或高估。

(4)诊断纯化偏倚:由于入组患者诊断较单一,排除了共病患者,导致其不具有代表性。

(5)缺失数据偏倚:躯体疾病患者中,由于某些指标未测量导致临床数据缺失,或由于结果正常而排除某数据,或测量了某数据但是未记录,均可导致对躯体疾病患者的精神病理症状估计不准。

（6）非同期对照偏倚：实验组和对照组在不同时间段进行观察，其疾病定义、暴露因素、所患疾病的变化导致组间无可比性。

（7）无效者偏倚：某一特定样本中，有效者暴露因素或疗效与无效者不同。

（8）志愿者偏倚：某一特定样本中，志愿者暴露因素或疗效与非志愿者不同。

（二）信息偏倚（主要发生在观察、研究、测量等实施阶段）

（1）不接受性偏倚：对于引起伤害、尴尬或侵犯隐私的测量可能被受试者拒绝。

（2）回忆偏倚：在进行病因和发病因素调查时，询问病例组和对照组有关某发病因素的情况，可产生回忆性偏倚（如病例组较对照组可能进行了更多的检查）。

（3）注意偏倚：受试者会因为得知自己被观察而发生明显的行为变化。

（4）工具偏倚：测量工具的信度和效度不足，可导致躯体疾病患者的精神病理症状被低估或高估。

（5）期望值偏倚：观察者错误测量或记录了数值，或根据自己的期望而修改数值。

（三）混杂偏倚

在设计阶段若不注意随机化原则，不注意比较组间除比较因素以外应力求均衡的原则，在分析阶段又不设法加以控制，即可发生混杂偏倚。

CLP研究较精神病学其他分支的研究更易产生偏倚，在内外科疾病患者中选取合适的研究样本，发现该人群中可靠的有效的疗效评估方法，避免混杂偏倚是非常困难的。如在一项对伴有抑郁情绪的躯体疾病患者评估抗抑郁药物疗效的研究中，调查者将面临特殊挑战：①定义情绪综合征；②该研究人群中疗效评估的标准化；③解释躯体疾病严重程度和类型及其治疗的影响。

因此，CLP研究须考虑如何使潜在的偏倚最小化，以下为常用方法：①合理设计课题；②受试者随机化；③平衡信息；④减少与受试者接触；⑤采用队列研究；⑥避免过度尝试最小化偏倚。

三、伦理学考虑

CLP研究中伦理学考虑是不证自明的，患者入组参加任何临床研究或前瞻性描述性研究之前必须签署书面知情同意书。患者必须了解可选择的治疗，了解所有可能的获益和风险，而且有权在任何时候退出研究，并对将来的治疗不造成影响。当存在潜在的利益冲突时，应为患者提供最大知情权（如当医药公司资助的药物临床试验）。"任何一个由可避免的方法学错误导致不良后果的研究都是不符合伦理学的。"这些错误可能导致对患者造成风险及不利。另外，可避免的方法学错误可能反过来影响将来的相关研究工作和患者的治疗。

有些CLP研究的入组患者不能提供知情同意，如关于治疗谵妄的研究中，入组患者没有能力签署知情同意书。在这种情况下，需根据法律规定由其监护人签署知情同意书。有严重精神疾病的患者在参加临床研究时，对知情同意书的内容不能完全理解，此时应由其家属、临床医生和精神科医生给患者作解释。

四、总结

上述各种CLP研究方法非常重要。基础科学研究为临床医生和研究者提供了技术和知

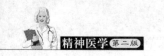

识,病例研究提出相关问题,通过横断面人口描述性研究来进一步证实。风险因素及可能的因果关系通过纵向病例对照和队列研究来探索。这些研究使得临床干预研究更加正规。临床干预试验为会诊联络精神科医生提高疗效提供了新的工具,成本效果研究将如何提高临床疗效转变为节约成本。CLP 对提高临床疗效和节约成本的作用决定了将来该学科的生命力。

典型病例 甄先生,男性,69 岁,退休工人,小学文化程度,1949 年参加工作,做钳工,技术出众,多次获得单位先进工作者称号。他性格心直口快,热情爽朗。32 岁结婚,夫妻关系和睦。生育两个女儿。1992 年退休后与妻子两人居住。业余生活比较单调,早晨到公园散步,余无别的爱好;而妻子却热心参加社区老年活动。既往身体佳,从 1996 年开始发现有高血压,感到头昏不适,血压最高可达 220/80 mmHg,服用卡托普利控制血压。此后,患者反复出现心悸,开始时每次发作几分钟,数月或 1 年发作 1 次,发作时伴有心前区闷痛,时轻时重,不向左肩放射。患者的 24 小时动态心电图发现有 27 个室性期前收缩,7 个房性期前收缩。平时服用麝香保心丸可改善症状。2002 年 1 月始患者感觉胸部闷痛,心悸频繁发作,一天 5～7 次,服用麝香保心丸症状仍不缓解,静脉注射丹参、黄芪也无效。病情持续 3 个月未见好转。患者在晚上又突然出现胸闷、心前区闷痛而至内科急诊。

体格检查:体温 36.0℃,脉搏 70 次/分,血压 130/80 mmHg,呼吸 18 次/分。神志清楚,气平,口唇不发绀,甲状腺不大,颈静脉不充盈,胸廓无畸形,肋间隙无明显增宽,双侧呼吸运动度对称,语颤对称,双侧呼吸音清晰,未闻及干湿啰音。心前区无隆起,心尖搏动位于第五肋间,心界临界,心率 70 次/分,律齐,未闻及期前收缩,主动脉瓣区可闻及收缩期 1 度杂音。腹平软,无压痛及反跳痛,肝脾肋下未触及。四肢肌力正常,腱反射未见异常。余未见异常。

内科医生以冠心病,不稳定心绞痛收治入心脏监护病房。在 7 天的心脏监护中上述症状反复发作,每次发作持续时间 0.5～1 h,伴有头昏,心电图均示窦性心率,没有发现心肌缺血改变。并检查^{99m}Tc－MIBI 心肌断层显像正位核医学(ECT),结果显示静息状态左室血流灌注未见明显异常。给予扩管、利尿、降压等治疗,仍无法控制病情。根据多次检查和治疗情况,内科医生考虑心脏神经官能症而请会诊。会诊联络精神科医生到来时患者正经历一次发作,患者意识清晰,情绪极度焦虑、紧张,害怕心脏病突然发作而死去,感到身体忽冷忽热,手脚无力,胸口及背部麻木,需要别人搀扶才敢行走。病人还感觉小便无法排出,不断呻吟,"希望医生一定救救我,我快不行了"。尽管如此难受,他仍然要求家人扶他来回走动,表情非常痛苦。根据患者存在的精神焦虑、躯体焦虑和运动不安等症状,综合病史及各种检查,患者符合 CCMD－3 惊恐障碍的诊断标准。精神科医生与心内科医生讨论后,随即将病人转入心身科病房,给予服用帕罗西汀 20 mg,每日 1 次,氯硝西泮 2 mg,每日 1 次,同时进行生物反馈治疗和认知治疗。3 周后患者未再发作,躯体不适感基本缓解,虽然仍担心会发作,但是知道并不是心脏病引起的,情绪稳定。出院后心身科门诊随访 1 年,未再出现既往严重发作。

(吴文源)

主要参考文献

1. 吴文源,季建林主编.综合医院精神卫生.上海:上海科学技术文献出版社,2001

2. 宋全芳.综合医院内精神科会诊 258 例临床分析.中国心理卫生杂志,2003,17(7):484

3. 范长河,张燕.综合医院临床各科病人精神科会诊情况分析.中国现代医学杂志,2003,13(1):90-92

4. 白燕,许秀峰,熊鹏.203 例老年住院患者精神障碍会诊病例分析.中国心理卫生杂志,2003,17(9):645

5. 兰光华,徐英,陈文,等.综合医院精神科会诊 10 年变化分析.苏州大学学报(医学版),2003,23(5):630-632

6. 田红军,王晶,陈仲贤,等.精神科院际会诊半年情况分析.天津医学杂志,2007,35(7):546

7. 吴绍敏,于德华,吴萍,等.非精神科医师对精神障碍处理现状调查.临床精神医学杂志,2007,17(1):6-7

8. 许国勤,陈志青.512 例躯体疾病患者伴发精神障碍的会诊资料分析.中国心理卫生杂志,2005,19(8):567-568

9. 龚梅恩,刘军,黄学军,等.综合医院精神科会诊和精神科门诊病人的临床差异.中国心理卫生杂志.2006,20(8):552-553

10. 许秀峰,白燕,张丽玲.综合医院中精神科会诊病例的临床分析.中华精神科杂志,2004,37(1):61

11. 郭惠荣,任玉民,李幼辉.临床联络精神病学的现状与发展.临床心身疾病杂志,2007,13(6):570-571

12. 黄永兰,陈振华,白雪光.综合医院会诊-联络精神病学 10 年变迁.武汉大学学报,2006,27(5):671-673

13. 于德华,吴文源.我国会诊-联络精神病学现状及对策.临床精神医学杂志,2003,13(1):52-53

14. Michale GW, James RR. The American psychiatric publishing textbook of consultation-liaison psychiatry: psychiatry in the medically ill. 2nd ed. Washington DC: American psychiatric publishing Inc, 2002

第十六章 *Chapter 16*
社区精神卫生服务
（*community mental health service*）

    2007 年 5 月底 WHO 在日内瓦明确表示：世界各国迫切需要建立一个社区精神卫生服务网络。"与精神病医院相比，社区精神卫生服务不仅更便利严重精神残疾患者获得，而且在照顾他们的需要方面更为有效。社区精神卫生服务还可能减少在精神病医院经常遇到的忽视和侵犯人权的可能性。"我国的社区精神卫生服务起步于 20 世纪 50 年代末，直至 80 年代才开始真正发展，目前正处加速发展、充实和完善过程中，服务的内容和服务的范围随着精神卫生工作的深入和社会经济的发展而不断增加和扩大。

第一节 概 述

一、概念及定义

    社区的概念包括：①一定地域的社会人群（7 万～20 万人口）；②该地域的范围可以是区、县、街道、乡镇、居民宅区等行政划区，也可以是医疗机构以外的工厂、机关、商店、学校等社会团体和阶层；③在社区人群中，多以一定的社会生产关系和行为规范为共存基础；④具有文化传统、生活习惯、乡土观念等方面的感情和心理上的共同趋向。

    精神卫生也就是心理卫生。一是指心理健康状态，二是指维护和促进心理健康的原则与措施。社区精神卫生是指应用社会精神病学的理论、研究方法和临床医学、预防医学等医疗技术和措施，对社区范围内全体居民探讨如何保障和促进人群心理健康，以提高个体承受应激和适应社会能力，从而减少心理和行为问题的发生，促进心理健康和良好的社会适应能力的学科。

    社区精神医学（community psychiatry）是精神医学的一个重要分支。它是应用精神医学、社会医学、社会心理学、公共卫生管理学及其他行为科学的理论、技术和方法，研究和处理一定时期和一定区域社会人群中精神卫生需求的一门新兴专业学科。社区精神医学的形成，既是医院精神医学的延伸，也是当代精神医学历史发展的必然趋势。

    社区精神医学的工作又称为"社区精神卫生服务"（community mental health service）。

在服务范围上有广义与狭义之分。广义者,以社区中全体居民为对象,即包括目前心理状态正常者、存在心理问题者、神经症和精神病性障碍者,开展所谓"大卫生"范畴的服务,需要政府及卫生、民政、公安、残联等各部门与全社会的共同参与;狭义者,主要服务对象为社区中的现患精神病患者,由卫生部门承担主要任务,同时也需要其他部门的协同和配合。对于后者,我国专业工作者习惯上称之为"精神病防治",这也是本章重点介绍的内容。

二、社区精神卫生服务的基本任务

从事社区精神卫生服务的专业人员,现阶段的基本任务为:①进行精神卫生健康教育,宣传和普及精神卫生知识;②培训基层卫生人员,指导具体病人的药物治疗及社会心理康复;③开展社区精神疾病调查,了解疾病分布及影响因素;④协调社区各种力量,对重性精神病患者实行综合管理;⑤开发社区潜在资源,促进精神残疾者的社会康复;⑥提供社区心理咨询,满足社会人群心理卫生需求;⑦参与制定社区精神卫生规划,为地区卫生行政决策发挥参谋及顾问作用;⑧搜集和分析社区精神疾病资料,评估防治康复效果;⑨向各级政府机构宣传和呼吁,推动地区精神卫生工作的深入开展;⑩将社区服务与科研工作相结合,开展各项社区专题研究及理论探讨,以提高服务质量水平。

第二节 社区精神卫生服务的发展

一、问题的提出

(一)医院服务的现状与实际需求的不相适应

1993 年据美国国立精神卫生研究所(NIMH)的一项在流行病学调查协作区域(ECA)所做的研究发现,按 DSM-Ⅲ 的标准,对 20 000 名调查人群给予标准化诊断,结论是美国每年每 4 名成人就有 1 个以上患有至少一种精神障碍。而实际患有符合DSM-Ⅲ标准的精神障碍者中,约有 72% 的患者在过去 1 年中并不曾去任何医疗机构求治。这样,仅是建造精神病院,扩大收容床位,然后被动等待病人上门就显得远远不够了,因为近3/4的患者不能及时来就诊。改善这一状况的主要措施之一便是发展社区精神医学。另一方面,即使能成功地说服 72% 未就诊患者中的小部分前来专科医院诊治,相对于目前已经超负荷的精神卫生专业设施,也会出现人满为患的局面。此外,精神病院转到社区中去的"非住院化运动"的兴起,解放了众多精神病患者,使他们摆脱了锁链,在社区就近接受服务,这对精神卫生工作是一个极大的推进。发达国家尚且如此,对于发展中国家而言这类供需差距愈加明显。近年来,许多发展中国家和地区在发展其精神卫生事业方面正视了这一现实,将社区服务作为优先发展之列。于是,社区精神医学在全球范围正方兴未艾地发展。

(二)多数病人的多数时间实际生活在社区中

20 世纪 50 年代中期之前,美国政府曾花大力气发展精神科住院服务,全美精神科床位

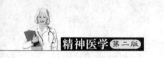

数曾达 55.8 万张,然而到了 1980 年却缩减到 13.8 万张,仅为 1955 年的 1/4。其中的重要原因之一就是社区精神卫生服务的迅速发展。1985 年美国有精神卫生中心约 750 个,占全国 1 500 个社区的 1/2,覆盖人口超过了全国人口的半数。英国的社区精神卫生工作也较早开展,英国精神病院的床位从 1964 年的 15.2 万张缩减至 1981 年的 7.6 万张,有 160 个综合性医院设立了精神科。精神病患者的平均住院时间大为缩短,1 年内就可治愈出院的精神病患者达到 93%,其中大多数住院 3 个月内就可出院。而在社区(7 万~20 万居民),在地区行政管理和支持下配置相应的社区精神卫生服务机构,社区精神科的服务人员和护士大量增加。社区中还建立了供精神病患者居住的寓所治疗中心,这类中心(如白天医院、工疗中心、职疗中心、福利工厂等)到 20 世纪 70 年代总数增加了 1 倍。

社区精神卫生服务的发展带来了精神科医疗资源的扩充,延伸了精神医学服务领域。流行病学调查资料证实,精神分裂症之类较为严重而需要住院的精神疾病患者仅为各类精神障碍中的极少数(<10%)。即使精神分裂症患者,在其急性期病情控制或缓解后绝大部分时间(70%~80%)需要继续康复治疗,社区精神卫生服务能够为患者的长期生活带来康复治疗机会。因而,在社区投入更多的人力与物力,建立社区精神卫生服务机构,为精神病患者出院后的生活提供长期的社区精神卫生服务更有利于延续治疗。反之,延长患者的住院时间,并不利于患者的康复。有研究发现,许多长期住院的精神病患者,由于脱离了社会生活,反而导致进一步的精神衰退和社会适应能力降低,以致无法重返社会,造成所谓"住院综合征"。

因此,从 20 世纪 60 年代开始,美国等发达国家逐渐重视发展社区精神医学,早在 1946 年美国就颁布了国家级的立法《美国国家精神立法法案》,经国会表决通过后就着手实施。立法及政府投资促进了全国精神卫生工作的开展。各州设立精神卫生诊治的社区基地,基地负责宣传社区精神卫生的意义及工作职能,培训精神卫生社区服务人员,促进并保障了社区精神卫生服务的开展。

(三)发展社区精神医学的条件已经成熟

社区精神医学的迅速发展,不仅是由于有现实的需要,而且是因为具备了一定的条件。其一,由于多年来专业卫生人员不懈地努力,竭力向各级政府及社会大众宣传精神卫生服务的重要性,在社会上包括政府和老百姓,对精神疾病及精神卫生的态度和认识有了较大的改变,使社区精神医学的实践有了较广泛的社会基础;其二,在各级政府的重视下,不少地区将精神卫生的社区服务纳入社区综合治理的重要内容之一,专业人员通过各种形式培训了一批基层专业或兼职防治人员,组建了一支以社区精神病防治管理为重点的基本队伍,各地在多年来的实践中也积累了相当的经验;其三,20 世纪 50 年代以来,精神科治疗手段的改善,特别是精神药物的发展和广泛应用,长效制剂的开发及使用,使多数病人的较多时间有可能在社区内接受治疗和管理;其四,近年来,随着生物-心理-社会医学模式的转变,精神病的管理模式也由集中封闭式管理,朝着以社区为基础开展精神病康复为目标的转变,现代康复医学的概念和手段正逐渐融入社区服务之中。

(四)时代对精神卫生服务提出了新的要求

随着工业化、都市化及现代化的进程,精神科的服务范围在逐渐扩大,精神疾病谱也发生了相应的变化。例如,发达国家中的酒精和物质滥用(依赖)已成为重要社会问题。

总体来看,一方面由于卫生保健工作的加强使人口死亡率逐步下降,人口老龄化带来的诸如老年性痴呆之类的老年精神卫生问题日趋突出。据1997年亚太地区精神卫生会议资料显示,情感性精神障碍的患病率在一些国家(澳大利亚、韩国、印度、巴布亚新几内亚等)已高出精神分裂症3～4倍,尤其是因重症抑郁所致的自杀年死亡率占整个人群自杀死亡的40%～60%,而自杀的危机干预主要是在社区开展。据2005年9月卫生部《关于开展世界精神卫生日主题宣传活动的通知》公布的数据:我国目前精神疾病患者约有1 600万人,并将以每年至少10万人的数量递增,另有约600万癫痫患者;精神疾病所造成的负担正在以显而易见的势头增长,推算我国精神疾病负担到2020年将上升至疾病总负担的1/4。另一方面,当代社会中,伴随物质生活的改善和发展,人们对精神生活提出了更高的要求。诸如,儿童心理行为问题、青少年适应不良问题、成人应激引起的心身疾病问题,以及家庭心理卫生问题等。原先并不是精神科服务的主要内容,目前都已成为精神卫生的重点之列。在我国,既往社区服务的主要对象一直是精神分裂症、精神发育迟滞等慢性病程患者,虽然一段时期内这个重点不会改变,但随着精神卫生事业的发展,社区服务范围必将进一步拓宽。

二、社区精神卫生服务的发展历程

在许多发达国家,对于精神病的治疗和管理大体上经历了3个时期:第一阶段是工业化前期,即18世纪中叶以前,当时既没有精神病专科,也很少有精神病的诊疗机构,患者分散在社会上;第二阶段是工业化发展时期,即20世纪50年代以前,各国建立了许多精神病院,精神病患者主要集中到精神病院进行治疗;第三阶段是第二次世界大战以后,尤其自20世纪50年代起,提倡让患者重返社会,在社区中预防治疗及康复管理。因此,社区精神医学的历史并不太长,基本上是从20世纪60年代开始成型。继人道地对待精神病患者、精神药物的开发和应用以后,有人将之誉为精神医学发展的"第三纪元"。

在我国,社区精神卫生工作大体上经历了4个阶段:①新中国成立初15年的初创时期;②"文革"10年的停滞及20世纪70年代后期的复苏;③20世纪80年代社区精神医学的兴起;④20世纪90年代社区精神医学的发展。

(一)新中国成立初期15年的概况

1958年6月2日卫生部在南京召开了第一次全国精神病专业会议,针对当时国内广大地区缺医少药,精神病患者"看病难、住院难"的状况,大会制定了"积极防治、就地管理、重点收容、开放治疗"的工作方针,社区精神病的防治开始受到政府及专业人员的关注。各地相继在专业机构内建立了防治科(组),开展以精神病防治为主要内容的基础性社区精神卫生服务,部分地区逐步建立起社区精神病防治管理雏形。主要工作有:①不少地区(如南京、上海、长沙等地)开展大规模的精神疾病普查;②专业人员深入基层,送医送药上门,使不能住院诊治的精神病患者在社区得到了医治的机会;③在社区培训基层卫生人员;④向社会宣传和普及精神疾病防治知识。"普查、普治、培训、宣传"是当时工作的主要特点,基本上属于打基础阶段,尤其是规模宏大的社区调查,尽管工作比较粗,但对了解精神疾病的分布、推动精神卫生结构的建设及引起政府重视方面起了很大的作用。

(二)"文革"10年的停滞时期及20世纪70年代后期的复苏

1966年6月开始的"文革",使社区精神疾病防治管理工作几乎陷入瘫痪,社区精神卫生

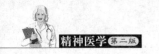

事业的发展也停滞不前。但"文革"后20世纪70年代后期,通过专业人员的努力,逐渐使社区精神疾病防治工作得以复苏。有些地区及单位,结合当地实情,摸索和创造了适合我国国情的社区精神病防治办法及措施,部分地区在"复苏"中逐步形成社区精神病患者三级管理的早期雏形。

(三)20世纪80年代社区精神医学的兴起

社区精神医学作为一门学科,在我国真正意义上的发展是在20世纪80年代以后。1980年及1986年,在国家政府的重视下,卫生、民政、公安三部联合在沪召开了2次全国性的会议,即全国精神病防治管理工作经验交流会和全国第二次精神卫生工作会议。在会上,主要介绍和交流了上海等地社区精神卫生工作经验和方法。以此为起点,全国各地社区精神卫生服务全面展开。

(四)20世纪90年代社区精神医学的发展

1991年,国务院批转了《残疾人事业"八五"纲要》。翌年,根据纲要精神,国家卫生部、民政部、公安部及中残联联合颁布全国精神病防治康复"八五"实施方案,自此,社区精神病防治康复工作被正式纳入了国家发展计划。"八五"期间(1990~1995),在全国64个试点市(县)7 000万人口中,对70多万精神病患者开展"社会化、开放式、综合性"的社区防治康复服务,社区精神医学的主要内容由单纯防治转为防治与康复相结合。经评估验收,整体成效十分显著,45万重性精神病患者的监护率达到90%,显好率达60%,肇事率下降8%,社会参与率达到50%,并使6 000人解除关锁。

1996~2000年的《"九五"纲要》及其实施方案,使这一工作范围进一步拓宽。在全国200个市县、2亿人口、200多万精神病患者中,对120万重性精神病患者开展社区防治康复工作。目标是在社区施行开放式管理和综合性的康复措施,建立起全国性的精神病防治工作社会化体系。

这一阶段的主要工作有:①政府支持及多部门协作,特别是全国精神病防治康复工作"八五"、"九五"实施方案的颁布和实施,推动了各地精神病社区防治网络的建立和康复实施方案的拟订落实,涌现出杭州、屯州、常州等一批新的典型。②成立中国残疾人康复协会精神残疾康复研究会和中国康复医学会精神卫生康复专业委员会,以推动精神康复。③广泛开展社区服务和研究,如北京医科大学早在70年代开始在北京市海淀区农村进行了长期的社区防治;上海市精神卫生中心在上海市长期开展的城市精神卫生防治工作,创立了具有特色的"上海模式";华西医科大学对农村患者的服务模式及家庭教育开展了研究;北京安定医院等对精神分裂症的家庭治疗进行了较深入的研究;上海、杭州、济南、苏州、沈阳等城市开展了家庭教育的跨地区研究。除精神分裂症外,许多地区还开展了神经衰弱、药物成瘾、社区心理卫生的研究和服务,取得了多项成果。④开展包括精神残疾在内的全国残疾人抽样调查(1987年)及对少数民族精神疾病和精神卫生的抽样调查等。⑤开展多种形式的心理咨询服务。⑥精神医学和综合医学的联系得到了加强。在各级政府部门的重视和支持下,在基层医疗服务人员中培训了大批精神卫生专业人员,建立了适合不同地区情况的服务形式,快速推进了我国社区精神卫生服务工作的发展与日趋成熟。

三、21世纪我国社区精神卫生工作新视角与新行动

新世纪我国社区精神卫生服务工作进入了新的发展时期。2001年10月,国家卫生部、民政部、公安部及中残联在北京召开了"全国第三次精神卫生工作会议",并提出了"预防为主、防治结合、重点干预、广泛覆盖、依法管理"的工作原则;2002 年 4 月 10 日,又联合下发了《中国精神卫生工作 2002～2010 年规划》,将"加强宣传和健康教育,提高群众精神卫生知识水平"作为一个重要目标,通过广泛宣传、普及精神卫生知识,提高广大市民的精神健康水平。同年,残疾人事业"十五"纲要及全国精神病防治康复实施方案(2001～2005)的工作也正式推行。

2004 年 4～5 月,中国疾病预防控制中心(CDC)和北京大学组织考察了墨尔本社区精神卫生工作,决定借鉴维多利亚模式开展我国的新型社区精神卫生服务。同年,中央补助地方卫生经费重性精神疾病管理治疗项目(686 项目)启动,这是迄今为止我国对精神卫生防治康复投入力度最大的一批项目,中央财政 2005 年投入了 686 万元,2006 年增加到 1 000 万元,2007 年增加到 1 500 万元。目标是在全国 30 个省、自治区、直辖市共建立 60 个试点,覆盖人口 4 300 多万人,其中城市人口 1 950 多万,农村人口 2 400 万。

近年来我国的精神卫生服务项目正不断增加投入,在深化卫生改革、规范工作程序、细化治疗方案、扩大培训范围的同时,强调康复和治疗同步实施的理念,以患者的社会功能康复为核心,提高全社会对精神疾病知识的知晓率,吸引更多的人关注精神卫生,希望有更多的患者通过此项目真正回归家庭,回归社会。

当前我国社区精神医学正朝着符合现代化建设需要的方向发展,精神立法问题已愈来愈成为新的关注焦点,建立精神卫生法规的时机也日趋成熟。

第三节　社区精神卫生与相关学科的关系

社区精神医学的学科体系,采用和借鉴多种学科及专业的理论、技术和方法,在研究范围及对象上既具有相对独立性,又与其他学科发生密切联系,彼此渗透,互为交融。因此,熟悉与社区服务有关的知识及相互关系十分必要(表 16-1)。

表 16-1　社区精神医学与相关学科的比较

相关学科	性　质	研究(服务)范围或对象	主要形式	相关人员
临床精神医学	精神病诊治	机构内开展、以个体为对象	被动式服务	临床医护人员
社会医学及卫生管理学	研究规律及宏观管理	涉及多领域、以群体为对象	管理、指导运筹、方法学	公共卫生及行政管理人员
预防医学	亚临床学科	以易罹人群为主	干预预防措施	公共卫生人员为主
现代康复医学	应用学科	以残疾个体为主	功能训练	康复治疗师
医学心理咨询	一种处理过程	以个体为主	商讨、帮助	临床心理医师
社会工作	专职社会服务	多以个体为主	解释、协调	社会工作者
社区精神医学	分支综合学科	社区全体居民或慢性精神病患者	主动式服务,综合理论技术	以精神科医师为主的团队人员

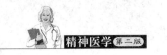

一、与临床精神医学的关系

临床精神医学(clinical psychiatry)又称为医院精神医学,即通过医院为基地的诊疗活动,探讨精神疾病的相关问题,以诊断和治疗为主要目的。本教材的绝大多数内容是侧重此范畴的。由于长期以来它是传统精神病学的主体之一,在病因学、分类学、症状学、诊断学及治疗学上,所积累形成的宝贵经验和系统理论及其最新进展,应是从事临床医疗工作的医务人员必须全面熟悉、掌握的基本知识。

但所不同的是,传统的临床精神病学只对求诊者、求治者服务,为一种被动服务方式,且较少顾及社会群体的动态趋势;另一方面,并不开阔的临床视野,对某些很少住院的病种或多数精神疾病的社会心理学背景所知有限,如老年期痴呆、心身疾病、各类心理障碍以及大量的轻性精神障碍疾病的自然史和社会人口学特征等。这些宏观的资料和纵向规律,只有通过社会工作的调查研究才能得到。社区精神医学的服务对象则为社区所有居民,研究社区群体的动态,提供范围更广的主动性服务,包括社会宣教、心理咨询、家庭治疗、危机干预、康复指导及实施等。因此从某种角度看,后者既为前者提供连续性服务,又不完全等同于传统的院外服务。

二、与社会医学及卫生管理学的关系

社会医学及卫生管理学是研究卫生事业发展规律和科学管理的学科。它既是医学与社会学的综合学科,又是研究社会群体动态,从较为宏观的角度观察和处理人类卫生健康与疾病因素方法学的基础学科。因此,从事社区精神卫生工作的人员应将其作为必修课程之一,予以充分了解及借鉴。

在社区精神医学的实践中,医学流行病学是其工作的主要方法。例如,通过流行病学调查,了解精神疾病的分布及其影响分布的各种因素,即当前国内对社区基层要求的"摸底调查、建档立卡"之类的工作,是目前普遍采用的方法。我国于1982年及1993年均进行了规模较大的全国性精神疾病流行病学调查,为社区精神医学的发展奠定了基础。

再如,借鉴该门学科的组织管理原则及方法,用于精神卫生宣传教育实施上,就有很好的实例。卫生管理学将卫生宣传的方法归纳为5种形式:①口头宣传(报告会、专题讲座、座谈会、家庭访谈);②文字宣传(标语、传单、壁报栏、黑板报、专业期刊、小册子、普及读物);③形象宣传(宣传画、卫生挂图、连环画、立体标本模型);④综合宣传(设点陈列展览、流动服务宣传、现场示教、街头咨询讲解、文艺会演、经验交流);⑤电化教育(录音播放、电台广播、幻灯演示、电视录像、电影制作)等。1996年,上海市开展了社区精神卫生宣传周活动。在上万人次的社会宣传中便充分采用和借鉴了上述方法及形式,特别是在组织发动和计划运筹上应用了社会管理学的有关原则,积累了较多的经验,也获得了良好的社会效果。

另外,卫生统计学、卫生经济学、临床流行病学、医学人类学、人口学、生态学及运筹管理学等分支学科的理论和方法,正为社区精神医学的研究及服务提供了丰富的资源。

三、与预防医学及康复医学的关系

1996年12月的全国卫生工作会议和2001年10月的全国第三次精神卫生工作会议,

都再次重申了"预防为主"这一我国卫生工作的一贯方针。因此,精神疾病的预防必然成为社区精神医学的一项重要任务。"预防精神医学"是精神医学的另一分支。Caplan (1964)提出的三级预防模式,对社区精神医学的实践产生过较大的影响。该模式的主要内容为:①在社区中减少精神疾病的发生(一级预防);②对现患者早期发现、早期干预、缩短病程、减少复发(二级预防);③做好患者的社会安排,施行针对性的康复措施,减少因病所致的功能残疾(三级预防)。目前一般认为,多数重性精神病的一级预防尚有一定难度,在社区开展的工作以二级、三级预防为主,其中二级预防是精神障碍防治工作中极为重要的环节。

康复医学在精神卫生领域的开展称为"康复精神医学"。随着"健康"概念的更新,要求个体在躯体上、心理上及社会适应上都处于良好状态方可称之健康。因此,当代康复医学提出了全新的概念,其主流是强调以社区为基础开展康复(community based rehabilitation, CBR),即对社区中的精神残疾者施行功能训练,开展包括医疗措施、心理教育、职业功能及重返社会的全面康复。作为一门应用学科,无疑为丰富社区精神医学的实践提供了技术和方法。

据2006年全国第二次残疾人抽样调查结果显示,中国目前有各类残疾人8 296万,其中精神残疾人有614万。在残疾人这个特殊困难群体中,精神残疾人的困难更为突出。精神残疾可由精神分裂症、心境障碍、脑器质性精神障碍、精神活性物质所致精神障碍、儿童少年期精神障碍等导致,如崔承英等研究发现精神分裂症现患病人致残率高达93.6%,翁正等发现精神分裂症的致残率高达83.6%。如此高的致残率,使康复精神医学的重要性在社区精神卫生服务工作中显得愈发重要。近几年来,精神康复主要包括医学康复、心理康复、社会康复和职业康复。医学康复是基础,心理康复是对这一基础的进一步巩固,社会康复是患者社会化的前提条件,而职业康复是最高层次的。这4项内容综合在一起,构成了整体康复。整体康复充分体现了生物-心理-社会医学模式。

精神疾病的预防及康复工作与其他各科相比,更为复杂和艰巨,精神康复的过程是以药物为主体,多种康复措施综合运用的结果,世界各国都在探索研究中。在发展社区精神医学中,必须充分汲取预防医学及康复医学的最新知识和技术,并将之同临床工作及心理卫生工作紧密结合,才能把社区精神卫生服务工作提高到新的水平,以促进学科的发展。

四、与医学心理咨询工作的关系

医学心理学及其相关的心理卫生工作,在我国是近10余年来刚刚兴起的一类新兴专业,与社区工作有着广泛的联系。其中,尤其是咨询工作的理论和技能,与社区中有关咨询方面的服务关系甚为密切。具体内容参见《医学心理学》。

心理咨询一般是以个体为服务对象,咨询员(counsellor)采用共情、商讨、测评、解释或分析等心理学技术,帮助来访者(client)理解和处理其心理适应问题的一种服务过程。除了为社区中轻性精神障碍者提供服务外,也对重性病人家属及相当多的正常人群给予心理健康方面的帮助和指导。在社区中,广义的咨询还包括:①精神卫生知识的宣教;②应激事件后的危机干预;③对非专业社区服务人员的心理学指导;④各级卫生管理部门中计划决策时的顾问参谋作用等。当然,这已远远超出了临床心理咨询的工作范畴,但仍需以"心理咨询学"的基本原则及方法开展工作。

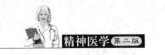

五、其他

（一）精神科社会工作与社会工作者

在国外,社会工作是一门专业。其专业人员即社会工作者(social worker)。以美国为例,20世纪80年代末全国共有合格的社会工作者约5万名,其中3万名为精神科社会工作者,主要在社区开展工作。在社区中社会工作者与心理工作者及精神科医师的比例大致为3：2：1。其工作内容主要有2个方面:一是与患者社会康复有关的服务;二是参与社区管理和指导。具体工作中,有的主要从事精神疾病患者劳保福利、工作待遇等物质环境的改善,以及对家庭纠纷、婚姻不睦等社会人际关系的调解;有的则侧重精神疾病的辅导治疗和心理卫生健康的社会学指导;还有的对社会有关人员起咨询顾问作用。我国目前尚无此类专业,但其理论原则及工作方法,在我国社区精神医学的实践中可予借鉴。

（二）行为科学与行为医学

在有关社区精神医学的文献中常涉及该类专有名词。1997年,WHO精神卫生署对行为科学的定义常涉及3种不同的含义:仅指与精神医学相关的学科知识;精神医学和医学心理学的统称;广义地延伸到所有探索人类行为的各类学科,不仅是指心理学、社会学,而且还包括遗传学、生物化学、生理学等一些探索复杂行为的起源和潜因的学科。看来,作为一种跨学科的总称,无论是狭义抑或广义的理解,都与社区精神医学的理论内涵有着千丝万缕的联系。

另外,社会服务工作还涉及会诊联络精神医学、司法精神医学及民族精神医学等边缘分支学科,并与老年医学、妇幼保健、青少年心理教育等专业有着广泛联系。

第四节 组织形式与服务实施

一、组织形式与特征

英国学者 J. Wing 曾对社区精神卫生服务的组织实施提出3点要素:①建立社区精神卫生委员会;②组成在专家领导下的工作队伍(workgroup);③社区支持网(community network)。这与我国社区精神病防治的经验和构思基本吻合。

（一）要有一个组织管理机构,并得到全社会的支持

开展服务必须首先强调组织管理。社区精神病防治的组织管理工作,必须得到政府部门的领导和社会各方面的协作及支持。以上海市近40年的工作为例,市、区(县)、街道(乡镇)三级都设有精神病防治管理领导小组,分别由各级政府和有关职能部门(如卫生、民政、公安、财政、残联等)组成。市、区(县)两级设立办公室,形成与地区行政级别相一致的组织管理体系。领导小组负责制订计划,组织发动,协调关系,检查督促,总结和推广经验。办公室的主要任务是了解情况,收集资料,向政府反映情况,定期讨论和研究工作,处理有关行政事务。

社区工作还强调全社会群众的参与和支持。社区中的全体居民、家庭和病人本身,既是精神卫生服务的对象,又是服务实施的参与执行者。在社区精神医学的实践中,应充分发动群众,协调各种有用的力量,开启人员及物质资源,形成全社会关心和支持的局面。

(二)要有一支社区专业队伍及基层网络系统

社区精神病防治是一项专业性很强的工作,专业队伍起着相当重要的作用。在我国,主要由各级精神病医院的防治科(组)的专业人员作为技术骨干力量,指导基层专(兼)职人员开展各项工作,并由此形成社区精神医学的技术指导和业务实施系统。

社区防治人员要有相当的精神医学专业知识和实际经验,才能在社区中诊断和治疗,并指导非专科人员进行防治和管理。防治人员还要有一定的社区医学、社会心理学、公共卫生学等相关学科的知识,才能更好地开展以社区为基地的精神卫生服务工作。同时,他们也要具有一定的组织管理、咨询联络和宣传发动等方面的工作能力,才能协调并动员各方面的力量,共同来关心和帮助精神病患者。另外,防治工作是很辛苦的,不管刮风下雨都要串街走巷、起早摸黑、四处奔走。因而,要求防治人员既要有全面的专业知识和技能,又应具备不辞辛劳、任劳任怨的品质。在挑选和培养防治人员时,应作全面的考虑。

另一方面,社区精神医学的实施,单凭专业人员的努力是远远不够的,必须得到基层卫生人员及全社会群众的支持,才有可能真正提供持续的、整体的、系统的服务。因此,为提高社区防治效果,要形成理想的、有社会各阶层人士及团体参与的社区精神卫生服务网络。多年来逐步形成了比较成熟的社区精神病的三级防治管理模式(图16-1)与社区精神病防治康复工作流程(图16-2)。

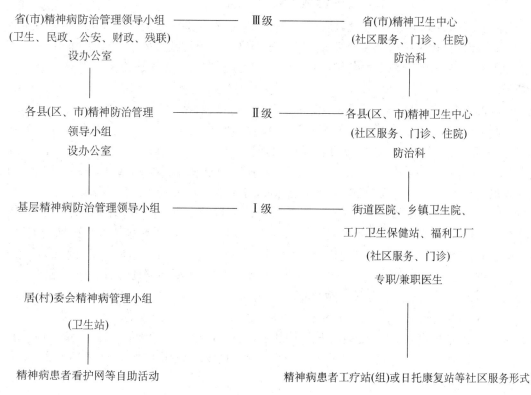

图 16-1　社区精神病防治三级管理模式图

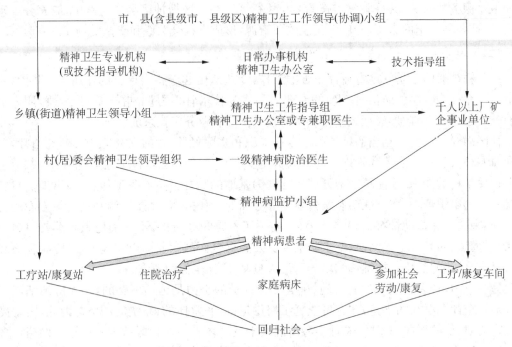

图 16-2　社区精神病防治康复工作流程图

（三）要了解社区的需求，并开展有计划的服务

"知己知彼，百战不殆"。在社区服务实施前就应首先了解病人的分布及其需求，不同地区、不同时期的精神疾病谱及精神卫生需求不尽相同。精神病致残率高，全球约有4.5亿人患有神经精神疾病，占全球疾病负担的近11%，前10位造成功能残缺的疾病中有5个属于精神障碍，其中主要为社会性残疾（social disability），即因精神疾病长时间不能治愈或多次复发导致的一种不良状态，主要表现为患者的社会功能缺陷，病人的社会实践不能达到他们本人、他们的家属以及社会通常的预期标准。在我国现阶段的服务对象主要是慢性精神病患者，其中精神分裂症占70%以上（据上海市的调查，1985）。分析造成这类缺陷的原因，发现与疾病本身性质、社会偏见、难以就业和继发的不良心理反应等因素都有关系。因此，防治康复的针对性措施就应从生物-心理-社会模式的3个方面入手开展服务工作。还应了解社区中可以利用的力量和资源，主要指服务队伍的数量和质量，包括各种技术和方法。例如，加强现有人员的技术培训，将康复对策和技巧教给病人家属，开展宣教以纠正社会偏见，为病人提供力所能及的劳动和就业机会，为康复期的病人及家属提供精神卫生咨询。每个病人所需得到的旨在促进其康复的帮助并不相同，必须给予"量体裁衣"式的个体化康复措施。

除了"缺啥补啥"式的服务外，计划性服务旨在充分了解供需双方现实状况的基础上，应该请有关精神卫生的组织管理机构和技术指导专家，进行宏观性的规划和安排。例如，阶段性地调整服务方向，区域性地改善地方服务设施，政策性地给予财政专项拨款，指令性地开展精神卫生宣教活动，有计划有步骤地充实和加强社区专业队伍的力量，让各种人力、物力资源得到充分利用。

（四）要开展多学科团队协作的综合协调服务

社区精神医学强调生物、心理和社会的综合模式。社区精神卫生服务的社会性很强，许多问题并非卫生部门所能解决,因而其工作队伍除了精神科医护人员外,还必须吸收公共卫生医生、心理学工作者、社会学工作者以及有关行政管理人员,社区的康复还需要专业从事工疗和娱疗的康复治疗师等,共同组成多学科、多专业的工作团队(work team)。采取集体负责、协同作战、多维评定、集思广益、分工明确、高效集中的工作方式,彼此取长补短,发挥各自专长,形成工作合力,达到更好的服务效果。

社区精神医学要求为社区提供多层次、全方位、连续性的综合服务。例如,宣教、咨询、急诊、门诊、部分住院、住院、会诊、入院前评定、出院后随访、青少年心理辅导、老年心理卫生及生活照料的指导、酒精中毒及药物滥用的社区干预等。通过合理地协调,积累资料和经验,不断地评估摸索,改进工作,以提高全社会的精神卫生水平。

(五)要建立资料检测系统及其效果评估程序

检测与评估是提高社区精神卫生服务效果的重要手段。其基础工作有两个方面:一是各类资料的收集、管理和利用,为动态性分析或服务质量检测建立信息系统;二是服务计划及方案实施前选定合适的效果评估指标及标准化工具,对评估人员进行规范化的培训,并于实践中进行评估的质量监控,评估的结果既能显示社区服务的可比性效果,又为社区科研提供科学性的资料。因此,资料系统的建立及评估程序的规范化是社区精神医学从服务实践到理论深化的必备条件。

资料的主要内容包括:①全国精神病防治康复工作统一表卡(简称"统一表卡"),是反映个案病情和一般情况的准确资料;②防治、康复实施中各类随访记录及工具评估结果的动态资料;③统计某地区某时期社区病人状况及服务设施和社区中防治康复效果的汇总资料(如各类月报表、季报表、年报表等)。目前社区防治康复资料的电脑化管理已经成为我国精神卫生社区专业化管理的重要手段之一,在不少地区已经启动实施。

效果的检测及评估应有客观的指标和可靠的工具。其标准化、可比性、实用性、便利性、即效度与信度等特性均是选择和使用时的重要原则。检测的内容应包括服务对个人的作用、服务对社区的作用、服务的时间效益比值等。具体地说,即:病人或群众对服务开展后的态度和反应(近期效果);社区环境的改善和有关社区福利政策的落实(中期效果);一年后或更长时间内各种康复设施的覆盖率扩大、精神病人复发率及住院率的减少、劳动出勤率及康复率的提高,总体残疾率及社会肇事率的降低以及生活质量的改善等(长期效果)。其中,对个体评估的内容,以慢性精神分裂症患者为例,还可细化为:①有哪些阳性或阴性的症状;②有哪些异常行为,特别是那些社会不接受的行为,譬如秽言或冲动性行为;③日常生活的自理能力如何;④个体的职业功能及其态度和期望;⑤病人生活的具体社会环境。这些都有相应的工具可供选择,如各类症状量表、功能量表及康复状况量表等。

二、服务形式

随着社区精神医学的发展,国内外都创造了许多适合当地情况的防治服务形式,使精神病患者的康复可通过多种形式得以实施。例如,有以精神专科医院为依靠的早期功能恢复(早期干预)形式,以社区工疗站为依靠的恢复期功能康复形式,以福利工厂为依靠的精神残疾者康复形式,还有家庭病床、农疗站等形式可以服务于社区精神卫生工作,让患者真正的回归社会。以下仅对适合我国国情的几种社区形式,作简要介绍。

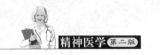

（一）基层精神卫生专科

国外的精神病防治的主要措施之一是在综合性医院中设立精神科。我国截至 2005 年底,全国共有精神科床位 132 881 张,其中以精神病专科医院为主,占总床位数的 86%,各大医院也已经逐步设立了精神科。我国目前较多地是采取基层专科的形式,即让基层的医务人员,经过短期的专科培训,成为专职或兼职的基层精神科医师,以他们为主体,在基层开展精神病防治工作。这对于就近诊治、早期诊断和早期治疗、提供持续的综合性服务而言,起着相当重要的作用。

工作任务是:①设立专科门诊;②开设家庭病床,进行家庭访视;③负责社区中精神病患者及工疗组内病人的查房、病情记录和治疗方案的实施;④定期访视社区中精神病患者看护网;⑤指导卫生员开展防治工作,⑥开展精神病防治知识的宣教;⑦收集和汇总所在社区的疾病资料。

（二）福利工厂及工疗站

工疗站是一类以作业治疗(occupational therapy)为重点的组织,是为精神病患者提供治疗、工作(劳动)、文体活动的日间康复场所,针对精神病患者实行"三疗(工疗、药疗、娱疗)教育"模式的康复训练。在那里接受康复训练的患者,被称为"工疗员"。其基本目的是降低精神病患者的复发率、肇事率,提高了防治与康复的质量,为精神病患者回归社会、恢复劳动能力创造条件,是社区精神卫生工作中一个重要的基层防治机构。我国上海、杭州、苏州、沈阳等市,都有不少成功的经验,在"九五"和"十五"期间发挥了积极重要作用,也取得了较好的成效。这类工疗组(occupational therapy group)一般由地区的民政部门主办,吸收闲散在社会中的具有一定劳动能力的精神病患者参加,把作业治疗和娱乐治疗结合起来,考虑到病人的精神状况,作业治疗多数选择较为简单,且病人力所能及的操作,工作时间相对较短。根据病人的劳动情况,发给一定的补贴或报酬。另有一些地区的医务人员,定期地访视病人,按病人的情况调整治疗方案。这样,病人的维持治疗基本得以保证,有利于病情的稳定和好转;通过作业治疗,他们的职业功能也可得到康复;组内的集体活动和相互交往,有助于社交功能的改善;得到的报酬虽不一定高,但却有利于病人自信心及自尊心的恢复;同时,病人的集中活动,又便于管理。所以,这是受病人、病人家属及社会各界欢迎的防治形式。

随着社会经济的发展和变迁,部分地区的福利工厂有愈来愈少的趋势,社区工疗站的建设和发展已成为重要的精神卫生服务形式之一。在农村,则以农业劳动为主的农疗站服务形式,促进城乡结合部和农村地区的精神病患者的康复。

（三）家庭病床与随访服务

由于我国的精神科机构和床位数相对不足,因而在许多地区,特别是农村,精神病患者看病和住院还有一定困难。家庭病床的设立,能使更多的病人得到及时而合理的治疗。北京海淀郊区、山东烟台、辽宁铁岭地区的防治工作,都以家庭病床为主体。他们把精神病防治工作纳入农村卫生保健体系,训练乡镇医院的医生,让他们承担精神病家庭床位的建立和综合性防治计划的落实,按病情定期随访病人。乡村医生则根据治疗计划,指导病人家属做好护理工作,督促病人配合治疗,效果十分显著。其近期效果,如北京海淀郊区显效率达 64.9%,与住院疗效相仿。而且,由于病人不脱离家庭和社会,还有助于社会功能的保持和恢复。

家庭随访也是我国社区常用的服务形式之一。除了为家庭病床病人采用外,对辖区内定期随访的主要对象为需长期服药的慢性或稳定期的病人,根据病人的情况,定期上门访视,指导维持用药和康复实施。以上海为例,1995年对4个区县473例慢性精神分裂症患者的家访研究显示,由于家访员(防治科专业人员)耐心细致的解释宣传和因人而异的心理疏导,随着家访次数的增多,病人自觉服药的总体依从性逐次提高为85%、90%、92%,由此保证了个体化康复方案的施行。

(四)家庭看护及社区自助社团

家庭看护小组和由之形成的群众性看护网,也是按照我国国情发展起来的一种社区服务形式,即由病人家属、邻居及地区群众组成的一类志愿团体和自助组织。其主要工作为:①对恢复期患者观察病情、维持用药、生活照顾、心理护理;②加强对重点病人的看管,防止肇事,及时和医务人员联系;③向群众宣传教育,关心和爱护群众。

1995年以来,上海市在看护小组的基础上,实行监护责任书的签订,即由设定的监护人(家属或委派指定)与地区防治组织及街道(乡镇)政府签订具法律约束力的监护责任书。目的是促使家庭、地区对精神病患者的社区监护工作,逐步走上法制化的轨道,更好地依法保障精神病患者的合法权益,增进其社区康复;监护责任的落实,也有利于减少因病所致的肇事肇祸,以保障社会秩序的稳定,对病人、家庭及社会都有良好效果。

病人家属的自助社团,在国外已有多年历史。我国的此类形式尚处萌芽状态,如残联系统的精神残疾亲友会、智力残疾亲友会等,都是近几年开展起来的。上海市于1992年率先成立了"心理康复协会",这是以病人家属为主体的独立法人社团。其主要任务:①保障和维护精神病人的合法权益;②使精神病患者及其家属得到社会的尊重、理解和关心;③动员社会力量为病人及其家属排忧解难。数年来,该协会在社区已做了许多工作,受到病人及家属的欢迎。

(五)家庭教育及其他社会心理干预

近年来,社区精神卫生服务的范围已趋扩大,从病人扩大到病人家属,因而发展了许多家庭干预的防治康复措施,家庭教育便是家庭干预的形式之一。20世纪90年代,WHO和上海、杭州、苏州、济南、沈阳5个城市合作,对精神病患者的家庭成员开展了集体社会心理教育(简称"家庭教育")。随后,WHO又与烟台地区在农村开展类似工作。经实践证明,家庭教育是一种适合我国国情的有效的精神病防治康复手段,应该加以推广,使更多的病人及家庭获得帮助。

家庭教育的干预目标为:①传授相关的疾病知识,使家庭能更好地帮助病人;②降低家庭成员中因缺乏疾病知识所致的高情感表达水平;③介绍有关精神疾病药物治疗的知识,提高病人药物治疗的依从性;④减轻家庭成员的内疚自罪感,减少他们的心理负担;⑤提供对病人病态行为和非适应性行为的应对技巧,提高病人家属照料病人的能力。

家庭教育的方法,主要采取集体讲课及讨论的形式,提供有系统有计划的教育和训练。实施过程中,可参照下述要点:①从实际出发,有选择地提供知识;②重点内容反复讲;③提倡听课者的主动参与,鼓励提问、讨论和发表意见;④要求讲解风格深入浅出,多举实例,简明扼要,通俗易懂;⑤采用视听结合的形式增进效果。实践表明,病人家属乐于接受,集体参与有利于亲属间的相互支持和相互帮助,有利于减轻他们的自罪感、无助感和孤立感,也可

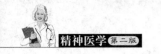
帮助建立有利于病人康复的家庭环境,减轻照料负担,促进病人康复。

近10多年来,以家庭为单元的各种社会心理干预或行为干预的方法及技术,正受到国内专业工作者的关注和重视。有关的理论及原则,对全科医学服务的人员也应作为基本知识和技能,并加以熟悉和应用。

（六）其他

社区服务的形式还包括国外较广泛开展的日间医院、晚间医院、中途寓所、病人公寓、庇护性工厂等设施。另外,还有近年来国内几个大城市正在开展的"电话热线"服务等形式。

（陶　明）

主要参考文献

1. 夏镇夷,徐韬园,徐声汉等主编.精神医学进修讲座.第二版.上海:上海医科大学出版社,1989

2. 张明园.精神疾病社区防治管理手册.上海:上海医科大学出版社,1995

3. 陈学诗主编.中国现代神经精神病学发展概况.北京:中国科学技术出版社,1995

4. 王善澄主编.实用康复精神医学.长沙:湖南科学技术出版社,1997

5. Yan HQ, Zhang MD. Mental health services in Shanghai. Hos Com Psychiatry, 1990,41(1):81 - 83

6. Ramsay R, Holloway F. Mental health services. In: Stein G, Wilkinson E. General Adult Psychiatry. Vol 2. London: Published by the Royal College of Psychiatrists, 1998. 1274 - 1333

第十七章 *Chapter 17*
司法与精神卫生 *(forensic psychiatry)*

本章主要介绍司法精神医学的相关概念、精神卫生法、精神疾病患者刑事责任能力、民事行为能力的评定以及有关精神损伤的评定,并作案例分析。

第一节 概　　述

司法精神医学是建立在临床精神医学和法学基础上的新兴交叉学科。它包括一个中心和两个基础,即司法精神医学鉴定,以及临床精神医学基础和法学基础,其中临床精神医学的基础理论、基本技能和基本方法是最根本的部分。它的主要任务是司法精神医学医生运用精神医学的理论和方法学知识,协助司法机关对被鉴定人的精神状态及其刑事责任能力、民事行为能力及其他相关能力进行鉴定和评估的过程,从而解决精神疾病患者在法律方面的有关问题。也就是司法精神医学鉴定,又称作精神疾病的司法鉴定。它研究的对象是涉及刑事、民事和刑事诉讼、民事诉讼有关的精神疾病问题。

司法精神医学鉴定的任务包括:对怀疑有精神异常的刑事被告人,即犯罪嫌疑人,确定其行为当时的责任能力,也对犯罪以后产生精神疾病或服刑关押的罪犯进行鉴定,提出适宜的医疗方法和如何运用刑罚的意见;对怀疑精神异常的民事当事人判定有无行为能力,或对怀疑精神异常的诉讼参与人进行精神状况检查,以便核定其陈述是否可靠等。

司法精神医学鉴定的目的是以技术来判断事实,为审判提供依据,协助司法机关查明案情,其鉴定结论是证据,也是定罪量刑的重要依据。因此,鉴定人应遵循可接受原则、客观性原则、公正性原则和合理论证原则。

第二节　精神疾病患者的法定能力

一、刑事责任能力

(一)概念

刑事责任又称刑事法律责任,属于法律责任的一种,是指犯罪人做刑事法律所禁止的行

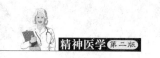

为后应承担的法律后果。刑事责任是对国家承担的一种责任,体现了国家与犯罪者之间特殊的权利和义务关系。由于犯罪行为侵害了国家利益,故由司法机关追究犯罪者的刑事责任,同时也依法进行刑事诉讼活动,以保护诉讼参与人的合法权益。刑事责任由犯罪者承担。

刑事责任能力是指行为人能够正确辨认自己行为的性质、意义、作用和后果,并能依据这种认识而自觉地选择和控制自己的行为,从而对自己所实施的刑法所禁止的危害社会行为承担刑事责任的能力。对于精神障碍患者来说,是指达到法定责任年龄的精神活动障碍者,在刑事诉讼活动中对自己的行为承担法律责任的诉讼主体资格。

一个正常的人具有辨认周围事物和调节、控制自己行为的能力,正因为如此,每一个精神状况正常的人对自己的所作所为是负有完全责任的,如果这样一个人犯了罪,他就应该对他的罪行负完全责任,这种对本人行为的负责用刑法学上的概念加以理解或表述,就是责任能力(或刑事责任能力),具有责任能力的被告人是判定犯罪的先决条件。也就是说,具有责任能力的人做了危害社会的活动才能认为是犯罪,并应负刑事责任,刑罚也只运用于具有责任能力的人。而一些精神疾病患者实施危害行为的辨认和控制能力是不完全的,当他们作出危害社会的行为时与一般的犯罪是不同的。

无责任能力恰是责任能力的否定,指的是丧失了刑事责任能力的人,处于完全或有责任能力与无责任能力中间的那种责任能力的不完全状态,称之为限定责任能力,有人亦称之为部分责任能力。

（二）责任能力的评定

1. 无责任能力的评定

（1）医学条件:临床上诊断患有某种严重的精神疾病,并且处于疾病的发作期;中度或重度精神发育迟滞,或者虽未达到中重度,但伴有精神分裂症症状发作;癔症性精神病和4种例外状态(病理性醉酒、病理性激情、病理性半醒状态和一过性精神模糊)。

（2）法学条件:具备以上医学条件之一的被鉴定人,在发生危害行为的当时由于某种精神病性症状,如严重意识障碍、智能障碍、病理性幻觉、妄想、思维障碍、急性躁狂状态,而使其辨认或控制能力丧失。

2. 限定责任能力的评定

（1）医学条件:精神疾病未愈,部分缓解或残留状态;轻度至中度精神发育迟滞;具有明显精神障碍。

（2）法学条件:具备以上医学条件之一的被鉴定人,在发生危害行为的当时由于明显的精神障碍使其辨认或控制能力有所削弱,但尚未达到丧失或不能控制的程度。

3. 完全责任能力的评定

（1）医学条件:精神疾病已经痊愈,或者缓解处于间歇期;轻度或轻微的精神发育迟滞;无明显的精神障碍;诈病或无病。

（2）法学条件:被鉴定人具备以上医学条件之一,危害行为发生时,无客观证据可证明辨认能力或控制能力有明显削弱。

二、民事行为能力

（一）概念

民事行为能力主要是指自然人能够以自己的行为按照法律规定处理日常事物的能力,

它关系到相应阶段个人的权利和义务，如结婚、离婚、抚养子女、遗嘱、合同以及诉讼能力。有行为能力的自然人是指达到一定年龄的、精神健全的，在民事法律问题中能够正确表达自己意思并能理智的处理自己的问题的人。同责任能力相似，它也分无民事行为能力人、限定民事行为能力人和完全民事行为能力。

（二）行为能力的评定

判定责任（行为）能力依据医学和法律检验标准，这两个标准必须是同时并存，缺一不可的。判定时必须把两个标准结合在一起加以考虑，即两者是密切联系，相互补充，相互作用的。医学标准是根本，是立脚点及出发点，是判定的客观物质基础，首先考虑的是医学标准，即首先要判明被鉴定人有否精神疾病，它的性质和严重度。在这个基础上，再评价法律标准即被鉴定人是否达到辨认或控制能力受损的严重程度，进而评价责任（行为）能力受损的水平（丧失、限定、完全责任能力等级水平）。如上所述医学标准是根本，在确定存在某种特定的精神疾病以后，法律标准就成为进一步确定责任能力的指导原则，医学或法学标准单独存在时并不能构成完整的责任能力概念，决不能根据孤立的医学或法律标准来判定责任（行为）能力水平，只有同时具备这两种标准时，才能确定责任能力状态。在行为能力的判断中，精神病患者无辨认能力就是无民事行为能力，但并不是有辨认能力者就有行为能力。

根据国内外鉴定实践和研究经验说明各种精神疾病的民事行为能力判定标准的大致原则是：①严重的精神病如精神分裂症、情感性精神障碍、老年性精神病等一般多是丧失辨认或控制能力的，没有自知力，通常多判定为无民事行为能力；②精神发育迟滞者（中等度、轻度）多能较好地保留对周围环境的认识、批判能力，自知力多完整，一般多保存部分行为能力；③大多数人格障碍者、神经症患者及处于间歇性疾病缓解期的患者，保留着很好的辨认或控制能力，故属于完全行为能力。

三、刑事责任能力和民事行为能力的区别

责任能力与行为能力的判断在原则上有些类似，但也存在不同的地方。责任能力是对患者在危害行为当时的精神状态鉴定而言的，而行为能力主要是指患者在一个维持较长时期内的法律相关事务的处理能力而言的。例如，急性短暂性精神障碍者可无责任能力，但是有行为能力。同样，无行为能力者也不一定完全无责任能力。另外，两者在年龄、时限及鉴定程序上也存在差异。

其他的有关法律能力如作证能力、受审能力、服刑能力、遗嘱能力、诉讼能力和性防卫能力上均有相关的规定。

第三节 司法精神医学鉴定

一、概念

司法精神医学鉴定是指对于涉及法律问题又有或怀疑有精神疾病的人，受司法部门的委托，鉴定人应用临床精神医学知识、技术和经验，对其进行精神状况的检查、分析、诊断以及判定其精神状态与法律的关系，这一过程是司法精神医学的核心内容和主要任务。

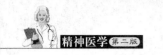

二、对象与任务

凡可疑患有精神疾病的下列人员均属于司法精神病学鉴定范畴:刑事案件中的被告人、被害人、证人;民事案件中的原告人、被告人、证人;看守所中的未决犯和收容审查中的犯人;服刑中的罪犯;劳改教养人员;涉及财产、遗嘱、继承、离婚合同的民事案件中的相关人员;行政诉讼案件的原告、被告、证人;违反治安管理条例应予拘留处罚的人员;收容审查人员。鉴定的任务是明确以上有关被鉴定人员有无精神疾病,为何种精神疾病,实施触犯法律行为时的精神状态及两者的关系如何,以及有无刑事责任能力、民事行为能力等。

司法精神医学鉴定与法医学鉴定一样,都属于医学科学鉴定的一个组成部分,这两类鉴定同样都是独立的专业技术鉴定,属于不同专业性质。它们研究的内容和专业技术训练都是不同的,不能像少数人认为的那样把司法精神医学鉴定归入法医学鉴定之内,似乎一般法医医师都具备条件可以胜任精神疾病的司法鉴定。这种见解是不正确的,这两类鉴定不能混淆,正像精神科医师一般不被允许作为鉴定医师参与法医学鉴定那样,同样法医医师一般也不应允许作为鉴定医师参与精神疾病的司法鉴定。

三、鉴定机构的组成

目前我国的鉴定机构主要有两种:一是医学鉴定机构,由省级人民政府所指定的医院,其人员组成由卫生行政部门根据鉴定人条件选任;二是司法鉴定机构,即各地市级以上地区成立的精神疾病司法鉴定委员会,组成人员包括司法、卫生部门领导和专家。鉴定机构一般采用3～5人小组鉴定方式。只针对情节比较轻微的案件,有时采用专家个人鉴定。我国法律规定:鉴定人必须是有专门知识、经验和工作能力的专业技术人员。一般由具有丰富精神医学理论和临床实际工作经验的精神科专业主治医师以上的医师担当,仅有少数经过专业特殊训练,具有实际经验和能力,并确认资格的法医医师参加。虽无法律明文规定,但鉴定人应该具有一定的法学知识和犯罪学知识。然而,由于历史等多方面原因,在精神医学和法学两个方面均具专业水准的人员目前尚不多,故有的地方政府和司法机关已实施对法医医师进行精神医学专业培训及启用修完大学法律专业的精神科医师和法医医师,专门从事司法精神医学鉴定工作。实践中,由于医学与法学的交融贯通,医学标准与法学标准的恰当运用,使鉴定书更通俗易懂,鉴定结论更能符合司法实践的要求而被采纳。我国所采用的委托形式和小组鉴定方式等鉴定制度和措施,相对能保证鉴定结论的科学性和客观公正性,符合我国法律的特征,适合我国国情。

四、司法精神医学鉴定的步骤和工作方法

首先由委托鉴定机构(一般是公安、检察院、法院)向司法精神医学鉴定委员会或鉴定小组提出申请,出具《鉴定委托书》说明鉴定的目的和要求,并提供有关案件案情、审理等卷宗材料,尽量要求全面。有关医院、法院等检查、测查、住院门诊等资料是必不可少的。根据长期的鉴定实践经验,目前还要求委托鉴定单位提供有关知情人(组织、同事、邻友、居委会、同学、师长、监所看管和同监号犯人等)对被鉴定人实施违法行为当时及其以前和以后精神状态(包括正常和异常)的客观证明材料,因为这些材料对全面地正确估计评价被鉴定人是否患有精神疾病,确定疾病与违法行为之间的关系,对确定疾病诊断、评价责任能力以及书写

鉴定意见书,具有重要参考意义。但是,在实际工作中往往在提交案件材料时缺少上述这些必要的证明材料,因此,在接受鉴定时有必要专门要求委托机构加以补充,以利于鉴定的顺利进行。

鉴定医师一般采用3~5人集体小组方式进行,医师们事先查阅材料,然后约定时间和地点,集体对被鉴定人进行体格检查、辅助检查及精神状态检查,然后集体进行综合分析讨论并作出疾病诊断,评定其法定责任或行为能力,提出鉴定结论。

最后是书写鉴定意见书。按照法律要求把鉴定结论写成书面的鉴定意见书方式,交予委托鉴定机构,按照法律规定由有关司法机构审查。鉴定意见书是为司法机关服务的,因此,书写时要求在语言文字表达上尽量用通俗易懂的、易为普通的非专业人员接受的语言,尽量避免专业术语。鉴定人在鉴定书中必须说明或解答被鉴定人的精神状态与本人违法行为之间的相互关系问题,鉴定人必须解释鉴定人是根据什么事实材料作出有关结论的,根据什么客观事实诊断为何种精神疾病的,以及疾病达到何种严重程度,根据何种症状或精神表现和确定他们的辨认或控制能力的水平。鉴定人最好是把他们对整个鉴定结论所考虑的逻辑思维发展的全过程,一步一步地加以剖析、说明,是如何最后得出鉴定结论的。对鉴定结论有疑义时,司法机关应当事人申请可以决定补充鉴定或重新鉴定。

第四节　各种精神障碍的法律能力评定

一、精神分裂症

在各类精神障碍中,精神分裂症是一种严重并常见的精神障碍,它与犯罪及违法行为关系最为密切,病人往往可以产生危害周围人和社会安全的事件,造成严重后果。精神分裂症病人的作案行为常具有以下特点:缺乏可理解的作案动机,这也是司法机关委托司法精神医学鉴定的原因;缺乏严密的预谋,如对作案的时间、场合、方式、工具等缺乏选择,行为突然;缺乏自我保护,公开作案;其后果往往为攻击性或暴力性侵害行为;作案后患者坚信作案有理,并不认为自己犯罪。

（一）刑事责任能力的评定

精神分裂症患者发病期作案多系在幻觉、妄想,病理性或强制性冲动等支配或影响下引起的,因而其作案与正常人的性质、动机、手段及心态均不同。病人此时大多丧失了辨认能力,对自己的行为也不能控制,故一般评定为无责任能力,对当时的行为不负法律责任。

但是,当精神分裂症患者经治疗病情临床完全缓解后,不能因以往曾得过精神分裂症而逃避法律责任。一些残留型精神分裂症患者,其作案动机多现实,但与正常人比较,其动机显得较单纯,作案行为常系突发冲动,缺乏严密的预谋过程,因此辨认或控制能力显得不完整。尤其突出的表现为行为控制能力削弱,不能有效地调节和控制自己的行为,遇到小事即触发大怒而忘乎所以,事后又常后悔不该。这类患者有违法行为时,一般评定为限定责任能力。

（二）民事行为能力的评定

精神分裂症病人并非对所有事务都丧失了辨认能力和处理能力,他们还可以对一些事

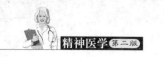

务保持有正确的认识和判断能力,仍然能像正常人那样有能力进行合理的安排与处理。因此,对精神分裂症患者行为能力的评定仍只限于对有关的某项事务,而不应由此泛化到其他方面。一般来说,精神分裂症在临床完全缓解期,病人具有完全行为能力,而急性期可根据情况定为部分行为能力或无行为能力。

另外,精神分裂症是精神科常见病,可导致各种社会功能缺损以致精神残疾,因此精神分裂症患者又属于精神残疾人。精神病病人与残疾人都是社会的特殊人群,国家政府对这些特殊人群都有特殊的法律,以保护他们的合法权益。司法精神医学中对精神分裂症患者有特殊的法律保护条文,使其享有法律规定的合法权益。

典型案例 被鉴定人王某,女,27岁,农民,因杀死丈夫被捕。审讯时,被怀疑有精神失常,由法院委托鉴定。2月前,王某逐渐出现言语紊乱,自言自语,有时哭哭笑笑。家人问其原因,她不予作答,还说"你不是好人"之词。丈夫经常在外工作,经常不回家。案发当晚正好丈夫回来,因疲劳很早入睡。第二天,婆婆一早拿了一些东西到他们屋来,发现王某还在床上,手上还沾有血迹,旁边地上满是血块,他儿子已倒在地上,呼之不应。婆婆当场晕厥,王某便叫了邻居来帮忙,邻居问其来龙去脉,她却让他们"快叫我丈夫回家来"。审讯时,王某意识清楚,无痛苦表情,答非所问。追问之下,她说杀死的是一个坏人,"是我丈夫叫我杀的"。情感平淡,对周围事情抱无所谓态度,反应不协调,时不时笑笑。

诊断:精神分裂症。

责任能力判定:被鉴定人作案的行为受命令性幻听支配所致,对其失去辨认和控制能力,故属于无责任能力,对本次行为不负刑事责任。

二、情感性精神障碍

(一)躁狂症

轻躁狂患者由于情感高涨、思维奔逸、精神运动性兴奋,可出现一些违法行为,但后果大多不严重。比较多见的是多管闲事、行为轻率、扰乱社会治安、斗殴、调戏等。女性患者可由于性欲亢进而主动追求男性发生性行为;有些患者可以兴致极高,高谈阔论,任意抨击,甚至当众作报告或指挥,提出尖锐的意见。此时患者的辨认能力一般保持良好,而行为控制能力往往有明显削弱,因而常评定为限定责任能力。

有些轻躁狂患者由于自我评价过高,常常对自己真正的能力、财力等方面的估计或辨认有明显缺陷,因此可能挥霍浪费、滥行馈赠或与人乱签合同、登记结婚。在这时应评定他们在这一方面无行为能力。

重症躁狂患者,其精神运动性兴奋更加严重,而且行为明显紊乱,尤其谵妄者存在明显的意识障碍,就会出现强烈的冲动伤人毁物等破坏性行为。此时其辨认与控制能力均丧失,应评定为无责任能力与无行为能力。

(二)抑郁症

抑郁症患者由于持续的心境低落,自责自罪,容易产生自杀观念与行为。在决心自杀前,出于慈悲、怜悯、同情、挂念死后其无生活能力亲属的生活困境,不忍遗弃他们,从而先将他们杀死，然后再自杀，称为"扩大性自杀"。有的为达到自杀目的而有先杀掉无辜的不认识的人，然后不逃走而向公安机关投案自首，希望司法机关判处死刑，此称为"曲线性自杀"。此时患者在强烈自杀观念与病理性抑郁情绪支配下，丧失了实质性辨认与控制能力，故应评为无责任能力。

抑郁症伴有妄想者出现的一些杀人行为，其辨认、控制能力无疑是丧失的，应判定为无责任能力而不负法律责任。"扩大性自杀"与"曲线性自杀"的病理心理具有极端的病态自恋特点，其病态的思维逻辑对辨认、控制能力具有直接作用和影响，使本人丧失辨认、控制能力。在道义上存在实质性的错误，患者反而认为自己是在拯救亲人脱离苦难。曲线性自杀者仅能辨认杀人行为的物理属性，表面上知道自己犯了死罪，但杀人的目的动机完全由于病态的心理支配，同时丧失了实质的辨认能力，此时应视具体情况评为无责任能力或限定责任能力。

轻度抑郁发作时，患者控制能力削弱，应该根据作案动机、作案后自我保护表现及以往的道德品质、人格特点等综合判定，大多属于限定责任能力。情感性精神障碍的患者在发病间歇期犯罪，精神状态正常，属于完全责任能力和行为能力。

典型案例 被鉴定人李某，女，40岁，农民。平素李某非常能干，田里、地里、家里的事样样都做。近1个月来，李某显得没有力气，什么事都不愿做，一天到晚就是想卧床，饭也不想吃。早上醒来便对丈夫说"生活有什么意义"，一到傍晚，她才会起来做少量家务。丈夫以为是疲劳过度所致，便让她歇息一段日子。哪知休息两周后并没有好转，人也变瘦了。于是去当地小医院就诊，没有查出什么异常。给她输液补充营养，情况也没有好转。作案前，他们的女儿要放假回来，李某起来为女儿准备了很多好吃的东西，还把家里收拾得整整齐齐。丈夫以为妻子终于好起来了，一家人开开心心地吃了晚餐。第二天早上，李某很早起床，走出房间，丈夫见她没有回来，便起床去看女儿，才发现女儿已死在房间内，旁边还放着遗书，说"不想让女儿在苦难中生活"。此时，李某也已准备自杀，被丈夫及时阻止。

诊断：抑郁症（重度）。

责任能力判定：被鉴定人杀害女儿的行为纯属受抑郁症病态思维的影响下出现的扩大性自杀行为，丧失了正确的辨认能力。属无责任能力，无需承担法律责任。

三、痴呆

痴呆患者在民事案件中往往表现是离婚案及遗产继承案。离婚案多数出于幻听和嫉妒妄想，怀疑老伴对其不忠实；遗产继承案主要涉及老人生前所立遗嘱的有效性。其责任能力和行为能力的评定需考虑智能损害程度、伴随的精神病理状态、既往及人格改变情况。受幻觉、妄想等精神病性症状的影响及严重痴呆的患者犯罪，属于无责任能力；轻度痴呆时，患者对行为的辨认不完全或控制能力削弱，属限定责任能力。

四、神经症

除强迫症外，其他神经症均有良好的辨认与控制能力，因此当出现违法行为时，一般应评定为完全责任能力与行为能力。

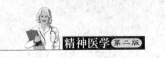

强迫症可因强迫行为引起法律方面的麻烦,如因自己的强迫观念强迫骂人侵犯他人,而自动承认错误。这类患者的辨认能力良好,也因此感到痛苦,但控制能力削弱,此时应评定为限定责任能力。

五、癔症

在 CCMD - 3 中已将癔症从神经症中独立出来,但又属于非精神病性障碍,发病时一般仍保持辨认及控制能力,基本上评定为有责任能力。只有在明显意识障碍、幻觉妄想等精神病理症状驱使下发生的违法行为,才可考虑评为限定或无责任能力。而且要与伤害对象、既往品质等联系起来考虑,因为这些往往与辨认或控制能力有关。对于那些初次无意识的发生违法伤人行为,以致后来并无意识障碍发作,有意识的重复"表演"发作,借此来报复他人的,应视为有责任能力。癔症性情感爆发者,在受到精神刺激后出现哭笑无常,说、唱、吵、喊、撕等行为,有时在地上打滚,寻死觅活,偶有打人、毁物等现象,围观人越多,发作就越重,给人一种做作、撒娇的戏剧性表演色彩。一般认为,这种类型的发作,患者对周围环境与自己的言行并未真正丧失辨认与控制能力,假如有危害行为时,应评定为有责任能力。癔症属发作性疾病,一般不影响行为能力,一些发作期较长者,部分行为能力才可能受到影响。同样,发作间歇期具有受审能力和作证能力。发作期有意识障碍时,无作证能力和受审能力,但一般不影响服刑能力。

> **典型 案例** 被鉴定人张某,女,8 岁,小学生。一次上课老师布置的作业未完成而被老师打骂,顿时张某倒地上站不起来,去医院检查未发现任何异常,输液后逐渐好转。之后,张某一有紧张的事情便出现类似情况。故家长上诉,法院委托鉴定有无精神损伤及与被打的关系。
>
> **诊断**:癔症。
>
> **鉴定结论**:癔症发生与被打有直接关系。

六、人格障碍

大多数学者认为,人格障碍患者意识清楚,没有感知觉、思维及智能障碍,能辨认与控制自己的行为,因此发生违法犯罪行为时,应评定为完全责任能力,对其行为负责。但有时它又与正常人犯罪有区别:正常人通常在明确动机和目的下有计划、有预谋地进行,手法隐蔽,案后逃避罪责或伪造现场;而人格障碍者则多受偶然动机、情感冲动或本能愿望的驱使下糊涂做事,没有一个事先预谋过程,事后又有些后悔。符合这些特点的人格障碍可评定为限定责任能力,但应从严考虑。

关于行为能力,由于人格障碍者一般有良好的辨认有关事务的权利和义务,也能正确地表达意思,并能完全保护自己的合法权益,故应评定为完全行为能力。人格障碍者同样具有受审能力、服刑能力。

> **典型 案例** 被鉴定人王某,男,25 岁,工人。他平素情绪易激动,常与周围人发生口舌。案发当天,他正在干活,车间主任过来说了几句批评他工作的话,他顿觉自己在大家面前丢

了面子,很气愤,遂顺手拿了旁边的棍子往车间主任头上打去,主任触手不及致头部外伤。

诊断:冲动性人格障碍。

责任能力评定:该被鉴定人作案时控制能力略有减弱,但辨认能力存在,具有完全责任能力,对打伤的后果需负法律责任。

七、冲动控制障碍

冲动控制障碍包括病理性赌博、病理性偷窃、纵火癖等。偷窃癖者的主要特点是不可抗拒的冲动和行为,没有明确合理的动机,偷窃的目的也并不是为了获取经济价值或自己使用,而是为了满足自己特殊的变态心理。他们窃取的东西多为不值钱的东西。他们自己明知不对,但不偷不行,否则就焦虑不安,因此常不易控制。因其行为控制能力削弱,故应评为限定责任能力。它还需与精神分裂症患者的收集废物区分开来,后者是完全无责任能力的。另外几种冲动控制障碍也应视情况而定相应的职责能力。

典型案例 被鉴定人许某,男,22岁,学生。许某性格内向,富于幻想,经常一个人坐着想半天,爱搞设计。近1年来,他父母发现他在房间里多了很多钢笔(近30来支),经追问才知道他是从学校同学处拿来的,母亲异常生气,许某知道自己不对,但他说:"我每次看到同学的钢笔就要想法子拿回来。"

诊断:冲动控制障碍。

责任能力判定:该被鉴定人与一般的偷窃行为不同,他内心并不想偷窃,但由于疾病的原因,掌握控制能力减弱造成违法行为,属限定责任能力。

八、性心理障碍

大多数性心理障碍患者的性行为有悖于我国的传统道德规范,并且往往触犯了我国的治安管理处罚条例或刑法。对于这些违法违纪行为的责任能力,应根据其特征及其对患者辨认与控制能力的影响而定。

对于露阴症、窥阴症和恋物症者,由于他们往往有明显的自控能力的下降,常评定为限定责任能力。

对于后果严重或情形恶劣者包括性施虐症、恋童症者应评定为完全责任能力;对后果虽不严重但社会影响极坏者如摩擦症,亦应评定为完全责任能力。同性恋者对社会形成危害时通常也认为是具有完全责任能力。

性心理障碍者除了性行为方面的偏离外,其余都和正常人一样,并无精神活动方面的异常,因此属于有行为能力。同时,这些人员也具有受审能力、作证能力和服刑能力。

九、精神发育迟滞

精神发育迟滞患者由于理解判断力较差,受教育程度低,法律观念淡薄,对违法的行为后果缺乏认识,且常伴有人格障碍或生理本能欲望亢进,思维幼稚,易受他人利用,常出现危害行为,常见的有偷窃、纵火、破坏等。

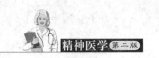

精神发育迟滞者责任能力的判定应根据智力缺陷程度、辨认与控制能力、犯罪类型、次数以及伴随的其他精神症状等情况综合考虑。

行为能力的判定一般认为是这样的：中度及中度以上精神发育迟滞者，往往缺乏对事物的辨认和自己行为的控制能力，理应评定为无行为能力。轻度精神发育迟滞者，违法行为往往动机明确，为了满足个人欲望而不计后果，应根据具体情况，从有利于社会安定和保护患者合法权益角度出发，应评定为限定或完全民事行为能力。当其对某一具体事务不能完全辨认，不能正确地理解或者不能完全保护自己的合法权益时，可评定为对该事务有部分行为能力。如果他能基本完整的表示意思和完全保护自己合法权益时，应评定为具有完全行为能力。

典型案例 被鉴定人段某，男，17岁，个体商人。从小段某忠厚老实，乐于助人，学习成绩欠佳，初中毕业后未再上学，之后自己做服装生意，收入并不高。这次因为卖盗窃服装而被人控告，受审中说出，那些衣服并非他盗窃的，而是有人上他这儿来推销的，自称没有时间卖，说把这些好货以成本价（500元）给你帮忙卖一下，可以卖2000元，他以为碰到了贵人，于是出于好意便收下了。法院为了明确责任，委托鉴定段某是否有精神异常，有无责任能力。智力测验：60分，属轻度智能低下。

诊断：精神发育迟滞（轻度）。

鉴定结论：段某出于幼稚和好意而被人骗，触犯了法律。但是，患者由于存在智能发育迟滞，对其违法行为并不能充分地辨认和予以控制，属于部分责任能力。

十、诈病

诈病是为了逃避外界某种不利于个人的情境，摆脱某种责任或获得某种个人利益，故意模拟或夸大躯体或精神疾病伤残的行为。它有强烈的动机，表现的症状往往不符合疾病规律，对一些检查采取回避、不合作、造假的态度。对于伪装精神疾病的鉴定，需要深入细致的调查及详尽全面的精神检查，以免让罪犯逃脱罪责，对社会造成不良后果。

第五节　精神损伤的司法鉴定

精神损伤是指个体遭受到物理、化学、生物或心理等外来的伤害因素后出现的器质性或功能性精神障碍。近些年来，人们对精神损伤的认识明显提高，请求精神损伤索赔的案件日益增多。一般来说，导致人躯体损伤伴发或继发的精神障碍为间接精神损伤，而侵犯他人精神健康引起的精神障碍或颅脑损伤引起的脑器质性精神障碍为直接精神损伤。

精神损伤包括精神伤害和精神损害两个概念。前者是从刑法学上来讲的，指非法侵犯他人精神健康造成精神活动障碍，并应受到刑法处罚的行为，它致受害人精神活动障碍，影响其社会功能，具有明显的外在表现；后者是从民法学上来讲的，指非法侵犯他人精神健康，造成精神活动能力削弱的行为，它使受害人出现负性情绪，是一种内在体验，不一定达到精神活动障碍的程度，但它上升到一定程度就可追究侵害人的刑事责任。

精神损伤的鉴定时要注意分析伤害因素与精神障碍的关系、精神损伤的性质和程度、注意病人社会功能损害及预后情况,另外还要估计受害者的疾病获益心理。

一、精神损伤的特征

1. **医学特征**　精神损伤大脑受各种伤害因素所致;精神损伤只有在损害达到一定程度,并持续一定时间才会发生;临床上有明显的精神异常表现如幻觉、妄想、情感障碍等,影响社会功能;精神损伤时伤者对其存在的精神异常表现一般无完整的认识;精神损伤需要医疗干预;精神损伤可转化为精神残疾。

2. **法学特征**　精神损伤只适用于自然人;精神损伤反映出精神活动的物质器官——大脑是病理性的;精神损伤可以使被害人对周围事物的鉴别和判断的能力受损,对自己行为的控制能力下降,行为能力不完整,其各种法律能力下降或丧失。

二、伤害因素与精神障碍的因果关系

伤害因素与精神障碍之间的因果关系直接影响到肇事方的责任,包括对肇事方的定罪量刑和经济赔偿。因此,正确判定两者的因果关系很有必要。大体上分以下3种。

1. **直接关系**　一般认为,伤害因素在精神障碍的发生、发展和转归中起决定性作用,精神损伤症状是由伤害因素直接造成,与个体的内在因素关系不大。例如,脑挫伤所致痴呆、遗忘综合征、人格改变、精神病性障碍、神经症样症状等,伤害因素与精神障碍存在直接的因果关系。在功能性精神损伤中的创伤后应激障碍、急性应激障碍也属于此类。然而,有直接因果关系的精神障碍并不表明伤害因素是唯一的致病因素,其他因素对该精神损伤不会有任何影响。

2. **间接关系**　伤害因素与精神障碍两者之间有关联,但非直接作用,而有其他因素的参与共同引起精神障碍。常表现为以下3种情形:首先,作为诱发因素,伤害因素促使尚未发生的精神障碍显现出来,或使得已经缓解了的精神障碍复发,个体本身具有一定的发病基础或曾经发生过类似的精神障碍。至于哪些是个体具有发病基础的精神疾病,是根据现有的精神医学中所描述的精神障碍的性质、发生、发展及其转归的规律来认定,如精神分裂症、双相情感性精神障碍、偏执性精神障碍、癔症等疾病。第二,作为增荷因素,个体本身存在精神障碍,在伤害因素的作用下,原有的精神疾病加重,加重的精神症状与伤害因素无直接关系,而是具有原发病的性质,因此系在原发病的基础上加重了病情。第三,作为转嫁因素,伤害因素引起的精神应激因素影响另一个个体,使其出现精神障碍。如儿子被他人打伤致死,母亲遭受强烈的心理刺激后出现急性应激障碍。另外,还有转因、辅因关系的说法。

3. **无因果关系**　两者没有任何联系,只是时间上的巧合而已。如与某人发生争吵后表现为系统性红斑狼疮伴有精神症状。

三、精神损伤的评定

精神损伤程度的评定属于法医学鉴定,评定的内容应包括医学诊断、因果关系、损伤程度和预后估计。精神损伤程度鉴定时应从以下4个方面综合考虑:精神障碍的性质、严重程度、症状特点、持续时间、病程、发展和转归;平时的人格特征、心理素质和鉴定时精神检查情况;社会功能包括智能、生活能力、工作技能、社交及适应社会能力损害情况;客观检查发现

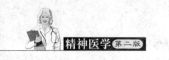

包括躯体、神经系统、影像学、心理测验及实验室检查等。确定所遭受伤害或重大事件等与出现精神障碍之间存在直接因果关系是精神损伤程度评定的前提和基础。

关于精神损伤分级的争议较多，参照躯体损伤的标准有两分法、三分法和四分法。目前《刑法》中规定仅分为重伤和轻伤两级。重伤包括严重颅脑损伤所致的器质性精神障碍，精神活性物质所致严重精神障碍，轻度颅脑损伤所致的癔症样四肢瘫痪，创伤后应激障碍导致社会功能明显受损者等。轻伤包括颅脑损伤所致的轻度智能减退，以及人身权利侵犯、急性应激障碍等。

四、赔偿原则

关于精神损害赔偿的原则，不同学者和专家有不同的见解，目前的大多数观点认为要以抚慰为主要原则，通过物质制裁加害人，还受害人以公平和正义，抚慰其受到创伤的身心。然而，精神损害的赔偿数额也要遵循有所限制和法官自由裁量原则。一般来说，只有精神损伤与案件有因果关系的才有一次性赔偿，责任能力大小与赔偿损失相适应，赔偿费总额要考虑到侵害人的经济承受能力。赔偿的范围包括医疗费、陪护费、误工费、就医交通住宿费、营养费、诉讼费以及鉴定费等。

典型案例 被鉴定人王某，男，16岁，中学生。一次王某父母与邻居吵架打了起来，致王某父亲重伤，速送医院抢救才幸免，这件事情给王某流下了很深的烙印。事后1个月，王某经常不自主反复回忆当时的情景，感到十分痛苦，影响夜间睡眠，看到邻居便要躲开，影响其学习与生活，病程4个月。王某向张某提出赔偿要求，法院委托鉴定两者因果关系。

诊断：创伤后应激障碍。

鉴定结论：伤害事件与王某当前精神状况存在因果关系，可以给予部分赔偿。

第六节　精神卫生法

大多数的精神障碍至今病因和发病机制不明，缺乏有针对性的防治手段，一旦患病治愈率低、病残率高，对个人生活和工作、家庭的安宁、社会的稳定都造成了极大的危害。部分患者还可能因病出现难以预料的自杀、自伤或伤人毁物等行为，不仅对患者本人及其家庭造成沉重负担，对社会也具有潜在的危害性。目前，精神卫生问题既是全球性的重大公共卫生问题，也是较为突出的社会问题。发展精神卫生保健事业关键在于发展精神卫生的立法。通过立法，政府采取必要的干预措施和手段，可以保护精神障碍患者的合法权益，改善精神障碍患者的状况，降低发病率，提高防治的效果，增进全民精神健康，维护社会安定。

国际社会和各国政府对精神卫生问题相当重视，早在1978年，联合国就开始关注精神病患者的人权问题，之后通过调查研究发表了决议，强调指出精神卫生立法要注意保护精神病患者的权益，重视促进社区化精神卫生服务。指出每位精神病患者都有权得到最佳的精神卫生保健护理，任何精神病患者及其人格有权受到尊重，有权受到人道主义待遇，不受任何形式的有辱人格或其他方式的虐待，不得有任何基于精神病的歧视。原则还特别提出了知情同意的治疗原则,这是由于多数精神病患者丧失自知力,精神病患者的留院收治往往是非自愿的。专业医生要以病人能够理解的语言对精神病患者讲明诊断评价、治疗目的、方法和可能后果等情况,并取得病人的同意。如未经患者的同意,就不能对患者实施治疗。对于精神病患者的住院,原则规定应尽一切努力避免非自愿住院,但也指出由于病情严重,判断力受损如不入院就可能导致病情恶化,则可以采取非自愿住院方式。非自愿住院要有必要的手续,如必须经过两位精神科医师诊治同意住院治疗,住院以后还要求有上报、审查等手续或措施,以保护精神病患者的权益。原则还规定,不得对住院的精神病患者进行人体束缚,或非自愿的隔离措施,但也指出为了保护精神病患者的权利或使其身心得到发展而必须采取的特别措施为例外。在精神病院住院的精神病患者有保障隐私、交往自由,并享有私人函件、看报、看电视等自由,并享有电话服务。世界上 100 多个国家相继制定和修订了精神卫生法,20 世纪 90 年代达到高潮。

然而,我国精神卫生立法及防治工作明显滞后,精神卫生知识匮乏,地区差别较大,社会偏见严重,专业技术人员短缺,医院多以封闭式管理。20 世纪 80 年代,我国已开始了精神卫生法的调研和起草工作,几经修改却迟迟未能出台。中华人民共和国卫生部与世界卫生组织在 1999 年 11 月 13 日共同在北京组织了精神卫生高层研讨会,大会发表了宣言,明确指出精神卫生工作总的要求是:普及精神卫生知识,预防和减少精神障碍的发生,提高治疗和康复水平,增进人民身心健康,实现人人享有精神卫生保健。

近几年来,我国精神卫生立法有了较大推进,上海、宁波、杭州、北京、无锡先后制定了地方精神卫生条例。各地医院精神卫生有了较快发展,管理模式逐渐多元化,由封闭式逐渐向半开放式和开放式演变。随着社会经济的发展,在全国人大代表和社会各界的强烈呼声下,依法管理精神卫生事业迫在眉睫,目前无论是精神卫生医疗机构的设立,还是精神卫生的管理都积累了较丰富的经验,这为《中华人民共和国精神卫生法》的出台奠定了基础,时机已渐成熟,精神卫生法有望在近年出台。

(李惠春)

主要参考文献

1. 沈渔邨主编. 精神病学. 第四版. 北京:人民卫生出版社,2002
2. 王晓慧,孙家华主编. 现代精神医学. 北京:人民军医出版社,2002
3. 袁尚贤,高北陵. 法医精神损伤学. 武汉:华中理工大学出版社,2005
4. 庄洪胜,孙春霞,张琳. 精神病的医学与司法鉴定. 北京:人民法院出版社,2006
5. 古津贤,高磊主编. 精神医学与司法鉴定. 北京:科学普及出版社,2007

第十八章 *Chapter 18*

以问题为基础的学习
（*problem – based learning*）

　　本章主要介绍以问题为基础的学习(problem – based learning，PBL)在精神医学中的应用，即 PBL 教学，鉴于这方面的工作虽然国外已积累了一定的经验，但在国内尚属起步阶段，并无先例可循，因此本章主要以病例的形式介绍其在精神医学教学中的应用。

第一节　PBL 概述

　　随着社会的发展和科学的进步，传统教学模式的弊端日渐突出，医学科学更是日新月异，我国传统的医学教育也面临严峻考验，毕业后的临床能力并不能满足社会需要。20 世纪 80 年代以后，以建构主义学习理论为基础的教学模式逐渐流行起来，成为国际科学教育改革的主流理论。1969 年，美国的神经病学教授 Barrows 开始倡导以学生为中心、以问题为教材和以讨论为学习的 PBL 教学形式，并率先在加拿大 McMaster 大学医学院开展。该教学形式强调把学习设置于复杂的、有意义的问题情境中，通过让学习者合作解决真实性问题，来学习隐含于问题背后的科学知识，形成解决问题的技能，培养自主学习的能力，此创举获得了很好的教学效果。90 年代以来，这种教学方法在欧美大学盛行，并陆续被国内各大院校引进，成为我国教学改革的趋势。

　　在医学教育中，PBL 指以临床问题作为激发学生学习的动力和引导学生把握学习内容的教学方法。与传统方法的不同在于，它强调以学生的主动学习为主，强调以解决问题为中心，多学科和多种学习途径相整合，培养学生自主学习、终身学习的意识和能力，提高学生的团队合作能力和交流技能。自 20 世纪 60 年代开展 PBL 教学以来，先后发表了不少 PBL 实施相关的研究情况。最近，Koh 等人收集了 2 675 篇已发表的相关文献，对有关 PBL 教学对医学生毕业后能力影响的 13 项对照研究结果作了荟萃分析，发现接受 PBL 教育的医学生毕业后的能力无论是自我评价还是上级带教医生的评价均明显强于传统教育的医学生，尤其表现在以下 3 方面：不可预见性事件的应对能力；医疗卫生相关的伦理和法律评价能力；交流技能和主动持续学习能力。

　　在 PBL 的实施过程中，大多医学院校采取了以下形式：先由老师确定 PBL 教案并提出问题,要求模拟工作环境,一幕幕呈现;学生利用图书馆、网络等载体分别搜集相关资料;学生组织小组讨论,一般8~12人,其中1人主持讨论,1人记录,进行交流整合所有相关资料,全面地分析病例,达成一致的意见。老师则坐在一旁,是小组讨论的引导者,协调沟通并引导学生围绕主题讨论并总结。一个案例可以分2~3次进行,指导老师做最后总结点评,针对讨论时没有解决的或是争议较大的疑难问题进行解答,并复习巩固课本理论知识,提供最新的研究进展,扩大学生视野,开阔学生思维。

PBL教学模拟了工作环境,能吸引学生的兴趣,减少枯燥感,让学生充分体会到学以致用,理论与临床实际结合,更容易掌握知识,加深印象和理解;通过查询资料、动手做事,提高学生获取、评价传播信息的能力和解决问题的技能;讨论中知识互补,开拓思路,自我反思,提高团结合作意识和交流技能。这种讨论打破学科界限,基础和临床知识进行重新整合,不仅授人以鱼,更授人以渔,让学生知其然也知其所以然。精神医学知识面广,临床问题复杂,牵涉的学科更多,PBL教学模式将神经科学、精神病理学、药理学、心理学、相关的医学伦理和司法知识相融合,有利于学生更充分全面地掌握精神病学相关知识。

第二节　精神病性障碍

[主要学习目标]

(1) 精神病性症状如幻觉、妄想的概念及其可能的形成机制。
(2) 精神分裂症的诊断、分型和鉴别。
(3) 精神分裂症的治疗原则。
(4) 抗精神病药的发展史、药理机制、治疗选择和常见不良反应及处理。
(5) 精神分裂症相关的医学伦理和法律问题。

典型 病例1 敏感多疑、担心被害的中年人

患者王某,男性,37岁,工人。妻子发现他最近2个月越来越不对劲,疑神疑鬼,莫明其妙地说妻子和别人有染,反复追问妻子跟谁说话、给谁打电话,还怀疑女儿不是他亲生的,要求做亲子鉴定,经常吵着要离婚。患者还变得特别注意周围人的一举一动,常说有人对他不利、同事针对他,常常感到紧张害怕,晚上也休息不好。一次夜间突然起身欲出门,称有人在叫他。做事效率变低,有时会发呆自语,与同事相处不好。1天前,患者与同事发生冲突并致对方受伤,于是家人带他来门诊求诊。

问题1:上述病史资料中有哪些可能有价值的线索?
(1) 主要问题:①敏感多疑;②行为反常。
(2) 外显的行为:①针对家人(妻子、女儿);②针对周围环境。
(3) 危险性:伤人。
(4) 考虑:正常还是异常心理表现? 如果是异常心理表现,是精神病性还是非精神病性

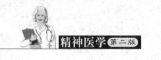

障碍？

问题 2：精神检查须进一步了解哪些信息来帮助诊断和治疗？

医生进一步追问病史：起病无明显诱因，平素体健，否认肝炎、结核等传染病史，否认食物药物过敏史，否认手术外伤史。患者出生顺利，生长发育良好，学习成绩一般，高中文化，后一直在服装厂工作，病前工作表现和人际关系良好，家庭关系和睦，个性偏内向，脾气温和，无烟酒等不良嗜好。23 岁结婚，育有 2 女，均体健。二系三代家族中否认有精神异常或自杀者。医生对王某做了体格检查，未发现阳性体征。

精神检查：意识清，定向力完整，年貌相符，体型偏瘦，接触尚合作，对答比较切题，但对周围警惕性高，有明显的不安全感，不愿深入暴露内心想法。存在言语性幻听，承认常隐约听到有人叫他、指点他，但看不到人，一次穿衣时听到有人指点他拉好拉链；言语思维表达结构较松散，内容围绕于家人和周围环境对自己的"不公平"，存在内向性思维以及对自己想法的坚信不疑；有关系妄想和被害妄想，认为周围人一举一动都针对他，对他不利；存在嫉妒妄想，坚信妻子有外遇；有非血统妄想，认为女儿非自己亲生；情绪紧张害怕，不开心，与周围环境不协调，但与患者的想法一致，否认消极念头；行为异常，交谈中有发呆、自语现象。一般记忆、智能检查基本正常。自知力缺乏，否认有病，拒绝治疗，并强烈要求回家。医生建议住院治疗，妻子给王某办理了住院手续。

问题 3：该患者须考虑的诊断及其分型？

诊断及其依据：精神分裂症（偏执型）

（1）症状学标准：在意识清晰状态下存在行为的异常（病史与检查均有发现）、思维形式与内容障碍（如关系、被害、嫉妒与非血统妄想）、幻觉（幻听）、情感与行为的不协调和反常（受幻听与妄想的支配）；起病于成（中）年。

（2）病程标准：＞1 个月（2 个月余）

（3）严重程度：严重影响与家人的共同生活，难以与同事相处，不能承担工作与家庭中的社会角色与义务，并且有冲动、伤人危险。

（4）排除标准：缺乏严重躯体疾病和神经系统病理变化的证据。

问题 4：须与哪些疾病做鉴别？做哪些相应检查？

须鉴别的疾病：情感障碍伴精神病性症状；偏执性精神病；诈病或装病；继发于神经系统或躯体疾病的精神障碍。

住院数日后，各项检查报告显示：血、尿常规，肝肾功能，空腹血糖，甲状腺功能 T3/T4 等均在正常范围，血甘油三酯偏高（4.96 mmol/L），血催乳素偏高（1.38 nmol/L）；胸部 X 线摄片、心电图、肝胆胰脾 B 超等无特殊；脑电图（EEG）显示：轻度异常，枕叶部有复合 δ 波增多；头颅 MRI 未见明显异常。

问题 5：如何制订该患者的治疗方案？

（1）危险性的控制：针对不合作与伤人问题，给予防冲动及对症处理。

王某在入院初表示出强烈的拒绝接受治疗，情绪激动，在病室中有冲动、破坏公物和伤人行为，因此，予以约束保护，并肌内注射镇静剂后平静。

（2）急性期治疗的目标：控制精神症状；恢复社会功能；减少药物不良反应。

精神分裂症的治疗疗程主张全病程治疗，即包括急性期与维持期治疗。特别是维持期治疗需注意提高患者的治疗依从性。

问题6：药物如何选择？有哪些常见不良反应？预后如何？

抗精神病药的选择：遵循安全（safe）、耐受性好（tolerability）、有效（effect）、经济（payment）和方便（simple），即 STEPS 原则。

非典型抗精神病药与典型抗精神病的药理作用特点、不良反应有何异同？相同类型但不同抗精神病药之间的作用谱与不良反应有差异吗？

经过系统的抗精神病药物治疗，王某病情得到改善，上述精神症状逐渐消失，自知力有所恢复。但是，王某常感坐立不安，手脚不自主抖动，发觉说话、走路等活动不如以前灵活。复查血常规、肝功能未见异常，血催乳素升高(3.5 nmol/L)。

问题7：该患者出现了什么问题？该如何处理？

锥体外系不良反应（静坐不能），可予苯海索对症处理。另外，有催乳素的增高。这些皆为抗精神病药的常见不良反应，与多巴胺受体阻断有关。

问题8：该病例涉及了哪些医学伦理和法律问题？

围绕患者的知情权问题、强制入院的手续、监护人的要求等，复习相关精神卫生工作条例和医师法等。

第三节　情感性精神障碍

［主要学习目标］

（1）抑郁、躁狂的常见症状及其可能的病理机制。

（2）情感性精神障碍的诊断、分型和鉴别。

（3）情感性精神障碍的治疗原则。

（4）抗抑郁药的发展史、药理机制、治疗选择和常见不良反应及处理。

（5）自杀的常见原因与危机干预。

典型 病例 2 闷闷不乐、沉默少语的妇女

120 救护车紧急送来一位昏睡的妇女到急诊抢救室，随同来的丈夫提供简单病史：患者为刘某，女，40 岁，会计。丈夫下班回来后发现她躺在床上，呼之不应，旁边发现了装地西泮（安定）片的空瓶。

问题1：上述资料中有哪些关键信息及可能的原因？

（1）药物中毒或过量：是意外还是自杀企图？

（2）过去的病史：有无精神障碍或其他躯体疾病的诊疗病史？过去有无意外或自杀企图言行？

（3）家族史：直系或亲属中有无类似情况？

问题2：该患者需马上采取哪些治疗措施？

（1）明确中毒药物与中毒水平：测定血中药物的种类与含量，便于明确诊断和制订下一步的抢救方案。

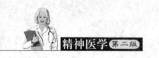

（2）减少药物的进一步吸收和加快从体内的排除：可考虑洗胃或血液透析。

（3）注意生命体征变化、支持治疗。

医生给患者进行了一系列的监测、洗胃和补液，T 37.6℃，P 78 次/分，R 16 次/分，BP 96/60 mmHg。双侧瞳孔等大等圆，$d=2.5$ mm。急诊查血常规，白细胞计数 7.2×10^9/L，中性粒细胞 82.6%。急诊生化检查示血糖、肾功能正常范围，血钾 3.1 mmol/L。

问题 3：须进一步了解哪些信息来帮助诊断和治疗？

进一步向丈夫追问病史，患者平常个性开朗，做事认真仔细。丈夫回忆最近 2 个月以来，患者可能年终工作压力较大，上级检查中又发现了一些小问题，患者感到很紧张，做事小心谨慎，怕自己做不好，怕领导再来追究上次把账务搞错的事情，渐怀疑同事看不起她。之后渐渐变得闷闷不乐，不爱说话，唉声叹气，提不起精神，茶饭不思，不愿出门，连儿子的事也懒得管理，老是卧床但又睡不着，为此自己曾多次买地西泮片服用。1 周前得了感冒，患者更是疲惫，并认为自己快不行了，越想越觉得自己没用、丢人，含泪说对不起丈夫和儿子，不能照顾好他们。丈夫劝其去医院看看，患者坚持不去而休息在家。

次日，患者从昏迷中醒来。医生与患者交谈并做检查。

精神检查：意识清，能回忆昨日的部分病史。从交谈中医生发现患者存在幻听，称听到有人说她"懒，真没用，去死吧"；存在关系妄想，认为周围人用异样的眼光看她，看不起她，都抛弃了她，言语低沉缓慢，情绪悲观，自责自罪认为自己犯了很大的罪过，连累了丈夫和儿子，自己的前途全完了。诉述："我想死已经 10 余天了，一直犹豫不决。昨天我一个人待在家里，感到度日如年，没人能帮我和陪我，我实在是没有希望，我就想到服药了。"承认自己可能患了抑郁症，但认为无药可救，认为这是自己的思想问题，不可能会治疗好，有部分自知力。

问题 4：该患者考虑什么诊断及其依据？

（1）初步诊断考虑：

1）自杀未遂（过量服药）。

2）重度抑郁发作（伴有精神病性症状）。至于是单相或双相情感障碍需进一步了解病史和观察。

（2）目前诊断依据：

1）症状学标准：有持续存在的心境低落、抑郁、精神不振、兴趣的减退，同时伴有思维、精神活动等抑制症状（三低），以及睡眠障碍等，并且有与情感症状相协调的幻听、自责自罪等精神病性症状，有绝望感和自杀行为。

2）病程标准：>2 周（2 个月）。

3）严重程度标准：自杀行动，难以胜任家庭和社会功能角色。

4）排除标准：缺乏明显的严重的社会和生活事件应激，缺乏躯体疾病和其他内分泌、代谢异常的病理证据。未发现患者与现实社会的脱离，以及思维形式障碍和其他行为异常的表现。

问题 5：需与哪些疾病鉴别？

需鉴别的疾病有双相情感障碍（抑郁发作）、精神分裂症、神经症性障碍、适应障碍、应激性障碍、人格障碍。

问题 6：下一步该如何治疗及注意事项。

危险性评估：药物中毒的持续影响风险与患者再次自杀的危险。

急性期抗抑郁药物治疗：根据防治指南选用一线抗抑郁药（SSRIs、SNRIs、NaSSA、TCAs 等），如何选择？需用抗精神病药吗？需预防转相（抗抑郁药诱发躁狂或轻躁狂的可能）吗？需做危机干预？需要做认知行为治疗吗？

经过两周的治疗，患者病情好转，幻觉妄想消失，情绪明显改善。但却一反常态，出现兴奋话多，说终于战胜了自己，每天化妆打扮、乐于助人，认为自己很聪明能干，对以前别人议论自己现在认为是因为嫉妒她的才能，称有很多事情需要她去做，希望马上出院。

问题 7：该患者须考虑什么诊断？

明确诊断：双相情感障碍（入院时为重度抑郁发作，目前为轻躁狂发作）。

问题 8：该病的病因是什么？

请查阅相关文献，复习神经生物学与精神药理学研究进展。

问题 9：如何早期识别双相情感障碍？

患者在不同疾病表现阶段来就诊，尤其是抑郁阶段，医师很容易被其表象所蒙蔽。因此，双相障碍是一个十分容易被误诊、漏诊的精神疾患，在临床上识别率并不高。如国外的 1 项调查显示，双相障碍患者首次就诊的误诊率为 69%，超过 1/3 的患者要经历至少 6～10 年才得以确诊。

Swann 等提出下列 8 项特点若在抑郁症患者中存在，则强烈提示为双相障碍的特征。

（1）其行为或精神科问题出现于少年期前或少年期。

（2）一级亲属患双相障碍的家族史，或数代亲属中均有患某种形式的情感障碍的家族史。

（3）出现精神病性症状，如妄想、思维形式障碍等。

（4）出现不典型或反向（reverse）生物学症状，如严重的迟滞、对被拒绝过分敏感、多睡、食欲增加和（或）体重增加。

（5）混合发作。在抑郁发作期间出现 3 个或以上的躁狂或轻躁狂症状，如攻击现象、易激惹、快速的思维联想。

（6）频繁变化的心境不稳。

（7）有与异常唤醒（arousal）、动机（motivation）或冲动性有关问题的病史，如焦虑、物质滥用和注意缺陷与多动障碍（ADHD）。

（8）抗抑郁剂治疗效果差，抗抑郁药物治疗时出现有效与复燃的快速循环，或抗抑郁药物治疗时出现躁狂或轻躁狂。

问题 10：该病的治疗原则是什么？如何预防复发？

（1）基本的治疗原则

1）要治疗疾病，而不仅仅是治疗发作。

2）发作过程可能随病程时间的延长而改变，关键是找出并治疗使病情不稳定的症状（如睡眠障碍、焦虑或其他并发症）。

3）治疗急性期发作的药物可以与维持治疗的药物不同，但心境稳定剂是基本（基础）治疗，即每个时相都需要使用。

（2）预防复发：要长期维持治疗，提倡患者和家属共同参与到治疗方案的制订过程中，注意制订个体化的治疗方案，即采用耐受性最好、患者最容易坚持的治疗。另外，提供心理健康教育：①帮助患者了解使病情不稳定的因素；②要体谅患者，但不要追究患者对疾病的否

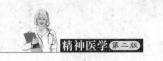

认；③鼓励参加个人、家庭、集体治疗和支持小组；④尽可能减少不依从治疗的情况。

第四节 痴 呆

[主要学习目标]

（1）痴呆的常见症状和病因。

（2）阿尔茨海默病的诊断和鉴别。

（3）阿尔茨海默病的治疗原则。

（4）常用益智药及其药理机制、常见不良反应及处理。

（5）痴呆的并发症及其防范。

典型 病例3 爱捡垃圾、记性不好的老汉

唐某，男性，76 岁。唐老汉原来是一家公司的仓库管理员，初中文化，平常个性开朗随和，喜欢喝点小酒，与人开玩笑，退休后主要待在家里，生活有规律，也注意锻炼身体。近两年来，家人发现他容易丢三落四，说过的事转头即忘，老是要翻找东西，有时只好用笔做记录。让家人头痛的是，他还养成了一个捡垃圾的坏习惯，出门后常从外面带一些毫无价值的东西回来堆在家里，舍不得扔掉，称都是宝贝。情况越来越糟糕，他常忘了关水龙头和煤气，出门忘锁门，刚洗完澡又要去洗澡，有时候又长时间不洗，不注意个人卫生，人变得越来越小气，易发脾气，与周围人的交往开始逐渐减少，常怀疑保姆偷了他家的东西，找到了又坚持说是别人放回来的。饮食、睡眠也变得不规律，昼夜颠倒，到处走动，有时把衣服反穿，甚至不穿衣服便欲外出，不听家人劝阻。一次，患者出去后没回家，家人费了很多周折四处寻找才找到他，发现他迷路了，找不到回家的路。家人送其来院就诊。

问题1：上述资料中有哪些精神症状及其可能的病因？

主要发现：老年（>65 岁），遗忘（迷路、近事记忆减退为主）、性格改变（捡垃圾、易怒、多疑）、行为异常（个人卫生差、进食、睡眠无规律）。病程 2 年，逐步进展。

问题2：需进一步了解哪些信息和检查来帮助诊断？

（1）进一步了解病史：患者近来无发热、抽搐情况，平素体健，否认高血压、糖尿病病史。少量饮酒，否认醉酒、成瘾现象。

（2）精神检查：意识清，衣饰尚整洁，动作缓慢，步态尚平稳，对答切题，知道是在医院，回答时常说"你干吗问我那么多"，有时一笑了之。思维贫乏，情感反应基本适切，但理解力、计算力减退，不能解释"忘恩负义"、"雪中送炭"。问"100－7＝？"答"93"，问"93－7＝？"答"91"。即刻记忆与近事记忆明显减退，不能复述回忆"68091345"和"今天是 2009 年 3 月 27日下午 2 点 46 分"，对昨晚的饭菜不能回忆。无自知力。

（3）体格检查未发现阳性体征。化验检查显示，血、尿常规，肝肾功能，血叶酸水平，甲状腺功能正常，梅毒抗体阴性，ECG、EEG 正常范围。头颅 MRI 提示脑沟增宽，脑室扩大，脑萎缩。MMSE 测定 13 分。

问题 3：该患者考虑什么诊断及其依据？

（1）诊断考虑：老年期痴呆（阿尔茨海默病）。

（2）诊断依据：

1）症状学标准：老年，病程缓慢进展，有明显的近事记忆减退和性格、行为的改变，有脑萎缩形态学证据，以及 MMSE 评分＜20 分。

2）病程标准：症状持续存在至少 2 年。

3）严重程度：生活不能自理，外出走失。

4）排除标准：无高血压、脑卒中病史，既往无精神异常病史。

问题 4：须与哪些疾病作鉴别？

须鉴别的疾病有血管性痴呆、老年期抑郁症、其他老年期精神障碍、其他神经系统疾病。

问题 5：该如何治疗？常用的药物有哪些？

针对该病人的治疗目标主要是：改善认知功能减退症状和控制精神症状，具体来说就是提高病人的生活自理能力（activity）、改善认知（cognition）功能和处理行为（behavior）障碍，即痴呆治疗 ABC。

请复习相关文献，提出对阿尔茨海默病治疗的原则及其药物治疗进展，尤其是来自循证医学的证据评价，比较不同药物的疗效与作用特点。

例如，根据此患者，检索 Cochrane，PubMed 和 PsychInfo 等医学网站，输入关键词 dementia，drug treatment，meta-analysis，查阅近 3 年的文献。结果有关益智药系统评价的文献有 25 篇，仔细分析后有 22 篇为药物疗效与安全性的系统评价，表 18-1 归纳了这些文献的主要研究结果。

表 18-1 益智药物疗效研究文献系统综述

药　　物	剂量（疗程）	RCT 研究（病例数）	结　　论
美金刚（memantine）	20 mg/d（6～28 w）	3	轻/中度 AD 有效，轻/中度 VD 有效
	（28 w）	1（579）	轻/中度 VD 有效，耐受性/安全性好
加兰他敏（galantamine）	8～24 mg/d（3～6 m）	7（3 777）	轻/中度 AD 有效
多奈哌齐（donepezil）	5～10 mg/d（6～12 m）	10（2 376）	轻/中度 AD 有效
	（6 m）	2（1 219）	轻/中度 VD 有效
	5～10 mg/d	1（1 920）	轻/中度 AD 有效，耐受性/安全性好
卡巴拉汀（rivastigmine）	6～12 mg/d（52 w）	5	轻/中度 AD 有效　高剂量时脱落率高
胆碱酯酶抑制剂		16（5 159）	AD 有效，但不良反应率高
		29	AD 神经-精神症状有效
卵磷脂		12（376）	不支持有效
长春西丁（vinpocetine）	30～60 mg/d（6～12 m）	3（583）	不支持有效
司来吉兰（selegiline）	（4～69 w）	17	不支持有效
	（4～17 w）	14（821）	不支持有效

注：w 表示周；m 表示月。

从表 18-1 的结果归纳中不难发现，meta-分析（1 级证据）对轻/中度痴呆有效的药物为美金刚和胆碱酯酶抑制剂（加兰他敏、多奈哌齐和卡巴拉汀），其中研究资料支持证据较多的

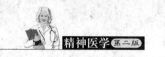

为美金刚和加兰他敏以及多奈哌齐，而卵磷脂、长春西丁和司来吉兰等现有meta-分析资料不支持临床有效。

结合该病人年龄较大，宜选用安全性与耐受性好的药物，根据检索结果，美金刚和多奈哌齐为最佳选择，但目前医院只有多奈哌齐。因此，治疗医师决定选用多奈哌齐 5 mg/d（1个月后改为 10 mg/d）治疗病人，同时给予小剂量奥氮平（第 2 代抗精神病药，2.5 mg/d）控制精神症状。

患者住院期间，在病室中一般情况尚可，但 1 周前不慎跌倒，造成股骨颈骨折而转骨科手术治疗。手术过程顺利，不过术后当晚因伤口部位疼痛难忍、夜不能寐，出现情绪不稳，恐惧冲动，不愿配合治疗。起初表现为不断拉扯被子、欲拔身上的各种导管，并拒绝吸氧、测血压；后表现为大汗淋漓、胡言乱语、吵闹喊叫，说看到天花板上和地上有很多虫子在爬，将挂着的盐水瓶看成是蛇，坚持要起床去抓虫子、清理房间，双手不断在空中乱抓，怀疑医护人员和病友都是来害他的。对医护人员的问话极不耐烦，责问"你们这么多人来我家干吗，偷东西啊"。

问题 6：患者出现了什么情况？其可能的原因是什么？

术后谵妄状态，可能与手术麻醉后有关。

复习有关谵妄与痴呆的鉴别，了解谵妄的可能病因及其主要临床特点。

问题 7：该如何处理？

在确诊谵妄之后，其治疗往往需要临床多科的协作与共同处理。治疗既要确定和处理潜在的躯体原因，也要适当治疗病人的焦虑、痛苦和行为问题。具体而言，包括治疗患者潜在躯体疾病、及时控制行为紊乱、安抚家属配合医师，以及对症处理（包括药物治疗等）。特别是当患者出现幻觉、妄想等精神病性症状，并导致恐惧、害怕等行为紊乱时，一般的安慰与解释往往难以缓解患者的精神症状，多数建议使用药物干预以及时控制病情的发展。而药物的选用，通常推荐用高效价的抗精神病药物来控制幻觉、妄想和行为紊乱，其中最常用的是小剂量氟哌啶醇。其优点是抗胆碱能镇静作用小、对代谢速率影响小，以及给药途径多（包括口服、肌内注射和静脉给药）等。缺点是易引起锥体外系症状，包括静坐不能、肌张力增高等。

不过，随着新型非典型抗精神病药物的临床应用与推广，已有不少学者尝试用于治疗谵妄的控制。研究显示，非典型抗精神病药物（包括利培酮、奥氮平、喹硫平等）的疗效与氟哌啶醇相似，但不良反应的发生概率却大大减少。

具体治疗要点如下：

（1）病人需要重复保证和重复定向来减轻焦虑和定向障碍，应该经常重复。

（2）家属应该得到有关障碍性质的清楚解释，以减轻他们自己的焦虑，并帮助他们对病人进行重复保证和重复定向。

（3）在住院病房，应该有预备一致的常规制度。在安静的房间护理病人是有好处的。夜间应有充足的灯光，使病人容易知道他身处何处，但灯光不能过亮而影响睡眠。应该鼓励家属和朋友陪伴病人或经常探访。

（4）由于可能加重谵妄，所以重要的是尽可能少地使用药物。

（5）小剂量苯二氮䓬类或其他催眠药物可以促进夜间睡眠。苯二氮䓬类药物应避免在白天使用，因为其镇静作用可能会增加病人的定向障碍。

第五节 焦虑障碍

[主要学习目标]

(1) 焦虑障碍的病因。

(2) 焦虑障碍的分类。

(3) 常用抗焦虑药及其药理机制和常见不良反应。

(4) 焦虑障碍的治疗原则。

典型 病例4 恐惧害怕、不敢开车的白领

黄某,女,32岁,公司职员。因"突发胸闷、心慌、气急20分钟",由好心人陪同来急诊并马上联系了患者丈夫。随同的人反映患者刚才在公交车上突然出现气急、面色发白、出汗,双腿发软,手捂着胸口说"胸闷得很,心跳得厉害,我快不行了"。患者神情紧张恐惧,不断喘气。

问题1:应该马上采取哪些措施?

(1) 吸氧,保持呼吸道通畅。

(2) 生命体征的检测,包括血压、心率、心电图和血糖、电解质的检查,排除躯体疾病。

(3) 安慰、保证、心理支持,及时联系家人。

问题2:需进一步了解哪些信息来帮助诊断?

急诊医生马上给她吸氧,心电监护示:心率110次/分,呼吸24次/分,血压130/80 mmHg。15 min后,患者症状渐渐有所缓解。进一步追问患者,患者说"自己也不知道怎么回事,我准备上班去的,在车上突然感觉人多气闷,透不过气来,于是越来越难过,现在已经好多了,还有一点头晕、发麻,没力气,刚才我以为要死了,吓死了,现在还心有余悸",医生问她"有没有吃早饭? 整个过程都记得吗? 胸口痛不痛? 有没有抽搐"等问题,患者表示吃过早饭,认为自己人还是清楚的,觉得胸闷但不觉得痛,也没有抽搐。否认高血压、糖尿病、心脏病、支气管哮喘病史。急诊生化检查显示血钾、血糖正常范围。血气分析提示呼吸性碱中毒。ECG示窦性心动过速。患者表示这种情况已是第3次了,2个月前和10天前各发过一次,当时去医院检查,医生都说检查没问题,每次不到30 min左右,一次是在超市,一次也在车上,休息一下就没事了。

问题3:该患者考虑什么疾病及其诊断依据。

(1) 诊断考虑:惊恐发作。

(2) 诊断依据

1) 症状学标准:有急性焦虑发作的症状,发作时意识清晰,但有明显的心血管和呼吸系统症状,有濒死体验与失控感;发作持续时间一般在30 min左右。

2) 病程标准:>1个月(2个月),有3次类似发作。

3) 严重程度标准:需急诊,影响患者的正常工作与日常生活,但无回避行为。

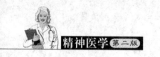
4) 排除标准:基本排除低血糖、心脏病等其他疾病。至于血气分析结果的异常,可能与过度换气有关,在呼吸科有时亦考虑诊断"过度换气综合征"。

问题4:须与哪些疾病作鉴别?

须鉴别的疾病有广场恐惧症、癔症、癫痫、心脏疾病(心律失常、二尖瓣脱垂、心绞痛等)、内分泌或代谢疾病(低血糖、电解质紊乱等)、其他。

医生向赶来的丈夫详细询问了解情况,丈夫反映患者母亲有强迫症。平常患者做事认真仔细,胆小怕事,平常不太愿意去人多的地方。以前她都是自己开车的,半年前,邻居开车时发生车祸后她就不敢再开车。坐到驾驶室里就恐惧害怕,不知所措,怕自己也闯祸,紧张地连刹车也踩不动了。以后经常是丈夫接送她,今天恰好有事让她自己坐车上班。

问题5:该患者该如何治疗?

请复习有关文献,提出对惊恐障碍的最佳治疗选择,包括认知行为治疗与药物治疗的循证医学证据。

例如,Furukawa等系统复习了2005年以前有关心理治疗与抗抑郁药治疗(联合或不联合)惊恐障碍(伴或不伴广场恐惧)的对照研究文献,共有23项随机双盲对照研究(RCTs)符合分析标准入组(样本病例为1709例),21项研究为行为或认知行为治疗(CBT)。结果显示,在急性期治疗阶段,联合治疗疗效优于单一抗抑郁药疗效(相对效应范围为1.24,95% CI=1.02~1.52)和单一心理治疗(相对效应范围为1.17,95% CI=1.05~1.31)。不过,联合治疗组的脱落率(因为药物不良反应)较心理治疗组高。在长期治疗阶段,只要患者坚持服药,则联合治疗较单一药物维持治疗(相对效应范围为1.61,95% CI=1.23~2.11)和单一心理治疗(相对效应范围为0.96,95% CI=0.79~1.16)的疗效更持久。作者的结论为,药物与心理治疗联合使用或单一心理治疗(主要为CBT)可作为惊恐障碍的一线治疗选择。

Haby等就认知行为治疗抑郁症、惊恐发作与GAD的相关RCTs文献进行了系统复习,试图了解影响CBT疗效的因素。结果发现,在52项对照研究中,有33项研究显示,CBT对抑郁症、惊恐发作和GAD均有效,效应范围为0.68(95% CI=0.51~0.84)。疾病本身对CBT的疗效影响不大,主要是严重程度、病程、治疗时间长短、语言沟通等对CBT的疗效有影响。

问题6:有哪些常用药物及其作用机制?

包括苯二氮䓬类抗焦虑药、SSRIs、SNRIs、MAOIs等抗抑郁药,以及其他药物等。但请复习有关文献,说明为何用抗抑郁药来治疗惊恐等焦虑障碍。

第六节　儿童品行障碍

[主要学习目标]

(1) 儿童品行障碍常见的表现及其成因。

(2) 多动与注意缺陷障碍和品行障碍的诊断。

(3) 常见儿童品行障碍的鉴别。

（4）儿童品行障碍应对和防范措施。

典型 病例 5 学习成绩下降、调皮捣蛋的小学生

张某,男,9 岁,小学二年级学生,父母带其来精神科门诊求诊。父母反映他最近 1 年越来越不听话,根本不把父母的话放在眼里,父母说这样做,他偏那样做,有时候还想尽各种方式故意惹家人生气,有不顺他心意的事情时,经常发脾气、摔东西搞破坏,叫喊称"我恨你们,以后要报复你们"。回家做功课时缺乏耐性,效率低下,30 min 可以完成的功课常常需要花掉 2 h 的时间,一会儿说喝水吃东西,一会儿说上厕所。这 3 个月来,老师多次向家长反映他上课不专心听讲、东张西望、捣乱课堂纪律,提问时不知道老师在讲什么内容,做一些小动作,故意敲桌子,捉弄前排同学,乱丢纸团、粉笔头,追究责任时却谎话连篇为自己辩解,称是其他人干的,有时还借口看不到而站起来大声喧哗,不举手就发言,跟老师唱反调,学习成绩也明显下降。他还不喜欢参加集体活动,常把公共的东西占为己有,与同学相处不好,故意拦住同学的去路,同学笑他,他就和同学吵架,甚至随手拿东西砸人。患者既往体健,出生顺利,发育良好,年貌相符,胃纳、睡眠正常。父母忙于工作,小的时候由爷爷奶奶带,读小学后随同父母,无偷窃、纵火和虐待动物史。医生与其交谈时患者常起立来回走动,看看这个,摸摸那个,对答切题,口齿清晰,否认父母提供的情况,找一些理由来辩解,说老师、同学、父母的不是,易激惹,甚至对父母大喊大叫。

问题 1:上述资料中有哪些异常表现?

（1）行为:逆反、寻衅斗殴等。

（2）情绪:不稳定。

（3）学习成绩:下降。

（4）注意力:不集中,易分散。

（5）人际关系:包括与同学、家长的关系不融洽、敌对。

（6）品德:撒谎、不遵守纪律等。

问题 2:该患者考虑什么诊断?

（1）诊断考虑:品行障碍。

（2）诊断依据

1）症状学标准:学龄期儿童,有逆反、撒谎等品行问题,注意力不集中,情绪不稳,以及学习成绩下降等。

2）病程标准:>6 个月（1 年余）。

3）严重程度标准:影响到家庭与学校正常的生活与学习。

4）排除标准:无精神病性症状和明显的情绪障碍证据,患者的品行问题并不与注意缺陷密切相关。

问题 3:需与哪些疾病鉴别?

需鉴别的疾病有多动与注意缺陷障碍、儿童情绪障碍、儿童精神分裂症、精神发育迟滞、其他神经系统疾病。

问题 4:该病可能的形成原因?

请复习有关文献,讨论幼年成长经历对儿童心理发育的影响,包括:①家庭环境、童年期

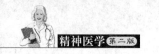

成长经历、养育方式有关；②学校教育环境；③患儿的人格形成。

问题 5：面对这种现象该如何处理和防范？

讨论：可以选择正反辩论议题，如改变父母的期望值、修改学校教育方式、惩罚或宽容患儿的问题等。

（李惠春　季建林）

主要参考文献

1. 阿里克斯，斯图尔特著. 王学义译. 精神病病例精粹. 北京：北京大学医学出版社，2006
2. 翁永振主编. 精神障碍典型病例分析. 北京：科学技术文献出版社，2007
3. Koh GC，Khoo HE，Wong ML，et al. The effects of problem－based learning during medical school on physician competency：a systematic review. CMAJ，2008，178：34－41
4. Guthrie E & O'Neill P. Self－directed，problem－based learning for undergraduate psychiatry. Adv. Psychiatric Treat，1999，5：382－389
5. Guerrero A，Piasecki M. Problem-based behavioral science and psychiatry. London：Springer，2008

专业英文文献阅读资料选编

1. No health without mental health — global mental health

(from the *Lacent*)

About 14% of the global burden of disease has been attributed to neuropsychiatric disorders, mostly due to the chronically disabling nature of depression and other common mental disorders, alcohol-use and substance-use disorders, and psychoses. Such estimates have drawn attention to the importance of mental disorders for public health.

Health services are not provided equitably to people with mental disorders, and the quality of care for both mental and physical health conditions for these people could be improved. Health-care systems should be strengthened to improve delivery of mental health care, by focusing on existing programmes and activities. Mental health awareness needs to be integrated into all aspects of health and social policy, health-system planning, and delivery of primary and secondary general health care.

Introduction

The WHO proposition that there can be "no health without mental health" has also been endorsed by the Pan American Health Organization, the EU Council of Ministers, the World Federation of Mental Health, and the UK Royal College of Psychiatrists. What is the substance of this slogan?

WHO's 2005 estimates of the global burden of disease provide evidence on the relative effect of health problems worldwide. Non-communicable diseases are rapidly becoming the dominant causes of ill health in all developing regions except sub-Saharan Africa. The Global Burden of Disease reports that neuropsychiatric conditions account for up to a quarter of all disability-adjusted life-years, and up to a third of those attributed to non-communicable diseases, although the size of this contribution varies between countries according to income level. Of the non-communicable diseases, neuropsychiatric conditions

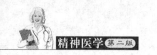

contribute the most to overall burden, more than either cardiovascular disease or cancer.

Despite these new insights, ten years after the first WHO report on the global burden of disease, mental health remains a low priority in most low-income and middle-income countries. If mental disorders are regarded as a distinct health domain, with separate services and budgets, then investment in mental health is perceived to have an unaffordable opportunity cost.

Our first aim is to critically appraise the way that the burden of disability and premature mortality is apportioned, in WHO's estimates of global burden of disease, between underlying conditions within groups of disorder, and, specifically, to assess whether these estimates account for the full contribution of mental disorder to mortality and disability. Our second aim is to review available evidence for interactions between mental disorders and other health conditions (such as medically unexplained somatic symptoms, communicable diseases, maternal and perinatal conditions, non-communicable diseases, and injuries). Our third aim is to discuss the implications of these links for the future orientation of health policies, health systems, and services.

Contributions of mental disorders to disability and mortality

Mental disorders are an important cause of long-term disability and dependency. WHO's 2005 report attributed 31.7% of all years lived-with-disability to neuropsychiatric conditions: the five major contributors to this total were unipolar depression (11.8%), alcohol-use disorder (3.3%), schizophrenia (2.8%), bipolar depression (2.4%), and dementia (1.6%). However, the interaction between mental disorder and disability is more complex and extensive than the WHO report suggests. Depression predicts the onset and progression of both physical and social disability.

Mental disorder is independently associated with a substantial excess in all-cause mortality risk. Most studies have focused on associations with depression: a meta-analysis of 15 population-based studies reported that depression diagnosis was linked with subsequent all-cause mortality, and yielded a pooled odds ratio (OR) of 1.7 (95% CI=1.5~2.0). Although evidence from low income countries is scarce, a large population-based study in Ethiopia indicated very high mortality rates for major depression (SMR 3.55, 95% CI=1.97~6.39) 31 and for schizophrenia (nearly 5% per year). The association between alcohol use and mortality is complex, with a U-shaped association, and different effects according to cause of death; nevertheless, in the UK 8.5% of years-of-life lost to age 65 in men and 4.0% in women have been attributed to drinking more than the recommended alcohol limits. In Russia, alcohol-related mortality contributed to substantial fluctuations in the overall mortality rate in the 1990s.

Medically unexplained somatic symptoms

Typically, at least a third of all somatic symptoms remain medically unexplained, both in the general population and in general medical-care settings. Medically unexplained somatic symptoms and syndromes are strongly associated with common mental disorders; however, at least a third of those with somatisation have no comorbid mental disorder.

Somatisation is independently associated with poor health-related quality of life and greatly increased use of health care, after controlling for comorbid mental disorder. Evidence from randomised controlled trials supports the effectiveness of specific intervention strategies. Health-care costs can be reduced by as much as a third. A pilot trial of cognitive behavioural therapy for medically unexplained symptoms in Sri Lankan primary care (the only published trial from a developing country) also showed that treatment was associated with significant reductions in medically unexplained symptoms, visits, and distress.

Non-communicable diseases

Aside from neuropsychiatric disorders, the main contributors to disability and mortality from noncommunicable disease are cardiovascular disease and cancer.

Cardiovascular disease

A systematic review of evidence from population-based research reported moderate to strong prospective associations between depression (15/22 studies), anxiety (four of eight studies), and coronary heart disease. The outcomes studied included angina and non-fatal and fatal myocardial infarction. Population-based cohort studies also show that depression is an independent risk factor for non-fatal and fatal stroke. Follow-up periods in many of these studies were longer than ten years, which renders depression induced by preclinical cardiovascular disease an unlikely explamation. The effects were largely independent of risk factors for cardiovascular disease, since most of the cited studies comprehensively controlled for such factors.

The scarcity of evidence for risk mediation is surprising since mental health is strongly associated with cardiovascular risk exposures. The incidence of depression increases after myocardial infarction, to $15\% \sim 30\%$ for major depression, mostly in the first month after the event. Systematic reviews of prognostic studies report that comorbid depression is a consistent predictor of adverse outcomes (including recurrent coronary heart disease events, mortality from coronary heart disease, and all-cause mortality) after non-fatal myocardial infarction, after controlling for disease severity and treatment-related factors.

The evidence base for the effectiveness of antidepressants after stroke is weak. A Cochrane review of antidepressants as a preventive intervention reported no effect either on incident depression, or on reduction of disability or mortality. Another Cochrane review on pharmacological interventions for depression after stroke reported a reduction in symptoms, but not remission of diagnosable depression. Stroke recovery was not improved by pharmacological interventions. One trial subsequently published, with a 9-year follow-up, did show a sustained reduction in mortality after stroke, associated with antidepressant treatment.

2. Delusions

(from www. emedicine. com)

The first step in the clinical evaluation is establishing whether pathology is present.

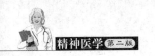

This represents a clinical judgment that sometimes is difficult to make. The clinical judgment that delusions are present should be made after taking into account the degree of plausibility, systemization, and the possible presence of culturally sanctioned beliefs that are different from one's own beliefs.

The second step is determining the presence or absence of important characteristics often associated with delusions, such as confusion, agitation, perceptual disturbances, physical symptoms, and prominent mood abnormalities.

The third step is to present a systematic differential diagnosis. A thorough history, mental status examination, and laboratory/radiologic evaluation should be performed to rule out other medical and psychiatric conditions that are commonly present with delusions. Delusional disorder should be seen as a diagnosis of exclusion.

Clinical presentation

The mental examination is usually normal with exception of the presence of abnormal delusional beliefs.

Tactile and olfactory hallucinations may be present and may be prominent if they are related to the delusional theme. Medical causes of tactile and olfactory hallucinations should be ruled out. Auditory or visual hallucinations are uncommon but, if present, they are not prominent.

The thought content is notable for systematized, well-organized, nonbizarre delusions that are possible to occur. Delusional concepts may be complex or simple, but bizarre beliefs such as delusions of thought insertion, and thought control are more common in schizophrenia. Contrary to schizophrenia, the thought process is usually not impaired; however, some circumstantiality and idiosyncrasy may be observed.

Memory and cognition are intact. Level of consciousness is unimpaired.

Patients usually have little insight and impaired judgment regarding their pathology. Police, family members, coworkers, and physicians other than psychiatrists are usually the first to suspect the problem and seek psychiatric consultation.

Assessment of homicidal or suicidal ideation is extremely important in evaluating patients with delusional disorder. The presence of homicidal or suicidal thoughts related to delusions should be actively screened for and the risk of carrying out violent plans should be carefully assessed.

Thought process

Record the patient's thought process information. The process of thoughts can be described with the following terms: looseness of association (irrelevance), flight of ideas (change topics), racing (rapid thoughts), tangential (departure from topic with no return), circumstantial (being vague, ie, "beating around the bush"), word salad (nonsensical responses, ie, jabberwocky). Note whether the patient responds directly to the questions. Document whether the patient deviates from the subject at hand and has to be guided back to the topic more than once.

To determine if a patient is having delusions, ask some of the following questions. "Do you have any special powers or abilities?" "Does the television or radio give you special messages?" Types of delusions include grandiose (delusions of grandeur), religious (delusions of special status with God), persecution (belief that someone wants to cause them harm), erotomanic (belief that someone famous is in love with them), jealousy (belief that everyone wants what they have).

Aspects of thought content are as follows:

Obsession and compulsions: Ask the following questions to determine if a patient has any obsessions or compulsions. "Are you afraid of dirt?" "Do you wash your hands often or count things over and over?" "Do you perform specific acts to reduce certain thoughts?" Signs of ritualistic type behaviors should be explored further to determine the severity of the obsession or compulsion.

Phobias: Determine if patients have any fears that cause them to avoid certain situations. The following are some possible questions to ask. "Do you have any fears, including fear of animals, needles, heights, snakes, public speaking, or crowds?"

Suicidal ideation or intent: Inquiring about suicidal ideation at each visit is always important. In addition, the interviewer should inquire about past acts of self-harm or violence. Ask the following types of questions when determining suicidal ideation or intent. "Do you have any thoughts that you would be better off dead?" If the reply is positive for these thoughts, inquire about specific plans, suicide notes, family history (anniversary reaction), and impulse control. Also, ask how the patient views suicide to determine if a suicidal gesture or act is ego-syntonic or ego-dystonic. Next, determine if the patient will contract for safety. For homicidal ideation, make similar inquiries.

Homicidal ideation or intent: Inquiring about homicidal ideation or intent during each patient interview also is important. Ask the following types of questions to help determine homicidal ideation or intent. "Do you have any thoughts of wanting to hurt anyone?" "Do you have any feelings or thoughts that you wish someone were dead?" If the reply to one of these questions is positive, ask the patient if he or she has any specific plans to injure someone and how he or she plans to control these feelings if they occur again.

Abstract thought: Assess the patient's ability to determine similarities. Ask the patient how 2 items are alike. For example, a fly and a tree (good response is "alive"; poor response is "nothing"). Assess the patient's ability to understand proverbs. Ask the patient the meaning of certain proverbial phrases. Examples include the following. "A bird in the hand is worth in the bush" (good response is "be grateful for what you already have"; poor response is "one bird in the hand"). "Don't cry over spilled milk" (good response is "don't get upset over the little things"; poor response is "spilling milk is bad").

Presentation of the subtypes

Erotomanic type

Related terms include erotomania, psychose passionelle, Clerambault syndrome, and

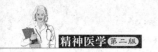

old maid's insanity. The central theme of delusions is that another person, usually of higher status, is in love with the patient. The object of delusion is generally perceived to belong to a higher social class, being married, or otherwise unattainable. Delusional love is usually intense in nature. Signs of denial of love by the object of the delusion are frequently falsely interpreted as affirmation of love.

Grandiose type

Patients believe that they possess some great and unrecognized talent, have made some important discovery, have a special relationship with a prominent person, or have special religious insight. Grandiose delusions in the absence of mania are relatively uncommon, and the distinction of this subtype of disorder is debatable. Many patients with paranoid type show some degree of grandiosity in their delusions.

Jealous type

Related terms include conjugal paranoia, Othello syndrome, and pathological or morbid jealousy. The main theme of the delusions is that her or his spouse or lover is unfaithful. Some degree of infidelity may occur; however, patients with delusional jealousy support their accusation with delusional interpretation of "evidence". This disorder can sometimes lead to acts of violence, including suicide and homicide.

Persecutory type

Patients believe that they are being persecuted and harmed. In contrast to persecutory delusions of schizophrenia, the delusions are systematized, coherent, and defended with clear logic. No deterioration in social functioning and personality is observed. Patients are often involved in formal litigation against their perceived persecutors. Munro refers to an article by Freckelton who identifies the following characteristics of deluded litigants: determination to succeed against all odds, tendency to identify the barriers as conspiracies, endless drive to right a wrong, quarrelsome behaviors, and "saturating the field" with multiple complaints and suspiciousness.

Patients often experience some degree of emotional distress such as irritability, anger, and resentment. In extreme situations, they may resort to violence against those who they believe are hurting them. The distinction between normality, overvalued ideas, and delusions is difficult to make in some of the cases.

Somatic type

Related terms include monosymptomatic hypochondriasis. The core belief of this type of disorder is delusions around bodily functions and sensations. The most common are the belief that one is infested with insects or parasites, the belief of emitting a foul odor, and the belief that their body or parts of the body are misshapen or ugly. Patients are totally convinced in physical nature of this disorder. Sensory experiences associated with this illness (eg, sensation of parasites crawling under the skin) are viewed as components of systemized delusions.

3. On being a patient and mental status examination

(from *new textbook of Oxford psychiatry* & www. emedicine. com)

It is difficult to be a psychiatric patient, but a good doctor can make it less so. Confusion and fear can be overcome by knowledge and compassion, and resistance to treatment is often, although by no means always, amenable to change by intelligent persuasion. The devil, as the fiery melancholic Byron knew, is in the detail.

Patients, when first given a psychiatric diagnosis, are commonly both relieved and frightened. Perhaps more disturbing, they do not know if their depression, psychosis, anxieties, or compulsions will return to become a permanent part of their lives.

The specifics of what the doctor says, and the manner in which he or she says it, are critically important. Most patients complain about receiving poor psychiatric care. But most of these complaints are avoidable. Doctors need to be direct in answering questions, to acknowledge the limits of their understanding, and to encourage specialist consultations when the clinical situation warrants it. They also need to create a therapeutic climate in which patients and their families feel free, when necessary, to express their concerns about treatment or to request a second opinion. Unfortunately, doctors are notoriously variable in their ability to assess and predict compliance in their patients.

Education is, of course, integral to the good treatment of any illness, but this is especially true when the illnesses are chronic or tend to recur. Patients and their family members should be encouraged to write down any questions they may have, as many individuals are intimidated once they find themselves in a doctor's office. Any information that is given orally to patients should be repeated as often as necessary and, whenever feasible, provided in written form as well.

Patients, when they are well, often benefit from a meeting with their family members and their doctor which focuses upon drawing up contingency plans in case their illness should recur. Such meetings may include what is to be done in the event that hospitalization is required and the patient refuses voluntary admission, a discussion of early warning signs of impending psychotic or depressive episodes, methods for regularizing sleep and activity patterns, techniques to protect patients financially; and ways to manage suicidal behaviour should it occur.

No-one who has treated or suffered from mental illness would minimize the difficulties involved in successful treatment. Modern medicine gives options that did not exist even 10 years ago, and there is every reason to be expect that improvements in psychopharmacology and diagnostic techniques will continue to develop at a galloping pace. Still, the relationship between the patient and doctor will remain central to the treatment as Morag Coate wrote 35 years ago in *Beyond All Reason*.

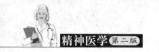

History and Mental Status Examination（MSE）

History and Mental Status Examination（MSE）are the most important diagnostic tools a psychiatrist has to obtain information to make an accurate diagnosis. The clinician must pay close attention to the patient's presentation, including personal appearance, social interaction with office staff and others in the waiting area, and whether the patient is accompanied by someone. These first few observations can provide important information about the patient that may not otherwise be revealed through interviewing or one-on-one conversation.

When patients enter the office, pay close attention to their personal grooming. One should always note things as obvious as hygiene, but, on a deeper level, also note things such as whether the patient is dressed appropriately according to the season. Other behaviors to note may include patients talking to themselves in the waiting area or perhaps pacing outside the office door. Record all observations.

The next step for the interviewer is to establish adequate rapport with the patient by introducing himself or herself. Speak directly to the patient during this introduction, and pay attention to whether the patient is maintaining eye contact. Mental notes such as these may aid in guiding the interview later. If patients appear uneasy as they enter the office, attempt to ease the situation by offering small talk or even a cup of water.

Legally, a mental status if conducted against the patient's will is considered assault with battery. Therefore, it is important to secure the patient's permission or to document that a mental status is being done without the patient's approval if in an emergency situation.

The time it takes to complete the initial interview may vary; however, with experience, interviewers develop their own comfortable pace and should not feel rushed to complete the interview in any time that is less than comfortable for either the interviewer or the patient. All patients require their own time during this initial interview and should never be made to feel they are being timed.

Beginning with open-ended questions is desirable in order to put the patient further at ease and to observe the patient's stream of thought (content) and thought process. Begin with questions such as "What brings you here today?" or "Tell me about yourself." These types of questions elicit responses that provide the basis of the interview. Keep in mind throughout the interview to look for nonverbal cues from patients. In addition to the patient's responses to questions, all of these observations should be noted during the interview process.

As the interview progresses, more specific or close-ended questions can be asked in order to obtain specific information needed to complete the interview. For example, if the patient is reporting feelings of depression, but only states "I'm just depressed," determining both the duration and frequency of these depressive episodes is important. Ask leading questions such as "How long have you had these feelings?" or "When did these feelings begin?" and "How often do you feel this way?" or "How many days in the past week have you felt this way?" These types of questions help patients understand what information is needed from them. For safety reasons, both the patient and the interviewer should have access to the door in case of an emergency during the interview process.

At some point during the initial interview, a detailed patient history should be taken. The patient history should begin with identifying patient data and the patient's chief complaint or reason for coming to the clinic.

Additionally, listing any family history of illness is important. If possible, record the medications and dosages family members took for their illnesses. If these medications and dosages worked for family members, the chance is good that they may work for the current patient.

Obtain a complete social history. This addition to the patient history can be most crucial when discharge planning begins. Inquire if the patient has a home. Also ask if the patient has a family, and, if so, if the patient maintains contact with them. This also is the area in which any history of drug and alcohol abuse, legal problems, and history of abuse should be recorded.

Imperative to the recording of a patient's social history is any information that may aid the physician or other clinicians in making special accommodations for the patient when necessary. This would include an accurate record of the last grade completed in school, whether the patient was in special education classes, or if the patient required special assistance at work or school (ie, special listening devices for the hard of hearing).

Following completion of the patient's history, perform the MSE in order to test specific areas of the patient's spheres of consciousness. To begin the MSE, once again evaluate the patient's appearance. Document if eye contact has been maintained throughout the interview and how the patient's attitude has been toward the interviewer. Next, in order to describe the mood aspect of the examination, ask patients how they feel. Normally, this is a one-word response, such as "good" or "sad."

Next, the interviewer's task is to define the patient's affect, which will range from expansive (fully animated) to flat (no variation). The patient's speech then is evaluated. Note if the patient is speaking at a fast pace or is talking very quietly, almost in a whisper. Thought process and content are evaluated next, including any hallucinations or delusions, obsessions or compulsions, phobias, and suicidal or homicidal ideation or intent.

Then, the patient's sensorium and cognition are examined, most commonly using the Mini-Mental State Examination. Once this is completed, perform the physical examination and needed laboratory tests to help exclude medical causes of presenting symptoms.

A compilation of all information gathered throughout the interview and MSE leads to the differential diagnosis of the patient. Once this diagnosis is established, a treatment plan is formulated. Be sure to ask patients if they have any questions regarding their treatment plans.

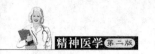

Every patient interview affords the health care professional an invaluable opportunity to provide patient education. Never overlook providing needed education to patients.

The process of conducting an accurate history and MSE takes practice and patience, but it is very important in order to evaluate and treat patients effectively. The history and MSE are crucial first steps in the assessment and are the only diagnostic tools psychiatrists have to select treatment for each patient and, therefore, ultimately are the deciding factor for initial treatments. This fact alone should make the interviewer cognizant of the essential role the history and MSE play each time a patient is evaluated.

4. Developmental psychology throughout life

(from *new Oxford textbook of psychiatry*)

Developmental theories and views

There is a bewildering set of mini-models and mini-theories of developmental processes, each trying to deal with changes in children's functioning either at different periods in their lives or in different psychological functions such as perception, language, and memory. By and large, the different theorists seem to ignore each other's work, and many also seem keener on theories than on data that might test the theories.

For example, Piaget's theories predominantly address how children develop a cognitive understanding of their world. His was a biological view of development, and his cross-sectional methodology emphasized the separation between the stages he posited. Staats argued that most of the phenomena described by Piaget and his followers could be interpreted within a social learning theory framework that instead emphasized the continuity of development across stages.

Kohlberg's theory of moral judgement is a stage theory that differs radically from Piaget's in that the different forms of reasoning said to typify different stages can coexist. However, the way in which children (or adults for that matter) judge an ethical dilemma does not necessarily determine how they behave. Most financiers would have little difficulty in providing sophisticated moral judgements on Kohlberg-type tasks, but many financiers also present the "unacceptable face of capitalism" in their ruthless dealings. It is not the case that the older we are, the wiser we behave.

In Freud's theory of psychosexual development, children are seen as passively passing through stages, their development being impeded by obstacles or even regressing in the face of trauma. Apart from being "stage" theories, these three sets of influential theories really have very little in common. The psychological mechanisms determining growth of cognitive understanding bear little relationship to any that supposedly underlie socio-emotional behaviour. None of the theories takes into account all of the work done in perceptual development, language development, development of memory, development of peer relationships, development during adolescence, and so on. They pay little attention to the work on individual differences in personality or temperament, or to biological development generally.

A totally biological determinist view of development was anathema to the new theorists of behaviour modification and behaviour therapy in the 1960s. It was seen as too pessimistic, offering little hope of change. By ignoring the biological basis of behaviour and seeking explanations solely in the here-and-now (proximal) influences on behaviour, they undoubtedly broke through to a much more optimistic era of interventions.

Simultaneously, child developmentalists were recognizing the contributions the child brought to all aspects of development. The child has increasingly been seen as an active participant in development. The direction of influence was not all one way: the child helped shape the environment. Thus, parents react to individual differences in children. Different children "call out" different responses from their social environment. As parents have known all along, children do have different temperaments from birth, and these shape their development.

With young infants, it can be very reassuring to a parent to be told that anyone would find their unpredictable child difficult to rear. It can boost parental self-confidence to be told (when true) that their parenting style is perfectly adequate for most children — just not effective with this particular one. This reassurance should greatly alter the way such a parent participates in parent training programmes that are increasingly part of primary and secondary level child mental health services.

All this is not to say that stage theories carry no implications for child mental health services. Far from it. It is very helpful to remember that young children think and reason about their worlds differently from older children. This has to be borne in mind when interviewing children, when trying to elicit their own understanding of their problem, and, equally, when giving them instructions, feedback, or explanations. However, it must again be emphasized that the "stages" should only ever be regarded as rough guidelines. We know that there are such wide individual differences in the rate at which children develop that we should never make assumptions about the individual child knowing only his or her chronological age.

Lifespan psychology defines development as selective age-related change in adaptive capacity. Inasmuch as mental health can be considered one important indicator of adaptation, lifespan psychology is of relevance to researchers and practitioners in the field of psychiatry. Lifespan psychology specifies conditions and constraints on development across the whole life. We start by outlining three of the propositions of lifespan psychology which address the effects of biological and cultural processes on human development. Next, we present a model that identifies three processes regulating the interplay of biological and cultural influences in individual development, namely selection, optimization, and compensation. We then illustrate the application of these theoretical concepts in one area of

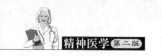

psychological functioning — self and personality. Finally, we outline the specific characteristics of very old age and some of their consequences for research and practice in psychiatry. This late period of the lifespan, sometimes called the "fourth age", poses specific challenges for science and society.

Lifespan development: the dynamic between biology and culture

Unlike traditional conceptions of development, lifespan psychology proposes that development is not completed when entering adulthood but continues throughout mid-life into old and very old age. Lifespan psychology holds that development is best described as the dynamic interplay between biological and cultural factors, resulting in multiple trajectories comprising growth and decline, gains and losses.

Although some resources may increase throughout the lifespan (e. g. life experience), internal and external resources are finite. Resources can be defined as personal or environmental characteristics that support or facilitate a person's transaction with the environment. Although resources are limited throughout the lifespan, their availability and efficiency change with age. There are three reasons for this:

(1) the advantages of evolutionary selection decline with increasing age;

(2) the need for culture increases across the lifespan;

(3) the efficacy of culture decreases across the lifespan and particularly in old age.

Life expectancy has only fairly recently extended into old age. As argued in more detail elsewhere, the benefits of evolutionary selection decrease with age leading to less effective genetic material, mechanisms, and expressions for developing and maintaining high levels of functioning. In addition, our culture has not had enough time to evolve into one that provides the same richness of opportunity for the elderly as for children. In old age, when culture most needs to compensate for biologically based decreases in functioning, it provides the least support. Moreover, owing to reduced resources, old people make less use of supportive environmental conditions. It takes more cultural investment to reach comparable goals and some goals cannot be attained any more. Overall, the three developmental trajectories result in a less favourable balance of growth (gains) and decline (losses) with increasing age. Thus, with increasing age individuals have to allocate more resources to maintenance of functioning and resilience against losses rather than processes of growth.

An important assumption underlying our notion of resilience is that development is a dynamic process of both reacting to and proactively shaping one's environment as well as oneself. People not only react to environmental demands but also shape their environment. Indeed, shaping one's environment so that it better suits one's needs is an important source of resilience when confronted with adverse conditions (e. g. a move to a ground – floor apartment in which a wheelchair can be used when mobility decreases).

One important way in which individuals play an active role in their development is by choosing, committing to, and pursuing a set of (life) goals such as having a child or pursuing a certain career. A person's goals are constrained by sociocultural, biological, and phylogenetic factors. The less the influence of these factors, the more freedom a person has to develop and choose his or her goals and ways of pursuing them. During childhood, adolescence, and young adulthood there are relatively strong biological constraints and social expectations with regard to the kinds of goals that ought to be pursued. There are also social opportunity structures such as financial or institutional incentives for entering the workforce or for founding a family.

In late adulthood and old age, there are fewer normative age-related expectations about the goals a person ought to pursue. This greater social freedom in older age gives more weight to goal selection and goal pursuit as processes of developmental regulation. On the other hand, old age is characterized by diminishing resources that limit the degree to which a person is able to shape the environment according to his or her goals. When resources tend to be more limited than in earlier life, it is crucial to make a wise selection of goals on which to focus.

Thus, it is not surprising that goal selection and goal pursuit have a prominent place in models of successful development in general and successful aging.

5. Delirium and other psychiatric illnesses

(from www. emedicine. com)

Delirium or acute confusional state is a transient global disorder of cognition. The condition is a medical emergency associated with increased morbidity and mortality rates. Early diagnosis and resolution of symptoms are correlated with the most favorable outcomes. Therefore, it must be treated as a medical emergency.

Delirium is not a disease but a syndrome with multiple causes that result in a similar constellation of symptoms. It often is unrecognized or misdiagnosed and commonly is mistaken for dementia, depression, mania, an acute schizophrenic reaction, or part of old age (patients who are elderly are expected to become confused in the hospital).

The word delirium is derived from the Latin term meaning "off the track." This syndrome was reported during Hippocrates' time, and, in 1813, Sutton described delirium tremens. Later, Wernicke described the encephalopathy that bears his name.

Pathophysiology

Based on the state of arousal, 3 types of delirium are described. Hyperactive delirium is observed in patients in a state of alcohol withdrawal or intoxication with to phencyclidine (PCP), amphetamine, and lysergic acid diethylamide (LSD). Hypoactive delirium is observed in patients in states of hepatic encephalopathy and hypercapnia. In mixed delirium, individuals display daytime sedation with nocturnal agitation and behavioral problems.

The mechanism of delirium still is not fully understood. The main hypothesis is

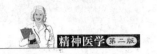

reversible impairment of cerebral oxidative metabolism and multiple neurotransmitter abnormalities. The following observations support the hypothesis of multiple neurotransmitter abnormalities.

Acetylcholine

Data from animal and clinical studies support the hypothesis that acetylcholine is one of the critical neurotransmitters in the pathogenesis of delirium. Clinically, good reasons support this hypothesis. Anticholinergic medications are a well-known cause of acute confusional states, and patients with impaired cholinergic transmission, such those with Alzheimer disease, are particularly susceptible. In patients with postoperative delirium, serum anticholinergic activity is increased.

Dopamine

In the brain, a reciprocal relationship exists between cholinergic and dopaminergic activities. In delirium, an excess of dopaminergic activity occurs. Symptomatic relief occurs with antipsychotic medications such as haloperidol and other neuroleptic dopamine blockers.

Other neurotransmitters

Serotonin: Human and animal studies have found that serotonin is increased in patients with hepatic encephalopathy and septic delirium. Hallucinogens such as LSD act as agonists at the site of serotonin receptors. Serotoninergic agents also can cause delirium.

Gamma-aminobutyric acid（GABA）: In patients with hepatic encephalopathy, increased inhibitory GABA levels also are observed. An increase in ammonia levels occurs in patients with hepatic encephalopathy, which causes an increase in the amino acids glutamate and glutamine, which are precursors to GABA. Decreases in CNS GABA levels are observed in patients with delirium resulting from benzodiazepine and alcohol withdrawal.

Inflammatory mechanism

Recent studies have suggested a role for cytokines, such as interleukin-1 and interleukin-6, in the pathogenesis of delirium. Following a wide range of infectious, inflammatory, and toxic insults, endogenous pyrogen, such as interleukin-1, is released from the cells. Head trauma and ischemia, which frequently are associated with delirium, are characterized by brain responses that are mediated by interleukin-1 and interleukin-6.

Stress reaction mechanism

Studies indicate psychosocial stress and sleep deprivation facilitate the onset of delirium.

Structural mechanism

The specific neuronal pathways that cause delirium are unknown. Imaging studies of metabolic(e. g. hepatic encephalopathy) and structural(e. g. traumatic brain injury, stroke) factors support the hypothesis that certain anatomical pathways may play a more important role than others. The reticular formation and its connections are the main sites of arousal and attention. The dorsal tegmental pathway projecting from the mesencephalic reticular formation to the tectum and the thalamus is involved in delirium.

Disrupted blood-brain barrier can allow neurotoxic agents and inflammatory cytokines to enter the brain and may cause delirium. Contrast-enhanced MRI can be used to assess the blood-brain barrier.

Other psychiatric illnesses

Bipolar disorder: Schizophrenia and bipolar affective disorder (manic-depressive illness) may be difficult to distinguish from each other. Patients with manic-depressive illness predominantly have disturbances in their affect or mood. Psychotic symptoms may be prominent during a mania or depression. In classic manic-depressive illness, the psychotic symptoms are congruent with mania or depression, and the person has periods of euthymia with no psychotic symptoms between the episodes. However, some patients have, in the absence of depression or mania, periods of psychotic symptoms. The diagnosis of schizoaffective disorder is used in these cases.

Delusional disorder: In this disorder, the person has a variety of paranoid beliefs, but these beliefs are not bizarre and are not accompanied by any other symptoms of schizophrenia. For example, a person who is functioning well at work but becomes unreasonably convinced that his or her spouse is having an affair has a delusional disorder rather than schizophrenia.

Schizotypal personality disorder: In this personality disorder, a pervasive pattern of difficulty forming close relationships with others exists, and odd thoughts and behaviors occur. The oddness in this disorder is not as extreme as that observed in schizophrenia.

6. Schizophrenia

(from www. emedicine. com & *New England Journal of Medicine* review article)

Schizophrenia is a chronic, debilitating psychotic mental disorder that affects about 1 percent of people. It has varied and ominous symptoms that generally begin in late adolescence or early adulthood and usually continue throughout life. Most patients have a history of behavioral dysfunction — primarily social and learning difficulties. Diagnostic features of schizophrenia include auditory hallucinationsand delusions. Patients may have some insight that the voices are internal thoughts and that the delusions cannot possibly be true, but these phenomena remain persistent and troubling. In addition to these overt psychotic, or "positive," symptoms, various deficits, or "negative" symptoms, occur, including an inability to pay attention, the loss of a sense of pleasure, the loss of will or drive, disorganization or impoverishment of thoughts and speech, flattening of affect, and social withdrawal. Positive and negative symptoms vary in intensity over time; patients may have predominantly one type at any particular time. Cognitive dysfunction, including a

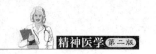

decreased ability to focus attention and deficiencies in short-term verbal and nonverbal memory, is also a core feature of the illness, which predicts vocational and social disabilities for patients.

Schizophrenia is a severe and persistent debilitating psychiatric disorder. It is not well understood and probably consists of several separate illnesses. Symptoms include disturbances in thoughts (or cognitions), mood (or affects), perceptions, and relationships with others. The hallmark symptoms of schizophrenia are the experiences of hallucinations, often of the auditory type, as well as delusions. However, impaired information processing is probably the most harmful symptom. Patients with schizophrenia have lower rates of employment, marriage, and independent living than other people.

Causes

The causes of schizophrenia are not known. Most likely, at least 2 groups of risk factors exist: genetic and perinatal.

Genetic

The risk of schizophrenia is elevated in biological relatives of patients who are schizophrenic but not in adopted relatives.

The risk of schizophrenia in first-degree relatives of people with schizophrenia is 10%. If both parents are schizophrenic, the risk of schizophrenia in their child is 40%. Concordance for schizophrenia is about 10% for dizygotic twins and 40% ~ 50% for monozygotic twins. Many genetic loci that increase the risk for schizophrenia probably exist. Schizophrenia has been associated with left and mixed handedness.

Perinatal: Much research concerning the association of pregnancy and birth complications with schizophrenia has been conducted. These perinatal risk factors suggest that schizophrenia is a neurodevelopmental disorder, perhaps sometimes beginning in utero or at birth, although the exact nature is far from understood.

Frequency

International

The prevalence of schizophrenia is approximately 1% worldwide.

Mortality/Morbidity

People with schizophrenia have a 10% lifetime risk of suicide. Mortality is also increased because of medical illnesses, due to a combination of unhealthy lifestyles, side effects of medication, and decreased health care.

Race

No known racial differences exist in the prevalence of schizophrenia. Some research indicates that schizophrenia is diagnosed more frequently in black people than in white people. This finding has been attributed to cultural bias by practitioners.

Sex

The prevalence of schizophrenia is the same in men and women. The onset of schizophrenia is later and the symptomatology is less severe in women than in men. This may be because of the antidopaminergic influence of estrogen.

Age

The onset of schizophrenia usually occurs in adolescence, and symptoms remit somewhat in older patients. Most of the deterioration that occurs in patients with schizophrenia occurs in the first 5～10 years of the illness and is usually followed by decades of relative stability, although a return to baseline is unusual.

History

The patient usually had an unexceptional childhood but began to experience a change in personality and a decrease in academic, social, and interpersonal functioning during mid-to-late adolescence. In retrospect, family members may describe the person with schizophrenia as a physically clumsy and emotionally aloof child. Usually, about a year passes between the onset of these vague symptoms and the first visit to a psychiatrist. The first psychotic episode usually occurs between the late teenage years and mid 30s.

Pathophysiology

Neuroimaging studies have demonstrated anatomical abnormalities in patients with schizophrenia. Bilateral ventriculomegaly and decreased brain volume exist in medial temporal areas such as the hippocampus and amygdala. Because of the large overlap between the healthy and the schizophrenia brain, these findings are of greater research interest than clinical use.

Interest has also focused on the various connections within the brain rather than localization in one part of the brain. Indeed, neuropsychological studies show impaired information processing in patients with schizophrenia, and MRI studies show anatomic abnormalities in a network of neocortical and limbic regions and interconnecting white matter tracts.

The first clearly effective antipsychotic drugs, chlorpromazine and reserpine, were structurally different from each other, but they shared antidopaminergic properties. Drugs that diminish the firing rates of mesolimbic dopamine D2 neurons are antipsychotic, and drugs that stimulate these neurons (e. g. amphetamines) exacerbate psychotic symptoms. Therefore, abnormalities of the dopaminergic system are thought to exist in patients with schizophrenia; however, little direct evidence supports this. This theory has recently undergone considerable refinement.

Hypodopaminergic activity in the mesocortical system (leading to negative symptoms) and hyperdopaminergic activity in the mesolimbic system (leading to positive symptoms) may exist. Moreover, the newer antipsychotic drugs block both dopamine D2 and 5-hydroxytryptamine (5-HT) receptors. Clozapine, perhaps the most effective antipsychotic agent, is a particularly weak dopamine D2 antagonist. Undoubtedly, other neurotransmitter systems, such as norepinephrine, serotonin, and gamma-aminobutyric acid (GABA), are involved. Some research focuses on the N-methyl-D-aspartate (NMDA) subclass of glutamate receptors because NMDA antagonists, such as phencyclidine hydrochloride and

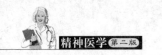

ketamine, can lead to psychotic symptoms in healthy subjects.

7. Mood disorders

(from *Essential Psychopharmacology*)

Clinical descriptions and criteria for diagnosis of disorders of mood will only be mentioned in passing. The reader should consult standard reference sources for this material. Here we will discuss how discoveries of various antidepressants have impacted the diagnostic criteria for depression and how they may have modified the natural history and course of this illness. The goal of this chapter is to acquaint the reader with current ideas about the clinical and biological aspects of mood disorders in order to be prepared to understand how the various antidepressants and mood stabilizers work.

Clinical Features of Mood Disorders

Description of Mood Disorders

Problems with mood are often called affective disorders. Depression and mania are often seen as opposite ends of an affective or mood spectrum. Classically, mania and depression are "poles" apart, thus generating the terms unipolar depression, in which patients just experience the down or depressed pole and bipolar disorder, in which patients at different times experience either the up (manic) pole or the down (depressed) pole. In practice, however, depression and mania may occur simultaneously, which is called a "mixed" mood state. Mania may also occur in lesser degrees, known as "hypomania," or may switch so fast between mania and depression that it is called "rapid cycling."

Depression is an emotion that is universally experienced by virtually everyone at some time in life. Distinguishing the "normal" emotion of depression from an illness requiring medical treatment is often problematic for those who are not trained in the mental health sciences.

Stigma and misinformation can also extend into medical practice, where many depressed patients present with medically unexplained symptoms. "Somatization" is the term used for such use of physical symptoms to express emotional distress, which may be a major reason for misdiagnosis of mental illness by medical and psychological practitioners. Many depressed patients with somatic complaints are considered to have no real or treatable illness and thus are not treated for a psychiatric disorder once medical illnesses are evaluated and ruled out. In reality, however, most patients with diffuse unexplained somatic symptoms in primary care settings either have a treatable psychiatric illness (eg, anxiety or depressive disorder) or are responding to stressful life events. Such patients do not generally have a genuine somatization disorder in which "their symptoms are really all in their mind." Given how frequent and treatable the affective illnesses are, if there are a few most important points to make in this textbook, one of them is the need for the reader to know how to recognize and treat these illnesses.

Diagnostic criteria

Accepted, standardized diagnostic criteria are used to separate "normal" depression caused by disappointment or "having a bad day" from the disorders of mood. Such criteria also are used to distinguish feeling good from feeling "better then good" and so expansive and irritable that the feelings amount to mania. Diagnostic criteria for mood disorders are in constant evolution, with current nosologies being set by the Diagnostic and Statistical Manual of Mental Disorders, Fourth Edition (DSM-IV) in the United States and the International Classification of Diseases, Tenth Edition (ICD-10) in other countries. The reader is referred to these references for the specifics of currently accepted diagnostic criteria.

For our purposes, it is sufficient to recognize that the affective disorders are actually syndromes. That is, they are clusters of symptoms, only one symptom of which is an abnormality of mood. Certainly the quality of mood, the degree of mood change from the normal (up — mania, or down — depression), and the duration of the abnormal mood are all key features of an affective disorder. In addition, however, clinicians must assess vegetative features such as sleep, appetite, weight, and sex drive; cognitive features such as attention span, frustration tolerance, memory, negative distortions; impulse control such as suicide and homicide; behavioral features such as motivation, pleasure, interests, fatigability; and physical (or somatic) features such as headaches, stomach aches, and muscle tension.

Epidemiology and natural history

In the 1990s, diagnostic criteria for depression began to be applied increasingly to describing the epidemiology and natural history of mood disorders so that the effects of treatments could be better measured. Key questions are: What is the incidence of major depressive disorder versus bipolar disorder? How many people have the condition at the present time, and how many in their lifetimes? Are individuals with mood disorders being identified and treated, and if so, how? Also: What is the outcome of their treatment? What is the natural history of their mood disorder without treatment and how is this affected by treatment?

Answers to these questions are just beginning to evolve. For example, the incidence of depression is about 5% of the population, whereas the incidence of bipolar disorder is about 1%. Thus, up to 15 million individuals are currently suffering from depression and another 2 to 3 million from bipolar disorders in the United States. Unfortunately, only about one-third of individuals with depression are in treatment, not only because of underrecognition by health care providers but also because individuals often conceive of their depression as a type of moral deficiency, which is shameful and should be hidden. Individuals often feel as if they could get better if they just "pulled themselves up by the bootstraps" and tried harder. The reality is that depression is an illness, not a choice, and is just as socially debilitating as coronary artery disease and more debilitating than diabetes mellitus or

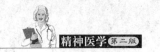

arthritis. Furthermore, up to 15% of severely depressed patients will ultimately commit suicide. Suicide attempts are up to ten per hundred subjects depressed for a year, with one successful suicide per hundred subjects depressed for a year. In the United States for example, there are approximately 300,000 suicide attempts and 30,000 suicides per year, most, but not all, associated with depression.

The conclusions are impressive: mood disorders are common, debilitating, lifethreatening illnesses, which can be successfully treated but which commonly are not treated. Public education efforts are ongoing to identify cases and provide effective treatment.

Long-Term Outcomes of Mood Disorders and the Five R's of Antidepressant Treatment.

Until recently very little was really known about what happens to depression if it is not treated. It is now thought that most untreated episodes of depression last 6 to 24 months. Perhaps only 5% to 10% of untreated sufferers have their episodes continue for more than 2 years. However, the very nature of this illness includes recurrent episodes. Many individuals who present for the first time for treatment will have a history of one or more prior unrecognized and untreated episodes of this illness, dating back to adolescence.

Three terms beginning with the letter "R" are used to describe the improvement of a depressed patient after treatment with an antidepressant, namely response, remission, and recovery. The term response generally means that a depressed patient has experienced at least a 50% reduction in symptoms as assessed on a standard psychiatric rating scale such as the Hamilton Depression Rating Scale. This also generally corresponds to a global clinical rating of the patient as much improved or very much improved. Remission, on the other hand, is the term used when essentially all symptoms go away, not just 50% of them. The patient is not better; the patient is actually well. If this lasts for 6 to 12 months, remission is then considered to be recovery.

Two terms beginning with the letter "R" are used to describe worsening in a patient with depression, relapse and recurrence. If a patient worsens before there is a complete remission or before the remission has turned into a recovery, it is called a relapse. However, if a patient worsens a few months after complete recovery, it is called a recurrence. The features that predict relapse with greatest accuracy are: ① multiple prior episodes; ② severe episodes; ③ long-lasting episodes; ④ episodes with bipolar or psychotic features; and ⑤ incomplete recovery between two consecutive episodes, also called poor interepisode recovery Dysthymia is a low-grade but very chronic form of depression, which lasts for more than 2 years. It may represent a relatively stable and unremitting illness of low-grade depression, or it may indicate a state of partial recovery from an episode of major depressive disorder. When major depressive episodes are superimposed on dysthymia, the resulting condition is sometimes called "double depression" and may account for many of those with poor interepisode recovery.

Patient education

The effectiveness of any treatment rests on a cooperative effort by patient and practitioner. The patient should be told of the diagnosis, prognosis, and treatment options, including costs, duration, and potential side effects. In educating patient and family about the clinical management of depression, it is useful to emphasize the following information: Depression is a medical illness, not a character defect or weakness. Recovery is the rule, not the exception.

Treatments are effective, and there are many options for treatment. An effective treatment can be found for nearly all patients. The aim of treatment is complete symptom remission, not just getting better but getting and staying well. The risk of recurrence is significant: 50% after one episode, 70% after two episodes, 90% after three episodes. Patient and family should be alert to early signs and symptoms of recurrence and seek treatment early if depression returns.

8. Somatoform disorders and medically unexplained symptoms

(from *New Oxford Textbook of Psychiatry*)

Terminology

Non-specific symptoms that have no immediate organic explanation are extremely frequent in the general population and in all medical settings. Most are transient, but a substantial minority are persistent, disabling, and often associated with frequent consultation. The terminology is unsatisfactory. Many terms have been used, including psychiatric terms such as hysteria and hypochondriasisand more general terms including functional symptoms, somatization, somatoform symptoms, functional overlay. Somatization is the most widely used general term. It was introduced at the beginning of the twentieth century by Stekl, a German psychoanalyst, and implied the presentation of emotional distress as bodily symptoms. More recently, somatization has become a popular general term, both as a process and as a category.

Another word that is widely used in rather the same manner as somatization is somatoform, a term coined in DSM-III to describe a new category of disorders, which included traditional psychiatric disorders such as hysteria, hypochondriasis, and so-called Briquet's syndrome, together with newly proposed categories.

A different and much broader descriptive approach has been to refer to medically unexplained symptoms. This has advantages of describing a clinical problem without assumptions of aetiology, but is unsatisfactory in that it wrongly implies that there is in fact no medical explanation. It may be preferable to refer to unexplained medical symptoms. All cultures seem to recognize categories of non-specific symptoms in which there is no major sinister organic cause, and most have descriptive terms for them.

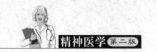

Aetiology

The Western dualist view of aetiology as being either physical or psychological, which underlies current international psychiatric classifications, has resulted in great problems in psychiatric and lay understanding, classification, and treatment of unexplained symptoms in Western countries. An alternative view, for which there is compelling evidence, is that the aetiology of unexplained medical symptoms involves the interaction of physiological, pathological, and psychological variables.

There is considerable evidence on the ways in which psychological processes affect the interpretation of physical symptoms, whatever the underlying major or minor pathology or physiological processes. The process of interpretation of a bodily sensation or fear is affected by several sets of factors:

- the individual's medical experience and beliefs;
- social circumstances.

The association with psychiatric disorder

The majority of medically unexplained symptoms in general populations are not associated with psychiatric disorder, but such an association is more likely in those that are persistent and those that are multiple. The type of psychiatric disorder is frequently one of the standard categories of anxiety or affective disorder, and this is true for all cultures.

Limited research suggests three overlapping types of psychiatric association: anxiety and depression, worry about illness (which may be referred to as health anxiety or as hypochondriasis), and a group of symptoms characterized by multiple and often unexplained symptoms (often seen as somatization disorder, or a more frequent and less restricting defined variant).

Classification of unexplained symptoms

The classification of those with persistent and disabling medically unexplained symptoms has taken two rather separate approaches.

(1) The medical view of descriptive syndromes, some of which are of considerable antiquity. Many incorporate assumptions about aetiology but there is little evidence for their validity; there are striking cross-cultural differences. An increasing number of syndromes have been introduced by lay groups to describe their own predicaments and the apparent lack of success of conventional medicine. A small, but increasing, number of syndromes have now received operational diagnostic criteria which have proved valuable in clinical understanding and in planning treatment.

(2) The alternative applicable approach from psychiatry has been to attempt to identify psychiatric syndromes. These include both the standard categories of anxiety and depressive disorders and the new concept, first introduced in DSM-III, of somatoform disorder. DSM-III also introduced the new category of "factitious disorder" for self-inflicted physical problems. Those should be distinguished from deliberate falsification for external gain — malingering. It must be remembered that patients with factitious disorder may also suffer

from unexplained symptoms attributable to somatoform or other psychiatric disorder and, indeed, not uncommonly also report symptoms of undoubted physical illness.

Somatoform disorders

Somatoform disorders were seen as provisional in DSM-III and this remains true of both DSM-IV and ICD, but unfortunately both classifications have been interpreted as suggesting much greater validity than actually intended. The defining feature is physical symptoms suggesting a physical disorder for which there are no demonstrable organic findings on known physiological mechanisms, and for which there is strong evidence, or a strong presumption, that the symptoms are linked to psychological factors or conflicts. There are a number of problems in the overall concept of somatoform disorders.

There are substantial differences between ICD and DSM in the subcategories, and comparisons have found little agreement between them. Although the latter have attracted less clinical and research attention, they are by far the most common forms of somatoform disorder in all epidemiological studies. So broad and vague are the criteria that it is possible to use these categories for almost all persistent unexplained physical symptoms. Comparisons of ICD and DSM suggest substantially different prevalences in community and primary care populations for somatoform disorders as a whole.

The more specific categories lack reliable and valid definitions. The clinical descriptions are largely derived from hospital-based experience and are not readily applicable to the large number of people with unexplained symptoms in the community and primary care settings. Further problems are that diagnostic criteria are based on a mixture of principles — aetiology, symptom count, consultation, and response to medical treatment.

It is important to recall that somatoform disorder remains a provisional grouping for statistical purposes rather than a grouping of categories that satisfy the normal requirements of disease entities. At present, we lack the knowledge for major revision in this section and there seems little advantage in making minor changes to laboriously developed schemas. It is more realistic to encourage a critical view of the somatoform categories, whilst accumulating evidence for practical classifications for use in everyday practice by both specialists and non-specialists.

Assessment and treatment

The majority of those presenting with unexplained symptoms in primary care require no more than medically appropriate assessment and reassurance. The latter should convey to the patient that the symptoms are accepted as real and provide an explanation for their origin as well as answering the patient's worries. It is also necessary to discuss the results of any negative investigations fully.

Symptoms that are persistent or recurrent despite reassurance are generally regarded as difficult to treat. The general principles of treatment are similar for all forms of unexplained symptoms, single or multiple, but individual treatment plans must take account of psychiatric diagnoses of anxiety or depression and the particular type of physical symptoms.

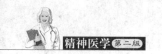

Much can be achieved by good non-specialist care, such as the following:

- discussion and explanation of the aetiology;
- treatment of any minor underlying physical problem;
- anxiety management (including tapes and handouts);
- advice on diary monitoring and graded return to full activities;
- specific self – help programmes (e.g. chronic fatigue, irritable bowel syndrome);
- involvement of relatives and explanation of the treatment.

However, chronic and recurrent problems may need specialist treatment:

- psychotropic medication (antidepressants, anxiolytics);
- cognitive-behavioural therapy;
- interpretative psychotherapy (individual and group);
- specific psychiatric treatment for associated psychiatric and social problems;
- a programme to co-ordinate and control all medical care.

There is good evidence for the effectiveness of a range of treatments in specialist care, but there is much less evidence about simple routine measures. The outlook for simpler syndromes of relatively recent onset is good, but the prognosis for very prolonged chronic, multiple, or recurrent syndromes (e.g. somatization disorder) is much less good. In these circumstances the control of medical care and the prevention of further iatrogenic disability may be more realistic than cure.

9. Personality disorders

(from *The Merck Manual of Medical Information*. 2nd ed.)

Personality disorders are patterns of perceiving, reacting, and relating to other people and events that are relatively inflexible and that impair a person's ability to function socially.

People with a personality disorder are rigid and tend to respond inappropriately to problems, to the point that relationships with family members, friends, and coworkers are affected. These maladaptive responses usually begin in adolescence or early adulthood and do not change over time. Personality disorders vary in severity. They are usually mild and rarely severe.

Most people with a personality disorder are distressed about their life and have problems with relationships at work or in social situations. Many people also have mood, anxiety, substance abuse, or eating disorders. People with a personality disorder are unaware that their thought or behavior patterns are inappropriate; thus, they tend not to seek help on their own. Instead, they may be referred by their friends, family members, or a social agency because their behavior is causing difficulty for others. When they seek help on their own, usually because of the life stresses created by their personality disorder, or troubling symptoms (for example, anxiety, depression, or substance abuse), they tend to believe their problems are caused by other people or by circumstances beyond their control.

Personality disorders are grouped into three clusters. Cluster A personality disorders involve odd or eccentric behavior; cluster B, dramatic or erratic behavior; and cluster C, anxious or inhibited behavior.

Consequences of personality disorders

People with a personality disorder are at high risk of behaviors that can lead to physical illness (such as alcohol or drug addiction); self-destructive behavior, reckless sexual behavior, hypochondriasis, and clashes with society's values. They may have inconsistent, detached, overemotional, abusive, or irresponsible styles of parenting, leading to medical and psychiatric problems in their children. They are vulnerable to mental breakdowns (a period of crisis when a person has difficulty performing even routine mental tasks) as a result of stress. They are less likely to follow a prescribed treatment regimen; even when they follow the regimen, they are usually less responsive to drugs than most people are. They often have a poor relationship with their doctor because they refuse to take responsibility for their behavior or they feel overly distrustful, deserving, or needy.

Cluster A: Odd or eccentric behavior

Paranoid personality: People with a paranoid personality are distrustful and suspicious of others. Based on little or no evidence, they suspect that others are out to harm them and usually find hostile or malicious motives behind other people's actions. People with a paranoid personality often take legal action against others, especially if they feel righteously indignant. They are unable to see their own role in a conflict. They usually work in relative isolation and may be highly efficient and conscientious.

Schizoid personality: People with a schizoid personality are introverted, withdrawn, and solitary. They are emotionally cold and socially distant. They are most often absorbed with their own thoughts and feelings and are fearful of closeness and intimacy with others. They talk little, are given to daydreaming, and prefer theoretical speculation to practical action. Fantasizing is a common coping (defense) mechanism.

Schizotypal personality: People with a schizotypal personality, like those with a schizoid personality, are socially and emotionally detached. In addition, they display oddities of thinking, perceiving, and communicating similar to those of people with schizophrenia. Although schizotypal personality is sometimes present in people with schizophrenia before they become ill, most adults with a schizotypal personality do not develop schizophrenia.

Cluster B: Dramatic or erratic behavior

Histrionic (hysterical) personality: People with a histrionic personality conspicuously seek attention, are dramatic and excessively emotional, and are overly concerned with appearance. Their lively, expressive manner results in easily established but often superficial and transient relationships. Their expression of emotions often seems exaggerated, childish, and contrived to

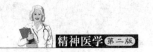

evoke sympathy or attention (often erotic or sexual) from others. People with a histrionic personality are prone to sexually provocative behavior or to sexualizing nonsexual relationships. However, they may not really want a sexual relationship; rather, their seductive behavior often masks their wish to be dependent and protected.

Narcissistic personality: People with a narcissistic personality have a sense of superiority, a need for admiration, and a lack of empathy. They have an exaggerated belief in their own value or importance, which is what therapists call grandiosity. They may be extremely sensitive to failure, defeat, or criticism. They believe they are entitled to having their needs met without waiting, so they exploit others, whose needs or beliefs they deem to be less important. Their behavior is usually offensive to others, who view them as being self-centered, arrogant, or selfish. This personality disorder typically occurs in high achievers, although it may also occur in people with few achievements.

Antisocial personality: People with an antisocial personality, most of whom are male, show callous disregard for the rights and feelings of others. Dishonesty and deceit permeate their relationships. They exploit others for material gain or personal gratification. Characteristically, people with an antisocial personality act out their conflicts impulsively and irresponsibly. They tolerate frustration poorly, and sometimes they are hostile or violent. People with an antisocial personality are prone to alcoholism, drug addiction, sexual deviation, promiscuity, and imprisonment. They are likely to fail at their jobs and move from one area to another. They often have a family history of antisocial behavior, substance abuse, divorce, and physical abuse.

Borderline personality: People with a borderline personality, most of whom are women, are unstable in their self-image, moods, behavior, and interpersonal relationships. Their thought processes are more disturbed than those of people with an antisocial personality, and their aggression is more often turned against the self. They are angrier, more impulsive, and more confused about their identity than are people with a histrionic personality. Borderline personality becomes evident in early adulthood but becomes less common in older age groups. People with a borderline personality often report being neglected or abused as children.

People with a borderline personality commonly visit primary care doctors. However, after repeated crises, vague unfounded complaints, and failures to comply with therapeutic recommendations, caretakers — including doctors — often become very frustrated with them and view them erroneously as people who prefer complaining to helping themselves.

Cluster C: Anxious or inhibited behavior

Avoidant personality: People with an avoidant personality are overly sensitive to rejection, and they fear starting relationships or anything new. They have a strong desire for affection and acceptance but avoid intimate relationships and social situations for fear of disappointment and criticism. They are openly distressed by their isolation and inability to relate comfortably to others. Avoidant personality is similar to generalized social phobia.

Dependent personality: People with a dependent personality routinely surrender major decisions and responsibilities to others and permit the needs of those they depend on to supersede their own. They often protest that they cannot make decisions and do not know what to do or how to do it. People with other personality disorders often have traits of a dependent personality, but the dependent traits are usually hidden by the more dominant traits of the other disorder. Sometimes adults with a prolonged illness or physical handicap develop a dependent personality.

Obsessive-compulsive personality: People with an obsessive – compulsive personality are preoccupied with orderliness, perfectionism, and control. They are reliable, dependable, orderly, and methodical, but their inflexibility makes them unable to adapt to change. Unlike the mental health disorder called obsessive-compulsive disorder, obsessive –compulsive personality does not involve repeated, unwanted obsessions and ritualistic behavior. People with an obsessive-compulsive personality are often high achievers, especially in the sciences and other intellectually demanding fields that require order and attention to detail.

Treatment

Relief of anxiety, depression, and other distressing symptoms (if present) is the first goal. Drug therapy can help. However, drug therapy does not generally affect the personality traits themselves. No short-term treatment can cure a personality disorder, although some changes may be accomplished faster than others. Behavioral changes can occur within a year; interpersonal changes take longer.

Although treatments differ according to the type of personality disorder, some general principles apply to all treatments. Because people with a personality disorder usually do not see a problem with their own behavior, they must be confronted with the harmful consequences of their maladaptive thoughts and behaviors. Thus, a therapist needs to repeatedly point out the undesirable consequences of their thought and behavior patterns. Sometimes the therapist finds it necessary to set limits on behavior (for example, people might be told that they cannot raise their voice in anger). The involvement of family members is helpful and often essential because they can act in ways that either reinforce or diminish the problematic behavior or thoughts. Group and family therapy, group living in designated residential settings, and participation in therapeutic social clubs or self-help groups can all be valuable in helping to change socially undesirable behaviors.

10. Alcohol-related psychosis

(from www. emedicine. com)

INTRODUCTION
Background
Alcohol-related psychosis is a secondary psychosis with predominant hallucinations

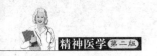

occurring in many alcohol-related conditions, including acute intoxication, withdrawal, after a major decrease in alcohol consumption, and alcohol idiosyncratic intoxication. Alcohol – related psychosis is often an indication of chronic alcoholism; thus, it is associated with medical, neurological, and psychosocial complications.

Alcohol-related psychosis spontaneously clears with discontinuation of alcohol use and may resume during repeated alcohol exposure. Although distinguishing alcohol-related psychosis from schizophrenia through clinical presentation often is difficult, it is generally accepted that alcohol-related psychosis remits with abstinence, unlike schizophrenia.

Unlike alcoholism, alcohol-related psychosis lacks the in-depth research needed to understand its pathophysiology, demographics, characteristics, and treatment. This article will attempt to provide as much possible information for adequate knowledge of alcohol-related psychosis and the most up-to-date treatment.

Pathophysiology

Alcohol-related psychosis most likely relates to dopamine in the limbic and possibly other systems. Animal studies have shown dopaminergic activity to increase with increased release of dopamine when alcohol is administered. On the other hand, alcohol withdrawal generates a decrease in the firing of dopaminergic neurons in the ventral tegmental area and a decrease in release of dopamine from the neuron.

The pathophysiological systems of intoxication, withdrawal, and alcohol idiosyncratic intoxication all are different, and their relationships to psychosis are unclear. Alcohol intoxication results in disinhibition, sedation, and anesthesia. Acute depression of the cerebral cortex and reticular activating system results. The pathophysiology of alcoholism involves alterations in short-term membrane regulation and long-term effects on gene expression.

In patients who are dependent on alcohol, alcohol withdrawal results in adrenergic hypersensitivity of the limbic system and brainstem. Thiamine deficiency also is a contributing factor. Psychosis is not considered a symptom in uncomplicated alcohol withdrawal in patients who are not dependent on alcohol. The psychosis often is self-limited and recurs with subsequent withdrawals.

FREQUENCY

United states

Roughly 3% of persons with alcoholism experience psychosis during acute intoxication or withdrawal. Approximately 10% of patients who are dependent on alcohol who are in withdrawal experience severe withdrawal symptomatology, including psychosis. Twins studies have shown concordance rates for alcohol-related psychosis to be 17.3% in monozygotic twins and 4.8% in dizygotic twins.

International

In as much as 50% of Japanese, Chinese, and Korean populations, the likelihood of alcohol-related disorders occurring is less because of the absence of aldehyde dehydrogenase. This causes an Antabuse-type reaction involving facial flushing and palpitations. Studies of the Soviet Slavic republic of Belarus from 1970~2005 suggest a correlation between cultural and social context of alcohol consumption and alcohol-related suicides and alcohol-induced psychosis.

TREATMENT

Medical care

Because most cases of alcoholic psychosis are self-limiting, removal of alcohol should suffice. Medical treatment should focus on the effect of alcohol on the body as a whole. Alcohol withdrawal requires inpatient hospitalization for more than 72 hours after the risk of delirium tremens has subsided. Remember, although self-limited, it carries with it significant morbidity and mortality.

- Alcohol-related psychosis is a symptom of alcohol withdrawal and should be treated in the context of alcohol withdrawal. Treatment is initiated with cautious use of PO or IM benzodiazepines. Lorazepam (Ativan) at 1~2 mg or chlordiazepoxide (Librium) at 25~50 mg PO or IM is used commonly.

- In the event patients are in danger of harming themselves or others, rapid neuroleptization should be initiated with a high-potency antipsychotic drug such as haloperidol (Haldol) at 5~10 mg PO or IM.

- Antipsychotics may lower the seizure threshold and should not be used to treat withdrawal symptoms unless absolutely necessary and used in combination with a benzodiazepine or antiseizure medications, e.g. valproic acid (Depakote) or carbamazepine (Tegretol).

- Nonmedical treatment includes the use of mechanical wrist and leg restraints if acute danger of assault or self-harm is present.

- Treatment may include thiamine at 100 mg parentally followed by supplemental thiamine at 100 mg 3 times a day, folic acid at 1 mg, and a daily multivitamin.

- In case of a suspected opiate overdose, administer naloxone (Narcan) at 0.4~2 mg IV, IM, SC, or endotracheally.

- In case of diabetic ketoacidosis, administer 50 ml IV dextrose 50% solution.

Consultations

- Neurologist: Evaluation of the patient's neurological status should be helpful to rule out neurological consequences of alcohol (ie, peripheral neuropathy, Wernicke-Korsakoff syndrome, seizures, postictal states, encephalitis, subdural hematoma).

- Internal medicine specialist: An internal medicine specialist can provide extended care to patients with a blood dyscrasia, electrolyte abnormality, thiamine deficiency, gastric tumors, or diabetes.

- Psychiatrist and social services counselor: Inpatient treatment for substance abuse or further psychiatric stabilization has been the responsibility of psychiatrists and social services counselors.

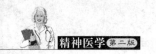

• The patient and family need education about alcohol and referral to Alcoholics Anonymous (AA) and family supports.

11. Mental retardation

(from *New Oxford Textbook of Psychiatry*)

Classification, diagnosis, psychiatric assessment

Introduction

The twentieth century has seen very significant changes in the lives of people with mental retardation and in the conceptual frameworks that inform our thinking.

The variability and potential complexity of need among people with mental retardation has been highlighted by epidemiological studies which have demonstrated high rates of additional disability due to the presence of sensory and physical impairments, behavioural and psychiatric disorders, and/or a developmental profile indicative of autism. The identification of such secondary impairments and disabilities and their treatment or amelioration through a range of interventions helped to replace a feeling of therapeutic nihilism that had been all too pervasive.

A recognition of this potential complexity of need has meant that no single "label", whether mental retardation, learning disability, or developmental disability, can adequately describe this group of people. In infancy and early childhood the reason for any apparent developmental delay needs to be established. Later in childhood the nature and extent of a child's learning difficulties and a statement of special educational needs may be the main task and later still the main focus may be the assessment of longer-term social care needs. Throughout life there may also be questions about, for example, a child's or adult's behaviour or mental state or physical or sensory impairments and disabilities. The role of assessment is essentially to determine need and to inform the types of intervention and treatments, whether educational, medical, psychological, or social, that are likely to be effective and of benefit to the person concerned. Systems of classification provide a useful framework for such an assessment.

Classification

Classification systems differ with respect to whether they are dimensional or categorical in nature and whether there are quantitative or qualitative differences. Mental retardation illustrates this difference in that measures such as intellectual ability are clearly dimensional and continuous whereas particular syndromes are categorical. More recently such obvious categorical distinctions have begun to break down as the genetic basis for syndromes are more clearly elucidated. Below, different systems of classification are examined and then the relationship between assessment and classification is considered.

Mental retardation（DSM-IV）

DSM-IV provides a framework for multiaxial diagnosis with Axis II for personality disorders and mental retardation. Summarizes the DSM-IV criteria for mental retardation. The focus is not primarily one of aetiology but rather of quantifying the extent of mental retardation through defining the level of intellectual impairment and listing the range of possible adaptive functions that might be impaired. Significant subaverage intellectual function is defined as an IQ of 70 or below （using standard IQ tests）. The Wechsler Scales for IQ, and the Vineland Adaptive Behaviour Scales or the revised Adaptive Behaviour Scales of the American Association for Mental Retardation for characterizing functioning are established instruments for the measurements of these abilities.

The use of such a multiaxial system recognizes the fact that mental retardation is a disorder of development, which is separate from other mental disorders, such as mental illness （Axis I）, general medical conditions （Axis III）, and which may be associated with particular psychosocial and environmental problems （Axis IV）. Thus the process of formulation requires that all these broad domains be considered in arriving at an understanding of an individual's particular difficulties.

Impairments, disabilities, and handicaps

In 1980 the World Health Organization proposed a system of classification which attempted to overcome the limitations of other methods of classification and most importantly aimed to guide intervention, and summarize the terms and illustrate how they link together. Mental retardation can be conceptualized at different levels. In the case of impairment, the organ system involved is that of the central nervous system. It is the impairment of this system for genetic, chromosomal, or environmental reasons that have primarily affected the acquisition of developmentally determined skills and the ability to learn. Certainly, early in a person's life a key task is to identify the reasons for any abnormality of brain development and therefore intellectual impairment. This may have treatment implications, may guide prognosis and, most importantly, may help to make sense of the disability for the parents of those affected. It may also have important implications for genetic counselling.

The associated disability is the effect of the impairment on a person's ability to learn and acquire new skills that come with development. These in turn enable the acquisition of increasingly advanced skills necessary for an independent life. The extent to which a given impairment results in a loss of function （disability） may well be influenced by the extent and nature of interventions such as special education, or the correction of hearing loss through the use of a hearing aid. The final level, that of "handicap", is a result of an interaction between the disability and the extent to which support is available or environmental adjustments made.

Assessment

The above systems of classification provide a framework for such an assessment but it

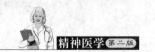

is clear that a truly holistic assessment involves many different disciplines. In principle the psychiatric assessment of people with mental retardation is not dissimilar to general child or adult psychiatry. The two main differences are as follows:

(1) special care may have to be taken in assessing an individual's mental state and, where language development is impaired, a greater reliance may have to be placed on information from an informant;

(2) a good developmental history is essential to map early development and the potential developmental origins of the individual's present state.

Psychiatric assessment is an iterative process and it is therefore helpful to make a distinction between:

(1) the characterization of the nature and extent of the mental retardation and the identification of its aetiology;

(2) the identification of the nature and extent of additional problem behaviours (these are essentially descriptive);

(3) the determination of the putative aetiology of some aspect of the person's behaviour, such as psychiatric diagnosis or the identification of factors that might have precipitated and are now maintaining a particular behaviour.

Mental retardation and its characterization

The diagnosis is the identification of the underlying cause for the observed developmental delay. These are covered in more detail in a separate chapter and are mainly the province of paediatrics or clinical genetics. However, a distinction between "organic" and "subcultural" can be helpful as the differences highlighted in may help to determine the extent to which specific investigations are indicated for any given individual.

The extent of early developmental delay can be measured against standardized developmental scales (e.g. Bayley or Griffiths Developmental Scales), and during childhood and adult life there are also well-established specific assessments of intellectual, language, and functional abilities. These primarily include standardized tests of intellectual ability and tests of functional ability. Chromosomal, biochemical, and molecular genetic studies may also be necessary.

Assessments of index problem and psychiatric diagnosis

Assessments should include a description of the behaviour as well as an attempt to identify those factors that might increase or decrease the likelihood of the behaviour occurring. These will include the identification of those factors affecting the person him or herself and those that are particular to the environment. From a psychiatric perspective the former include the identification of psychiatric or physical illnesses, the relationship of the index behaviour to any change in mental state or, for example, the occurrence of seizures, as well as the possible contribution of the developmental disability to the problem. Similarly, the cause of the mental retardation might be directly contributing to the index problem. In terms of assessment instruments, a clear distinction needs to be drawn between those that are essentially descriptive in nature and those that are investigating the potential aetiology of the index behaviour.

Mental state examination

Central to the practice of psychiatry is the identification of specific mental phenomena that, when clustered together, are indicative of a specific psychiatric disorder. The gold standard for diagnoses are the diagnostic manuals ICD-10 and DSM-IV. The key to mental state examination and psychiatric diagnosis in people with mental retardation is to be able to characterize the nature of any observed change. The assessment of mood, sleep, appetite, and concentration may be relatively easy as carers observe increasing distress, tearfulness, and agitation over time in the context of sleep and appetite changes, therefore giving rise to the suspicion of the presence of an affective disorder. Similarly, carers may observe personality and memory changes suggestive of dementia. The interpretation of cognitive findings is more difficult because of the pre-existing intellectual impairments, but clear documentation of cognitive abilities is important as further deterioration or evidence of improvement over time can be very informative.

12. Attention-deficit disorders

(from *Kaplan & Sadock's Synopsis of Psychiatry*: *Behavioral Sciences/Clinical Psychiatry*)

Attention-deficit /hyperactivity disorder

Attention-deficit/hyperactivity disorder (ADHD) is characterized by a pattern of diminished sustained attention and higher levels of impulsivity in a child or adolescent than expected for someone of that age and developmental level. The diagnosis of ADHD is based on the consensus of experts that three observable subtypes: inattentive, hyperactive/impulsive, or combined are all manifestations of the same disorder. To confirm a diagnosis of ADHD, impairment from inattention and/or hyperactivity-impulsivity must be observable in at least two settings and interfere with developmentally appropriate functioning socially, academically, or in extracurricular activities.

Epidemiology

Reports on the incidence of ADHD in the United States have varied from 2 to 20 percent of grade-school children. A conservative figure is about 3 to 7 percent of prepubertal elementary school children. In Great Britain a lower incidence is reported than in the United States, less than 1 percent. ADHD is more prevalent in boys than in girls, with the ratio ranging from 2 to 1 to as much as 9 to 1. First-degree biological relatives are at high risk to develop it as well as to develop other disorders, including disruptive behavior disorders, anxiety disorders, and depressive disorders. Siblings of children with ADHD are also at higher risk than the general population to have learning disorders and academic

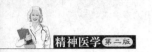

difficulties. The parents of children with ADHD show an increased incidence of hyperkinesis, sociopathy, alcohol use disorders, and conversion disorder.

Etiology

Current consensus that the etiology of ADHD involves complex interactions of neuroanatomical and neurochemical systems is based on twin and adoption family genetic studies, dopamine transport gene studies, neuroimaging studies, and neurotransmitter data. The suggested contributory factors for ADHD include prenatal toxic exposures, prematurity, and prenatal mechanical insult to the fetal nervous system. Food additives, colorings, preservatives, and sugar have also been proposed as possible causes of hyperactive behavior. No scientific evidence indicates that these factors cause ADHD.

Genetic factors

Evidence for a genetic contribution to the emergence of ADHD includes greater concordance in monozygotic than in dizygotic twins. Also, siblings of hyperactive children have about twice the risk of having the disorder as those in the general population. Biological parents of children with the disorder have a higher risk for ADHD than adoptive parents. Children with ADHD are at higher risk of developing conduct disorders, and alcohol use disorders and antisocial personality disorder are more common in their parents than in those in the general population.

Developmental factors

Reports in the literature state that September is the peak month for births of children with ADHD with and without comorbid learning disorders. The implication is that prenatal exposure to winter infections during the first trimester may contribute to the emergence of ADHD symptoms in some susceptible children.

Brain damage

It has been speculated that some children affected by ADHD had subtle damage to the CNS and brain development during their fetal and perinatal periods. The hypothesized brain damage may potentially be associated with circulatory, toxic, metabolic, mechanical, or physical insult to the brain during early infancy caused by infection, inflammation, and trauma. Children with ADHD exhibit nonfocal (soft) neurological signs at higher rates than those in the general population.

Neurochemical factors

Many neurotransmitters have been associated with ADHD symptoms. A dysfunction in peripheral epinephrine, which causes the hormone to accumulate peripherally, could potentially feed back to the central system and reset the locus ceruleus to a lower level. In part, hypotheses about the neurochemistry of the disorder have arisen from the impact of many medications that exert a positive effect on it. The most widely studied drugs in the treatment of ADHD, the stimulants, affect both dopamine and norepinephrine, leading to neurotransmitter hypotheses that include possible dysfunction in both the adrenergic and the dopaminergic systems. Stimulants increase catecholamine concentrations by promoting their release and blocking their uptake. Stimulants and some tricyclic drugs have been helpful in treating hyperactivity. Other drugs that have reduced hyperactivity include tricyclic drugs and monoamine oxidase inhibitors (MAOIs). Overall, no clear-cut evidence implicates a single neurotransmitter in the development of ADHD, but many neurotransmitters may be involved in the process.

Neurophysiological factors

The human brain normally undergoes major growth spurts at several ages: 3 to 10 months, 2 to 4 years, 6 to 8 years, 10 to 12 years, and 14 to 16 years. A physiological correlate is the presence of a variety of nonspecific abnormal electroencephalogram (EEG) patterns that are disorganized and characteristic of young children. Computed tomographic (CT) head scans of children with ADHD show no consistent findings. Studies using positron emission tomography (PET) have found lower cerebral blood flow and metabolic rates in the frontal lobe areas of children with ADHD than in controls. PET scans have also shown that adolescent females with the disorder have globally lower glucose metabolism than both normal control females and males with the disorder. One theory explains these findings by supposing that the frontal lobes in children with ADHD are not adequately performing their inhibitory mechanism on lower structures, an effect leading to disinhibition.

Psychosocial factors

Children in institutions are frequently overactive and have poor attention spans. These signs result from prolonged emotional deprivation, and they disappear when deprivational factors are removed, such as through adoption or placement in a foster home. Stressful psychic events, disruption of family equilibrium, and other anxiety – inducing factors contribute to the initiation or perpetuation of ADHD. Predisposing factors may include the child's temperament, genetic-familial factors, and the demands of society to adhere to a routinized way of behaving and performing. Socioeconomic status does not seem to be a predisposing factor.

Clinical features

Attention-deficit/hyperactivity disorder can have its onset in infancy, although it is rarely recognized until a child is at least toddler age. Infants with the disorder are unduly sensitive to stimuli and are easily upset by noise, light, temperature, and other environmental changes. At times, the reverse occurs, and the children are placid and limp, sleep much of the time, and appear to develop slowly in the first months of life. More commonly, however, infants with ADHD are active in the crib, sleep little, and cry a great deal.

In school, children with ADHD may attack a test rapidly, but answer only the first two questions. They may be unable to wait to be called on in school and may respond before everyone else. At home, they cannot be put off for even a minute. Children with ADHD are often explosive or irritable. Impulsiveness and an inability to delay gratification are

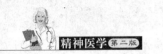

characteristic. Children are often susceptible to accidents.

Concomitant emotional difficulties are frequent. The most cited characteristics of children with ADHD, in order of frequency, are hyperactivity, perceptual motor impairment, emotional lability, general coordination deficit, attention deficit, impulsivity, memory and thinking deficits, specific learning disabilities, speech and hearing deficits, and equivocal neurological signs and EEG irregularities.

School difficulties, both learning and behavioral, commonly coexist with ADHD. The adverse reactions of school personnel to the behavior characteristics of ADHD and the lowering of self-regard because of felt inadequacies may combine with the adverse comments of peers to make school a place of unhappy defeat. This situation can lead to acting-out antisocial behavior and self-defeating, self-punitive behaviors.

13. Mental disorders of old age

(from Kaplan & Sadock's Synopsis of Psychiatry: Behavioral Sciences/Clinical Psychiatry)

The National Institute of Mental Health's Epidemiologic Catchment Area (ECA) program has found that the most common mental disorders of old age are depressive disorders, cognitive disorders, phobias, and alcohol use disorders. Older adults also have a high risk for suicide and drug-induced psychiatric symptoms. Many mental disorders of old age can be prevented, ameliorated, or even reversed. Of special importance are the reversible causes of delirium and dementia; if not diagnosed accurately and treated in a timely fashion, however, these conditions can progress to an irreversible state requiring a patient's institutionalization. Several psychosocial risk factors also predispose older persons to mental disorders. Many drugs can cause psychiatric symptoms in older adults.

Dementing disorders

Only arthritis is a more common cause of disability among adults age 65 and older than dementia, a generally progressive and irreversible impairment of the intellect, the prevalence of which increases with age. Of persons older than age 80, about 20 percent have severe dementia. Known risk factors for dementia are age, family history, and female sex.

In contrast to mental retardation, the intellectual impairment of dementia develops over time that is, previously achieved mental functions are lost gradually. The characteristic changes of dementia involve cognition, memory, language, and visuospatial functions, but behavioral disturbances are common as well and include agitation, restlessness, wandering, rage, violence, shouting, social and sexual disinhibition, impulsiveness, sleep disturbances, and delusions. Delusions and hallucinations occur during the course of the dementias in nearly 75 percent of patients.

Cognition is impaired by many conditions. Although dementias associated with advanced age typically are caused by primary degenerative central nervous system (CNS) disease and vascular disease, many factors contribute to cognitive impairment; in older persons, mixed causes of dementia are common.

Depending on the site of the cerebral lesion, dementias are classified as cortical and subcortical. A subcortical dementia occurs in Huntington's disease, Parkinson's disease, normal pressure hydrocephalus, vascular dementia, and Wilson's disease. The subcortical dementias are associated with movement disorders, gait apraxia, psychomotor retardation, apathy, and akinetic mutism, which can be confused with catatonia. The cortical dementias occur in dementias of the Alzheimer's type, Creutzfeldt-Jakob disease (CJD), and Pick's disease, which frequently manifest aphasia, agnosia, and apraxia. In clinical practice, the two types of dementias overlap and, in most cases, an accurate diagnosis can be made only by autopsy.

Depressive disorders

Depressive symptoms are present in about 15 percent of all older adult community residents and nursing home patients. Age itself is not a risk factor for the development of depression, but being widowed and having a chronic medical illness are associated with vulnerability to depressive disorders. Late-onset depression is characterized by high rates of recurrence. The common signs and symptoms of depressive disorders include reduced energy and concentration, sleep problems, decreased appetite, weight loss, and somatic complaints.

Cognitive impairment in depressed geriatric patients is referred to as the dementia syndrome of depression (pseudodementia), which can be confused easily with true dementia. In true dementia, intellectual performance usually is global, and impairment is consistently poor; in pseudodementia, deficits in attention and concentration are variable. Pseudodementia occurs in about 15 percent of depressed older patients, and 25 to 50 percent of patients with dementia are depressed.

Schizophrenia usually begins in late adolescence or young adulthood and persists throughout life. Although first episodes diagnosed after age 65 are rare, a late-onset type beginning after age 45 has been described. Women are more likely to have a late onset of schizophrenia than men. Another difference between early-onset and late-onset schizophrenia is the greater prevalence of paranoid schizophrenia in the late-onset type. About 20 percent of persons with schizophrenia show no active symptoms by age 65; 80 percent show varying degrees of impairment. Psychopathology becomes less marked as patients age.

Delusional disorder

The age of onset of delusional disorder usually is between ages 40 and 55, but it can occur at any time during the geriatric period. Delusions can take many forms; the most common are persecutory patients believe that they are being spied on, followed, poisoned, or harassed in some way. Persons with delusional disorder may become violent toward their

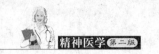

supposed persecutors. Some persons lock themselves in their rooms and live reclusive lives. Somatic delusions, in which persons believe they have a fatal illness, also can occur in older persons. In one study of persons older than 65 years of age, pervasive persecutory ideation was present in 4 percent of persons sampled.

Among those who are vulnerable, delusional disorder can occur under physical or psychological stress and can be precipitated by the death of a spouse, loss of a job, retirement, social isolation, visual impairment, and deafness. Delusions also can accompany other disorders. Delusional syndromes also can result from prescribed medications or be early signs of a brain tumor.

Anxiety disorders

The anxiety disorders include panic disorder, phobias, obsessive-compulsive disorder (OCD), generalized anxiety disorder, acute stress disorder, and posttraumatic stress disorder (PTSD). Anxiety disorders begin in early or middle adulthood, but some appear for the first time after age 60. An initial onset of panic disorder in older persons is rare, but can occur.

Existential theories help explain anxiety when no specifically identifiable stimulus exists for a chronically anxious feeling. The fragility of the autonomic nervous system in older persons may account for the development of anxiety after a major stressor. Obsessions and compulsions may appear for the first time in older adults, although older adults with OCD usually had demonstrated evidence of the disorder when they were younger.

Somatoform disorders

Somatoform disorders, characterized by physical symptoms resembling medical diseases, are relevant to geriatric psychiatry because somatic complaints are common among older adults. Hypochondriasis is common in persons over 60 years of age, although the peak incidence is in those 40 to 50 years of age. The disorder usually is chronic, and the prognosis guarded. Repeated physical examinations help reassure patients that they do not have a fatal illness, but invasive and high-risk diagnostic procedures should be avoided unless medically indicated.

Telling patients that their symptoms are imaginary is counterproductive and usually engenders resentment. Clinicians should acknowledge that the complaint is real, that the pain is really there and perceived as such by the patient, and that a psychological or pharmacological approach to the problem is indicated.

Alcohol and other substance use disorder

Older adults with alcohol dependence usually give a history of excessive drinking that began in young or middle adulthood. A large number have chronic dementing illness, such as Wernicke's encephalopathy and Korsakoff's syndrome. Of nursing home patients, 20 percent have alcohol dependence.

Over all, alcohol and other substance use disorders account for 10 percent of all emotional problems in older persons, and dependence on such substances as hypnotics, anxiolytics, and narcotics is more common in old age than is generally recognized. The clinical presentation of older patients with alcohol and other substance use disorders varies and includes confusion, poor personal hygiene, depression, malnutrition, and the effects of exposure and falls. The sudden onset of delirium in older persons hospitalized for medical illness is most often caused by alcohol withdrawal. Alcohol abuse also should be considered in older adults with chronic gastrointestinal problems.

Sleep disorders

Advanced age is the single most important factor associated with the increased prevalence of sleep disorders. In addition to altered regulatory and physiological systems, the causes of sleep disturbances in older persons include primary sleep disorders, other mental disorders, general medical disorders, and social and environmental factors. Many older persons use alcohol, hypnotics, and other CNS depressants to help them fall asleep, but data show that these persons experience more early morning awakening than trouble falling asleep. Much of the observed deterioration in the quality of sleep in older persons is caused by the altered timing and consolidation of sleep.

Changes in sleep structure among persons over 65 years of age involve both REM sleep and non-rapid eye movement (NREM) sleep. The REM changes include the redistribution of REM sleep throughout the night, more REM episodes, shorter REM episodes, and less total REM sleep. The NREM changes include the decreased amplitude of delta waves, a lower percentage of stages 3 and 4 sleep, and a higher percentage of stages 1 and 2 sleep. In addition, older persons experience increased awakening after sleep onset.

Suicide risk

Elderly persons have a higher risk for suicide than any other population. The suicide rate for white men over the age of 65 is five times higher than that of the general population. One third of elderly persons report loneliness as the principal reason for considering suicide. Approximately 10 percent of elderly individuals with suicidal ideation report financial problems, poor medical health, or depression as reasons for suicidal thoughts. Suicide victims differ demographically from individuals who attempt suicide. Psychiatric disorders of suicide victims often do not receive medical or psychiatric attention. More elderly suicide victims are widowed and fewer are single, separated, or divorced than is true of younger adults. Violent methods of suicide are more common in the elderly, and alcohol use and psychiatric histories appear to be less frequent. The most common precipitants of suicide in older individuals are physical illness and loss, whereas problems with employment, finances, and family relationships are more frequent precipitants in younger adults.

Older patients with major medical illnesses or a recent loss should be evaluated for depressive symptomatology and suicidal ideation or plans. Thoughts and fantasies about the meaning of suicide and life after death may reveal information that the patient cannot share directly. There should be no reluctance to question patients about suicide, because no

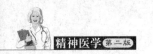

evidence indicates that such questions increase the likelihood of suicidal behavior.

14. Treatment

(from *Essential Psychopharmacolog* & www.emedicine.com)

Medical care for schizophrenia

Psychopharmacology

The discipline of psychopharmacology is oriented not only toward discovering new drugs and understanding the actions of drugs on the CNS, but also toward understanding diseases of the CNS by altering them through the use of drugs whose actions are known. That is, if a drug with a well understood mechanism of action on a receptor or enzyme causes reproducible effects on the symptoms of a patient with a brain disorder, it is likely that those symptoms are also linked to the same receptor that the drug is targeting. Using drugs as tools in this manner can help map which receptors and enzymes are linked to which psychiatric or neurological disorder.

Since drug actions are much better known than disease actions at the present time, the use of drug tools in this manner has so far proved to be the more productive approach to understanding diseases as compared with the biological psychiatry approach of looking for abnormal receptors, enzymes, or genes. Therefore, in general, contemporary knowledge of CNS disorders is in fact largely predicated on knowing how drugs act on disease symptoms, and then inferring pathophysiology by knowing how the drugs act. Thus, pathophysiology is inferred rather than proved, since we do not yet know the primary enzyme, receptor, or genetic deficiency in any given psychiatric or neurological disorder.

It would be advantageous for new drug development to proceed from knowledge of pathophysiology to the invention of new therapeutics, but this must await the elucidation of such pathophysiologies, which, as emphasized here, are yet largely unknown. Virtually all effective psychopharmacological drugs that have been discovered to date were found by serendipity (good luck) or by empiricism, that is, by probing disease mechanisms with a drug of known action but no prior proof that such actions would necessarily be therapeutic. Hopefully, a rational route from pathophysiology to drug development will become increasingly available as the molecular causes of such disorders are elucidated in coming years. A new approach to selecting specific drugs for individual patients called *pharmacogenetics* is dawning in psychopharmacology.

Currently, there is no rational way to predict which antidepressant is more likely than another to work in any depressed patient or which antipsychotic would be best for a given schizophrenic patient. Such selections often are made by trial and error. Perhaps certain genetic characteristics will predict the likelihood of a better therapeutic response or better tolerability of one drug over another. To date, no such genetic factors are yet known that can assist the prescriber in selecting psychotropic drugs for individual patients.

Four key dopamine pathways and the biological basis of schizophrenia

The biological basis of schizophrenia remains unknown. However, the monoamine neurotransmitter dopamine has played a key role in hypotheses about certain aspects of the five dimensions of symptoms in schizophrenia.

They include the mesolimbic dopamine pathway, the mesocortical dopamine pathway, the nigrostriatal dopamine pathway, and the tuberoinfundibular dopamine pathway.

Four dopamine pathways in the brain. The neuroanatomy of dopamine neuronal pathways in the brain can explain both the therapeutic effects and the side effects of the known antipsychotic agents. (a) The **nigrostrial dopamine pathway** projects from the substantia nigra to the basal ganglia, is part of the extrapyramidal nervous system, and controls movements. (b) The **mesolimbic dopamine pathway** projects from the midbrain ventral tegmental area to the nucleus accumbens, a part of the limbic system of the brain thought to be involved in many behaviors. (c) A pathway related to the mesolimbic dopamine pathway is the **mesocortical dopamine pathway.** It also projects from the midbrain ventral tegmental area, but sends its axons to the limbic cortex, where they may have a role in mediating negative and cognitive symptoms of schizophrenia. (d) The fourth dopamine pathway of interest controls prolactin secretion and is called the **tuberoinfundibular dopamine pathway.** It projects from the hypothalamus to the anterior pituitary gland. .

Adverse effects

Novel antipsychotic medications are associated with fewer extrapyramidal adverse effects and are possibly more effective in treating the negative symptoms and cognitive impairment of schizophrenia than are the conventional antipsychotic agents.

The following adverse effects are those typically associated with conventional antipsychotic agents or with risperidone at doses greater than 6 mg/d.

Akathisia is a subjective sense of inner restlessness, mental unease, irritability, and dysphoria. Dystonia is the occurrence of painful and frightening muscle cramps that usually occur within $12 \sim 48$ hours of the beginning of treatment or an increase in dose. This typically occurs in young muscular men. It affects the head and neck, but it may extend to the trunk and limbs.

Hyperprolactinemia is associated with galactorrhea, amenorrhea, gynecomastia, impotence, and osteoporosis.

Neuroleptic malignant syndrome presents with hyperthermia, muscular rigidity, altered mental state, and autonomic instability. Laboratory findings include increased creatine kinase and myoglobinuria. Acute renal failure may be present. A significant mortality rate exists. Rarely, neuroleptic malignant syndrome associated with clozapine and other atypical antipsychotic agents have been reported.

Parkinsonism presents with tremor, bradykinesia, akinesia, and, sometimes, rigidity or bradyphrenia. This occurs particularly in women and elderly patients.

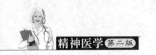

The incidence of tardive dyskinesia (TD) is as high as 70% in elderly patients. It presents as involuntary and repetitive (but not rhythmic) movements of the mouth and face. Chewing, sucking, grimacing, or pouting movements of the facial muscles may occur. People may rock back and forth or tap their feet. Occasionally, diaphragmatic dyskinesia exists, which leads to loud and irregular gasping. The patient is often not aware of these movements. Risk factors for TD include age, female, and negative symptoms. Duration of therapy and dose seem to be logical risk factors, but this has not been demonstrated conclusively. Use of novel antipsychotic drugs is assumed to result in a decline in the incidence of TD, but, until many patients have been exposed to these drugs for several years, this will not be known with certainty.

The following adverse effects may occur with all antipsychotic agents, except as noted.

Anticholinergic side effects include dry mouth, exacerbation of glaucoma, confusion, decreased memory, agitation, visual hallucinations, and constipation. Risperidone, aripiprazole, and ziprasidone are relatively free of anticholinergic adverse effects.

The QT interval is the electrocardiogram interval between the beginning of the QRS complex and the end of the T wave. It reflects the time required for the ventricles to depolarize and repolarize. A prolonged QT interval puts a person at risk for torsades de pointes, a potentially lethal arrhythmia. When the QT is corrected for heart rate, it is called QTc. QTc intervals are lengthened by the conventional antipsychotic agents thioridazine, pimozide, and mesoridazine and, to a lesser extent, by the novel antipsychotic agent ziprasidone.

All antipsychotic agents may be associated with esophageal dysmotility, aspiration, and the risk of pneumonia. Orthostatic hypotension can be problematic at the beginning of therapy, with dose increases, and in elderly patients. This is related to alpha1 - blockade and is particularly severe with risperidone and clozapine.

Venous thromboembolism may be associated with the use of antipsychotic drugs. Patients treated with clozapine may be at particular risk for this complication. The reasons for this possible association are not understood.

Haloperidol and fluphenazine decanoate can be administered every 2~4 weeks. Doses range from 50~200 mg/mo for haloperidol decanoate and 12.5~50 mg every 3 weeks for fluphenazine decanoate.

Plasma concentrations of haloperidol are correlated with clinical effects. Levels of about 15~25 ng/ml are optimal.

Anticholinergic agents (e. g. benztropine, procyclidine, trihexyphenidyl, diphenhydramine) or amantadine are often used in conjunction with the conventional antipsychotic agents to prevent dystonic movements or to treat extrapyramidal symptoms. Akathisia is particularly difficult to treat, but it occasionally responds to an anticholinergic agent, a benzodiazepine, or a beta-blocker.

Many patients with schizophrenia are treated with other psychotropic medications in addition to antipsychotic agents. Very little rigorous evidence for the use of polypharmacy in schizophrenia exists, but it is widely practiced. Medications often used include the antidepressants, mood stabilizers, and anxiolytic agents. Note that carbamazepine and clozapine should not be used together. Using 2 different antipsychotic agents together is common, although research to support this is scant.

Consultations

Social work: Schizophrenia affects the person's whole family. The effects of familial "high expressed emotion" (hostile overinvolvement and intrusiveness) on the outcome of persons with schizophrenia who return home have generated interest.

Vocational rehabilitation: Few patients with schizophrenia are able to maintain competitive employment. Supported employment programs are associated with higher rates of employment but not with increases in global functioning, self-esteem, time out of the hospital, or quality of life.

Nutrition: Many psychotropic medications are associated with weight gain and changes in glucose or lipid metabolism, so nutritional counseling may be helpful. No particular diet is recommended. However, many psychotropic medications are associated with weight gain, so nutritional counseling may be helpful. Because many psychotropic medications are associated with weight gain, persons with schizophrenia should be encouraged to be as physically active as possible.

Full recovery is unusual

Symptoms usually follow a waxing and waning course. The patient's pattern of symptoms may change over years. Positive symptoms respond fairly well to antipsychotic medication, but the other symptoms are quite persistent. Early onset of illness, family history of schizophrenia, structural brain abnormalities, and prominent negative symptoms are associated with poor prognosis. We have poor understanding of this illness and unacceptably poor treatment. Research is ongoing into the pathophysiology and treatment of this illness. With earlier intervention with improved agents the goal is complete resolution of all symptoms of this illness and continuation or resumption of a full meaningful life.

Patient education

Because of the nature of schizophrenia, the patients may have difficulty understanding the illness. Nevertheless, teaching the patient to understand the importance of medication compliance and abstinence from alcohol and other drugs of abuse is important. If possible, teaching the patient to recognize early signs of a decompensation, such as insomnia or increased irritability, is helpful.

Family members should be referred to the National Alliance on Mental Illness (NAMI) (or other appropriate support group if available), which provides many educational opportunities. Social skills training is helpful, but the effects are not long-lived. For excellent patient education resources, visit eMedicine's Mental Health and Behavior Center.

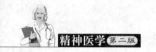

15. Consultation-liaison psychiatry

(from *Psychosomatic Medicine*)

Consultation-liaison at the crossroads

C-L psychiatrists were becoming restless and perhaps agitated. There were expressions of disappointment in the American Psychiatric Association (APA) for what appeared to be a low level of support. Besides lagging in support for C-L — related activities, the APA made an effort in the early 1970s, just as primary care training was in ascendancy, to "sunset" the APA Committee on Psychiatry and Primary Care. Nonetheless, the committee endured, with its name changed to Committee of C-L Psychiatry and Primary Care Education. The committee was successful in urging adoption of residency training requirements in 1987 and encouraging the APA to establish a task force to explore funding mechanisms for C-L psychiatry, yet the field was still believed to be at a risky "crossroads".

A further impediment was that psychiatry was not held in high regard by other specialists; indeed, primary care residents ranked psychiatry only slightly more important in their training than minor surgery.

Matters were not helped by an ill-considered attempt by the American Board of Medical Specialties to abolish medical internship for psychiatric residents; general outrage and eloquent condemnation by educators such as Engel and Romano helped reverse this regressive move.

With an awakening sense of its own relevance, C-L psychiatry began to flex its muscle.

Although C-L psychiatrists comprised about 50% of the membership of APS, they believed that they were accorded little time in annual programs and were inadequately represented in the pages of the journal *Psychosomatic Medicine*. The APS was becoming more representative of psychophysiological research, in both humans and animals, carried out and presented largely by nonphysician researchers. Cessation of funding served as a wake – up call for research, both to establish C-L psychiatry as a "legitimate" specialty and to assure institutions and their payers that the services of C-L psychiatrists offered "added value" to patient care as well as assurance of reimbursement.

The research base of C-L, previously described as virtually nonexistent, received a potent inoculation against the threat of stagnation. Anecdotal studies of referral patterns and the like were gradually supplanted by second-generation epidemiologic studies, methodologically sophisticated investigations, and clinically relevant well-designed outcome and multisite studies. By the early 1990s, the call for C-L research had been well appreciated. Extensive exploration of psychiatry's role in primary care service delivery, diagnosis, and treatment, exemplified by Katon and his associates, holds a prominent place in recent C-L research.

Overcoming gloomy forebodings, C-L practitioners continued to increase in numbers. But, simultaneously, controversy over their identity and future also grew. Besides the focus on outcome-oriented research, questions were raised about competency-based training objectives for residents and fellows, specialty status, and organizational membership. The time and concern seemed ripe for a national caucus to consider which road or roads to take.

Coming together: A consortium

Several national organizations concerned themselves with aspects of training programs in C-L psychiatry: the Academy of Psychosomatic Medicine (APM), APS, the Association for Academic Psychiatry, the American Association of General Hospital Psychiatry (dissolved in 2001), and others. But it was the academy, long associated with the clinical relationship of psychiatry and medicine, that began a restructuring to bring more emphasis and visibility to C-L psychiatry by adding to its organization name and journal the words "consultation liaison psychiatry." In a collaborative effort to address mutual interests, a conference was held at Brook Lodge in Augusta, Michigan.

Out of the Brook Lodge deliberations, a consortium was established to pursue in-depth examination of the defined objectives. To more broadly represent C-L, other interested associations were included in the consortium: the American Academy of Child and Adolescent Psychiatry, the APA, the American Society of Psychiatric Oncology/AIDS, the American Society for Psychosomatic Obstetrics and Gynecology, the Society for Liaison Psychiatry (New York), and the Association of Directors of Psychiatric Residency Training. The enlarged consortium (chaired by Dr. Charles Ford) prepared for the next meeting at Brook Lodge in June 1989. From this process came several resolutions: (a) to designate C-L psychiatry a subspecialty; (b) to continue the consortium for 2 years; and (c) to develop in that time a short-range plan to propose operational rules, fiscal support, and a structural organization and long-range strategies that could lead to accreditation, certification, and funding.

The future

In a field where predictions of the future of psychosomatic medicine over a period of almost 100 years have mostly been oversold, it might be foolhardy to engage in prophecy. Nonetheless, arriving at a juncture where psychosomatic medicine has been resurrected as a bona fide subspecialty of psychiatry may lend credibility, visibility, durability, and fundability that have at times in its history been elusive or nonexistent. It is hoped that there will be a marriage of scientific investigation of psychophysiological processes with a humanistic approach to patient care in all its psychosocial ramifications.

Such interdisciplinary matrimony will extract from its participants extraordinary effort, imagination, endurance, and collaboration. Lipowski, assessing C-L psychiatry in 1986 after the first 50 years, wrote that it had "come a long way over the first half a century of its existence," weathering both popularity and neglect. He speculated that after a period of rapid growth, "it may actually benefit from a few years of consolidation and reappraisal".

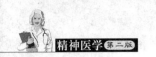

We have embarked on that period of consolidation and long-range assessment and development in which we may see the "seeds ... from cycles past ... spring up and blossom at the last."

（陈　华　选编）

图书在版编目(CIP)数据

精神医学/季建林,吴文源主编.—2版.—上海:复旦大学出版社,2009.9(2019.1重印)
(复旦博学·临床医学系列)
ISBN 978-7-309-06871-9

Ⅰ.精… Ⅱ.①季…②吴… Ⅲ.精神病学 Ⅳ.R749

中国版本图书馆 CIP 数据核字(2009)第 156767 号

精神医学(第二版)
季建林 吴文源 主编
责任编辑/宫建平

复旦大学出版社有限公司出版发行
上海市国权路 579 号 邮编:200433
网址:fupnet@fudanpress.com http://www.fudanpress.com
门市零售:86-21-65642857 团体订购:86-21-65118853
外埠邮购:86-21-65109143 出版部电话:86-21-65642845
上海春秋印刷厂

开本 787×1092 1/16 印张 27.25 字数 663 千
2019 年 1 月第 2 版第 4 次印刷

ISBN 978-7-309-06871-9/R·1110
定价:50.00 元